I0058588

Gerd Horneff, Kirsten Minden (Hrsg.)
Praktische Kinder- und Jugendrheumatologie

Gerd Horneff, Kirsten Minden (Hrsg.)

Praktische Kinder- und Jugend- rheumatologie

___

DE GRUYTER

Herausgeber
Prof. Dr. med. Gerd Horneff
Asklepios Klinik Sankt Augustin
Abt. Kinder- und Jugendmedizin
Arnold-Janssen-Str. 29
53757 Sankt Augustin
E-Mail: G.Horneff@asklepios.com

Prof. Dr. med. Kirsten Minden
Charité – Universitätsmedizin Berlin
Campus Mitte
Charitéplatz 1
10117 Berlin
E-Mail: minden@drfz.de

ISBN: 978-3-11-049630-7
e-ISBN (PDF): 978-3-11-049380-1
e-ISBN (EPUB): 978-3-11-049354-2

Library of Congress Control Number: 2020936035

Bibliografische Information der Deutschen Nationalbibliothek
Die Deutsche Nationalbibliothek verzeichnet diese Publikation in der Deutschen Nationalbiblio-
graphie; detaillierte bibliografische Daten sind im Internet über http://dnb.d-nb.de abrufbar.

Der Verlag hat für die Wiedergabe aller in diesem Buch enthaltenen Informationen mit den Autoren
große Mühe darauf verwandt, diese Angaben genau entsprechend dem Wissensstand bei Fertigstel-
lung des Werkes abzudrucken. Trotz sorgfältiger Manuskriptherstellung und Korrektur des Satzes
können Fehler nicht ganz ausgeschlossen werden. Autoren und Verlag übernehmen infolgedessen
keine Verantwortung und keine daraus folgende oder sonstige Haftung, die auf irgendeine Art aus
der Benutzung der in dem Werk enthaltenen Informationen oder Teilen davon entsteht.
Die Wiedergabe der Gebrauchsnamen, Handelsnamen, Warenbezeichnungen und dergleichen in
diesem Buch berechtigt nicht zu der Annahme, dass solche Namen ohne weiteres von jedermann
benutzt werden dürfen. Vielmehr handelt es sich häufig um gesetzlich geschützte, eingetragene
Warenzeichen, auch wenn sie nicht eigens als solche gekennzeichnet sind.

© 2020 Walter de Gruyter GmbH, Berlin/Boston
Einbandabbildung: utah778 /iStock/Thinkstock
Satz/Datenkonvertierung: L42 AG, Berlin
Druck und Bindung: CPI Books GmbH, Leck

www.degruyter.com

Vorwort

Rheumatische Erkrankungen sind auch im Kindes- und Jugendalter keineswegs selten. Beschwerden am Bewegungsapparat sind nach den Infektionen der zweithäufigste Grund für eine kinderärztliche Konsultation. Das Spektrum der Erkrankungen mit Beteiligung von Gelenken, Knochen, Muskeln, Haut sowie Sinnes- und inneren Organen ist ungewöhnlich breit und erstreckt sich von der Gruppe chronischer Gelenkentzündungen über die Kollagenosen, Vaskulitiden bis zu den autoinflammatorischen und anderen genetischen Erkrankungen.

Die rasanten neuen Entwicklungen in der Immunologie, Molekularbiologie, Bio- und Medizintechnologie haben mit neuen Methoden und immer neuen Therapieoptionen aus dem Gebiet der Kinder- und Jugendrheumatologie ein faszinierendes und anspruchsvolles Teilgebiet der Kinder- und Jugendmedizin gemacht. Zunehmende Kenntnisse in der Pathophysiologie ermöglichen heute vielfach eine hoch effiziente gezielte therapeutische Intervention. Die Strukturen der Versorgung, die Therapieoptionen und die Therapieziele haben sich, wie in kaum einem anderen Teilgebiet der Kinderheilkunde, gewandelt.

Andererseits vermittelt die kinderärztliche Ausbildung wie die kinderärztliche Tätigkeit in Klinik und Praxis oftmals nur unzureichende Kenntnisse in der Diagnostik, Therapie und Überwachung dieser vielfältigen Erkrankungen.

In diesem Buch werden deshalb Krankheitsbilder aus der Gruppe „Rheuma im Kindesalter" strukturiert dargestellt. Aspekte der Erkrankungen, die Epidemiologie, die Vorstellungen zur Pathogenese, zur Klinik, Diagnostik und Differentialdiagnostik, zur Pharmakotherapie, zur physikalischen Therapie und zur Patientenschulung, sind in diesem Buch kompakt enthalten.

Die „praktische Kinderrheumatologie" hat nicht den Anspruch Lehr- oder Handbuch zu sein, sondern entstanden ist ein Buch, das an klinisch und praktisch tätige Kinder- und Jugendärzte sowie gleichermaßen auch Vertreterinnen und Vertreter anderer Fachrichtungen in der Kindermedizin praxisrelevantes Wissen vermitteln will.

Experten auf dem Gebiet der Kinderrheumatologie aus ganz Deutschland konnten zur Mitarbeit an diesem Buch zu gewonnen werden. Allen Autorinnen und Autoren sei an dieser Stelle aufs Herzlichste für Ihre engagierte Mitarbeit gedankt. Unser weiterer Dank gilt der fortwährenden Unterstützung durch die Mitarbeiterinnen und Mitarbeiter des De Gruyter Verlags Berlin, vor allem aber Frau Jessika Kischke, die uns bei der Realisierung desselben stets kompetent unterstützt und begleitet hat.

Bonn und Berlin, September 2020
Prof. Dr. med Gerd Horneff & Prof. Dr. med Kirsten Minden

https://doi.org/10.1515/9783110493801-201

Inhalt

Teil II Klinische Kapitel

Autorenverzeichnis

Anja Blöthe
Physiotherapie
St. Josef Stift Sendenhorst
Westtor 7
48324 Sendenhorst
E-Mail: anja.blothe@hotmail.de
Kapitel 7.1

Dr. Isa Feddersen
Kinder-Hospiz Sternenbrücke
Sandmoorweg 62
22559 Hamburg
E-Mail: Isa.Feddersen@gmx.de
Kapitel 20

Dr. med. Ivan Foeldvari
Hamburger Zentrum für Kinder- und
Jugendrheumatologie,
An der Schön Klinik Hamburg Eilbek
Dehnhaide 120
22081 Hamburg
E-Mail: sprechstunde@kinderrheumatologie.de
Kapitel 9, 14

Dr. med. Gerd Ganser
Klinik für Kinder- und Jugendrheumatologie,
St. Josef-Stift
Westtor 7
48324 Sendenhorst
E-Mail: gerd.ganser@t-online.de
Kapitel 7.2

Prof. Dr. med. Hermann Girschick
Klinik für Kinder- und Jugendmedizin
Sozialpädiatrisches Zentrum und
Perinatalzentrum Level I
Vivantes Klinikum im Friedrichshain
Landsberger Allee 49
10249 Berlin
E-Mail: hermann.girschick@vivantes.de
Kapitel 16, 19

Prof. Dr. Christian Hedrich
Department of Women's & Children's Health
Institute of Translational Medicine
University of Liverpool, Liverpool, UK
Department of Paediatric Rheumatology
Alder Hey Children's NHS Foundation
Trust Hospital
Liverpool, UK
E-Mail: christian.hedrich@liverpool.ac.uk
Kapitel 16

PD. Dr. med. Christine Hofmann
Universitäts-Kinderklinik Julius-Maximilians-
Universität
Josef Schneider Str. 2
97080 Würzburg
Kapitel 19

Prof. Dr. med. Gerd Horneff
Kinder- und Jugendmedizin
Asklepios Klinik Sankt Augustin
Arnold-Janssen-Str. 29
53757 Sankt Augustin
E-Mail: G.Horneff@asklepios.com
Kapitel 1, 3, 4, 6, 8, 10, 11, 13, 15, 18

Dr. med. Toni Hospach
Fachbereich Rheumatologie,
Kinderrheumatologe, Infektiologe
Klinikum Stuttgart,
Olgahospital / Frauenklinik (OH/FK)
Kriegsbergstraße 62
70174 Stuttgart
E-Mail: a.hospach@klinikum-stuttgart.de
Kapitel 12

Leonie Merschmeier
Ergotherapie
St. Josef Stift Sendenhorst
Westtor 7
48324 Sendenhorst
E-Mail: l.merschmeier@t-online.de
Kapitel 7.3

Prof. Dr. med. Kirsten Minden
Charité – Universitätsmedizin Berlin,
Campus Mitte und
Deutsches Rheuma-Forschungszentrum Berlin
Charitéplatz 1
10117 Berlin
E-Mail: minden@drfz.de
Kapitel 2.1, 5, 21

Dr. Henner Morbach
Universitäts-Kinderklinik
Julius-Maximilians-Universität
97080 Würzburg
E-Mail: Morbach_H@ukw.de
Kapitel 16, 19

Dr. med. Joachim Peitz
Asklepios Kinderklinik Sankt Augustin
Arnold-Janssen-Str. 29
53757 Sankt Augustin
E-Mail: j.peitz@asklepios.com
Kapitel 17

Sebastian Schua
Kinderrheumatologie
St. Josef Stift Sendenhorst
Westtor 7
48324 Sendenhorst
E-Mail: schua@st-josef-stift.de
Kapitel 7.2

Dr. Fabian Speth
Universitätsmedizin Rostock
Kinder- und Jugendklinik, Rheumatologie
Ernst- Heydemann- Str. 8
18057 Rostock
E-Mail: Fabian.Speth@med.uni-rostock.de
Kapitel 5

PD Dr. Daniel Windschall
Nordwestdeutsches Rheumazentrum
St. Josef-Stift Sendenhorst
Klinik für Kinder- und Jugendrheumatologie
Westtor 7
48324 Sendenhorst
E-Mail: windschall@st-josef-stift.de
Kapitel 2.2

Lea Zülch
Ergotherapie
St. Josef Stift Sendenhorst
Westtor 7
48324 Sendenhorst
E-Mail: lea.zuelch@aol.de
Kapitel 7.3

Teil I **Grundlagen**

1 Klinische Untersuchung und Scoring-Methoden

Gerd Horneff

1.1 Klinische Untersuchung

1.1.1 Anamneseerhebung bei rheumatischen Erkrankungen

Jede Befunderhebung muss orientierende Fragen und Untersuchungstechniken zu krankhaften Veränderungen am Bewegungsapparat einschließen. Folgende Grundsätze sind zu beachten:
- Eine gründliche Anamnese und Untersuchung benötigt 30 bis 45 Minuten für den Erstkontakt.
- Bei der Mehrzahl rheumatischer Krankheitsbilder kann durch eine gründliche Befragung und klinische Untersuchung die Diagnose mit großer Sicherheit gestellt und durch wenige einfache technische Untersuchungen bestätigt werden.
- Typische Leitsymptome (z. B. Morgensteifigkeit, Xerophthalmie, Mundtrockenheit, Dysurie und Erythema migrans) müssen systematisch erfragt werden, da die Patienten diese nicht spontan äußern!
- Die Untersuchung erfolgt am soweit möglich bzw. vollständig entkleideten Patienten (maximal Unterwäsche).
- Die Untersuchung soll sämtliche Gelenke einbeziehen, auch subjektiv beschwerdefreie Gelenke.
- Anamnese und klinische Untersuchung bilden die Grundlage für die Erhebung standardisierter Scores. Diese sind für die Beurteilung der Krankheitsaktivität und für die Steuerung der Therapie entzündlicher Gelenkerkrankungen obligat!

Mögliche Schmerzursachen sind vielfältig:
- *Myalgie (Muskelschmerz):* Führende Muskelschwäche und -atrophie mit sekundärem Schmerz bei Polymyositis/Dermatomyositis
- *Enthesitis:* Entzündung im Ansatzbereich von Sehnen und Bändern am Knochen: hinweisend auf Spondyloarthropathie/Psoriasisarthritis
- *Tenosynovialitis:* Schwellung, Schmerz, evtl. Krepitation entlang einer Sehnenscheide (z. B. Tenosynovitis der Sehne des M. extensor carpi ulnaris bei Polyarthritis)
- *Neuralgischer Schmerz:* Brennender, oberflächlicher Schmerz entlang eines Dermatoms, evtl. mit Parästhesien (z. B. Karpaltunnelsyndrom, Radikulärsyndrom, Neuritis aber auch Morbus Fabry bei Jungen)
- *Ischämie:* Dumpfer, belastungs- und lageabhängiger Schmerz, z. B. bei Takayasu-Vaskulitis

https://doi.org/10.1515/9783110493801-001

- *Arthralgie oder Arthritis?*
  - *Arthralgie* (Schmerz *ohne* Gelenkschwellung) – oft unspezifisch, wenig richtungsweisend.
  - Vielfältige Ursachen: häufig Begleitphänomen bei Infektionen; Überlastung; Hypermobilität, Fehlstellungen etc.
  - *Arthritis* (entzündliche Gelenkschwellung und/oder Gelenkschmerz *mit* Bewegungseinschränkung und/oder Überwärmung (Rötung fehlt häufig!)).
  - Angaben des Patienten zu Gelenkschwellungen sind oft unsicher (z. B. Verwechslung von Knöchelödem und Gelenkschwellung) und müssen objektiviert werden.
  - Schwellung und Schmerz in Ruhe, Morgensteifigkeit, oft Besserung durch Kälte.
  - Rötung und erhebliche Schmerzen können auf eine septische Arthritis hinweisen!
  - Begleitsymptome und Begleiterkrankungen können wegweisend sein (Tab. 1.1).
  - Enteritis und Urethritis bei reaktiver Arthritis.
  - Organbeteiligung bei Systemerkrankungen (Kollagenosen und Vaskulitiden).

Tab. 1.1: Richtungsweisende Begleitsymptome/anamnestische Hinweise bei entzündlich-rheumatischen Erkrankungen.

Leitsymptom	Bedeutung
Zeckenstich, Erythema migrans	Lyme-Arthritis bei Borreliose
Dysurie	Urethritis bei reaktiver Arthritis
Durchfälle	Enteritis bei reaktiver Arthritis, Hinweis auf M. Crohn, Colitis ulcerosa
schuppende Erytheme, Nagelveränderungen (Ölfleck, Tüpfelnägel, Onycholyse)	Psoriasis und Psoriasisarthritis
Rötungen, Knötchen über den Streckseiten der proximalen Interphangealgelenke, Metacarpophalangealgelenke und Nagelfalzrötungen, -entzündungen, livide Gesichts- und Liderytheme	juvenile Dermatomyositis
knotige, schmerzhafte Hautrötung an Unterschenkelstreckseiten	Erythema nodosum bei Sarkoidose, M. Crohn, Infektionen
Purpura und petechiale Blutungen an den Unterschenkeln, am Gesäß und Streckseiten der Ellenbogen	IgA Vaskulitis (Purpura Schönlein-Henoch)
subkutane Knoten über mechanisch belasteten Arealen	Rheumaknoten bei Rheumafaktor-positiver Polyarthritis

Tab. 1.1: (fortgesetzt)

Leitsymptom	Bedeutung
girlandenförmige Hautrötungen	Erythema anulare bei rheumatischem Fieber
Fieber, starke Schmerzen in einem Gelenk, Rötung	septische Arthritis
palmoplantare Pustulose	CRMO/NBO, SAPHO-Syndrom
Sonnenlichtempfindlichkeit, Schmetterlingserythem	Systemischer Lupus erythematodes
schmerzhafte, kühle teigige Schwellung der Hand/ des Fußes, livide Verfärbung	CRPS (*Chronic Regional Pain Syndrome*, ältere Synonyme: Algoneurodystrophie, M. Sudeck)

1.1.2 Die rheumatologische klinische Untersuchung

Rheumatische Erkrankungen können zahlreiche Organsysteme betreffen. Bei der Untersuchung des rheumakranken Kindes erfolgt deshalb obligat eine allgemein pädiatrische Ganzkörperuntersuchung, zu der auch die Messung von *Gewicht, Körperhöhe* (Perzentilen beachten), *Blutdruck, Puls* und *Herzfrequenz* gehören. Die internistische/pädiatrische Untersuchung von Haut und Schleimhäuten aller Körperöffnungen, der Thorax- und Bauchorgane, der Lymphknoten und der Gefäße, der *Pubertätsentwicklung* (Dokumentation der Stadien nach Tanner) folgt eine neurologische Untersuchung. Hier werden Muskelkraft und Hirnnervenstatus, Muskeleigenreflexe und Sensibilität, Hörfähigkeit und Sehen orientierend untersucht. Eine kinderkardiologische (in der Regel konsiliarische) Untersuchung dient dem Ausschluss einer kardialen Beteiligung.

Besonderheiten der körperlichen Untersuchung im Kindes- und Jugendalter

Die körperliche Untersuchung muss die Besonderheiten des juvenilen Organismus berücksichtigen. Das Verhalten des Kindes gegenüber dem fremden Untersucher hängt von seiner Entwicklungsphase ab. Das Kind steuert den Untersuchungsgang. So empfiehlt es sich, das kleine Kind auf dem Schoß der Mutter sitzend und liegend zu untersuchen und mit den Gliedmaßen zu beginnen, die nach der Anamnese nicht betroffen sind und die betroffenen Gelenke zuletzt zu untersuchen. Der Beginn der Untersuchung am bekleideten Kind kann ebenso eine Hilfe sein. Anschließend ist es natürlich unverzichtbar, das bis auf die Unterwäsche vollständig entkleidete Kind zu untersuchen.

Die klinische Untersuchung beginnt mit der Beobachtung der Haltung und der Bewegung des Kindes beim Entkleiden und des Gangbildes, um funktionelle Störungen und Schonhaltungen zu entdecken. Unnatürliche Ausgleichsbewegungen können erkennbar sein. An den oberen Extremitäten und beim Hals ist auf funktionelle Behinderung und auf Ausgleichsbewegungen zu achten.

Längenwachstum, Gewichtsentwicklung und Sexualentwicklung

Wachstum ist eine dynamische Größe und kann durch die einmalige Bestimmung der Körperhöhe nicht beurteilt werden. Länge und Gewicht müssen auf Perzentilenkurven eingetragen und in regelmäßigen Abständen kontrolliert werden. Jedes nicht perzentilenparallele Wachstum ist pathologisch.

Auch ohne eine Kortikosteroidbehandlung kann ein rheumakrankes Kind schlechter wachsen. Das Wachstum muss demnach in die Beurteilung der Krankheitsaktivität einbezogen werden und bewertet auch die Qualität der Therapie. Das chronisch kranke Kind kann zudem von einer verzögerten Pubertätsentwicklung betroffen sein oder es kann zu einem Stillstand, Abbruch und Rückschritten bereits begonnener Pubertät kommen. Eine normale Pubertät beginnt derzeit bei Mädchen mit der Pubarche nach dem 8. Lebensjahr und vor dem 14. Lebensjahr, gefolgt von der Thelarche und der Menarche bis zum 16. Lebensjahr, beim Jungen beginnt sie nach dem 9. und vor dem 14. Lebensjahr mit der Zunahme des Hodenvolumens auf > 4 ml, gefolgt von der Pubarche und der Längen- und Umfangszunahme des Penis. Bei Krankheitsbeginn nach dem Beginn der Pubertät ist eine Wachstumsbeeinflussung nicht mehr zu erwarten.

Der Schmerz und das Kleinkind

Schmerz ist eine wesentliche Komponente von rheumatischen und entzündlichen Erkrankungen und zugleich die bedeutendste, die die Untersuchung beeinflusst. Während die rheumatologische Untersuchung geradezu darauf ausgerichtet ist, Schmerz zu detektieren, also bei der Untersuchung zu verursachen, besteht genau hiervor die größte Angst des kleinen Patienten, der Schmerz mit der Untersuchung und somit dem Untersucher verbinden wird.

Der Untersucher wird demnach darauf verzichten müssen, „Schmerz", „Schmerzauslösung" zu untersuchen und darf oft nur indirekt auf die Schmerzhaftigkeit einer Bewegung usw. schließen.

Kinder mit einer chronischen Arthritis (im engeren Sinne mit dem Krankheitsbild der juvenilen idiopathischen Arthritis) berichten häufig nicht über Schmerzen, da sie sich ein Verhalten z. B. einen eingeschränkten Bewegungsumfang angewöhnen, dass der Schmerzvermeidung dient. Zudem beginnen sie mit einem Maß an Schmerzen zu leben, dass sie als gegeben akzeptieren. Pathologische Bewegungsmuster und die Einschränkung der Beweglichkeit von Gelenken sind oft führend. Die Beobachtung des Kindes, beim Gehen, beim Stehen, beim sich Bücken, bei der Entkleidung usw. lässt dies erkennen. Neben dem eigentlich entzündeten sind oft auch die benachbarten, nicht befallenen Gelenke von Funktionsstörungen betroffen.

Die Vermeidung der Bewegungen, die Schmerzen verursachen führt schnell und häufig zu einem Verlust an Beweglichkeit. Kontrakturen, Muskelatrophie und konsekutive Fehlstellungen resultieren binnen weniger Wochen. Die Tatsache, dass Schmerzen sich in der Regel nach distal auswirken, hat auch für das Kleinkind Be-

deutung. Es entwickelt sich z. B. eine Symptomatik am Kniegelenk, befallen ist aber
die Hüfte.

1.1.3 Die Gelenkuntersuchung (Gelenkstatus)

Die Dauer der Untersuchung hängt vom Alter des Kindes ab. Eine halbstündige akri-
bische Untersuchung eines Kleinkindes wird dieses überfordern. Es verweigert die
Mitarbeit oder wehrt sich und es droht eine Aversion gegen den Untersucher.

Das Ausmaß der Beweglichkeit jedes einzelnen Gelenkes muss bestimmt werden.
Bei kleinen Kindern kann jedoch keine Prüfung des aktiven Bewegungsausschlags
verlangt werden. Unnötige Erklärungen verlängern die Gesamtdauer der Unter-
suchung über das Maß des für das Kind Erträglichen. Die Bestimmung der aktiven
Beweglichkeit ist aber an den bandgeführten Gelenken, Hand-, Finger-, Knie-, und
Sprunggelenken unverzichtbar. Eine erhöhte Bandlaxizität mit einem Maximum im
Kleinkindalter und einer Normalisierung mit voranschreitendem Reifen zunächst
beim Jungen, langsamer beim Mädchen, muss beachtet werden.

Daneben empfiehlt es sich, nach der Palpation zunächst eine Prüfung der passiven Gelenkbeweglichkeit vorzunehmen. Dabei sind altersentsprechend unterschiedliche Beweglichkeiten zu erwarten (Tab. 1.2).

Beim *Gangbild* liegt das Augenmerk auf Hüftwackeln (Trendelenburgzeichen),
Hohlkreuz, Streckdefiziten der Kniegelenke, Stellung der Sprunggelenke und
schließlich dem normalen Abrollvorgang am Fuß, bei der Betrachtung des stehenden
Kindes auf die Haltung des Beckens, des Rückens, auf Symmetrie und auf eine Streckung der Kniegelenke, auf Fehlstellungen (Genua valga, vara, Knick-Senk-Füße).
Sowohl ein Streckdefizit mit Beugekontraktur in den Hüftgelenken als auch in den
Kniegelenken führen zum Standbild mit Hohlkreuz, gebeugten Hüft- und Kniegelenken. Eine Asymmetrie des Muskelprofils weist auf eine länger bestehende Schonhaltung hin (Abb. 1.1). Schmerz und Schonhaltung führen zur Muskelhypotonie und zur
Muskelatrophie. Es resultiert ein Ungleichgewicht der Muskulatur am betroffenen Gelenk. Dies verstärkt die Schonhaltung. Ggf. kann die Muskelatrophie durch die Umfangsmessung quantifiziert werden. Ein Muskelhypertonus kann als Verhärtung palpiert werden.

Kann das Kind ohne Mühe in die Hocke gehen und auf den Fersen sitzen, so ist
mit diesem Manöver eine maximale Beugung in den 6 großen Gelenken der unteren
Extremität erreicht. Kann das Kind im Stehen bei gestreckten Kniegelenken beim
Vorbeugen mit den Fingerspitzen die Zehen berühren ist die Funktion von LWS und
Hüftgelenken orientierend untersucht. Oftmals behindern Verkürzungen der Ischio-
kruralmuskulatur dieses Manöver, insbesondere ab der Pubertät bedingt durch den
pubertären Wachstumsspurt und die relative Muskelverkürzung. Im „Vierfüßler-
stand" weist ein Abstützen auf die Metacarpophalangeal-Linie auf eine Handgelenksarthritis hin (Abb. 1.2).

Tab. 1.2: Normales Bewegungsausmaß im Kindesalter.

Gelenk	Ausmaß der Beweglichkeit
Halswirbelsäule	– Bei Extension erreicht das Gesicht etwa die Horizontale, bei der Beugung erreicht das Kinn das Sternum. – Seitneigung beidseits 45° – Drehung zumindest 60°, Kopfnicken in Richtung beider Axillae möglich. – Bei Schonhaltung Hochziehen der Schultern.
Brustwirbelsäule	– Im Stand Drehung des Oberkörpers um 90°, Beine und Becken am Boden fixiert.
Lendenwirbelsäule	– Beugung: Finger-Boden-Abstand 0 cm, Schober-Manöver führt zur Aufspreizung von 10 cm auf > 13,5 cm. – Bei der Seitwärtsneigung reichen die Hände bei gestrecktem Arm bis unter das Knie.
Iliosakralgelenk	– Mennell-Zeichen: In der Bauchlage wird das gestreckte Bein vom Untersucher angehoben, das Kreuzbein fixiert. Durch „Hyperextension" erfolgt eine Schmerzprovokation. – Vierertest: In Rückanlage wird die Ferse auf das kontralaterale Kniegelenk gelegt. Druck auf das Kniegelenk provoziert Beckenschmerzen der zu untersuchenden Seite.
Kiefergelenke	– Maximaler Zahnreihenabstand in mm (≥ 3,5 cm beim Kleinkind, ≥ 4 cm beim Schulkind). Normalerweise kann das Kind 3 Querfinger senkrecht übereinander in den Mund einführen. – Asymmetrie der Mundöffnung? Abweichen des Kinns zur (hauptsächlich) betroffenen Seite. – Druckschmerz am Kiefergelenk bei geschlossenem Mund und während der Mundöffnung. – Bei halb geöffnetem Mund kann der Unterkiefer schmerzfrei passiv in den Kiefergelenken bewegt werden.
Schultergelenke	Aktiv: – Elevation der Schulter bis zu den Ohren möglich. – Hochheben des Armes bis nahezu 180°, wobei die Oberarme die Ohren berühren. – Berühren der kontralateralen Schulter über dem Kopf mit der Hand. – Berühren des kontralateralen Skapula von hinten mit der Hand. Passiv mit vom Untersucher fixierter Skapula: – Abduktion um 90°, Anteversion und Retroversion um fast 90°. – Außenrotation 90° und Innenrotation 70° am in der Schulter um 90° abduzierten Arm. – Bei fixiertem Schulterblatt Abduktion 90°.
Ellenbogen	– Extension von 10°–20°, Beugung von 150°. Finger erreichen die Schulter – Supination > 90°, Pronation > 90°
Handgelenke	– Dorsalextension 90°, Flexion 80–90°. Das Kind kann sich kniend auf die Handballen abstützen. – Supination > 90°, Pronation > 90°.

(fortgesetzt)

Gelenk	Ausmaß der Beweglichkeit
Fingergelenke	– Aktiv: Vollständige Streckung aller kleinen Gelenke, Abspreizen der Finger zum „Stern“. – „Kleine Faust“: In den MCP-Gelenken gestreckte Finger beugt das Kind in den PIP und DIP-Gelenke bis die Fingerkuppen über den MCP-Gelenken die Faust schließen. – „Große Faust“: Fingerkuppen berühren die Hohlhand bei gebeugten MCP-, PIP- und DIP-Gelenken. – Passiv: In MCP-Gelenken Flexion 90°, Hyperextension 30–45°. – Fingerkuppen berühren Hohlhand bei gebeugten MCP-Gelenken – „180°“ Extension auch bei gespreizten Fingern möglich.
Daumengelenke	– 90° Abduktion, – 90° Extension, – 90° Flexion im IP-Gelenk.
Hüftgelenke	– Hyperextension von 30° in Bauch- oder Seitenlage. – Flexion bis 150°, bei maximaler Beugung erreicht der Oberschenkel das Abdomen. – Innenrotation 50–60°, Außenrotation bis 90° (bei Kleinkindern). – Abduktion 45–60°, Adduktion 20–30°.
Kniegelenke	– Überstreckbarkeit 5–10°, Ferse kann bei gestreckten Beinen von der Unterlage abgehoben werden. – Bei maximaler Flexion (bis 140°) erreicht die Ferse das Gesäß. – Innenrotation und Außenrotation bis zu 10°.
Sprunggelenke	– Plantarflexion 60–70°. Fußrücken und Unterschenkel bilden dann eine Linie. – Extension 10–30°. – Supination 30–40°, Pronation 30–40°.
Zehengelenke	– Extension 60–70°, Plantarflexion 20–30°.

Alle Gelenke von den Kiefergelenken und der Halswirbelsäule bis zu den Zehengelenken müssen untersucht werden. Auf Schwellung, Überwärmung, Schmerzhaftigkeit bei Druck und/oder Bewegung und auf das Vorliegen einer Bewegungseinschränkung wird geachtet. Die klinische Untersuchung sucht nach objektiven Arthritiszeichen (Schwellung, Überwärmung, Druck- oder Bewegungsschmerz, Ergussbildung, Bewegungseinschränkung, selten Rötung), Gelenkdeformierungen (Ulnardeviation im Handgelenk, Radialdeviation in MCP-Gelenken, Bajonett-Deformität des Handgelenkes) bei länger bestehender Erkrankung (Abb. 1.3), HWS-Beteiligung, vor allem bei systemischer Arthritis und Polyarthritis, Tenosynovitis auf Handrücken häufiger als volar und im Bereich des Sprunggelenkes und Baker-Zysten in den Kniekehlen. Auch an den Schultergelenken können große synoviale Zysten auftreten.

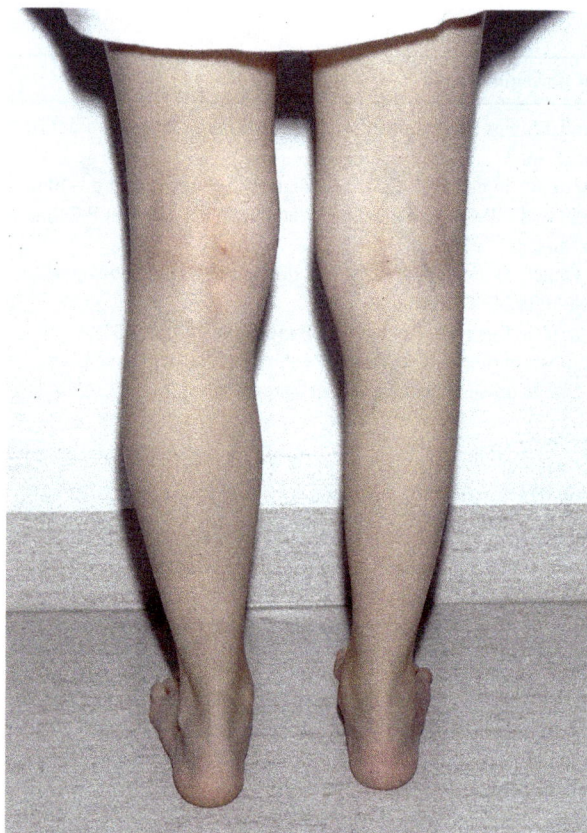

Abb. 1.1: Deutliche Muskelatrophie als Hinweis auf eine chronische Schonhaltung (Bildquelle: G. Horneff).

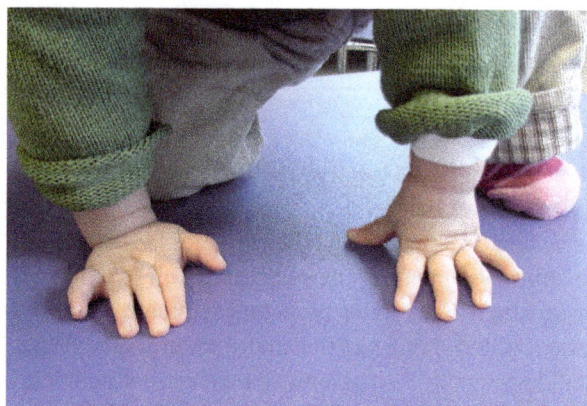

Abb. 1.2: Kleinkind: Abstützen auf die Metacarpophalangeal-Linie deutet auf eine Handgelenksarthritis links hin (Bildquelle: G. Horneff).

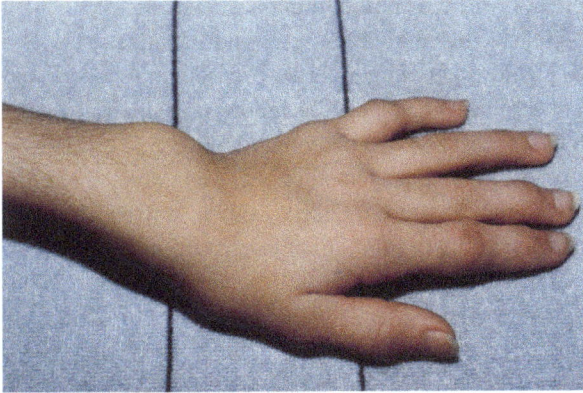

Abb. 1.3: Bajonettfehlstellung und Handskoliose (Ulnardeviation im Handgelenk) als Folge einer länger aktiven Handgelenksarthritis (Bildquelle: G. Horneff).

Kiefergelenke

Bei der JIA ist das Temporomandibulargelenk häufig betroffen. Der Befall verläuft oftmals lange Zeit unbemerkt und führt zu Schädigung des Gelenkes mit funktioneller Einschränkung der Mundöffnung, aber auch mit arthrotischem Umbau und mit mandibulären Wachstumsstörungen mit nachfolgender Retrogenie (Abb. 1.4 a–c). Mandibuläre Retrognathie, mangelhafte Okklusion, Rotationsfehlstellungen und faziale Wachstumsstörungen mit Dysmorphie, Kauschmerzen und häufiger Karies sind die Folgen.

Die normale Kieferbeweglichkeit ist symmetrisch und schmerzfrei. Zu achten ist auf Asymmetrie, Bewegungsschmerz und Druckschmerz auf das Kieferköpfchen bei geschlossenem Mund und während der Bewegung, sowie auf Krepitation. Bei halb geöffnetem Mund wird dieses durch Seitwärtsbewegung des Kiefers provoziert. Bei

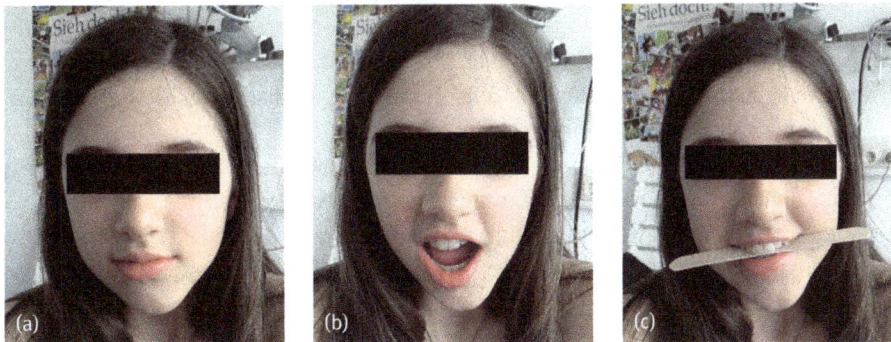

Abb. 1.4: Aufgrund eines einseitigen Kiefergelenkbefalls im Kleinkindesalter kommt es im pubertären Wachstumsalter zur Gesichtsasymmetrie (a), bei Mundöffnung weicht das Kinn zur betroffenen (verkürzten) Seite ab (b), der Spateltest verdeutlicht die Gesichtsasymmetrie (c) (Bildquelle: G. Horneff).

der Untersuchung der Kiefergelenke wird die Mundöffnung beachtet. Bei einseitigem Befall weicht der Kiefer zur Seite ab, die Mundöffnung erfolgt asymmetrisch. Das Kind ist nicht mehr in der Lage eigene 3 Querfinger vertikal zwischen die obere und untere Zahnreihe zu platzieren, die passive Schiebe-Bewegung des Unterkiefers ist schmerzhaft. Der maximale Abstand zwischen den oberen und unteren Schneidezähnen bei aktiver und passiver Mundöffnung wird gemessen. Bei Kleinkindern können 3,5 cm, bei Schulkindern 4 cm als orientierend normal angesehen werden. Die chronische Kiefergelenkentzündung führt oftmals zum Minderwachstum der Mandibula, klinisch zu einem fliehenden Kinn. Mittels eines quer in den Mund gelegten Mundspatels wird die Asymmetrie einfacher erkennbar.

Hand- und Fingergelenke

Das Handgelenk zählt zu den häufig und oft sehr schwer betroffenen Gelenken. Insbesondere die Beugung schmerzt. Es neigt rasch zur Fehlhaltung in Ulnardeviation, zur Fehlstellung und Deformität (kindliche Handskoliose und Bajonettstellung). Der Verlust der Streckung erscheint früh, ebenso der Verlust an Muskelkraft. Überwärmung, Schwellung, Schmerz und Bewegungseinschränkung sind leicht prüfbar. Eine Schwellung auf dem Handrücken kann einer Tenosynovitis entsprechen.

Kindliche Handskoliose

Die typische kindliche Handskoliose ist bedingt durch eine Schonhaltung mit Ulnardeviation im Handgelenk und Radialdeviation in der Metacarpophalangeallinie (MCP-Linie). Bei Fortbestehen führt sie zur Kontraktur und zur bleibenden Schädigung bei Längenwachstumsstörung der Ulna. Verursacht wird die radiale Deviation in der MCP-Linie durch den Zug der Muskulatur. Unbedingt müssen frühzeitig eine entsprechende Physiotherapie verordnet und Handfunktionsschienen longitudinal achsengerecht in mittlerer Streckung angepasst werden.

Die Untersuchung des Handgelenkes erfolgt ausgehend von der in Neutral-Null-Position nach Druckschmerz, Bewegungsschmerz, Überwärmung, Krepitation, *fluktuierenden oder proliferativen* Schwellungen. Es folgte die Prüfung der aktiven und passiven Beweglichkeit: Palmarflexion, Dorsalextension, Radial- und Ulnarabduktion, Endphasenschmerz (volarer Kompressionsschmerz).

Funktionell wird die Funktion mit Faustschluss („kleine und große Faust"), Hakengriff, Spitzgriff, Opposition des Daumens geprüft. Bei Polyarthritis besteht oft ein symmetrischer Befall mit Schwellung von MCP und PIP-Gelenken, Handgelenken, Tenosynovialitiden, positivem Gaenslen-Zeichen (Querdruckschmerz der Handgelenke über der MCP-Linie).

Chronischer Befall kann zu Schäden führen wie Ulnardeviation der Handwurzel und Radialdeviation der Langfinger (Handskoliose), Bajonettfehlstellung (Abb. 1.3) und Verkürzung der Handwurzel, Atrophie der Mm. interossei, an den Fingern zu Schwanenhals- und/oder Knopflochdeformität, Z-Deformität des Daumens. Begleitphänomene an der Hand können Rheumaknoten, Nagelfalz-Vaskulitis und Nagelpsoriasis sein.

Ellenbogen

Ellenbogengelenke sind oft involviert. Die Schwellung des Gelenkes muss von der lokalen Schwellung bei einer Bursitis abgegrenzt werden. Das Ellenbogengelenk neigt zur Entwicklung einer Beugekontraktur.

Das Ellenbogengelenk gliedert sich in Humeroulnargelenk, Humeroradialgelenk und Radioulnargelenk. Die aktive Beweglichkeit wird durch Beugung (normal bis 40°) und Streckung (normal bis 180°) geprüft. Pronation und Supination werden bei 90° gebeugtem Ellenbogen geprüft. Eine eingeschränkte Streckung zeigt sich bei einem Erguss des Ellenbogengelenkes. Das Ellenbogengelenk ist geschwollen und es bestehen Schmerzen. Eine teigige bis fluktuierende Schwellung über dem Olecranon spricht für eine Bursitis olecrani. Bei Rötung und Überwärmung sollte an eine eitrige Bursitis gedacht werden. Rheumaknoten können als harte Knoten getastet werden. Ein Ulnariskompressionssyndrom (Luxation des Nerven, Ganglion, Osteophyten, Einengung des Septum intermusculare) zeigt sich durch sensible und motorische Ausfälle. Die Patienten sind nicht in der Lage, durch den Ausfall des M. adduktor pollicis ein Buch zwischen Daumen und Zeigefinger anzuheben. Reibegeräusche bei der Bewegung können auf freie Gelenkkörper hinweisen.

Schultergelenk, Acromioclaviculargelenk und Sternoclaviculargelenk

Die kleinen Gelenke und das Schultergelenk sind eher selten betroffen. Auf Druckschmerz und Zystenbildung ist zu achten. Bei der Prüfung der aktiven Beweglichkeit lässt man das Kind 1. die Hand auf die kontralaterale Schulter legen, 2. die Hand hinter den Kopf bis in den Nacken legen, wo sie bis zum kontralateralen Schulterblatt reicht und 3. den Handrücken hinter den Rücken soweit nach ober schieben bis die Finger das kontralaterale Akromion berühren. Diese Manöver erfordern 180° Abduktion, 45° Adduktion, 90° Flexion, 45° Extension, 55° Innenrotation und 40° Außenrotation.

Hüftgelenke

An den Hüften ist bei Kleinkindern eine Antetorsion des Schenkelhalses von bis zu 30° typisch die zu „einwärts schauenden" Kniegelenken, zueinander gewandten Patellae und der Großzehen führt (sogenanntem *kneeing in* und *toeing in*). Mit einer Normalisierung wird physiologischerweise um das 6 Lebensjahr gerechnet.

Eine Flexionskontraktur fällt durch vermehrte lumbale Lordosierung auf. Dies muss bei der Untersuchung der Bewegungsausschläge berücksichtigt werden (Tab. 1.1). Die Beugung der Hüfte bis die Oberschenkel den Stamm berühren und eine Überstreckung bis zu 30° sind normal. Bei akuter Coxitis fällt eine Schonhaltung in Außenrotation und leichter Abduktion auf. Beeinträchtigt ist dann besonders die Innenrotation.

Kniegelenke

In den Kniegelenken zeigen nicht nur Säuglinge, sondern auch noch junge Kleinkinder eine Beugehaltung. Im ersten Lebensjahr lassen sich die Kniegelenke oft nicht voll strecken. Spontan stellen sich danach volle Streckung und auch Überstreckbarkeit ein. Ältere Kleinkinder und junge Schulkinder stehen dann auch oft in Überstreckung.

Bei der JIA ist das Kniegelenk das am häufigsten betroffene Gelenk. Überwärmung, Schwellung, Ergussbildung, Schmerzen und Bewegungseinschränkung sind dem Untersucher leicht zugänglich. Bei gestrecktem Kniegelenk wird mit der einen Hand der obere Rezessus komprimiert, mit der anderen Hand der übrige Gelenkraum ausgestrichen und dann mit dem Zeigefinger die Patella gegen die Trochlea femoris gedrückt. Beim Vorliegen eines intraartikulären Ergusses „tanzt" die Patella auf dem Flüssigkeitskissen. Das *Bulge sign* ist sensitiver, durch Druck auf den Erguss auf der einen Seite unterhalb der Patella wird auf der anderen Seite eine Vorwölbung sichtbar. In der Poplitea können sich Bakerzysten finden: Tastbare, fluktuierende Schwellung, häufig zwischen medialem Gastroknemiuskopf und M. semimembranosus.

Abduktions- und Adduktionstest (Valgus- und Varusstress) in voller Streckung prüfen den medialen und lateralen Kapselbandapparat. Eine vermehrte mediale (laterale) Aufklappbarkeit in 20–30° Beugung spricht für eine Läsion des medialen (lateralen) Seitenbandes und des medialen (lateralen) Kapselbandes (Entspannung der dorsomedialen bzw. dorsolateralen Kapsel).

Die Prüfung der Kreuzbänder erfolgt mit der „vorderen Schublade": Mit beiden Händen wird der Schienbeinkopf umfasst und nach vorne gezogen. Pathologisch bei Läsionen des vorderen Kreuzbandes. Beim Lachman-Test erfolgt ebenso die Prüfung der vorderen Schublade in 20–30° Beugung. Die eine Hand fixiert das distale Femur bei 20–30° Beugung, während mit der anderen Hand die proximale Tibia in Mittelstellung nach vorne gezogen wird. Eine im Seitenvergleich vermehrte Schubladenbewegung ohne festen Anschlag spricht für eine Ruptur des vorderen Kreuzbandes. Bei der Prüfung der „hinteren Schublade" wird in Rückenlage mit 90° Kniebeugung in Neutralstellung und fixiertem Fuß mit beiden Händen der Schienbeinkopf umfasst und nach hinten verschoben. Pathologisch bei Läsionen des hinteren Kreuzbandes.

Bei Meniskusläsion besteht ein Druckschmerz über dem medialen bzw. lateralen Gelenkspalt, bei Läsion eines Meniskusvorderhorns ein Überstreckschmerz, bei Läsion eines Meniskushinterhorns ein Hyperflexionsschmerz. Beim Steinmann-I-Zeichen erfolgt eine Schmerzauslösung im medialen Gelenkspalt durch Außenrotation und spricht für eine Innenmeniskusläsion, ein Schmerz im lateralen Gelenkspalt bei Innenrotation für eine Außenmeniskusläsion. Das Steinmann-II-Zeichen beschreibt ein

Wandern des Druckschmerzes über dem Meniskus bzw. im Gelenkspalt bei Streckung nach vorne und bei Beugung nach hinten.

Beim McMurray-Zeichen werden in Rückenlage Hüfte und Knie stark gebeugt, durch Außenrotation und Palpation des medialen Gelenkspaltes wird beim Vorliegen eines Innenmeniskusschadens ein Schmerz ausgelöst. Durch Extension des Kniegelenkes und Adduktion des Unterschenkels wird dieser noch verstärkt. Die Prüfung des Außenmeniskus erfolgt entsprechend durch Innenrotation und Abduktion des Unterschenkels.

Schmerzen und Schwellung an der Tuberositas tibiae sprechen für einen Morbus Osgood-Schlatter. Die Chondromalacia patellae führt zur rauen und schmerzhaften Bewegung der Patella in ihrem Lager. Beim Zohlen-Zeichen wird mit einer Hand die Patella nach distal fixiert. Beim vorsichtigen Anspannen des M. quadriceps kommt es zu einem retropatellaren Anpressschmerz (Zohlen-Zeichen positiv). Pathologisch oft bei Jugendlichen mit (Chondromalacia patellae) und ohne Knorpelläsion (anteriores Knieschmerzsyndrom).

Sprunggelenke

Eine verstärkte Valgusstellung von etwa 10° im Sprunggelenk ist bis in das Schulalter hinein physiologisch. Gleichzeitig finden sich im Kleinkindalter Genua vara, im Schulalter physiologischerweise Genua valga, die sich im Adoleszentenalter spontan ausgleichen.

Die Sprunggelenke sind bei Kindern mit JIA und bei der juvenilen Spondyloarthropathie oft betroffen. Schmerz, Schwellung, Überwärmung und Bewegungseinschränkung sind leicht prüfbar. Extension/Flexion und Supination/Pronation sollen getrennt geprüft werden. Geachtet werden muss auf Tenosynovitis auf dem Fußrücken, lateral und medial, Schmerz und Verdickung der Achillessehne. Auch die Plantaraponeurose soll palpiert werden. Synovialitiden unter dem fibularen Retinakulum schränken die Gleitfähigkeit der Fibularissehnen ein und fördern die Entstehung eines kontrakten Plattfußes. Der Befall des Sehnengleitgewebes hinter dem medialen Malleolus begünstigt die Entstehung eines Spitzfußes, eine Anhebung des Fußgewölbes (M. tibialis posterior). Die Erkrankung des Sprunggelenks behindert dessen Beweglichkeit, die der Entzündung folgende Muskelschwäche führt zum „rheumatischen" Knick-Senkfuß und nachfolgend zu Hallux valgus und Hammerzehen.

Besondere Aufmerksamkeit verdient zudem das MTP des ersten Strahles, weil es oft betroffen ist. Das Gelenk sollte schmerzfrei eine Streckung von 90° und eine Beugung von 45° erreichen.

Eine Beinlängendifferenz wird untersucht durch (1) Messung des Abstandes zwischen der Spina iliaca anterior superior zur Spitze des Malleolus medialis, (2) orientierend mit Vergleich der gestreckten Beinlänge im Liegen, der Unterschenkellänge in Bauchlage bei gebeugtem Knie oder (3) durch den Beckenschiefstand mit gestreckten Beinen mit Quantifizierung durch Ausgleichbrettern (Dicke: 0,5–1–2 cm) (Augenmerk auf Seitverkrümmung der Wirbelsäule, Höhendifferenzen der Trochanteren, Rima ani lotrecht, Crista iliaca auf einer Höhe, Rippenbuckel beim Vorbeugen).

Wirbelsäule

Die Halswirbelsäule (HWS) ist insbesondere bei der systemischen JIA und der Polyarthritis betroffen. Durch den Befall der kleinen Wirbelgelenke sind insbesondere Reklination und Drehung eingeschränkt. Eine schmerzbedingte Einschränkung der HWS-Beweglichkeit versucht das Kind mit Rumpfbewegungen oder verstärkten Augenbewegungen auszugleichen. Besonders die Extension (das Kind soll zur Zimmerdecke schauen und das Gesicht erreicht dann normalerweise eine horizontale Ebene) und die Rotation (das Kind kann über seine Schulter nach hinten schauen) sind früh eingeschränkt. Bei Beugung der HWS berührt das Kinn das Sternum (Abstand bei maximaler Flexion 0 cm) bei Reklination (Abstand 18 cm) erreicht das Gesicht die Horizontale.

Brustwirbelsäule (BWS) und Lendenwirbelsäule (LWS) werden beim stehenden Kind untersucht. In der seitlichen Ansicht sind LWS-Lordose, BWS-Kyphose, HWS-Lordose erkennbar, in der dorsalen Ansicht Skoliose, Schulterhochstand, Rippenbuckel und Beinlängendifferenzen mit Beckenschiefstand, Asymmetrie der Taillen und Haut. Hyperkyphose der BWS und Tannenbaumphänomen weisen auf Sinterungsfrakturen der Wirbelkörper infolge Osteoporose hin. BWS und LWS gemeinsam lassen Extension, Lateralflexion und Rotation zu. Die Atembreite im 4. Intercostalraum ist > 5 cm, abhängig von Geschlecht und Alter, der Finger-Boden-Abstand (0 cm). Der Finger-Boden-Abstand ist z. T. ein Maß für die Flexionsfähigkeit der LWS, doch hängt er auch von der Beweglichkeit der Hüftgelenke und der Dehnbarkeit der ischiokruralen Muskulatur ab. Beim Schober-Maß (Abmessen von S1 des stehenden Patienten 10 cm nach kranial, Verlängerung der Strecke bei maximaler Beugung > 13,5 cm) sind weniger als 3 cm sicher pathologisch. Beim modifizierten Schobertest wird eine Strecke von 15 cm markiert. Die Ausdehnung auf < 20 cm ist auffällig. An der HWS ist das Ott-Maß (Abmessen vom Vertebra prominens [HWK 7] des stehenden Patienten 30 cm nach kaudal, Verlängerung der Strecke bei maximaler Beugung auf mindestens 33 cm) von geringer Aussagekraft.

Die Palpation der Rückenmuskulatur deckt eine konsekutive muskuläre Verspannung auf, die vom Kind nicht spontan geäußert wird. Die Palpation mit Daumen und Zeigefinger oder 4 Fingern des Dornfortsatzes lässt prüfen, ob eine abnorme Beweglichkeit nachweisbar und schmerzhaft ist.

Ein umschriebener Klopfschmerz der Wirbelsäule weist auf Diszitis, Spondylitis, Wirbelfrakturen oder Osteoporose (mehrere Wirbelkörper) hin. Ein Kleinkind, dass das Sitzen verweigert, aber im Liegen ruhig wird, kann eine Spondylodiszitis aufweisen.

Iliosakralgelenke

Beim Mennell-Zeichen (Abscherprüfung der Iliosakralfugen) liegt der Patient in Bauchlage: Der Untersucher fixiert das Kreuzbein mit seiner flachen Hand und überstreckt das Bein im Hüftgelenk. Beim seitwärts liegenden Patienten mit kontralateral maximal gebeugtem Hüftgelenk und Kniegelenk zur Beckenfixierung, wird das obenliegende Hüftgelenk überstreckt.

Regionale Wachstumsstörung

Neben der Störung des Körperlängenwachstums kann ein gestörtes lokales Wachstum bestehen. Dies ist insbesondere bei asymmetrischem Befall großer Gelenke, z. B. des Kniegelenks auffällig. Es entwickelt sich eine Beinlängendifferenz, die ggf. einen Ausgleich erfordert und eine Beugekontraktur des entzündlichen und verlängerten Beines unterhält.

Im Kleinkindalter überwiegt ein Wachstumsexzess. Dieser ist wahrscheinlich durch die entzündliche bedingte Mehrdurchblutung und das erhöhte Angebot von Wachstumsfaktoren bedingt. Auch einzelne Finger und Zehen können betroffen sein. Blieb die Dauer der Erkrankung bis zur Erstvorstellung in der Anamnese noch unklar, so spricht der Nachweis einer Wachstumsstörung für eine länger bestehende Erkrankung. Neben diesem vermehrten Wachstum kann aber auch eine Reifungsbeschleunigung eintreten, die zu einem beschleunigten Verschluss der Wachstumsfugen führen und eine deutlich verkürzte Extremität verursachen kann. Gleiches ist bei entzündlich bedingter Zerstörung der Wachstumsfugen zu erwarten. Eine postentzündliche Brachymetacarpie/Brachymetatarsie resultiert im „Zehensalat" (unterschiedlich lang wirkende Zehen). Auch die Schonhaltung bei langfristiger Entlastung und Nichtgebrauch der Gliedmaße führt zur Hypotrophie.

Bei Befall der Kiefergelenke kommt es neben eingeschränkter und asymmetrischer Mundöffnung zur Wachstumsstörung des Unterkiefers. Es resultiert eine Retrogenie mit funktionell und kosmetisch bedeutsamen Schäden.

1.2 Scoring-Methoden

1.2.1 Juvenile Arthritis Disease Activity Score (JADAS)

Gegenwärtig werden vorzugsweise zusammengesetzte Messungen der Krankheitsaktivität verwendet (Tab. 1.3). Die *Juvenile Arthritis Disease Activity Scores* (JADAS) und der *JSpA* (*Juvenile Spondyloarthritis Disease Activity Index* [JSpADA]) sind zwei nützliche Werkzeuge zur Beurteilung der Krankheitsaktivität, wobei letzterer für die Enthesitis-assoziierte Arthritis (EAA) spezifischer ist. Der JADAS ist ein zusammengesetzter Score mit vier Domänen: aktive Gelenkzählung (in 10, 27 oder 71 Gelenken), Arzt-Bewertung der Krankheitsaktivität, Eltern/Patienten globale Beurteilung des Wohlbefindens, Blutsenkungsgeschwindigkeit (BSG) oder C-reaktives Protein. Nur wenige Kinder mit EAA wurden in die Validierungsstudie für die JADAS aufgenommen, für die auch Definitionen für Remission, minimale Krankheitsaktivität und akzeptables Symptomstadium mit dem JADAS verfügbar sind. Ein JADAS ohne die Laborparameter Blutsenkungsgeschwindigkeit oder C-reaktives Protein (JADAS3 oder cJADAS/klinischer JADAS) mit drei Items korrelierte gut mit dem ursprünglichen JADAS, und erlaubt als ein einfacheres Tool eine sofortige Bewertung der Krankheitsaktivität, ohne auf Labortestergebnisse warten zu müssen.

- globale Arzteinschätzung (10 cm visuelle Analogskala): 0–10 Punkte
- globale Patienteneinschätzung (10 cm visuelle Analogskala): 0–10 Punkte
- Blutsenkungsgeschwindigkeit (Wert in mm/h −20/10, Werte < 20 mm/h gehen mit 0, Werte > 120 mm/h mit 120 ein, maximal 10 Punkte) oder C-reaktives Protein (Messwert 10/10, maximal 10 Punkte)
- Anzahl aktiver Gelenke = Gelenke mit Schwellung oder Bewegungseinschränkung und Schmerz oder mit beidem
  - bei JADAS71 werden alle aktiven Gelenke gezählt, Spannbreite JADAS71 = 0–101
  - bei JADAS10 werden maximal 10 aktive Gelenke gezählt, Spannbreite JADAS10 = 0–40
  - bei JADAS27 werden folgende aktiven Gelenke gezählt: Halswirbelsäule, beide Ellbogen-, Handgelenke, Metacarpophalangealgelenke (vom ersten bis zum dritten), proximale Interphalangealgelenke, Hüft-, Knie und Sprunggelenke, Spannbreite 0–57

Tab. 1.3: Definition Kategorien der Krankheitsaktivität mit dem JADAS.

Krankheitsaktivitäts-stadium	JIA gesamt	Oligoarthritis		Polyarthritis	
	JADAS	JADAS	cJADAS	JADAS	cJADAS
Inaktive Erkrankung	≤ 1	≤ 1	≤ 1	≤ 1	≤ 1
Aus Elternsicht akzeptables Symptomstadium	≤ 4,7	≤ 3,2[b]/3,5[a,c]		≤ 5,2[b]/5,4[a,c]	
Aus Patientensicht akzeptables Symptomstadium	≤ 4	≤ 3		≤ 4,3[b]/4,5	
Minimale Krankheitsaktivität	≤ 2,7[b]	> 1 ≤ 2	> 1 ≤ 1,5	> 1 ≤ 3,8	> 1 ≤ 2,5
Moderate Krankheitsaktivität		> 2 ≤ 4,2	> 1,51 ≤ 4	> 3,8 ≤ 8,7[b]/10,5[a,c]	> 2,5 ≤ 8,5
Hohe Krankheitsaktivität	> 6[b]	> 4,2	> 4	> 8,5[b]/10,5[a,c]	> 8,5

a: Wert für JADAS-10; b: Wert für JADAS-27; c: Wert für JADAS-71.

1.2.2 Pediatric ACR-Kriterien (PedACR) für Therapieansprechen bei der juvenilen Arthritis.

- globale Arzteinschätzung (10 cm visuelle Analogskala)
- globale Patienteneinschätzung (10 cm visuelle Analogskala)
- Anzahl aktiver Gelenke (Gelenke mit Schwellung und Bewegungseinschränkung oder Schmerz oder mit beidem)
- Anzahl funktionell eingeschränkter Gelenke
- Funktions-Score (*Childhood Health Assessment Questionnaire*, CHAQ)
- Labormedizinische Entzündungsaktivität gemessen mit der Blutsenkungsgeschwindigkeit oder dem C-reaktiven Protein

Klinisches Ansprechen auf die Behandlung nach dem Pediatric ACR-Kriterien (PedACR30) ist definiert als Besserung von > 30 % in ≥ 3 der 6 genannten Kriterien ohne Verschlechterung um > 30 % in > 1 Kriterium. Für den PedACR50 müssen sich zumindest 3 Kriterien um 50 % verbessern, beim PedACR70 um mindestens 70 % usw.

1.2.3 Childhood Health Assessment Questionnaire (CHAQ)

Mit dem *Childhood Health Assessment Questionnaire* (CHAQ) wird die Einschränkung der Funktion im Alltag beurteilt. Er besteht aus 8 Domänen mit 3 bis 4 Fragen, die eine Beantwortung in unterschiedlichen Altersstufen ermöglichen. Hierzu gehören (1) Ankleiden, (2) Körperpflege, (3) Aufstehen (4) Gegenstände erreichen, (5) Essen, (6) Greifen, (7) Gehen, (8) andere Tätigkeiten. Es werden Punkte vergeben für kann ohne Probleme verrichtet werden (0 = problemlos), leicht erschwert (1 Punkt), stark erschwert (2 Punkte), kann gar nicht verrichtet werden (3 Punkte). Das z. B. altersbedingte Nicht-Zutreffen der Frage/des Beurteilungskriteriums wird ebenfalls markiert (keine Wertung). Werden Hilfsmittel oder Hilfe durch andere Personen in bestimmten Tätigkeitsbereichen (d. h. einer der Domänen) benötigt, so steigt der Score auf mindestens 2. Die Summe des Scores wird durch 8 geteilt. Es resultiert ein Wert zwischen 0 und 3. Werte ab 0,375 zeigen eine funktionelle Beeinträchtigung an.

1.2.4 ACR-Kriterien für „inaktive Erkrankung"
bzw. „Remission" nach Wallace et al. (2011)

Eine inaktive Erkrankung ist definiert als das gleichzeitige Vorliegen der folgenden 6 Kriterien.

1. keine aktive Synovitis (Schwellung oder Schmerz mit Bewegungseinschränkung)
2. kein Fieber, Exanthem, keine Serositis, Splenomegalie oder generalisierte Lymphadenopathie im Zusammenhang mit der JIA
3. keine aktive Uveitis (basierend auf der Definition der SUN Arbeitsgruppe)
4. normale BSG und/oder CRP sofern gemessen (falls erhöht, nicht infolge JIA)
5. globale Beurteilung der Krankheitsaktivität durch den Arzt als „nicht aktiv" (bestmöglicher Wert in einer 10 cm visuellen Analogskala)
6. Morgensteifigkeit ≤ 15 Minuten

Eine Remission unter Therapie ist definiert als das anhaltende Vorliegen einer inaktiven Erkrankung für zumindest 6 Monate. Eine Remission ohne Therapie ist definiert als das anhaltende Vorliegen einer inaktiven Erkrankung für zumindest 12 Monate ohne antientzündliche Therapie.

1.2.5 Juvenile Spondyloarthritis Disease Activity Index (JSpADA)

Der *Juvenile Spondyloarthritis Disease Activity Index* (JSpADA) dient der Bewertung der Krankheitsaktivität bei JSpA/EAA-JIA. Er umfasst 8 Domänen:

1. aktive Gelenke: keine = 0, 1–2 = 0,5 Punkte, > 2 = 1 Punkt
2. schmerzhafte Enthesen: keine = 0, 1–2 = 0,5 Punkte, > 2 = 1 Punkt
3. klinische Sakroiliitis: 1 Punkt bei Vorhandensein von mind. 2 der folgenden Punkte: Schmerzhaftigkeit, positiver Patrick-Test oder Faber-Test, entzündlicher Rückenschmerz[1],
4. Morgensteifigkeit: < 15 Minuten = 0 Punkte, > 15 Minuten = 1 Punkt
5. Beurteilung des Schmerzes durch den Patienten auf einer 10 cm visuellen Analogskala: 0 = 0 Punkte, zwischen 1 und 4 = 0,5 Punkte, ab 5 = 1 Punkt
6. Uveitis: vorhanden = 1 Punkt
7. Beweglichkeit des Rückens: 1 Punkt für verminderte Beweglichkeit = modifizierten Schober-Test < 20 cm

---

[1] Da es keine validierten Kriterien für entzündliche Rückenschmerzen für Kinder gibt, wird die Definition der ASAS-Kriterien verwendet: Vorhandensein von zumindest 3 der folgenden Kriterien: 1) schleichender Beginn, 2) Verbesserung durch Bewegung, 3) keine Verbesserung in Ruhe, 4 Schmerzen in der Nacht (mit Verbesserung beim Aufstehen).

8. Entzündungsmarker BSG oder CRP: normal = 0 Punkte, 1-2fach erhöht = 0,5 Punkte, > 2fach erhöht = 1 Punkt.

Somit sind axiale Symptome und periphere Symptome wie Arthritis und Enthesitis im JSpADA enthalten. Alle Elemente werden in Werte von 0, 0,5 oder 1 umgewandelt und die Gesamtpunktzahl liegt zwischen 0 und 8.

1.2.6 Bath Ankylosing Spondylitis Krankheitsaktivitätsindex

Der *Bath Ankylosing Spondylitis Disease Activity Index* (BASDAI) erfasst die Krankheitsaktivität, in dem 6 Fragen vom Patienten anhand einer 10 cm visuellen Analogskala (VAS) oder einer numerischen Ratingskale (NRS) von 0–10 (0 = keine Krankheitsaktivität; 10 = hohe Krankheitsaktivität) zu beantworten sind für: (1) Müdigkeit und Erschöpfung , (2) Rückenschmerzen, Schmerzen an Nacken und Hüfte (spinale Entzündung und Sakroiliitis), (3) Schmerzen und Schwellungen in anderen Gelenken (periphere Arthritis), (4) Berührungs- und druckempfindliche Körperstellen/Enthesitis/Entzündung der Sehnen und Bänder, (5) Dauer der Morgensteifigkeit und (6) Schwere der Morgensteifigkeit. Für die letzten beiden wird der Durchschnitt gebildet und somit ergeben sich 5 Domänen. Der resultierende Wert von 0 bis 50 wird durch 5 geteilt, um einen endgültigen BASDAI-Wert von 0–10 zu erhalten. Werte von 4 oder mehr deuten auf eine mangelhafte Kontrolle der Krankheit hin. Das Ziel einer Therapie ist eine relative Verbesserung des BASDAI um mindestens 50 % (BASDAI50) (Empfehlungen der ASAS-working group). Er ist der Goldstandard für die Messung und Bewertung der Krankheitsaktivität bei Erwachsenen, wird aber selten bei Kindern angewendet.

1.2.7 Bath Ankylosing Spondylitis Funktionsindex

Der *Bath Ankylosing Spondylitis Functional Index* (BASFI) beinhaltet 10 Alltagsverrichtungen, deren Ausübungen vom Patienten anhand einer 10 cm VAS oder NRS von 0–10 (0 = keine Einschränkung, 10 = sehr starke Einschränkung) eingeschätzt werden müssen:
1. Aktivitäten: Ohne Hilfe und Hilfsmittel (z. B. Strumpfanzieher) Socken oder Strümpfe anziehen
2. Erreichen: Ohne Hilfe von der Hüfte aus nach vorn beugen, um einen Kugelschreiber vom Boden aufzuheben
3. ohne Hilfe (z. B. Greifzange) etwas von einem hohen Regal herunternehmen
4. Ändern der Position: Von einem Wohnzimmerstuhl ohne Armlehne aufstehen, ohne dabei die Hände oder eine andere Hilfe zu benutzen
5. ohne Hilfe vom Boden aufstehen, wenn man auf dem Rücken liegt
6. Stehen: Ohne Schmerzen während 10 Minuten stehen, ohne sich anzulehnen

7. ohne Benutzung des Geländers oder von Gehhilfen 12–15 Treppenstufen steigen. Ein Fuß pro Stufe
8. Drehen: Über die Schulter schauen, ohne dabei den Oberkörper umzudrehen
9. körperlich anstrengende Tätigkeiten verrichten (z. B. krankengymnastische Übungen, Gartenarbeit oder Sport)
10. zuhause oder bei der Arbeit den ganzen Tag aktiv sein.

Der Mittelwert der zehn Skalen (Summe geteilt durch 10) ergibt einen Wert zwischen 0 und 10.

1.2.8 Bath Ankylosing Spondylitis Metrology Index

Der *Bath Ankylosing Spondylitis Metrology Index* (BASMI) beurteilt die Mobilität der Wirbelsäule mit einer 10-Punkte-Skala für (1) Rotation der Halswirbelsäule, (2) Tragus zu Wandabstand, (3) Lumbalflexion (modifiziertes Schober-Maß) (4) Lumbalseitenflexion und (5) Intermalleolarabstand. Die Bereiche zervikale Rotation (> 85,0° bis ≤ 8,5°), Tragus zur Wand (< 10 cm bis ≥ 38 cm), Lumbalflexion (> 7,0 cm bis ≤ 0,7 cm), Lumbalseitenflexion (> 20,0 cm bis < 1,2 cm) und intermalleolärer Abstand (≥ 120 cm bis < 30 cm) werden in eine 0–10 cm Skala umgewandelt und der Mittelwert gebildet. Der Wert des BASMI liegt zwischen 0 (keine Einschränkung der Wirbelsäulenbeweglichkeit) und 10 (schwere Einschränkung).

1.2.9 Enthesitis Scores

Es gibt mehrere Instrumente zur Beurteilung der Enthesitis, die vorwiegend für Erwachsene beschrieben werden. Der *Mander Enthesitis Index* (MEI) quantifiziert die Reaktion des Patienten auf lokalen Druck auf 66 Enthesenstellen auf einer Skala von 0 bis 3. Der San Francisco Enthesitis Index, der Berlin Enthesitis Index und der Maastrichter AS Enthesitis Score (MASES) wurden außerdem vorgeschlagen. Die MASES ist einfacher und umfasst 13 Sehnenansätze und nimmt nur Werte pro Stelle von 0 (nicht vorhanden) oder 1 (vorhanden): (a) 1. costochondraler Ansatz rechts und links, (b) 7. costochondraler Ansatz rechts und links, (c) Spina iliaca posterior superior rechts und links, (d) Spina iliaca anterior superior rechts und links, (e) vorderer obere Beckenkamm rechts und links, (f) proximale Achillessehnen rechts und links, Mittellinie: (g) 5. Lendenwirbelkörper dorsal (Summe 0–13).

1.2.10 ASAS (Assessment of SpondyloArthritis international Society) Response Kriterien

Die *Assessment of SpondyloArthritis international Society* (ASAS) Response Kriterien werden zur Überprüfung der relativen Verbesserung bei axialer Spondyloarthritis verwendet. Untersucht werden 4 Messgrößen:

1. Ausmaß der Schmerzen in der vergangenen Woche nach einer Analogskala (z. B. BASDAI)
2. Dauer und Intensität der Morgensteifigkeit (Mittelwert aus den letzten beiden BASDAI-Fragen) als Maß für die Entzündung
3. BASFI als Maß für die körperliche Funktionsfähigkeit
4. Gesamtbeurteilung des Wohlbefindens in der vergangenen Woche auf einer Analogskala

Ein ASAS20-Ansprechen entspricht einer Verbesserung um ≥ 20 % und um ≥ 10 Einheiten (Skala 0–100) in mindestens 3 der 4 subjektiven Parameter OHNE Verschlechterung im 4. Parameter um ≥ 20 % bzw. 10 Einheiten (Skala 0–100).

Ein ASAS40- Ansprechen entspricht einer Verbesserung um ≥ 40 % in mindestens 3 der 4 subjektiven Parameter und um ≥ 20 Einheiten (Skala 0–100) ohne Verschlechterung im 4. Parameter um ≥ 20 % bzw. 10 Einheiten (Skala 0–100). ASAS partielle Remission: Jeder Wert der 4 subjektiven Parameter liegt unter 20 auf einer Skala von 0 bis 100.

Tab. 1.4: ACR/EULAR Kriterien für ein Klinisches Ansprechen bei der Juvenilen Dermatomyositis.

Item	Einschätzung	Punkte
Arzturteil zur globalen Krankheitsaktivität	Verschlechterung bis < 5 % Verbesserung	0
	> 5 % bis 15 % Verbesserung	7,5
	> 15 % ˊbis 25 % Verbesserung	15
	> 25 % bis 40 % Verbesserung	17,5
	> 40 % Verbesserung	20
Elternurteil zur globalen Krankheitsaktivität	Verschlechterung bis < 5 % Verbesserung	0
	> 5 % bis 15 % Verbesserung	2,5
	> 15 % bis 25 % Verbesserung	5
	> 25 % bis 40 % Verbesserung	7,5
	> 40 % Verbesserung	10
MMT oder CMAS	Verschlechterung bis < 2 % Verbesserung	0
	> 2 % bis 10 % Verbesserung	10
	> 10 % bis 20 % Verbesserung	20
	> 20 % bis 30 % Verbesserung	27,5
	> 30 % Verbesserung	32,5

Tab. 1.4: (fortgesetzt)

Item	Einschätzung	Punkte
CHAQ	Verschlechterung bis < 5 % Verbesserung	0
	> 5 % bis 15 % Verbesserung	5
	> 15 % bis 25 % Verbesserung	7,5
	> 25 % bis 40 % Verbesserung	7,5
	> 40 % Verbesserung	10
Enzyme (abnormal führend) oder CHQ-PhS	Verschlechterung bis < 5 % Verbesserung	0
	> 5 % bis 15 % Verbesserung	2,5
	> 15 % bis 25 % Verbesserung	5
	> 25 % bis 40 % Verbesserung	7,5
	> 40 % Verbesserung	7,5
Extramuskuläre Aktivität oder *Disease Activity* Score	Verschlechterung bis < 5 % Verbesserung	0
	> 5 % bis 15 % Verbesserung	7,5
	> 15 % bis 25 % Verbesserung	12,5
	> 25 % bis 40 % Verbesserung	15
	> 40 % Verbesserung	20
	Verbesserung Kategorie	
	Minimal	≥ 30
	Moderat	≥ 45
	Ausgeprägt	≥ 70

1.2.11 2016 ACR/EULAR Kriterien für minimales, moderates und deutliches klinisches Ansprechen bei der Juvenilen Dermatomyositis

Die Kriterien für minimales, moderates und deutliches klinisches Ansprechen bei der Juvenilen Dermatomyositis von 2016 des *American College of Rheumatology* (ACR) und der *European League Against Rheumatism* sind in Tab. 1.4 zusammengefasst.

1.2.12 FMF50 Score

Das Ansprechen auf eine Therapie beim familiären Mittelmeerfieber (FMF) kann mittels dieses Scores vereinheitlicht werden. Hierzu muss die Krankheitsaktivität über einen ausreichend langen Zeitraum (3–6 Monate) dokumentiert werden:
- Frequenz der Attacken
- Dauer der Attacken
- globale Beurteilung Krankheitsaktivität Patient (VAS)
- globale Beurteilung Krankheitsaktivität Arzt (VAS)

– Arthritis während einer Attacke
– Veränderung der entzündlichen Laborwerte (C-reaktives Protein, Blutsenkungsgeschwindigkeit und Serum Amyloid A)

Ein Therapieansprechen ist bei Abnahme von ≥ 5/6 Kriterien um ≥ 50 % definiert.

Literatur

Consolaro A, Ruperto N, Bazso A, et al. Development and validation of a composite disease activity
   score for juvenile idiopathic arthritis. Arthritis Rheum. 2009;61:658–666. doi: 10.1002/
   art.24516.
Consolaro A, Bracciolini G, Ruperto N, et al. Remission, minimal disease activity, and acceptable
   symptom state in juvenile idiopathic arthritis: defining criteria based on the juvenile arthritis
   disease activity score. Arthritis Rheum. 2012;64:2366–2374. doi: 10.1002/art.34373.
Giannini EH, Ruperto N, Ravelli A, et al. Preliminary definition of improvement in juvenile arthritis.
   Arthritis Rheum. 1997;40:1202–1209.
Rider LG, Aggarwal R, Pistorio A, et al. 2016 American College of Rheumatology (ACR) – European
   League Against Rheumatism (EULAR) Criteria for Minimal, Moderate and Major Clinical Respon-
   se for Juvenile Dermatomyositis: An International Myositis Assessment and Clinical Studies
   Group/Paediatric Rheumatology International Trials Organisation Collaborative Initiative. Arthri-
   tis Rheumatol. 2017; 69: 911–923.
Singh G, Athreya BH, Fries JF, Goldsmith DP. Measurement of health status in children with juvenile
   rheumatoid arthritis. Arthritis Rheum. 1994;37:1761–1769. doi: 10.1002/art.1780371209.
Wallace CA, Giannini EH, Huang B, Itert L, Ruperto N, Childhood Arthritis Rheumatology Research Alliance; Pediatric Rheumatology Collaborative Study Group; Paediatric Rheumatology International Trials Organisation. American College of Rheumatology provisional criteria for defining clinical inactive disease in select categories of juvenile idiopathic arthritis. Arthritis Care Res (Hoboken). 2011;63(7):929–936.
Weiss PF, Colbert RA, Xiao R, et al. Development and retrospective validation of the juvenile spondyloarthritis disease activity index. Arthritis Care Res (Hoboken). 2014;66:1775–1782. doi:
   10.1002/acr.22411.

2 Labor und Bildgebung

2.1 Labor

Kirsten Minden

Für nahezu alle kinderrheumatologischen Krankheitsbilder gibt es keinen diagnose-beweisenden Laborparameter. Dennoch sind Laboruntersuchungen für ein Screening auf entzündliche Erkrankungen, die Differenzialdiagnose bzw. Diagnose und Klassifikation rheumatischer Erkrankungen, die Bewertung von Krankheitsaktivität und Therapieansprechen, das Monitoring immunmodulierender Therapien sowie die Abschätzung von Prognose und Risiken unabdingbar. Die Befunde sind jedoch immer im klinischen Kontext zu interpretieren.

2.1.1 Relevante Laborparameter in der kinderrheumatologischen Praxis

Relevante Laborparameter und deren Bedeutung in der kinderrheumatologischen Praxis fasst Tab. 2.1 zusammen [1–3].

Die am häufigsten nachgewiesenen Autoantikörper bei rheumatischen Erkrankungen im Kindes- und Jugendalter sind antinukleäre Antikörper (ANA). ANA werden bei Kindern mit juveniler idiopathischer Arthritis (JIA) in etwa 50 % der Fälle nachgewiesen (siehe Tab. 2.2), sie sind aufgrund ihrer geringen diagnostischen Spezifität aber nicht als Screening-Instrument geeignet. ANA-Titer ≥ 1:160 sind bei JIA-Patienten mit einem frühen Erkrankungsbeginn, einem erhöhten Uveitisrisiko und einer asymmetrischen Arthritis assoziiert. ANA (Titer ≤ 1:80) werden in bis zu 30 % der gesunden Bevölkerung beobachtet [1,4].

Goldstandard für den Nachweis von ANA ist der Indirekte Immunfluoreszenztest (IIFT) unter Verwendung der HEp2-Zelle als Substrat, mit dem bei Vorliegen von ANA charakteristische Fluoreszenzmuster mikroskopisch unterschieden werden können [5]. Um ANA-Befunde besser vergleichen zu können, wurde von einer internationalen Initiative, dem *International Consensus on Antinuclear Antibody Patterns* (ICAP), ein Standard entwickelt, mit dem die Muster beschrieben und nummeriert werden (https://www.anapatterns.org).

https://doi.org/10.1515/9783110493801-002

Tab. 2.1: Ausgewählte Laborparameter und deren Bedeutung in der kinderrheumatologischen Praxis.

Laborparameter	Bedeutung
Entzündungsparameter	**Klinische Bedeutung**

Blutbild mit Leukozyten-differenzierung	– Entzündungs- bzw. Differenzialdiagnostik (z. B. Leu-kämie, bakterielle Infektion)
	– Anämiediagnostik
	  – normo- oder mikrozytäre Anämie bei chronisch-entzündlicher Erkrankung
	  – autoimmunhämolytische Anämie bei SLE
	  – Eisenmangelanämie bei chronischem Blutverlust (z. B. entzündliche Darmerkrankung, NSAR-be-dingt)
	– Beurteilung der Krankheitsaktivität (z. B. Lymphozyto-penie beim SLE)
	– Therapieüberwachung (z. B. Leukozytopenie infolge Therapie)

C-reaktives Protein (CrP), BSG	– Aktivitätsparameter bei rheumatischen Erkrankungen (Erhöhungen können allerdings selbst bei hoher Krank-heitsaktivität fehlen, z. B. bei Patienten mit JIA, JDM oder SLE) – Differenzialdiagnose Arthritis (z. B. septische Arthritis, Osteomyelitis)
S100A8/9, S100A12-Proteine	– Aktivitätsparameter bei entzündlich-rheumatischen Er-krankungen – Differenzialdiagnostik (deutliche Erhöhung bei systemi-scher Form der JIA, FMF, PSTPIP1-assoziierten Erkran-kungen, wie PAPA- und PAMI-Syndrom)
Serumamyloid A	– bei Verdacht auf Entwicklung einer Amyloidose, z. B. beim FMF
Immunglobuline	– Entzündungsdiagnostik (z. B. SLE, Sjögren-Syndrom) – Ausschluss Immunglobulinmangel
Ferritin	– Aktivitätsparameter (Erhöhung bei Entzündung, z. B. bei systemischer JIA) – Diagnostik bei MAS (Spiegel > 684 ng/ml) – Eisenmangel
Auto-Antikörper	**Krankheitsassoziationen**
Antinukleäre Antikörper (ANA)	– JIA (in ca. 50–60 %) – Kollagenosen (> 70 %), negative ANA machen SLE un-wahrscheinlich – Cave: Nachweis auch bei nicht-rheumatischen Erkran-kungen (z. B. Malignomen, Infektionen, Medikamen-tenbedingt), isolierte *Dense-fine-speckled* (DFS)-70 An-tikörper sind nicht mit rheumatischen Erkrankungen assoziiert.

Tab. 2.1: (fortgesetzt)

Laborparameter	Bedeutung
Antikörper gegen extrahierbare nukleäre Antigene (ENA): Anti-La (SS-B), -Ro (SS-A), -Sm, -RNP, -Jo-1 und -Scl-70	– Kollagenosen (SLE, einschließlich neonataler SLE und medikamenteninduzierter SLE, Sjögren-Syndrom, *mixed connective tissue disease* [MCTD], diffuse systemische Sklerose, limitierte systemische Sklerose [CREST], juvenile Dermatomyositis)
Antikörper gegen Doppelstrang DNA (anti-dsDNA-Antikörper)	– spezifisch für SLE (insbesondere Antikörper gegen Crithidien = native Doppelstrang-DNS) – Titer korrelieren mit Krankheitsaktivität beim SLE
Antineutrophile zytoplasmatische Antikörper (ANCA)	– hohe Sensitivität und Spezifität für primäre systemische Vaskulitis kleiner Gefäße
Myositis-spezifische Antikörper (MSA)	– spezifisch für Myositis (Nachweis bei JDM 50 %–60 %) – Korrelieren mit klinischen Phänotypen der JDM
Antikörper gegen citrullinierte Peptidantigene (ACPA)	– hochspezifisch für rheumatoide Arthritis (RA) – JIA: Rheumafaktor-positive Polyarthritis
Rheumafaktoren	– JIA (in 5–10 % der Fälle, 100 % bei Rheumafaktor-positiver Polyarthritis) – RA (in 85 %) – immunkomplexvermittelte Erkrankungen (z. B. MCTD, SLE, Sjögren-Syndrom, Kryoglobulinämie, chronische Infektionen)
Komplementproteine	**Klinische Bedeutung**
C3, C4	– Verminderungen bei SLE und anderen Immunkomplex-Vaskulitiden, Poststreptokokken-Glomerulonephritis – erhöhte Werte bei Entzündungen – angeborener Mangel = Risikofaktor für immunvermittelte (SLE-artige) Erkrankungen sowie Myositis
CH50	– globaler Test zur Aktivitätsbestimmung des (klassischen) Weges des Komplementsystems – Verminderung bei Aktivierung des Komplementsystems oder Mangel an einzelnen Komplementproteinen
Genetische Marker	**Krankheitsassoziationen**
HLA-B27	– Enthesitis-assoziierte Arthritis (50–70 %), ankylosierende Spondylitis (90–95 %), juvenile Spondyloarthritis (einschließlich reaktiver Arthritis, Arthritis bei entzündlicher Darmerkrankung), akute Uveitis (Vergleich Bevölkerung 6–9 %)
HLA-B51	– M. Behcet (in ca. 60 %)
Pathogene Varianten in speziellen Genen, (z. B. im MEFV-, TNFSFR1A-NLRP3- oder MVK-Gen)	– Diagnostik autoinflammatorischer (z. B. FMF, TRAPS, CAPS, MKD) oder anderer Erkrankungen

Tab. 2.1: (fortgesetzt)

Laborparameter		Bedeutung
Next generation sequencing Gen-Panel		– Diagnostik autoinflammatorischer Erkrankungen
Andere Laborparameter		**Klinische Bedeutung**
Angiotensin-converting enzyme (ACE)		– Erhöht bei Sarkoidose
Löslicher IL-2-Rezeptor (sCD25)		– Erhöht bei Sarkoidose, MAS
Muskelenzyme (Kreatinkinase [CK], Lactatdehydrogenase [LDH], Glutamat-Oxalacetat-Transaminase [GOT, ASAT], Glutamat-Pyruvat-Transaminase [GPT, ALAT])		– Erhöht bei JDM (Sensitivität 80–> 90 %) oder anderen Kollagenosen mit Muskelbeteiligung – Bei JDM zur Diagnose und zum Krankheitsmonitoring Bestimmung von CK, LDH, GOT und GPT, da nicht alle erhöht sein müssen (Cave: im Verlauf Tendenz zur Normalisierung, auch ohne Therapie)
Von Willebrand-Faktor-Antigen		– Marker für Endothelzellschädigung (z. B. erhöht bei JDM, Aktivitätsmarker)
Infektionsserologische Untersuchungen		**Klinische Bedeutung**
Borrelia burgdorferi	Stufendiagnostik: 1. Stufe: ELISA oder vergleichbare Methode. Falls positiv oder grenzwertig 2. Stufe: Immunoblot	– Lyme-Borreliose, Differenzialdiagnose Arthritis
Streptokokken Gruppe A	Rachenabstrich (Kultur, Schnelltest)	– Akutes rheumatisches Fieber (ARF), Poststreptokokkenerkrankung – (bei ARF Rachenabstrich in ca. 25 % positiv)
	Antistreptolysintiter (ASL), Anti-DNase B, Anti-Streptokinase, Antihyaluronidase	– Bei ARF ASL in 80 % erhöht – (alle Antikörper – Sensitivität für abgelaufene Streptokokkeninfektion ca. 95 %) – Anti-DNase persistiert am längsten (bei Chorea bestimmen) – Erythema nodosum
Synoviaanalyse		**Klinische Bedeutung**
Leukozytenzahl und Differenzialzählung		– Differenzialdiagnose Arthritis *nicht-entzündlicher Erguss*: Leukozyten < 2000/mm³, Neutrophile < 25 % – *JIA, reaktive Arthritis*: Leukozyten ≥ 3000 ≤ 50.000/mm³, Neutrophile < 90 % – *septische Arthritis, Kristallarthropathie, PAPA*: Leukozyten > 50.000/mm³, Neutrophile > 95 %
Kristalle (Harnsäure, Kalziumpyrophosphatdihydrat [CPPD])		– Kristallarthropathie

Tab. 2.1: (fortgesetzt)

Laborparameter	Bedeutung
Erregernachweis (Kultur, Gramfärbung)	– septische Arthritis
Urinanalyse	**Klinische Bedeutung**
Protein (Protein/Kreatinin-Quotient, 24 Stunden-Sammelurin, Einzelproteine) Erythrozyten (Zahl, Morphe, Zylinder)	– tubuläre oder glomeruläre Funktionsstörungen, z. B. tubulointerstitielle Nephritis mit Uveitis (TINU-Syndrom), SLE, Poststreptokokkenglomerulonephritis – andere Nierenerkrankungen – Medikamente

ARF = akutes rheumatisches Fieber; CAPS = Cryopyrin-assoziiertes periodisches Syndrom; FMF = Familiäres Mittelmeerfieber; JDM = juvenile Dermatomyositis; JIA = Juvenile idiopathische Arthritis; MAS = Makrophagenaktivierungssyndrom; MCTD = Mixed connective tissue disease; MKD = Mevalonatkinase-Defizienz; NSAR = nichtsteroidale Antirheumatika; PAMI-Syndrom = PSTPIP1-*associated myeloid-related proteinemia inflammatory syndrome*; PAPA = Pyogene Arthritis; Pyoderma gangraenosum und Akne; SLE = Systemischer Lupus erythematodes; TRAPS = Tumor-Nekrose-Faktor-Rezeptor-assoziiertes periodisches Syndrom

Tab. 2.2: Typische Auto-Antikörperbefunde bei rheumatischen Systemerkrankungen [6–11].

Erkrankung	Autoantikörper	Häufigkeit
JIA insgesamt	ANA	50–60 %
Oligoarthritis	ANA	60–80 %
RF-negative Polyarthritis	ANA	40–70 %
RF-positive Polyarthritis	ANA	40–70 %
Enthesitis-assoziierte Arthritis	ANA	10–30 %
Psoriasisarthritis	ANA	50 %
Systemische Arthritis	ANA	10–30 %
Juveniler SLE	ANA	90–95 %
	Anti-dsDNA	60–95 %
	Anti-Sm	10–30 %
	Anti-RNP	20–50 %
	Anti-Ro/SS-A	30–50 %
	Anti-La/SS-B	10–30 %
	Antiphospholipidantikörper	20–40 %
Medikamentös-induzierter Lupus	Antihiston-Antikörper	90 %

Tab. 2.2: (fortgesetzt)

Erkrankung	Autoantikörper	Häufigkeit
MCTD (mixed connective tissue disease, Sharp-Syndrom)	Anti-U$_1$RNP	100 %
	ANA	80–90 %
	Anti-Ro/SS-A	40–70 %
	Anti-La/SS-B	30–50 %
Juvenile Myositis	ANA	> 70 %
	Myositis-spezifische Antikörper (MSA), ggf. zusammen mit MAA	50–60 %
	MSA Anti-TIF1γ (anti-transcription inter-mediary factor gamma)	15–29 %
	Anti-NXP2 (anti-nuclear matrix pro-tein 2)	15–25 %
	Anti-MDA5 (anti-melanoma differen-tiation associated protein 5)	3–7 %
	Anti-Mi2 (NuRD helicases: Mi-2α, Mi-2β)	3–10 %
	Anti-Aminoacyl-tRNA-Synthetasen (Anti-Jo1, -PL7, -PL12, -EJ, -OJ, -KS, -Ha, -Zo)	< 5 %
	Anti-SRP (anti-signal recognition peptide)	< 2 %
	Anti-SAE (anti-small ubiquitin-like modifier activating enzyme)	< 1 %
	Anti-HMGCR (anti-3-hydroxy-3-me-thyl-glutaryl-coenzyme A reductase)	keine Angabe
	Myositis-assoziierte Antikörper (MAA)	11–16 %
	MAA Anti-PmScl (anti-Polymyositis Scle-roderma)	4–6 %
	Anti-U$_1$RNP (anti-U$_1$ Ribonucleopro-tein)	4–6 %
	Anti-Ro52	4–6 %
	Anti-Ku	keine Angabe
Juvenile systemische Sklerodermie	ANA	81–97 %
Diffuse systemische Sklerodermie	Anti-DNA-Topoisomerase (Scl70)	28–34 %
	Anti-RNA-Polymerase III	ungewöhnlich

Tab. 2.2: (fortgesetzt)

Erkrankung	Autoantikörper	Häufigkeit
Limitierte systemische Sklero-dermie (CREST-Syndrom)	Anti-Centromer	selten
Overlap Syndrom	Anti-PmScl, anti-U1RNP	keine Angabe
Zirkumskripte Sklerodermie	ANA	50 %
	Anti-DNA-Topoisomerase (Scl70), Anti-Centromer	< 5 %
Sjögren-Syndrom	Anti-Ro/SS-A	70–100 %
	Anti-La/SS-B	40–95 %
	Anti-SP-1, anti-CA6, anti-PSP	40–67 %
Primäre Vaskulitis	cANCA/pANCA	s. Tab. 2.3

Antineutrophile zytoplasmatische Antikörper (ANCA) sind Antikörper gegen Antigene der Granula neutrophiler Granulozyten und werden mittels Immunfluoreszenz nachgewiesen. Drei Fluoreszenz-muster werden unterschieden: zytoplasmatisch (c-ANCA), perinukleär (p-ANCA) und homogen zytoplasmatisch mit Färbung der perinukleären Zone (a-ANCA). Ein ELISA differenziert bei positivem Nachweis von ANCA weiter in Antikörper gegen Proteinase 3 (PR3) oder Myeloperoxidase (MPO). Während c-ANCA spezifisch für die Granulomatose mit Polyangiitis sind, finden sich p-ANCA bei verschiedenen Vaskulitiden (Mikroskopische Polyangiitis, Eosinophile Granulomatose mit Poly-angiitis), aber auch bei Kollagenosen, chronisch-entzündlichen Darmerkrankungen (insbesondere Colitis ulcerosa) und der primär-sklerosierenden Cholangitis.

Tab. 2.3: Antineutrophile zytoplasmatische Antikörper bei Vaskulitiden [12,13].

Juvenile systemische Vaskulitis	ANCA-Nachweis	Häufigkeit
Granulomatose mit Polyangiitis*	PR3-ANCA und/oder c-ANCA	67 %
	MPO-ANCA und/oder p-ANCA	26 %
Mikroskopische Polyangiitis*	PR3-ANCA und/oder c-ANCA	17 %
	MPO-ANCA und/oder p-ANCA	55 %
Eosinophile Granulomatose mit Polyangiitis*	MPO-ANCA und/oder p-ANCA	25 %
Polyarteriitis nodosa	selten ANCA	
Sonstige Vaskulitiden	selten ANCA	

* ANCA-assoziierte Vaskulitiden

2.1.2 Labor-Basisuntersuchungen

Basisuntersuchungen bei Verdacht auf bestimmte rheumatische Erkrankungen schließen Laborparameter ein, die zur Differenzialdiagnose bzw. Diagnose und Klassifikation der Erkrankung beitragen und die Krankheitsaktivität oder auch den Ausgangsbefund vor Einleitung einer antirheumatischen Therapie bewerten helfen. Im Folgenden werden mögliche Basisuntersuchungen bei juvenilen rheumatischen Erkrankungen aufgeführt.

2.1.2.1 Neu aufgetretene Arthritis mit Verdacht auf eine JIA
- Blutbild + Differenzierung
- BSG, CrP
- Kalzium, Phosphat, Kreatinin, Harnstoff, Harnsäure, GOT, GPT, Kreatinkinase, LDH, Alkalische Phosphatase (AP), Ferritin
- Immunglobuline (IgA, IgM, IgG)
- ggf. Gerinnung (Quick, PTT, Fibrinogen)
- Auto-Antikörper: Antinukleäre Antikörper, Rheumafaktoren, ggf. Anti-CCP-Antikörper
- Genetik: HLA-B27
- Infektionsserologie, je nach klinischem Verdacht:
    - Borrelien
    - Parvovirus B19
    - Yersinien, Salmonellen, Shigellen, Chlamydien und andere
- ggf. Impfantikörper (z. B. Masern-, VZV-, anti-HBs-Antikörper bei unsicherem Impfstatus und vor geplanter immunmodulierender Therapie)
- ggf. geeigneter Test zum Ausschluss einer Tuberkulose bzw. vor Start eines Biologikums, z. B. Quantiferon- oder Elispot Tb-Test bei Kindern > 5 Jahren bzw. Tuberkulin-Hauttest bei Kindern < 5 Jahren
- Urin: Urinstatus und Protein/Kreatinin-Quotient

2.1.2.2 Erstmals aufgetretene Uveitis (in Abhängigkeit von Lokalisation der Uveitis)

Tab. 2.4: Labordiagnostik zur Abklärung einer Uveitis.

Laborparameter	Uveitis anterior	Uveitis intermedia	Uveitis posterior
allgemeine Basis-untersuchungen	Blutbild + Differenzierung BSG, CrP Ca, P, Kreatinin, Harnstoff, Harnsäure, GOT, GPT, CK, LDH, AP, Ferritin, Immunglobuline (IgA, IgM, IgG)		
Auto-Antikörper	ANA	ANA	ANA, dsDNA-Ak, ENA, ANCA
Komplement			C3, C4
HLA-Allele	HLA-B27, HLA-B51		HLA-B51
andere	ACE Löslicher Interleukin-2-Rezeptor	ACE Löslicher Interleukin-2-Rezeptor	ACE Löslicher Interleukin-2-Rezeptor
indirekter/(direkter) Erregernachweis	HSV, VZV Borrelia burgdorferi Mycobacterium tuberculosis (Elispot Tb- oder Quantiferon-Test) Treponema pallidum Bartonella henselae	Borrelia burgdorferi	Toxoplasma gondii Toxocara canis CMV, HSV, VZV, HIV, Rötelnvirus Mycobacterium tuberculosis Treponema pallidum Bartonella henselae
Urinparameter	Urinstatus β2-Mikroglobulin Protein-/Kreatinin-Quotient		

2.1.2.3 Verdacht auf eine Kollagenose

-   Blutbild + Differenzierung
-   BSG, CrP
-   Kalzium, Phosphat, Kreatinin, Harnstoff, Harnsäure, GOT, GPT, Kreatinkinase, LDH, AP, Ferritin, C3, C4
-   Immunglobuline (IgA, IgM, IgG)
-   Gerinnung, einschließlich von Willebrand-Faktor-Antigen und Lupusantikoagulans
-   Auto-Antikörper: ANA, ENA, dsDNA-Antikörper (ELISA, Crithidia), Rheumafaktoren, Anticardiolipin-Antikörper, Anti-β2-Glykoprotein-I Antikörper
-   Bei Verdacht auf Myositis zusätzlich Myositis-Antikörper-Panel (Nachweis z. B. anti-NXP-2, anti-TIF1γ, anti-MDA-5, anti-SRP, anti-Mi-2, anti-OJ, anti-EJ, anti-PL-7, anti-PL-12, anti-Jo-1, anti-SAE, anti-Ku, anti-PM-75, anti-PM-100, anti-Ro-52), da ein negativer ANA-Test myositisspezifische Auto-Antikörper nicht ausschließt

- ggf. Impfantikörper (s. 2.1.2.1)
- ggf. geeigneter Test zum Ausschluss einer Tuberkulose (s. 2.1.2.1)
- Urin: Urinstatus und Protein/Kreatinin-Quotient

2.1.2.4 Verdacht auf eine Vaskulitis

- Blutbild + Differenzierung
- BSG, CrP
- Kalzium, Phosphat, Kreatinin, Harnstoff, Harnsäure, GOT, GPT, Kreatinkinase, LDH, AP, Ferritin, C3, C4
- Immunglobuline (IgA, IgM, IgG)
- Gerinnung einschließlich von Willebrand-Faktor-Antigen, ggf. Faktor XIII
- Auto-Antikörper: ANCA (s. Tab. 2.4), Antinukleäre Antikörper, ENA, dsDNA-Antikörper (ELISA, Crithidia), Rheumafaktoren
- ggf. Impfantikörper (s. 2.1.2.1)
- ggf. geeigneter Test zum Ausschluss einer Tuberkulose (s. 2.1.2.1)
- Urin: Urinstatus und Protein/Kreatinin-Quotient

2.1.2.5 Verdacht auf Antiphospholipidsyndrom

Es wird die Bestimmung des Lupus Antikoagulans, von Anticardiolipin IgG und IgM-Antikörpern sowie Anti-β2-Glykoprotein-I IgG und IgM-Antikörpern empfohlen. Bestimmung zweimal im Abstand von mindestens 3 Monaten [7,14].

2.1.2.6 Verdacht auf Makrophagenaktivierungssyndrom

- Blutbild + Differenzierung
- BSG, CrP
- Natrium, GOT, GPT, LDH, Ferritin, Albumin
- Triglyzeride
- Gerinnung mit Quick, PTT, Fibrinogen, D-Dimere
- ggf. löslicher Interleukin-2-Rezeptor

2.2 Bildgebung

Daniel Windschall

Bildgebende Methoden spielen beim Nachweis von Gelenk- und Muskelerkrankungen, Ausschluss anderer Diagnosen, Nachweis und Monitoring von Krankheitskomplikationen und in der Beurteilung des Therapieansprechens eine große Rolle. Die Bildgebung allein reicht für die Diagnose einer rheumatischen Erkrankung nicht aus, aber sie kann durch Visualisierung von entzündlichen Anomalien, wie Synovitis und osteochondralen Schäden, eine frühzeitige Diagnose und die Beurteilung von Schwere und Ausmaß von Gelenkerkrankungen erleichtern [17,18].

Geht es um die Abklärung von Differenzialdiagnosen, müssen die bildgebenden Verfahren anhand der Fragestellung ausgewählt werden (Tab. 2.5). Einige Differenzi-

Tab. 2.5: Bildgebung in der Differenzialdiagnostik.

Diagnose	Bildgebung
Coxitis fugax	Ultraschall Hüftgelenk (bei Nachweis immer sonografische Kontrolle)
infektassoziierte Arthritiden	Ultraschall und Kernspintomografie, je nach Gelenkbefall
Osteosarkom/Ewing Sarkom	Röntgen, Kernspintomografie
Osteoidosteom	Röntgen, Kernspintomografie, selten CT notwendig
Neuroblastom	Kernspintomografie, MIBG-Szintigrafie
Epiphyseolysis capitis femoris	Röntgen Beckenübersicht und in Lauenstein-Technik (primäre Untersuchung), Kernspintomografie, Ultraschall
Morbus Perthes	Kernspintomografie (Frühstadium), Röntgen in Lauenstein-Technik
weitere aseptische Knochennekrosen	Röntgen, Kernspintomografie (Frühstadium)
Osteochondrosen	Röntgen, Kernspintomografie
Bakterielle Osteomyelitis	Kernspintomografie, Röntgen, Ultraschall
chronische nicht-bakterielle Osteitis	MRT, Ganzkörper-MRT
Frakturen	Röntgen, Ultraschall, Kernspintomografie
Weichteiltrauma	Ultraschall, Kernspintomografie
Weichteilentzündungen	Ultraschall
Sarkoidose	Ultraschall, Kernspintomografie, Röntgen, Lungen-CT
Stoffwechselerkrankungen, wie Mukopolysaccharidosen	Röntgen, Ultraschall

aldiagnosen lassen sich ausreichend mit dem Gelenkultraschall abklären, bei einzelnen Fragestellungen, wie z. B. beim Osteoidosteom, kann auch der Einsatz eines Computertomogramms notwendig werden [18]. Grundsätzlich sollten bei Kindern zunächst Verfahren ohne ionisierende Strahlen ausgewählt werden. Bei der Magnetresonanztomografie (MRT) müssen Verfügbarkeit, Patientenalter und Aufwand berücksichtigt werden. Individuell können bei schwierigen Fragestellungen oder sehr komplexen Regionen auch mehrere bildgebende Verfahren sinnvoll ergänzt werden. Nuklearmedizinische Verfahren spielen nur in der Differenzialdiagnostik eine Rolle. Die Fluoreszenzoptik zum Nachweis von Entzündungen besitzt in der kinderrheumatologischen Praxis aktuell noch keine wesentliche Bedeutung, obwohl Daten für die JIA vorliegen [19]. Weitere bildgebende Verfahren helfen bei der Beurteilung und Diagnose anderer entzündlicher Erkrankungen und deren Komplikationen. Beispiele sind der Einsatz der Angiografie bei den Vaskulitiden, der hochauflösenden Computertomografie bei Lungenbeteiligung und der MRT bei den entzündlichen Myopathien.

2.2.1 Gelenkultraschall

Entscheidend für eine erfolgreiche Gelenkultraschalluntersuchung ist eine ausreichende Expertise. Insbesondere bei kleinen Kindern führen die physiologischen Veränderungen des Wachstums (Ossifikation und Vaskularisation) zu altersspezifischen Befunden, die nicht als pathologische Befunde fehlinterpretiert werden dürfen [20–24]. Vor der Untersuchung müssen entsprechende Einstellungen am Gerät vorgenommen werden, um einen sicheren Befund zu erstellen und zu dokumentieren (siehe Tab. 2.6).

Ultraschall gestattet die Abbildung knöcherner Läsionen (Abb. 2.1), den Nachweis von Gelenkerguss (Abb. 2.2) und synovialer Hypertrophie (Abb. 2.3) sowie mit dem Farbdoppler die Erfassung intrasynovialer Hypervaskularisation (Abb. 2.2). Physiologische peri- und intraartikuläre Gefäße müssen bei Kindern bei der Beurteilung der entzündlichen Vaskularisation abgegrenzt werden. Auch Tenosynovitis (Abb. 2.4), Enthesitis und Bursitis lassen sich mit B-Mode und Farbdoppler sicher darstellen.

Tab. 2.6: Das kleine Gelenkultraschall-ABC.

A	**A**usreichend Gel (besserer Kontakt mit optimaler Gelenkabbildung)
B	**B**-Mode (ausreichende Helligkeit und Grautöne einstellen)
C	**C**olor-Doppler (Farbdoppler mit niedriger PRF einstellen)
D	**D**epth (die *Region of Interest* mit der richtigen Tiefe einstellen)
E	**E**indringtiefe (Auswahl der optimalen Frequenz, meistens > 12 MHZ notwendig)
F	**F**okus in die richtige Position (Energie wird zentriert)

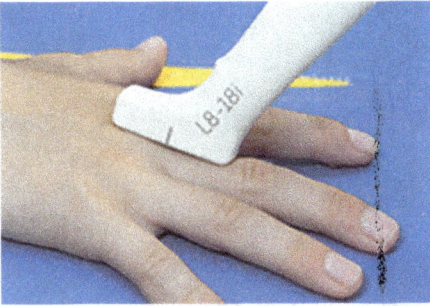

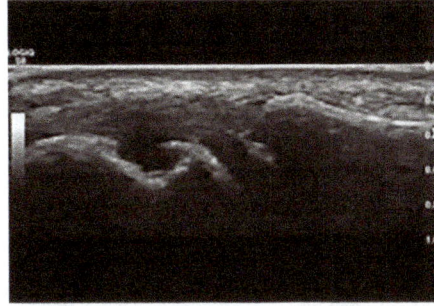

Abb. 2.1: Erosion Metacarpalköpfchen im Längsschnitt bei Polyarthritis (Bildquelle: D. Windschall).

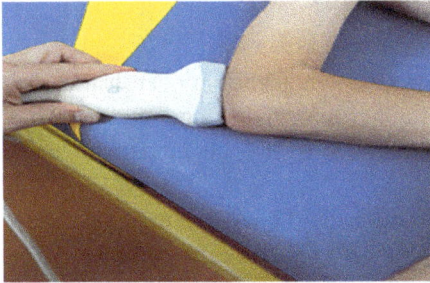

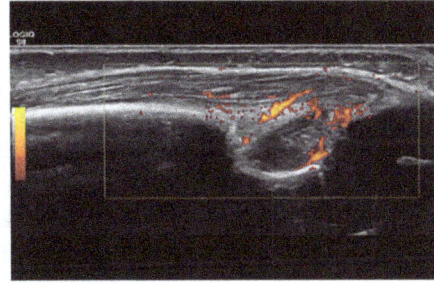

Abb. 2.2: Synovialitis Ellenbogengelenk (dorsal längs) (Bildquelle: D. Windschall).

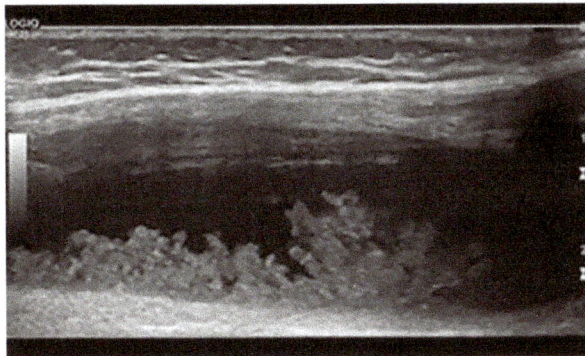

Abb. 2.3: Synoviale Hyperplasie im Recessus suprapatellaris bei JIA (suprapatellarer Längsschnitt) (Bildquelle: D. Windschall).

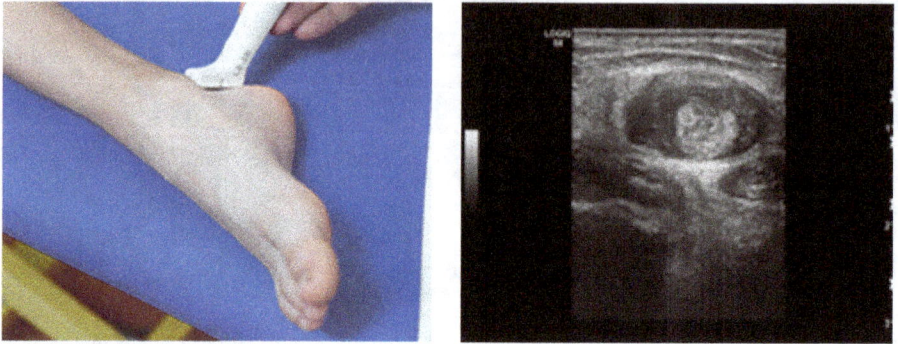

Abb. 2.4: Tenosynovitis der Sehne des Musculus tibialis posterior (Bildquelle: D. Windschall).

2.2.2 Konventionelles Röntgen

Konventionelle Röntgenaufnahmen sind ohne größeren zeitlichen oder technischen Aufwand bei Kindern durchführbar. Sie sind untersucherunabhängig und in fast jeder Einrichtung verfügbar. Die Strahlenbelastung ist allerdings bei Kindern immer zu berücksichtigen.

Differenzialdiagnostisch wird das konventionelle Röntgen zum Ausschluss/ Nachweis von Traumafolgen, Knochenentzündungen, Knochennekrosen oder Tumoren eingesetzt.

Bei der JIA hilft es bei schwerem Krankheitsverlauf Wachstumsstörungen, Knochenläsionen und auch Reparationsvorgänge abzubilden. Typische Röntgenbefunde bei JIA können Erosionen, Usuren, Ankylosen, Fehlstellungen, Wachstumsstörungen und Periostveränderungen sein. Indirekte Zeichen einer Arthritis sind Weichteilschwellungen, eine gelenknahe Kalksalzminderung und bei Knorpel- und Knochenschädigung eine zunehmende Gelenkspaltverschmälerung [25–27]. Ein typischer Befund für Kinder mit JIA kann eine unphysiologische Verknöcherungs- und Wachstumsakzeleration der betroffenen Gelenke sein. Insbesondere bei Klein- oder Schulkindern kann es hier zu erheblichen Wachstumsstörungen und im Verlauf zu einem vorzeitigen Verschluss der Epiphysenfugen kommen, was röntgenologisch erfasst werden kann.

2.2.3 Kernspintomografie

Mit der MRT können entzündliche Weichteil- und frühe Knochenveränderungen sensitiver als mit der klinischen und röntgenologischen Untersuchung erfasst werden. Sie ermöglicht bei entzündlichen Gelenkerkrankungen die Beurteilung aller Strukturen, einschließlich Synovialmembran, intra- und extraartikulärer Flüssigkeitsansammlung, Knorpel, Knochenerosionen und -ödemen, Bändern, Sehnen und Sehnenscheiden. Für bestimmte Gelenkregionen, wie das Kiefergelenk, die Wirbelsäule oder die Iliosakralgelenke, ist die MRT die bildgebende Methode der Wahl [25,28].

Zum Nachweis eines Knochenödems oder einer Gelenkentzündung werden in der Regel ödemsensitive Sequenzen (STIR, TIRM, fettunterdrückte T2) eingesetzt. Hier kann sich eine intraossäre oder extraossäre Signalintensität als Zeichen einer Inflammation zeigen. Mit T1-gewichteten nativen Sequenzen können bereits kleine subchondrale Erosionen und Knochendefekte frühzeitig gut erkannt und anatomisch zugeordnet werden.

Der Einsatz von Kontrastmittel ist inzwischen bei vielen kinderrheumatologischen Fragestellungen verzichtbar, auch wenn die Entzündung des Knochenmarks, der Gelenke und Sehnen mit Kontrastmittel sehr sensitiv nachgewiesen werden kann. Bei den Kiefergelenken gilt die kontrastmittelverstärkte MRT als Methode der Wahl [29]. Bei Jugendlichen mit einer Sakroiliitis lässt sich mit der MRT nicht selten auch eine pelvine Enthesitis darstellen. Auch für den Nachweis einer peripheren Enthesitis kann das MRT neben der Gelenksonografie genutzt werden [30,31].

In der Differenzialdiagnostik ist das MRT eines der wichtigsten bildgebenden Verfahren. Durch die mögliche gleichzeitige Abbildung von Weichteil- und Knochenprozessen, können mit der MRT die wesentlichen Differenzialdiagnosen einer Gelenkentzündung erfasst werden. Hierzu gehören Weichteil- und Knochenentzündungen, benigne und maligne Tumoren, Osteonekrosen, Frakturen, Muskelverletzungen oder -entzündungen, traumatische Knorpelläsionen sowie der Ausschluss entzündlicher Gelenkveränderungen bei einem Schmerzverstärkungssyndrom.

Die Indikation zur Kernspintomografie sollte im Einklang mit den anderen bildgebenden Verfahren vor allem im Interesse des Kindes gestellt werden. Lassen sich durch den Einsatz der Kernspintomografie Röntgenstrahlen einsparen oder diagnostische Unklarheiten ausräumen, sollte auch ein größerer Zeit- und Kostenaufwand keinen Untersucher davon abhalten, die Indikation bei einem Kind zu stellen.

2.2.4 Bildgebung bei JIA

Zum Einsatz kommen bei Kindern mit JIA vor allem der Gelenkultraschall an den peripheren Gelenken, die MRT für Untersuchungen von Kiefergelenken, Iliosakralgelenken und Wirbelsäule sowie das Röntgen zur Erfassung von strukturellen Gelenkveränderungen und Wachstumsstörungen (Tab. 2.7). Bei knöchernen Läsionen können sowohl MRT als auch Röntgen wichtige Hinweise liefern, wobei die MRT diese Veränderungen unter Einschluss der Knorpelstrukturen früher erfasst. Für die Gelenksonografie und Kernspintomografie liegen inzwischen Standards zum Einsatz bei JIA vor [32].

Tab. 2.7: Bildgebende Verfahren bei Juveniler idiopathischer Arthritis.

Ultraschall

Gelenkregionen	Pathologie	Technik
– alle peripheren Gelenke – alle peripheren Sehnen und Enthesen – Enthesen am Becken – Bursen – angrenzende Muskulatur	– Synovialitis (hypertrophierte Synovialis mit Hypervaskularisation) – Enthesitis – Tenovaginitis – Bursitis – oberflächliche Knochenerosionen – oberflächliche Knorpelläsionen – Ossifikationsakzeleration	– B-Mode – Farbdoppler – hohe Frequenzen in der Peripherie – Nadelführung bei Punktion

Kernspintomografie

Gelenkregionen	Pathologie	Technik
– Kiefergelenke – Iliosakralgelenke – Wirbelsäule – periphere Gelenke – Weichteile einschließlich Sehnen, Enthesen und Bursae – Knochen	– Synovialitis – Enthesitis – Tenovaginitis – Bursitis – Knochenödem – Knochenläsionen – Knorpelschäden – Wachstumsstörungen	– immer T1 und fettsupprimierte T2 – Kontrastmittel meistens nicht notwendig – evtl. Sedierung – Ganzkörper-MRT bei Verdacht auf CNO* – Protokoll für Kiefer- und Iliosakralgelenke

Röntgendiagnostik

Gelenkregionen	Pathologie	Technik
– alle Gelenkregionen – linke Hand (Knochenalter)	– Erosionen – Gelenkspaltveränderungen – Wachstumsakzeleration – Wachstumsverzögerung – Fehlstellung (z. B. Valgus) – Ankylosen – Subchondrale Zysten	– digitales Röntgen bevorzugt – zwei Ebenen nicht immer notwendig – CT bei Osteoidosteom und Lungenbeteiligung – keine Vaskularisation

*CNO = chronische nicht-bakterielle Osteitis

Literatur

[1] Breda L, Nozzi M, De Sanctis S, Chiarelli F. Laboratory tests in the diagnosis and follow-up of pediatric rheumatic diseases: an update. Semin Arthritis Rheum. 2010;40(1):53–72.

[2] Mehta J. Laboratory testing in pediatric rheumatology. Pediatr Clin North Am. 2012;59(2):263–284.

[3] Holzinger D, Tenbrock K, Roth J. Alarmins of the S100-Family in Juvenile Autoimmune and Auto-Inflammatory Diseases. Front Immunol. 2019;10:182.

[4] Tarvin SE, O'Neil KM. Systemic Lupus Erythematosus, Sjogren Syndrome, and Mixed Connective Tissue Disease in Children and Adolescents. Pediatr Clin North Am. 2018;65(4):711–737.

[5] Jansen V. Antinukleäre Antikörper. Arthritis und Rheuma. 2019;39(01):28–36.

[6] Oen K, Duffy CM, Tse SM, et al. Early outcomes and improvement of patients with juvenile idiopathic arthritis enrolled in a Canadian multicenter inception cohort. Arthritis Care Res (Hoboken). 2010;62(4):527–536.

[7] Groot N, de Graeff N, Marks SD, et al. European evidence-based recommendations for the diagnosis and treatment of childhood-onset lupus nephritis: the SHARE initiative. Ann Rheum Dis. 2017;76(12):1965–1973.

[8] Tansley SL, McHugh NJ. Serological subsets of juvenile idiopathic inflammatory myopathies–an update. Expert Rev Clin Immunol. 2016;12(4):427–437.

[9] Martin-Nares E, Hernandez-Molina G. Novel autoantibodies in Sjogren's syndrome: A comprehensive review. Autoimmun Rev. 2019;18(2):192–198.

[10] Zulian F. Scleroderma in children. Best Pract Res Clin Rheumatol. 2017;31(4):576–595.

[11] Li SC: Scleroderma in Children and Adolescents: Localized Scleroderma and Systemic Sclerosis. Pediatr Clin North Am. 2018;65(4):757–781.

[12] Calatroni M, Oliva E, Gianfreda D, et al. ANCA-associated vasculitis in childhood: recent advances. Ital J Pediatr. 2017;43(1):46.

[13] Cabral DA, Canter DL, Muscal E, et al. Comparing Presenting Clinical Features in 48 Children With Microscopic Polyangiitis to 183 Children Who Have Granulomatosis With Polyangiitis (Wegener's): An ARChiVe Cohort Study. Arthritis Rheumatol. 2016;68(10):2514–2526.

[14] Schreiber K, Sciascia S, de Groot PG, et al. Antiphospholipid syndrome. Nat Rev Dis Primers. 2018;4:18005.

[15] Minoia F, Bovis F, Davi S, et al. Development and initial validation of the MS score for diagnosis of macrophage activation syndrome in systemic juvenile idiopathic arthritis. Ann Rheum Dis. 2019;78(10):1357–1362.

[16] Ravelli A, Minoia F, Davi S, et al. 2016 Classification Criteria for Macrophage Activation Syndrome Complicating Systemic Juvenile Idiopathic Arthritis: A European League Against Rheumatism/American College of Rheumatology/Paediatric Rheumatology International Trials Organisation Collaborative Initiative. Ann Rheum Dis. 2016;75(3):481–489.

[17] Lanni S, Martini A, Malattia C. Heading toward a modern imaging approach in juvenile idiopathic arthritis. Curr Rheumatol Rep. 2014;16(5):416.

[18] Windschall D. Möglichkeiten der Bildgebung in der Kinder- und Jugendrheumatologie. [Imaging options in pediatric rheumatology]. Z Rheumatol. 2016;75(10):973–986.

[19] Werner SG, Langer HE, Horneff G. Fluorescence optical imaging of juvenile arthritis. J Rheumatol. 2011;38(7):1447.

[20] Trauzeddel RF, Lehmann H, Windschall D, et al. Age-dependent arthrosonographic reference values of the hip joint in healthy children and adolescents – a cross-sectional multicenter ultrasound study. Pediatr Radiol. 2017;47(10):1329–1336.

[21] Windschall D, Trauzeddel R, Haller M, et al. Pediatric musculoskeletal ultrasound: age- and sex-related normal B-mode findings of the knee. Rheumatol Int. 2016;36(11):1569–1577.

[22] Windschall D, Collado P, Vojinovic J, et al. Age-related vascularization and ossification of joints in children: an international pilot study to test multi-observer ultrasound reliability. Arthritis Care Res (Hoboken). 2020;72(4):498-506.

[23] Roth J, Ravagnani V, Backhaus M, et al. Preliminary Definitions for the Sonographic Features of Synovitis in Children. Arthritis Care Res (Hoboken). 2017;69(8):1217–1223.

[24] Collado P, Windschall D, Vojinovic J, et al. Amendment of the OMERACT ultrasound definitions of joints' features in healthy children when using the DOPPLER technique. Pediatr Rheumatol Online J. 2018;16(1):23.

[25] Colebatch-Bourn AN, Edwards CJ, Collado P, et al. EULAR-PReS points to consider for the use of imaging in the diagnosis and management of juvenile idiopathic arthritis in clinical practice. Ann Rheum Dis. 2015;74(11):1946–1957.

[26] van Rossum MA, Zwinderman AH, Boers M, et al. Radiologic features in juvenile idiopathic arthritis: a first step in the development of a standardized assessment method. Arthritis Rheum. 2003;48(2):507–515.

[27] Häfner R. Röntgenologisch erkennbare Differenzialdiagnosen zur juvenilen idiopathischen Arthritis. Akt Rheumatol. 2012;37(02):98–104.

[28] Malattia C, Consolaro A, Pederzoli S, et al. MRI versus conventional measures of disease activity and structural damage in evaluating treatment efficacy in juvenile idiopathic arthritis. Ann Rheum Dis. 2013;72(3):363–368.

[29] von Kalle T, Stuber T, Winkler P, Maier J, Hospach T. Early detection of temporomandibular joint arthritis in children with juvenile idiopathic arthritis – the role of contrast-enhanced MRI. Pediatr Radiol. 2015;45(3):402–410.

[30] Herregods N, Dehoorne J, Joos R, et al. Diagnostic value of MRI features of sacroiliitis in juvenile spondyloarthritis. Clin Radiol. 2015;70(12):1428–1438.

[31] Herregods N, Dehoorne J, Pattyn E, et al. Diagnositic value of pelvic enthesitis on MRI of the sacroiliac joints in enthesitis related arthritis. Pediatr Rheumatol Online J. 2015;13(1):46.

[32] Nusman CM, Ording Muller LS, Hemke R, et al. Current Status of Efforts on Standardizing Magnetic Resonance Imaging of Juvenile Idiopathic Arthritis: Report from the OMERACT MRI in JIA Working Group and Health-e-Child. J Rheumatol. 2016;43(1):239–244.

3 Häufige Beschwerden – Wege zur Diagnose

Gerd Horneff

In diesem Kapitel werden häufige Symptome und deren richtungsgebende Bedeutung behandelt. Ein Anspruch auf eine differentialdiagnostische Vollständigkeit besteht dabei nicht.

3.1 Fieber

Sowohl Höhe des Fiebers als auch der Fieberverlauf können richtungsweisend sein (Tab. 3.1). So zeigt sich ein unruhiges „zappelndes" Fieber bei septischen Erkrankungen, aber auch bei M. Kawasaki. Ein zirkadian wiederkehrendes Fieber ist typisch für die systemische Arthritis/Still-Syndrom. Hier kehrt die Körpertemperatur auch ohne Antipyrese in den Normbereich (oder darunter) zurück, um etwa zur gleichen Tageszeit am Folgetag erneut rasch anzusteigen (*spiking fever*). Die überwiegende Zeit der 24 Stunden eines Tages ist der Patient dagegen fieberfrei. Während die Diagnose einer systemischen Arthritis/Still-Syndrom eine Fieberdauer von mindestens 2 Wochen erfordert, sistiert das Fieber bei den meisten genetischen autoinflammatorischen Erkrankungen nach wenigen Tagen. Das TNF-Rezeptor assoziierte periodische Syndrom (TRAPS) ist mit sehr langer Fieberdauer allerdings eine Ausnahme.

Tab. 3.1: Fieber und rheumatologische Ursachen.

hoch, chaotisch, Kontinua	Sepsis, septische Arthritis, Osteomyelitis, M. Kawasaki, akutes rheumatisches Fieber, Makrophagenaktivierungssyndrom
zirkadian, Fieberspitzen mit überwiegendem Erreichen des Normalbereiches binnen 24 Stunden	Systemische Arthritis/Still-Syndrom
selbst limitierend	Autoinflammation, genetische Fiebersyndrome (z. B. FMF), PFAPA
niedrig	SLE, Polyarthritis, chronisch-entzündliche Darmerkrankung, Neuroblastom, Vaskulitiden, Sarkoidose

3.2 Gelenkschmerzen/Arthralgien

Heftige Gelenkschmerzen bis zu Bewegungsunfähigkeit sprechen für eine septische Arthritis/Osteomyelitis. Bei der juvenilen idiopathischen Arthritis überwiegt oft der Befund mit Schwellung, Bewegungseinschränkung, die Schmerzen sind vergleichsweise gering (Tab. 3.2). Eine Ausnahme ist die systemische Arthritis/Still-Syndrom. Beim

https://doi.org/10.1515/9783110493801-003

Tab. 3.2: Gelenkschmerzen.

lokalisiert	septische Arthritis, Osteomyelitis, reaktive Arthritis, Apophysitis, avaskuläre Nekrose, Trauma, Überbelastung, Tumorerkrankungen
generalisiert	Polyarthritis bei JIA, akutes rheumatisches Fieber, Hypermobilitätssyndrom, Schmerzverstärkungssyndrom
akut	septische Arthritis, Osteomyelitis, Epiphyseolysis capitis femoris. Lyme-Arthritis, Hypermobilitätssyndrom, Trauma
chronisch	JIA (alle Formen), SLE, Morbus Perthes
akrale Schmerzen	Morbus Fabry, Erythromelalgie, Raynaud-Syndrom, Sympathikus-Reflexdystrophie, Guillain-Barré-Syndrom
Dysästhesie	Sympathikus-Reflexdystrophie/komplexes regionales Schmerzsyndrom Guillain-Barré-Syndrom
von Belastung abhängig	Dysbalancen des Bewegungsapparates, Überbeanspruchungssyndrome, Fehlstellungen, Hypermobilität, orthopädische Erkrankungen

akuten rheumatischen Fieber zeigen sich starke Schmerzen, die i. d. R. ein sehr gutes und schnelles Ansprechen auf eine Therapie mit NSAR aufweisen, nicht so bei der JIA.

Während Gelenkschmerzen bei der JIA eine deutliche Tageszeitabhängigkeit aufweisen, besonders in den Morgenstunden und im Tagesverlauf bessernd, ist es bei zahlreichen nicht entzündlichen Erkrankungen umgekehrt, Auftreten abends, nachts und nach körperlicher Belastung.

3.3 Knochenschmerzen

In den Knochen empfundene Schmerzen lenken den Verdacht auf andere Erkrankungen, weniger auf eine rheumatische Erkrankung (Tab. 3.3).

Tab. 3.3: Knochenschmerzen.

lokalisiert	Osteomyelitis, Sichelzellerkrankung, aseptische Nekrosen/Osteonekrosen (Morbus Kienböck, Morbus Perthes, Morbus Scheuermann, Morbus Köhler ...), Stressfraktur
generalisiert	Leukämie, Neuroblastom, Hyperparathyreoidismus, auch Vitamin D-Mangel, Thalassämie, Kindesmisshandlung, Osteoporose
akut	Osteomyelitis, Sichelzellerkrankung
chronisch	Malignome (Leukämie, Neuroblastom, Knochentumore, Metastasen), Frakturen, Osteogenesis imperfecta
nächtlich	Osteoidosteom, nächtliche Beinschmerzen (Wachstumsschmerzen), Leukämie

3.4 Gelenkschwellung

Die schmerzhafte Schwellung des Gelenks ist ein Entzündungszeichen, aber nicht jede Gelenkschwellung ist eine Arthritis. Das Befallsmuster bei Arthritis gibt Hinweise auf die Genese bzw. lässt die Arthritis einordnen (Tab. 3.4). So findet sich bei der polyartikulären JIA i. d. R. ein symmetrischer Gelenkbefall unter Einschluss der Hand- und Fingergelenke, der Metacarpophalangealgelenke und proximalen Interphalangealgelenke, nicht aber der distalen Interphalangealgelenke. Bei der Psoriasisarthritis findet sich ein eher chaotisches Befallsmuster und die distalen Interphlangealgelenke können mit betroffen sein. Ein Befall im Strahl („Wurstfinger", „Wurstzehe") kann auf eine Enthesitis-assoziierte Arthritis oder Psoriasisarthritis hinweisen. Eine Monarthritis des Kniegelenkes bei einem Mädchen im Vorschulalter ist i. d. R. eine oligoartikuläre JIA, eine Gonarthritis des männlichen Schulkindes ist oft eine Lymearthritis, insbesondere, wenn sich Phasen der Schwellung mit Phasen einer Besserung (episodisch) abwechseln. Beim akuten rheumatischen Fieber ist das Gelenk stark schmerzhaft, weniger geschwollen und der Gelenkbefall wechselt von Tag zu Tag (migratorisch).

Tab. 3.4: Gelenkschwellung.

Monarthritis	Septische Arthritis, Lymearthritis, Oligoarthritis bei JIA, reaktive Arthritis, villonoduläre Synovitis, Leukämie, Hämarthros bei Hämophilie
Polyarthritis	JIA, SLE, Akutes rheumatisches Fieber, COPA-Syndrom, virale Arthritis
episodische Arthritis	Lyme-Arthritis, periodische (autoinflammatorische) Fiebersyndrome
migratorische Arthritis	Akutes rheumatisches Fieber, palindromer Rheumatismus, Lyme-Arthritis
Daktylitis	Psoriasisarthritis, Enthesitis-assoziierte Arthritis, Sichelzellanämie
Enthesitis	Spondylarthritis, Psoriasisarthritis, Enthesitis-assoziierte Arthritis,
Fersenschmerzen	Haglund-Ferse, Spondylarthritis, Enthesitis-assoziierte Arthritis,
schmerzlose Fingergelenkschwellung/periartikuläre Schwellung	Pachydermodaktylie, Pseudorheumatoide Dysplasie
Trommelschlegel/Clubbing	Zystische Fibrose, hypertrophe Osteopathie

3.5 Gelenkkontrakturen

Gelenkkontrakturen können Folge einer Schonhaltung bei (länger) bestehender Arthritis sein. Schmerzfreie Kontrakturen sind dagegen Ausdruck zahlreicher Differentialdiagnosen (Tab. 3.5).

Tab. 3.5: Gelenkkontrakturen.

Mukopolysaccharidosen	Oftmals Verformung der Knochen (Röntgenbild), Verkürzungen von Sehnen und Bändern an den Gelenken (Kontrakturen z. B. der Fingerendgelenke = Krallenhände), wegweisend auch Carpaltunnelsyndrom, Minderwuchs und vergröberte Gesichtszüge. Bei einzelnen Typen auch geistiger Abbau, Hornhauttrübung, Taubheit.
Sklerodermie	Sklerodaktylie (= Verhärtung der Finger), Haut auf dem Handrücken kann nicht abgehoben werden.
Diabetes mellitus	Bei der diabetischen Cheiropathie kommt es zu Kontrakturen der Finger- und Handgelenke. I. d. R. entwickeln sich Beugekontrakturen.
Kamptodaktylie-Syndrome	Hier findet sich eine Beugekontraktur der Mittelgelenke des 5. Fingers, seltener des 4. Fingers. Dies gibt einen Hinweis auf genetische Syndrome z. B. Kamptodaktylie, Arthropathie, Coxa vara, Perikarditis (CACP-)Syndrom
Arthrogrypose	Gruppe von Erkrankungen. Bei der Arthrogryposis multiplex congenita finden sich konnatale Kontrakturen kleiner und/oder großer Gelenke, deren Ursache eine bereits im Mutterleib bestehende Bewegungsstörung ist.
Progressive Pseudorheumatische Arthropathie des Kindesalters (PPAC)	Gelenkkontrakturen und klinisch sowie radiologisch erkennbare Verdickung der Epiphysen, Gelenkspaltverschmälerungen, zusätzlich Platyspondylie, Muskelschwäche, Kniefehlstellungen (Genu varum oder Genu valgum), Hyperlordose, Kyphose. Ursächlich ist eine *WISP3*-Genmutation auf Chromosom 6q21.
Winchester-Syndrom	Seit dem frühen Lebensalter bestehende schmerzhafte Gelenkschwellungen, vor allem der Hände, Füße, Ellenbogen-, Hüft- und Kniegelenke mit zunehmenden Kontrakturen. Weitere Symptome sind Kleinwuchs, Hautverdickungen, Hypertrichose, Gingivahyperplasie, lederartige Gesichtshaut, plumpe Nase und Hornhauttrübungen.
Spondyloenchondrodysplasie (SPENCD) oder Spondyloenchondrodysplasie mit Immundysregulation (SPENCDI)	Kontrakturen begleitet von neurologischen (Muskelspastizität, Ataxie und geistiger Behinderung, Basalganglienverkalkung) und Immundysfunktionen (Thrombozytopenie, hämolytische, Anämie, Hypothyreose, systemischer Lupus erythematosus, Arthritis). Bei Immundefizienz Auftreten rezidivierender Infektionen der Atemwege, Fieber, bakterielle und virale Infektionen. Labormedizinisch nachweisbare Autoantikörper. Ursächlich Mutationen im ACP5 Gen für das Enzyms Tartrat-resistente saure Phosphatase Typ 5 (TRAP). TRAP reguliert die Aktivität des Proteins Osteopontin, in Osteoklasten und in Immunzellen exprimiert.

Weitere Differentialdiagnosen (ohne Anspruch auf Vollständigkeit): Achondrodysplasie, Hypochondrodysplasie, Morbus Farber, Mukolipidosen, Mukoviszidose, Spondyloepiphysäre und Spondylometaphysäre Dysplasie, Zellweger-Syndrom.

3.6 Kniegelenkschmerzen

Beschwerden am Kniegelenk sind ein häufiger Vorstellungsgrund. Das Kniegelenk ist häufig von einer Arthritis betroffen, sowohl bei der JIA, den Spondylarthropathien und der Lyme-Borreliose. Kniegelenkschmerzen bestehen aber auch sehr häufig bei nicht-entzündlichen Erkrankungen (Tab. 3.6).

Tab. 3.6: Häufige nicht-entzündliche Ursachen für Schmerzen im Bereich der Kniegelenke.

nach Belastung	Hypermobilität, Plica-Syndrom
Kniekehle	Hypermobilität, Baker-Zyste
Tuberositas tibia	M. Osgood-Schlatter
Patella	Sinding-Larsen-Syndrom
Patellareiben/Zohlen-Zeichen positiv	Anteriores Knieschmerzsyndrom, Chondropathia patellae, patellofemorales Syndrom

3.7 Hüftgelenkschmerzen

Erkrankungen des Hüftgelenks äußern sich im Wachstumsalter durch Schmerzen in der Leisten- oder sehr häufig auch in der Kniegelenksregion, durch Funktionseinschränkungen wie Hinken oder unterschiedlich starke Bewegungseinschränkungen des Hüftgelenks (Tab. 3.7). Ein Fehlwachstum am koxalen Femurende äußert sich meist als muskuläres Problem über eine Insuffizienz der glutealen Muskulatur mit einem Trendelenburgschen Hinken. Eine schmerzhafte Bewegungseinschränkung des Hüftgelenks ist oft mit einem sonografisch sichtbaren Hüftgelenkerguss verknüpft. Die Symptome der verschiedenen kindlichen Hüfterkrankungen ähneln sich. Bei chronischen oder weniger akuten Problemen stehen Hinken und Bewegungseinschränkung, bei akuten eher Schmerzsymptomatik und Belastungsschwäche des Beines im Vordergrund.

Tab. 3.7: Ursachen für Hüftgelenkschmerzen.

Coxitis fugax	akute Coxitis, kein Fieber, keine erhöhten Akute-Phase-Parameter (CRP, BSG, Leukozytose), Vorschulkind-/Grundschulkind
septische Coxitis	Fieber, erhebliche Schmerzen bei Bewegung, Laufen unmöglich, erhöhte Akute-Phase-Parameter (CRP, BSG, Leukozytose), jedes Alter, auch Säuglinge
gelenknahe Osteomyelitis	siehe septische Coxitis
Pyomyositis	siehe septische Coxitis
Coxitis im Rahmen der JIA	chronische Coxitis (> 6 Wochen) besonders bei systemischer JIA / Morbus Still (mit Fieber und erhöhten Akute-Phase-Parametern (CRP, BSG, Leukozytose), EAA-JIA/Spondylarthritis (HLA-B27 oft positiv)
Morbus Perthes	Schonhinken, eingeschränkte Beweglichkeit, langsamer Verlauf, Vorschulkind-Grundschulkind aseptische Knochennekrosen bei älteren Kindern im Rahmen Steroidtherapie, Stoffwechselerkrankung, Sichelzellanämie
Epiphyseolysis capitis femoris	Schonhinken, eingeschränkte Beweglichkeit, Drehmannzeichen positiv, oft präpubertäre und eher übergewichtige Jugendliche
Hüftdysplasie	bewegungsabhängiger Schmerz, Bewegungseinschränkung, Vorschulkinder, besonders Mädchen
Osteoidosteom	Begleiterguss bei intra- bzw. periartikulärer Lokalisation, besonders nächtliche Schmerzen, gutes Ansprechen auf NSAR („Aspirin"-Test auch mit Ibuprofen oder Naproxen positiv)
gutartige Knochentumore	Osteochondrom, Enchondrom
Malignome	knocheneigene Tumore (Osteosarkom, Ewing-Sarkom), Metastasen (Neuroblastom), Leukämie

Coxitis fugax

Die transiente Hüftgelenkentzündung (Coxitis fugax) ist die häufigste Gelenkentzündung bei Kindern. Die Erkrankung tritt typischerweise zwischen dem 3. und 8. Lebensjahr mit einem Gipfel im 6./7. Lebensjahr auf. Eine schmerzhafte Bewegungseinschränkung des Hüftgelenks (besonders betroffen Innenrotation und Abduktion) ist wegweisend. Die Schonhaltung ist die leichte Außenrotation und Abduktion. Die Diagnose kann mit einem sonografisch sichtbaren Hüftgelenkerguss gesichert werden. Kontrollen sollen zumindest wöchentlich erfolgen. Bei Fieber ist an eine septische Coxitis, gelenknahe Osteomyelitis oder Pyomyositis zu denken. Ein Verschwinden der Coxitis muss bei Coxitis fugax (Definition akute Arthritis versus chronische Arthritis) binnen 6 Wochen erfolgen. Da die Symptome der verschiedenen kindlichen Hüfterkrankungen sich ähneln, ist bei Zweifeln immer eine weitere Diagnostik erforderlich. Bei chronischen oder weniger akuten Problemen stehen Hinken und Bewegungseinschränkung, bei akuten eher Schmerzsymptomatik und Belastungsunwille des Beines im Vordergrund.

Septische Arthritis

Die septische Arthritis des Hüftgelenks ist ein Notfall. Sie ist für das Hüftgelenk sehr bedrohlich. Wird sie nicht schnell erkannt und konsequent therapiert, sind Schäden häufig. Die klassischen Befunde sind die Schonhaltung des Beines in Hüftbeugestellung, die starke hochschmerzhafte Bewegungseinschränkung und Allgemeinsymptome wie hohes Fieber und allgemeines Krankheitsgefühl. Im Labor zeigen sich eine Leukozytose und eine deutliche CRP-Erhöhung. Das Ultraschallbild zeigt einen eindeutigen Erguss. Sobald die Diagnose gestellt ist, muss eine chirurgische Entlastung des Gelenks erfolgen, entweder arthroskopisch oder durch offene Arthrotomie.

Gelenknahe Osteomyelitis und Pyomyositis

Eine gelenknahe Osteomyelitis oder eine Pyomyositis sind als bakterielle Infektionserkrankung differentialdiagnostisch bei Fieber und Hüftgelenkschmerzen zu erwägen. Die Diagnose erfolgt mit geeigneter Bildgebung (Sonografie, MRT), die Therapie antibiotisch und ggf. chirurgisch.

Coxitis im Rahmen einer juvenilen idiopathischen Arthritis

Hier liegt eine chronische Coxitis (Dauer > 6 Wochen) vor. Betroffen sind häufiger Kinder mit Morbus Still (systemische JIA) bzw. einer EAA-JIA (Spondylarthritis). Bei anderen JIA-Kategorien ist eine isolierte Coxitis selten.

Morbus Perthes

Beim Morbus Perthes besteht eine aseptische Osteochondrose mit partieller oder kompletter Hüftkopfnekrose im Wachstumsalter, als Folge einer temporären Durchblutungsstörung. Das männliche Geschlecht wird vier Mal häufiger betroffen. Das Haupterkrankungsalter ist 3–12 Jahre, am häufigsten im Alter von 5–8 Jahren. Der Morbus Perthes folgt einem stadienhaften Erkrankungsablauf. Das Initialstadium ist radiologisch fast nicht erkennbar. Im MRT ist die Durchblutungsstörung der Epiphyse erkennbar. Im zweiten Stadium, dem Kondensationsstadium, verdichtet sich die Epiphyse des Hüftkopfes und es zeigt sich eine Abflachung des Femurkopfes. Im Fragmentationsstadium zerfällt der Hüftkopf in mehrere Fragmente und verliert weiter an Höhe. Der Kopf tritt dann in das Regenerationsstadium ein und baut sich sukzessive wieder auf. Nach Abschluss dieses Wiederaufbaus ist das Endstadium erreicht, das entweder von einer völligen Restitutio ad integrum oder einer mehr oder weniger starken Defektheilung gekennzeichnet ist. Die Krankheitsphasen eins bis vier ziehen sich über zwei bis drei Jahre hin. Das MRT ist in der Frühdiagnostik von großem Vorteil. Die Ultraschalldiagnostik kann durch den Nachweis eines Ergusses wertvolle Hinweise zur Erklärung akuter Krankheitsepisoden liefern.

Epiphyseolysis capitis femoris

Die Epiphyseolysis capitis femoris (ECF) kann schleichend über Wochen und Monate oder akut entstehen. Es kommt zum Abrutschen der Hüftkopfepiphyse nach hinten unten. Besonders betroffen ist das Adoleszentenalter (Altersspektrum 9–14 Jahre bei Mädchen und 10–16 Jahre bei Jungen). Jungen sind deutlich häufiger betroffen als Mädchen. In bis zu 50 % der Fälle ist die Erkrankung beidseitig. Bei der klinischen Untersuchung weicht das Bein bei Hüftbeugung in eine Außenrotationstellung ab (Drehmann-Zeichen). Meist kann das betroffene Bein nicht belastet werden. Die Außenrotationstellung des Oberschenkels ist offensichtlich. Im Ultraschall findet man bei den akuten Fällen immer einen blutigen Gelenkerguss, der bei der chronischen Variante fehlt. Die Diagnose wird radiologisch in der Beckenübersicht und der obligaten axialen Aufnahme nach Lauenstein gestellt. Das MRT besitzt keinen Stellenwert.

Hüftdysplasie

Die Hüftdysplasie ist eine angeborene oder erworbene Fehlbildung der Hüftpfanne. Dies führt zur Lateralverlagerung des Hüftkopfes, der schließlich aus der Pfanne heraustritt. Mit Einführung des sonografischen Hüftgelenkscreening hat sich die Zahl später diagnostizierter Hüftdysplasien drastisch vermindert. Bedeutsam ist die Diagnose nach der Säuglingsperiode bei Kindern mit Zerebralparese. Klinisch fallen Schmerzen, Bewegungseinschränkung und Asymmetrie (Pofalte, Beckenschiefstand) auf. Die Diagnose wird radiologisch gestellt.

Tumore

Benigne und maligne Tumoren der Hüftregion gehören eher zu den häufigeren Lokalisationen der Tumoren des Skelettapparats. Die wichtigsten benignen Veränderungen sind die kartilaginären Exostosen, juvenile und aneurysmatische Knochenzysten und das Osteoidosteom. Letzteres kommt oft in der Schenkelhalsregion vor. Das Ewing-Sarkom ist der häufigste maligne hüftgelenknahe Knochentumor. Eine frühzeitige Diagnose kann die Prognose erheblich verbessern.

3.8 Hauterscheinungen

Bei rheumatischen Erkrankungen kann eine Vielzahl von Hauterscheinungen vorliegen (Tab. 3.8).

Tab. 3.8: Wegweisende Hauterscheinungen.

generalisiert – Exanthem	systemische JIA / Morbus Still, akutes rheumatisches Fieber Dermatomyositis, *Mixed-connective-Tissue-Disease* (MCTD), systemischer Lupus erythematodes (SLE), Morbus Kawasaki, Autoinflammation (Cryopyrin-assoziiertes Periodisches Syndrom (CAPS) mit familiärer-Kälteurtikaria (FCAS)-1, daneben FCAS-2, FACS-3)
lokalisiert	Vaskulitis, Lyme-Borreliose (Erythema chronicum migrans), Erythema nodosum, Sklerodermie, Erysipel-like bei FMF, migrierend bei TNF-Rezeptor-Assoziiertem-Periodischen Syndrom (TRAPS)
Akrozyanose/Raynaud	Primär, idiopathisch (z. B. familiär) sekundär bei SLE, Sklerodermie, Antiphospholipidantikörper-Syndrom, Sympathikusreflexdystrophie, komplexem regionalen Schmerzsyndrom
Blutungen	Vaskulitis (Purpura Schönlein-Henoch), Petechien (Thrombozytopenie-SLE), Hämophilie, Kindesmisshandlung
Nekrose	Vaskulitis, *Sting-associated Vasculopathy of Infancy* (SAVI), *Deficiency of Adenosin-Deaminase-2* (DADA2), Kälteagglutinine, Kryoglobulinämie
Livedo	Polyarteriitis nodosa, DADA2, Antiphospholipidantikörper-Syndrom, Aicardi-Goutières-Syndrom
Erythema nodosum	Infektionen (Streptokokken, Yersinien, Salmonellen), chronisch entzündliche Darmerkrankungen, Sarkoidose
Pannikulitis	*Chronic Atypical Neutrophilic Dermatosis with Lipodystrophy and Elevated temperature* (CANDLE), SLE, Kältepannikulitis, Steroidtherapie/Steroidentzug, α1-Antitrypsinmangel, Pankreatitis

3.9 Neurologie

Neurologische Auffälligkeiten lenken den Verdacht auf das Vorliegen einer Systemerkrankung (Tab. 3.9).

Tab. 3.9: Neurologische Leitsymptome.

ischämischer/hämorrhagischer Schlaganfall, epileptische Anfälle, Bewusstseinsstörung, periphere Parese	zerebrale Vaskulitis, Takayasu-Arteritis, posteriores reversibles Enzephalopathiesyndrom (PRES), Polyarteritis nodosa, DADA2, SLE, Neuroborreliose, Neurosarkoidose, SLE
zerebrale Anfälle	SLE, zerebrovaskuläre Ereignisse, Antiphospholipidantikörpersyndrom
Chorea	akutes Rheumatisches Fieber Vaskulitis/zerebrovaskuläre Ereignisse Autoimmunenzephalitis Systemischer Lupus erythematodes Antiphospholipidantikörpersyndrom Morbus Behçet Hashimoto-Enzephalitis Polyarteritis nodosa Sjögren-Syndrom Zöliakie Sarkoidose

3.10 Allgemeine Gelenkhypermobilität

Häufig, i. d. R. ohne Krankheitswert, insbesondere kleine Kinder und weibliches Geschlecht. Eine familiäre Häufung ist gewöhnlich. Belastungsabhängigkeit, bei jüngeren Kindern oft aber auch erst nachher/abends/nachts. Zeitweise mit Gelenksschwellungen und -schmerzen. Abzugrenzen sind in Tab. 3.10 genannte Erkrankungen.

Klinische Kriterien:
– Überstreckbarkeit der Langfinger in ihren Grundgelenken bis zu 90°
– Beugung des Daumens soweit, dass er parallel zum Unterarm diesen berührt
– Überstreckbarkeit der MCP-Gelenke > 90°
– Überstreckbarkeit von Ellenbogengelenken oder Kniegelenken um mindestens 10°

Der Beighton Score dient der Quantifizierung. Beighton-Score für das Hypermobilitätssyndrom (je 1 Punkt für links und rechts)[3]:
– Daumen kann passiv an die volare Seite des Unterarms geführt werden

---

3 Die Diagnose erfordert ≥ 6/9 Punkten vor der Pubertät und ≥ 5/9 Punkten nach der Pubertät. Bei 0–2 Punkten besteht keine Hypermobilität, bei 3–4 Punkten eine moderate und bei ≥ 5 Punkten eine generalisierte Hypermobilität.

- MCP-Gelenk des 5. Fingers kann um 90° extendiert werden
- Ellenbogen kann um > 10° hyperextendiert werden
- Knie können passiv > 10° hyperextendiert werden
- Fähig, die Handflächen bei gestreckten Knien auf den Boden zu legen (1 Punkt)

Therapeutisch sollen übermäßige Belastungen vermieden werden. Stabilisierende Muskelkräftigung ist sinnvoll, vorübergehend können Bandagen, Stützverbände oder Schienen helfen, da die Gelenke stabilisiert werden. Zur Schmerzbekämpfung können kurzzeitig bedarfsweise NSAR angewendet werden.

Tab. 3.10: Differentialdiagnosen bei Hypermobilität.

Ehlers-Danlos-Syndrome	Angeborene, seltene, erbliche und vererbbare Bindegewebs-erkrankung. Oft Kollagengenmutation. Verschiedene Unterformen genetisch klassifizierbar.
Marfan-Syndrom	Hochwuchs, Langgliedrigkeit, Dysproportion zugunsten Extre-mitäten, Arachnodaktylie, Hernien, Linsen(sub)luxation, Aorten-bogendilatation, Herzklappeninsuffizienz, Skoliose, Pectus ex-cavatum und carinatum. Genetische Erkrankung durch Mutation des Fibrillin-Gens.
Homocystinurie	Marfanoider Habitus, Thromboserisiko, Epilepsie, progressive Myopie, Linsendislokation, Osteoporose. Autosomal rezessiver Stoffwechseldefekt der Cystathionin Beta-Synthase.
Osteogenesis imperfecta	Mindestens 7 verschiedene klinische/genetische Formen. Erhöh-te Knochenbrüchigkeit, z. T. blaue Skleren, Schwerhörigkeit, Kleinwuchs, Myopie.

4 Kind mit Rückenschmerzen

Gerd Horneff

4.1 Einleitung

Bei Jugendlichen sind Rückenschmerzen häufig. In den meisten Fällen liegt keine ernsthafte Erkrankung vor, funktionelle Ursachen wie z. B. Haltungsstörungen dominieren. Dagegen sind klassische Erkrankungen abzugrenzen. Bei jüngeren Kindern sind funktionelle Rückenschmerzen dagegen eher selten und erfordern immer eine gründliche Untersuchung bezüglich organischer Ursachen (Tab. 4.1 und Tab. 4.2). Bandscheibenerkrankungen kommen bei Kindern seltener vor als bei Erwachsenen und werden hier nicht besprochen. Bezüglich onkologischer Erkrankungen (primäre und sekundäre Knochentumore, Osteosarkom, Ewing-Sarkom, Osteoidosteom. Langerhans-Zell-Histiozytose, Lymphom, Neuroblastom, Neurinom, Schwannom ...) wird auf Kap. 20 verwiesen.

Tab. 4.1: Differentialdiagnostik Rückenschmerzen nach Alter.

Kleinkind	Schulkind	Adoleszent
Spondylodiszitis	Spondylitis (vertebrale Osteomyelitis) Spondylodiszitis Osteoporose/Fakturen Chronisch-rekurrierende multifokale Osteomyelitis (CRMO)	Vertebrale Osteomyelitis M. Scheuermann Spondylarthritis Osteoporose/Fakturen chronisch-rekurrierende multifokale Osteomyelitis Skoliose Spondylolisthesis Schmerzsyndrome

Tab. 4.2: *Red flags* bei Rückenschmerzen nach [1].

Red flags	mögliche Ursachen
Dauer > 4 Wochen	Tumor, Infektion, rheumatische Erkrankungen
Fieber, Nachtschweiß	Tumor, Infektion
nächtliche Schmerzen	Osteoidosteom
punktuelle Schmerzen	Tumor, Infektion, Spondylolyse, Stressfraktur
Neurologie	Tumor, Bandscheibenhernierung, Syringx (Syringomyelie), Cauda-equina-Syndrom
Tumoranamnese	Frakturen
Ausstrahlung in das Abdomen	Nephrolithiasis, Pankreatitis, Cholezystitis

https://doi.org/10.1515/9783110493801-004

4.2 Spondylitis (vertebrale Osteomyelitis)

Definition/Pathogenese/Ätiologie

Die Spondylitis ist die Osteomyelitis der Wirbelsäule. Eine Infektion an der Wirbel-säule aufgrund von bakteriellen Erregern wird besonders im Schulalter und bei Ado-leszenten beobachtet, neben den klassischen Erregern der Osteomyelitis wie Staphy-lokokken, muss auch an Salmonellen und Mykobakterium tuberculosis gedacht wer-den. Die Infektionserkrankung entsteht i. d. R. hämatogen. Nach Ursachen z. B. En-dokarditis ist zu fahnden.

Klinik/Symptome

Es können lokalisierte Beschwerden (Druck- oder Klopfschmerz, Überwärmung, Schwellung, Steife) oder unspezifische Symptome (Kind hinkt, verweigert das Laufen oder auch das Sitzen) bestehen. Fieber ist typisch.

Diagnostik (Labor, Bildgebung)

Blutbildveränderungen (Leukozytose), Entzündungsindikatoren (CRP-Erhöhung, Blutsenkungsbeschleunigung) sind zu erwarten, aber nicht obligat. In der Magnetre-sonanztomografie (MRT) kann die Entzündung zu einem frühen Zeitpunkt der Er-krankung sichtbar gemacht werden. Eine initiale Röntgendiagnostik ist nicht diag-nostisch, sie dient im Verlauf der Dokumentation einer Schädigung. Nach Möglich-keit sollte vor erster Antibiotikagabe eine Keimgewinnung erfolgen (Bakteriologie). Differentialdiagnostisch ist an eine CRMO sowie an Tumore zu denken (siehe dort). Das Bioptat sollte auch histologisch untersucht werden. Bei V. a. auf eine Tuberkulo-se soll ein Hauttest (Kinder < 5 Jahre) bzw. ein Interferon Release Test (ab Alter 5 Jahre) erfolgen.

Therapie/Überwachung/Prognose

Bei bakterieller Infektion erfolgt eine erregerorientierte Antibiotikatherapie. In der akuten Phase ist eine Ruhigstellung (bis zur Beschwerdearmut) zu empfehlen. Die Therapie sollte in Kooperation mit der (Kinder)orthopädie erfolgen. Ggf. ist ein Stütz-korsett erforderlich. Potenzielle Schäden sind Frakturen, Synostosen, Kyphose, neu-rologische Symptome.

4.3 Spondylodiszitis

Definition/Pathogenese/Ätiologie

Sie ist definiert als Infektion der Bandscheibe mit Ausbreitung der Infektion auf die benachbarten Wirbelkörper. Der häufigste bakterielle Erreger ist Staphylococcus au-reus [2].

Klinik/Symptome

Typischerweise besteht ein Schmerz bei Stauchung und ein Klopfschmerz. Ein lokaler Druckschmerz ist gering. Der (kleine) Patient verweigert ggf. das Sitzen (Hinsetzen), Stehen und Gehen, ist aber im Liegen ruhig. Ein Lasègue-Zeichen kann hinweisend sein.

Diagnostik (Labor, Bildgebung)

Blutbildveränderungen (Leukozytose), Entzündungsindikatoren (CRP-Erhöhung, Blutsenkungsbeschleunigung) sind nicht obligat. In der Magnetresonanztomografie (MRT) ist die Entzündung eindeutig erkennbar (Abb. 4.1). Zudem gelingt die Darstellung einer möglichen Ausweitung der Entzündung mit paravertebralem Abszess. Konventionell radiologisch ist die Höhenminderung des Wirbelkörperabstandes ebenfalls ein frühes indirektes Zeichen. Weitere Skelettveränderungen fehlen zumeist. Ein Erregernachweis dient auch der Bestimmung der Antibiotikaempfindlichkeit und ist Voraussetzung für eine gezielte Antibiotikatherapie. Eine Biopsie und zwei bis drei Blutkulturen sind anzustreben.

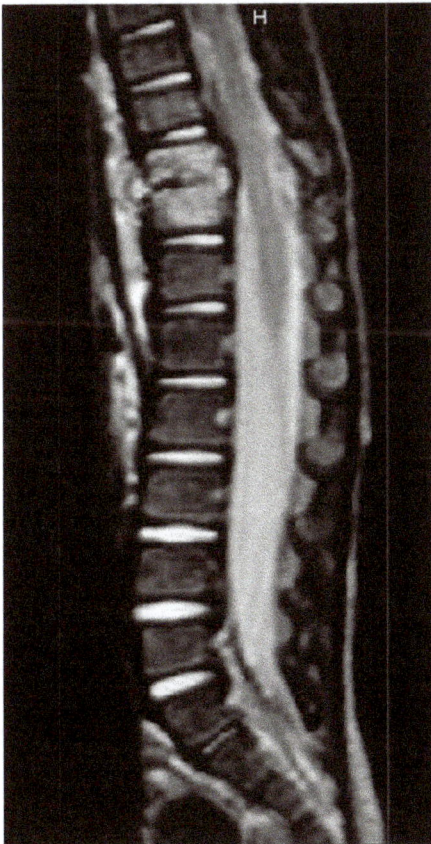

Abb. 4.1: Magnetresonanztomografie der Wirbelsäule (T1-Wichtung). Destruktion und Verlagerung der entzündeten Bandscheibe nach ventral, entzündliche Veränderung in den benachbarten Wirbelkörpern, praevertebrale Weichteilreaktion mit möglicher Abszedierung (Bildquelle: G. Horneff).

Therapie/Überwachung/Prognose

Eine antibiotische Therapie stellt eine der Grundsäulen der Therapie dar und muss sich nach dem zu erwartenden Erregerspektrum (Staphylokokken, gramnegative Stäbchen) richten. Bei ausgeprägter Schmerzsymptomatik ist eine gute Analgesie erforderlich.

In Kooperation mit der (Kinder)Orthopädie erfolgt eine suffiziente Ruhigstellung des betroffenen Wirbelsäulenabschnitts, bis zur knöchernen Konsolidierung. Mittels z. B. reklinierender Orthesen oder Stützkorsett ist eine frühere Mobilisierung erreichbar. Kyphotische Fehlstellung, Pseudarthrosen und ein chronisches Schmerzsyndrom können resultieren. Rezidive sind selten.

4.4 Chronisch-rekurrierende multifokale Osteomyelitis/nicht-bakterielle Osteitis

Die CRMO/NBO ist eine wichtige Differentialdiagnose. Hier hat die Beteiligung des Achsenskeletts eine entscheidende Bedeutung für die Auswahl des Therapiekonzeptes (Bisphosphonate). Ihr ist ein gesondertes Kapitel (Kap. 16) gewidmet.

4.5 Spondylarthritis (chronisch-entzündlich rheumatisch)

Die Spondylarthritis ist eine typische Manifestation der HLA-B27-assoziierten chronisch-entzündlich rheumatischen Erkrankung (siehe Kap. 8, Abb. 8.13). Ausführlich wird sie in Kap. 8 abgehandelt.

Klinik/Symptome

Im Kindes- und Jugendalter überwiegt die Sakroiliitis vor der Beteiligung der Wirbelgelenke. Klinisch finden sich tiefe (gluteale) Schmerzen, die oft auch in die Hüfte oder das Bein projiziert werden und eine Steifigkeit. Typisch ist der entzündliche nächtliche Rückenschmerz, der sich durch Bewegung bessert.

4.6 Morbus Scheuermann

Definition/Pathogenese/Ätiologie

Dem Morbus Scheuermann liegt eine Wachstumsstörung der Grund- und Deckplatten der Wirbelkörper zugrunde. Letztere nehmen eine keilförmige Gestalt an und die Bandscheibe wird schmaler. Die Erkrankung ist sehr häufig. Typischerweise sind Jungen im Alter von 11–14 Jahren betroffen.

Klinik/Symptome

Deformierung des Rückens mit Kyphosierung im BWS-Bereich. Beschwerden, Myalgien, spontan und nach Belastung, ggf. durch kompensatorische Hyperlordose im HWS und LWS Bereich verstärkt.

Diagnostik (Labor, Bildgebung)

Röntgendiagnostik in 2 Ebenen: Ventrale Keilwirbelbildung ($\geq 5°$) bei mind. 3 benachbarten Wirbelkörpern, Kyphosierung, unregelmäßige Konturierung der Grund- und Deckplatten, Verschmälerung des Zwischenwirbelraumes, Deckplatteneinbrüche der Bandscheibe (Schmorl'sche Knötchen). Sonderform: lumbale Form.

Therapie/Überwachung/Prognose

Konservativ: Physiotherapeutische Übungen zur Aufrichtung der WS, Stabilisierung der Rumpfmuskulatur, Sport mit Rückenbetonung (Rückenschwimmen), Korsettbehandlung in Kooperation mit (Kinder)Orthopädie.

4.7 Skoliose

Definition/Pathogenese/Ätiologie

Seitbiegung (i. d. R. mit Rotation und Torsion) der Wirbelsäule. Mehrheitlich idiopathisch (Einsetzen ab dem 10. Lebensjahr), sekundäre Ursachen sind beispielsweise neuromuskuläre Skoliose, Skoliose bei Cerebralparese, Fehlbildungen, M. Recklinghausen, metabolische Störungen, Tumoren, Traumen, entzündliche Erkrankungen der Wirbelsäule. Abzugrenzen ist zudem die statische Skoliose bei Beckenschiefstand.

Klinik/Symptome

Im Stand und beim Vorbeugen sichtbare Asymmetrie, asymmetrisches Taillendreieck, Deformierung des Thorax mit Rippenbuckel, Rippental, Schulterhoch-/tiefstand.

Die idiopathische Skoliose des Kindesalters ist definiert als eine seitliche Abweichung mit Rotation der Wirbelsäule ohne eine bekannte Ursache. Die häufigste Art einer Kurve ist eine S-förmige Kurve des linken Thorax. Unterschieden wird eine infantile Form (Alter bis 3 Jahre), juvenile (Alter 3 bis 10 Jahre bzw. vor der Pubertät) und adoleszente (nach 10 Jahren oder nach der Pubertät). Die Prävalenz beträgt bis zu 5 %, wobei Mädchen überwiegen. Rückenschmerzen können bei einem Cobb-Winkel von > 50° auftreten, während thorakale Krümmungen > 100° die Lungenfunktion signifikant beeinflussen können.

Die angeborene Skoliose entspricht einer Entwicklungsstörung und liegt bereits bei Geburt vor. Eine Chiari-1-Missbildung liegt oft zusätzlich vor. Eine Hydro- oder Syringomyelie tritt bei 30 % der Menschen mit Chiari-Typ-1-Deformität auf.

Diagnostik (Labor, Bildgebung)

Röntgendiagnostik mit Wirbelsäulenganzaufnahmen im Stehen, ggf. Funktionsaufnahmen. Einteilung nach Schweregrad (Grad 1 bis 40°, Grad 2 bis 80°, Grad 3 bis 120°, Grad 4 > 120°). Ggf. Lungenfunktionsdiagnostik. MRT zum Ausschluss assoziierter Fehlbildungen.

Therapie/Überwachung/Prognose

Konservativ unter 20° Verkrümmung: Physiotherapie, Dehnungsübungen, kein generelles Sportverbot (empfehlenswert: Rückenschwimmen, Federball; vermeiden: Sprungsport, Kyphosierungen). Korsettversorgung, operative Korrekturen bei höhergradiger und progredienter Skoliose. Die Therapie sollte in Kooperation mit der (Kinder)Orthopädie erfolgen.

4.8 Osteoporose und Osteopenie

Definition/Pathogenese/Ätiologie

Bei der Osteoporose besteht ein Mangel an Knochensubstanz (Knochenmasse). Die Anzahl der Knochenbälkchen im Inneren des Knochens (Spongiosa) nimmt ab, später auch die äußere Schicht des Knochens (Kortikalis).

Die juvenile idiopathische Osteoporose (primäre Osteoporose) wird in Kap. 19 besprochen. Eine sekundäre Osteoporose kann zahlreiche Ursachen haben. Abzugrenzen ist die Inaktivitätsosteoporose (Bettlägerigkeit), die endokrine Osteoporose (Cushing-Syndrom, iatrogenes Cushingoid, Hypopituitarismus mit Wachstumshormonmangel, Diabetes mellitus, Schilddrüsenüberfunktion, gonadale Fehlanlage), eine inflammatorische Osteoporose (chronisch entzündliche Darmkrankung, rheumatische Erkrankungen) gastrointestinale Erkrankungen (Malabsorptionen, Pankreasinsuffizienz, Anorexie, Gallengangsatresie, Glykogenspeicherkrankheit, Hepatitiden).

Klinik/Symptome

An der Wirbelsäule zeigt sich die Osteoporose i. d. R. durch eine Kyphoskoliose und es können sich Kompressionsfrakturen entwickeln. Folge ist eine Verkürzung des Stammes.

Diagnostik (Labor, Bildgebung)

Die Messung der Knochendichte verifiziert das Ausmaß der Osteopenie/Osteoporose. Methoden sind die DXA (engl. *Dual Energy-X-Ray-Absorptiometry*) sowie die quantitative Computer-Tomografie (QCT) mit dem Vorteil, dass die Knochen mehrdimensional dargestellt und gemessen werden können. Die DXA ist das am häufigsten verwendete Verfahren und die strahlungsärmere Methode. Die Strahlenbelastung hierbei ist deutlich geringer als bei einer normalen Röntgenaufnahme. Osteopenie ist definiert als Knochenmasse mit einem T-Wert von –1,0 bis –2,5, Osteoporose mit einem T-Wert < –2,5. Konventionell radiologisch kann bei Osteoporose die verminderte Strahlendichte auffallen (Abb. 4.2), außerdem können Verformungen, osteoporotische Frakturen oder Sinterungen auffallen. Bei akuten oder chronischen Rückenschmerzen ist eine Röntgenuntersuchung z. B. bei Verdacht auf Wirbelkörperbrüche grundsätzlich sinnvoll.

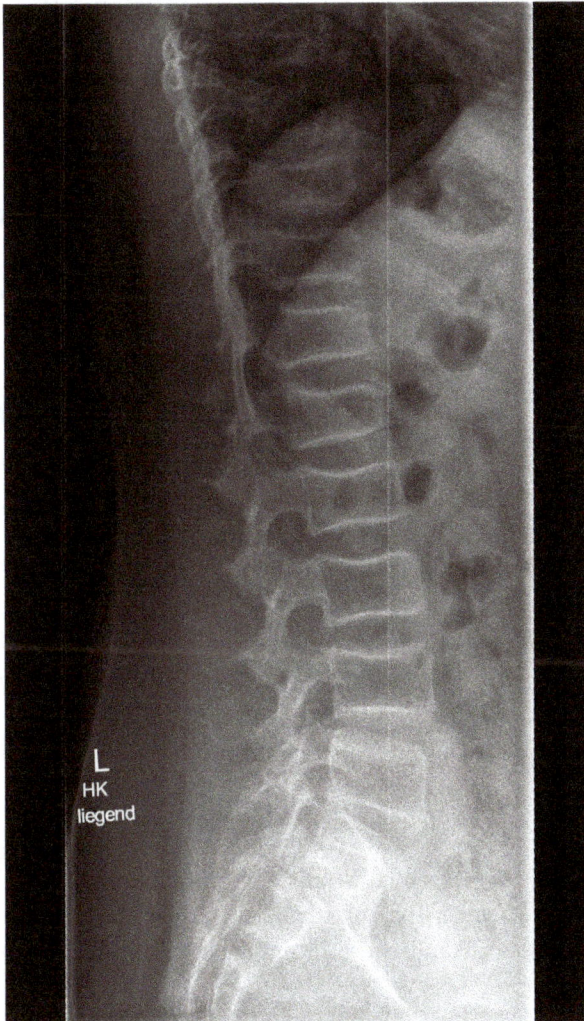

Abb. 4.2: Röntgenbild der Lendenwirbelsäule seitlich bei einer 11-jährigen Patientin mit Dermatomyositis. Deutliche Minderung der Knochendichte und Wirbelkörperverformungen (Abflachung und Fischwirbelbildung). Deckplattenabsenkung des 1., 2. und 3. LWK.; der 4. und 5. LWK erscheinen von der Höhe her regelrecht (Bildquelle: G. Horneff).

Therapie/Überwachung/Prognose

- Therapeutische Optionen sind primär die Beseitigung der Ursache, weiterhin Aufbau von Knochenmasse durch Aufbau von Muskelmasse – Gymnastik, ggf. Vibrationstraining, daneben Gewichtsreduktion.
- Medikamentöse Optionen bestehen in der Anwendung von Bisphosphonaten und von Denosumab (anti-RANKL-Antikörper, hemmt Osteoklasten). Daneben sollte eine Optimierung des Kalzium- und Vitamin-D-Zufuhr erfolgen. Ggf. ist auch eine Schmerztherapie erforderlich. Wenig wertvoll sind Parathormon-Analoga. Bei Hormonmangel soll eine Substitution erfolgen. Präpubertär sind Östrogene/Androgene nicht indiziert.
- Orthopädische Optionen sind gewichtsentlastende Maßnahmen, Gehhilfen, Korsetts, Sturzprävention und Physiotherapie.

4.9 Rachitis/Vitamin D-Mangel

Definition/Pathogenese/Ätiologie

Verminderung des Mineralgehaltes des Knochens aufgrund einer Vitamin-D-abhängigen Calciumresorptionsstörung.

Klinik/Symptome

Typische Zeichen der Rachitis sind Auftreibungen der Metaphysen (Radius, Malleolengabel), Malleolendoppelung (Sanduhrzeichen), Auftreibung der Rippen-Knorpel-Knochengrenze (rachitischer Rosenkranz), Glockenthorax, Harrison-Furche, rachitischer Sitzbuckel, Kraniotabes, Knochenverbiegungen (Genua vara), bei Hypokalzämie Tetanien und epileptische Anfälle.

Diagnostik (Labor, Bildgebung)

Parathormon, 25-OH-Cholecalciferol, Alkalische Phosphatase, Calcium und Phosphat im Serum sind diagnostisch. Differentialdiagnostisch ggf. 1,25 $(OH)_2$-D3.

Differentialdiagnostik

Stoffwechselstörungen wie Vitamin-D-resistente Rachitis (Phosphatdiabetes), Vitamin D-abhängige Rachitis, renale Rachitis, Hypophosphatasie (erhebliche Verminderung der Alkalischen Phosphatase), Toni-Debré-Fanconi-Syndrom, Osteogenesis imperfecta.

Therapie/Überwachung/Prognose

Substitution von Vitamin D, initial ggf. auch Kalzium. Beseitigung der Ursache.

4.10 Spina bifida

Definition/Pathogenese/Ätiologie
Angeborene Spaltbildung der Wirbelsäule mit Beteiligung der Dura (Meningozele) oder des Myelons (Myelomeningozele) bzw. isoliert (= Spina bifida occulta).

Klinik/Symptome
Neurologische Ausfälle (schlaffe Parese, ggf. auch Blase, Darm) in Abhängigkeit des Myelonbefalls. Assoziierte Fehlbildungen, Lipom, Dermoid, Teratom, Sakrumagenesie oder Arnold-Chiari-Malformation mit und ohne Hydrozephalus. Rezidivierende Harnwegsinfektionen.

Diagnostik (Labor, Bildgebung)
Die Einteilung gelingt klinisch. Bei im Verlauf aufkommenden V. a. Tethered cord Syndrom → MRT.

Therapie/Überwachung/Prognose
Operativ in Abhängigkeit des Ausmaßes. Spina bifida occulta i. d. R. ohne Therapiebedarf.

4.11 Spondylolyse und Spondylolisthesis

Definition/Pathogenese/Ätiologie
Gleiten des Wirbels nach ventral aufgrund (angeborener) ein- oder doppelseitiger Spaltbildung (Spondylolyse) mit instabilen dorsalen Strukturen. Der ventrale Anteil gleitet, der dorsale verbleibt, bei Einseitigkeit besteht eine Drehkomponente.

Klinik/Symptome
Oft asymptomatisch. Sonst belastungsabhängige Schmerzen. Lumbosakrale Hyperkyphose, Rumpfverkürzung, Vertiefung des Taillendreiecks, ggf. Skoliose. Bei Fortschreiten sind neurologische Komplikationen möglich. In > 90 % der Fälle sind LWK 5 oder 4 betroffen.

Diagnostik (Labor, Bildgebung)
Die Diagnose wird in der Röntgenaufnahme der LWS mit Os sacrum (2 Ebenen und im Stehen) gestellt (Abb. 4.3). Zur Darstellung des Spaltverlaufes sind ggf. Schrägaufnahmen erforderlich.

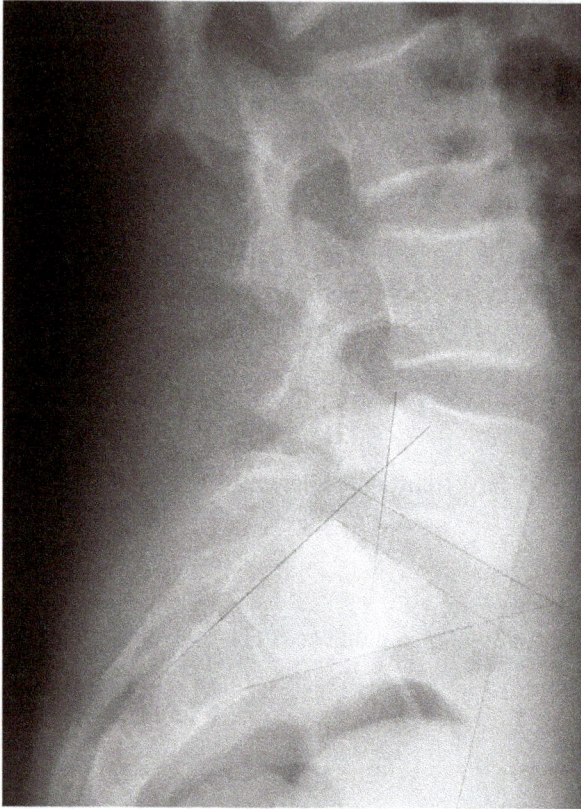

Abb. 4.3: Röntgenbild der Lendenwirbelsäule im seitlichen Strahlengang mit deutlichem Abgleiten des 5. Lendenwirbelkörpers nach ventral (Bildquelle: G. Horneff).

Therapie/Überwachung/Prognose

Physiotherapie zur Kräftigung der Rumpfmuskulatur. Entlordisierendes Korsett bei Schmerzen und/oder Progredienz (jährliche Röntgenaufnahmen). Die Therapie sollte in Kooperation mit der (Kinder)Orthopädie erfolgen. Bei neurologischen Ausfällen oder konservativ refraktären Schmerzen ggf. operative Reposition und Verblockung. Konsolidierung mit Abschluss des Jugendalters.

4.12 Spondyloepiphysäre Dysplasie

Definition/Pathogenese/Ätiologie

Es werden verschiedene Entitäten unterschieden. Gemeinsamkeiten sind der kurze Rumpf (Wirbelsäulenbeteiligung) und verkürzte Extremitäten mit insgesamt disproportionalem Kleinwuchs. Die häufigste Form der Genmutation mit Synthesestörung der Kollagen-Typ II α1Kette, autosomal-dominant, seltener des Kollagen Typ X.

Klinik/Symptome

Dysproportionierter Kleinwuchs mit kurzem Oberkörper wegen verkürzter Wirbelsäule, Kyphose, Skoliose, Fassthorax, Dysplasie rumpfnaher Epiphysen, Genua valga oder – vara. Mentale Retardierung, Schwerhörigkeit, Myopie und Netzhautablösung sowie Gaumenspalte sind mögliche Symptome.

Diagnostik (Labor, Bildgebung)

Radiologisch Platyspondylie, Knochenkerne treten verspätet auf, Coxa vara, Hypoplasie des Dens axis. Röntgen der HWS/MRT des kraniozervikalen Übergangs. Diagnosesicherung durch Genanalyse häufig möglich.

Therapie/Überwachung/Prognose

Es entwickeln sich ein erheblicher Kleinwuchs und daneben Deformierungen anderer Körperregionen. Es besteht das Risiko einer Rückenmarksschädigung sowie von Atemlähmungen. Die Therapie erfolgt orthopädisch und in Form von Krankengymnastik zur Stabilisierung der Wirbelsäule.

4.13 Spondyloepimetaphysäre Dysplasie

Definition/Pathogenese/Ätiologie

Es werden zahlreiche verschiedene Entitäten unterschieden mit autosomal-rezessivem, autosomal dominantem, X-chromosomalem Vererbungsmuster und unklarer Vererbung. Gemeinsamkeiten sind der kurze Rumpf (Wirbelsäulenbeteiligung) und verkürzte Extremitäten mit insgesamt dysproportionalem Kleinwuchs. Mutationen in verschiedenen Proteinen (Typ-II Kollagen, Aggrecan und weitere).

Epidemiologie

Einzelne Formen sind sämtlich selten.

Klinik/Symptome

Unterscheidung der verschiedenen Formen nach Vererbungsweg und zusätzlichen Stigmata (Kraniosynostose, Gesichtsdysmorphie, Hornhautdysplasie, Katarakt, Gaumenspalte, mentaler Retardierung, Hörstörung, Hypermobilität, ...), gemeinsam ist ein dysproportionierter Kleinwuchs.

Diagnostik (Labor, Bildgebung)

Bildgebung mit konventioneller Radiologie, Diagnosesicherung durch Genanalyse häufig möglich.

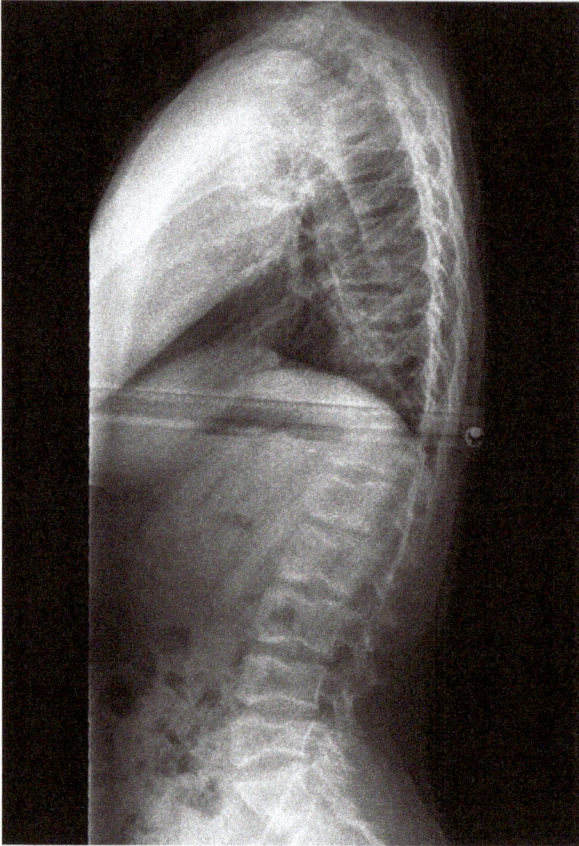

Abb. 4.4: Seitliche Wirbelsäulenröntgenaufnahme einer 14-jährigen Patientin mit spondylometaphysärer Dysplasie mit Höhenminderung und irregulärer Formatierung zahlreicher Wirbelkörper (Bildquelle: G. Horneff).

4.14 Pseudorheumatoide Dysplasie

Definition/Pathogenese/Ätiologie

Die progressive pseudorheumatoide Dysplasie (PPD) ist eine Skelettdysplasie mit progressiver Gelenkeinsteifung. Ursache ist eine homozygote *loss-of-function*-Mutation im WNT1 Inducible Signaling Pathway Protein 3 (WISP3)-Gen [3].

Klinik/Symptome

Ab dem Alter von 3–8 Jahren zeigen sich fortschreitender Knorpelverlust und destruktive Knochenveränderungen mit Gelenkschwellung und Kontrakturen. Hände oftmals zuerst betroffen, dann Knie, Hüften und eine Abflachung der Wirbelsäule. Extraskeletale Manifestationen bestehen nicht [4].

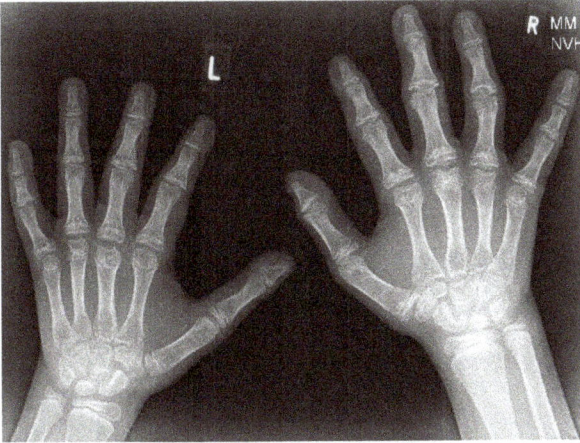

Abb. 4.5: AP Röntgenaufnahme des Handskeletts einer 13-jährigen Patientin mit pseudorheumatoider Dysplasie und WISP-3 Mutation. Deutliche destruierende Veränderungen im Handgelenk. Deutliche epiphysäre Verdickungen im Fingerskelett (Bildquelle: G. Horneff).

Diagnostik (Labor, Bildgebung)

Radiologisch zeigen sich Verbreitungen der epiphysen und metaphysären Anteile der Metacarpalia und Phalangen (Abb. 4.5), Gelenkspaltverschmälerung durch Knorpelverlust, Abflachung von Wirbelkörper (Platyspondylie).

Therapie/Überwachung/Prognose

In einigen Fällen Gelenkersatzoperationen schon vor dem dritten Lebensjahrzehnt.

Literatur

[1] Calloni SF, Huisman TA, Poretti A, Soares BP: Back pain and scoliosis in children: When to image, what to consider. Neuroradiol J. 2017 Oct;30(5):393–404. doi: 10.1177/1971400917697503.

[2] Patricia M. de Moraes Barros Fucs, Robert Meves, Helder Henzo Yamada. Spinal infections in children: a review. Int Orthop. 2012 Feb; 36(2): 387–395

[3] el-Shanti HE, Omari HZ, Qubain HI. Progressive pseudorheumatoid dysplasia: report of a family and review. J Med Genet. 1997 Jul;34(7):559–63

[4] Torreggiani S, Torcoletti M, Campos-Xavier B, Baldo F, Agostoni C, Superti-Furga A, Filocamo G. Progressive pseudorheumatoid dysplasia: a rare childhood disease. Rheumatol Int. 2018 Oct 16.

5 Impfungen

Fabian Speth, Kirsten Minden

5.1 Einleitung

Kinder und Jugendliche mit entzündlich-rheumatischen Erkrankungen weisen als Ausdruck einer krankheitsimmanenten Immundysregulation ein höheres Risiko für Infektionen auf [1,2]. Dies ist z. B. beim aktiven systemischen Lupus erythematodes in Form eines Komplementmangels, einer Leuko- und/oder Lymphozytopenie gut sichtbar. Infektiologisch am stärksten gefährdet sind Patienten mit Vaskulitiden, Kollagenosen und schweren autoinflammatorischen Erkrankungen, insbesondere, wenn Manifestationen an Niere, Herz und Lunge bestehen. Meist handelt es sich um typische Infektionen bezüglich Erregerspektrum und Lokalisation [3]. Impfpräventable Erkrankungen durch Pneumo- und Meningokokken, Influenza-, Varizella-Zoster-(VZV)- oder das humane Papillomavirus spielen eine Rolle [4]. Impfungen stellen somit eine wichtige infektionspräventive Maßnahme bei rheumakranken Kindern und Jugendlichen dar.

Risikopatienten für Infektionen sind charakterisiert durch:
- hohe Krankheitsaktivität
- intensivere Immunsuppression
- Glukokortikoidtherapie
- funktionelle Asplenie
- Komplementverminderung/-defekte
- Leukozytopenie/Lymphozytopenie
- Hypogammaglobulinämie
- Komorbiditäten (z. B. Nierenfunktionsstörung)
- schwere Infektionen in der Anamnese

Eine routinemäßige Erhebung der Anamnese bezüglich stattgehabter impfpräventabler Erkrankungen (wie z. B. Windpocken) und des Impfstatus selbst ist bei jedem Erstkontakt eines Kindes mit einer entzündlich-rheumatischen Erkrankung geboten. Angestrebt wird ein kompletter Impfstatus gemäß den aktuellen STIKO-Empfehlungen. Das schließt Grund- und Auffrischungsimpfungen, ggf. Nachholimpfungen und, je nach Risiko, entsprechende Indikationsimpfungen ein.

5.2 Impfplanung bei Diagnose einer entzündlich-rheumatischen Erkrankung

Das Ziel besteht in der Vermeidung schwer verlaufender impfpräventabler Infektionskrankheiten.

https://doi.org/10.1515/9783110493801-005

Aufklärung

Patienten und deren Familien sind über Ziele und mögliche unerwünschte Wirkungen von Impfungen (z. B. das Infektionsrisiko bei Lebendimpfungen) aufzuklären [5]. Ein vollständiger Impfstatus von Umgebungspersonen ist im Sinne der Kokon-Strategie bedeutsam, einschließlich der jährlichen Influenza-Impfung.

Einschätzung der Immunitätslage

Eine Basisdiagnostik mit Differenzialblutbild (Zielwerte: Leukozyten $\geq$ 3000/µl, Lymphozyten $\geq$ 1200/µl) und Immunglobulinspiegel IgG, IgM und IgA vor Beginn einer immunsuppressiven Therapie dient der Überprüfung der Immunkompetenz [6,7]. Sollte ein Tuberkulosebluttest (Tbc-IGRA) durchgeführt worden sein, bestätigt die Reaktion in der Mitogenkontrolle eine adäquate T-Zell-Funktion. Bei unklarem Impfstatus oder Unsicherheiten bei den anamnestischen Angaben helfen serologische Untersuchungen, die Immunität zu beurteilen. Ein Impfantikörperverlust kann vorkommen [8–10], regelmäßige Kontrollen der Titer werden aber nicht generell empfohlen. Sollte eine Impfung unter intensivierter Immunsuppression erfolgen, so untermauert ein adäquater Titeranstieg wiederum die Immunkompetenz.

Individuelle Impfberatung

Basierend auf Anamnese, Impfstatus, ggf. Ausgangsserologie, Grunderkrankung und vorliegenden Begleiterkrankungen erfolgt eine individuelle Risikostratifizierung für schwer verlaufende Infektionserkrankungen [7]. Diese berücksichtigt auch die Art und Intensität der geplanten Therapie. Glukokortikoide bergen das höchste Risiko für Infektionen [11]. Bereits bei Prednisolon-Tagesdosen $\geq$ 10 mg kann sich das Infektionsrisiko verdoppeln. Auch Biologika können das Infektionsrisiko erhöhen [12]. Tab. 5.1 zeigt Situationen eines erhöhten Infektionsrisikos.

Die Einteilung des Infektionsrisikos orientiert sich an nationalen und internationalen Impfempfehlungen für Kinder, Jugendliche und Erwachsene mit chronisch-entzündlichen Erkrankungen im Allgemeinen und/oder rheumatischen Grunderkrankungen im Speziellen [13–17]. Insbesondere der Definition der mittleren Intensität einer Immunsuppression liegen keine belastbaren immunologischen Daten zugrunde.

Falls aufgrund der Aktivität der Erkrankung möglich, soll der Impfstatus vor oder mit Beginn einer Therapie vervollständigt bzw. aktualisiert werden. Die Auswahl des Impfzeitpunktes birgt dabei ein Dilemma, da Impfungen einerseits vor Beginn einer Immunsuppression, andererseits aber möglichst bei Inaktivität der Grunderkrankung durchgeführt werden sollten. Eine sorgfältige individuelle Abwägung der Vor- und Nachteile einer Impfung ist deshalb bei Patienten mit Autoinflammation und anderen schweren Systemerkrankungen relevant. Einen möglichen Kompromiss bietet die Impfung zeitgleich mit Beginn der Immunsuppression.

Impfungen mit inaktivierten Impfstoffen können theoretisch jederzeit erfolgen, bei elektiven Booster-Impfungen kann eine Phase der Inaktivität der Grunderkran-

Tab. 5.1: Orientierende Einordnung der antirheumatischen Medikamente nach der Intensität ihrer Wirkung auf das Immunsystem.

Intensität der Wirkung auf das Immunsystem	Medikamente
keine oder geringgradige Immun-suppression	Hydroxychloroquin Sulfasalazin Colchicin Dapson
niedrige bis mittelgradige Immun-suppression	Prednisolonäquivalent < 10 mg/Tag oder < 0,2 mg/kg/Tag oder höhere Dosierung in Kurzzeittherapie für ≤ 2 Wochen Methotrexat < 15 mg/m² KOF/Woche (max. 20 mg/Woche) Azathioprin < 2 mg/kg/Tag (max. 100 mg/Tag) Cyclosporin A < 2,5 mg/kg/Tag Leflunomid < 0,5 mg/kg/Tag (max. 20 mg/Tag)
hohe Intensität einer Immunsup-pression	mindestens 4 Wochen nach Prednison ≥ 20 mg/Tag für > 2 Wochen oder nach i.v.-Methylprednisolon-Pulsen MTX, Azathioprin, Cyclosporin A in höherer Dosis als oben angegeben Cyclophosphamid Mycophenolat-Mofetil bzw. Mycophenolsäure Tyrosinkinasehemmer (z. B. JAK-Inhibitoren) mTOR-Inhibitoren Biologika: z. B. TNF-, IL-6-Inhibitoren, Inhibition der B-T-Zell-Interaktion [Abatacept], B-Zell-Depletion [Rituximab]

JAK: Januskinase; KOF: Körperoberfläche

kung abgewartet werden. Aus immunologischer Sicht ist ein Zeitabstand von *mindestens 1–2 Wochen für Totimpfungen und 2–4 Wochen für Lebendimpfungen* vor Beginn *einer immunsuppressiven/Biologikatherapie* anzustreben [5,14,18]. Besonders konsequent sollte dieser Abstand vor einer B- und T-Zellblockade (z. B. mit Rituximab, Abatacept, Ocrelizumab, Alemtuzumab) eingehalten werden, da sonst mit unzureichenden Impfantwort gerechnet werden muss. Fehlt eine Grundimmunisierung gänzlich und ist der Beginn einer Immunsuppression dringlich, dann sollte zumindest die Erstimpfung vor oder mit Beginn der Immunsuppression erfolgen (Abb. 5.1), im Verlauf nachfolgende (Booster-)Impfungen zeigen dann auch unter laufender Therapie meist gute Effekte [19]. In Abhängigkeit vom Infektionsrisiko sind zusätzliche Indikationsimpfungen in Betracht zu ziehen.

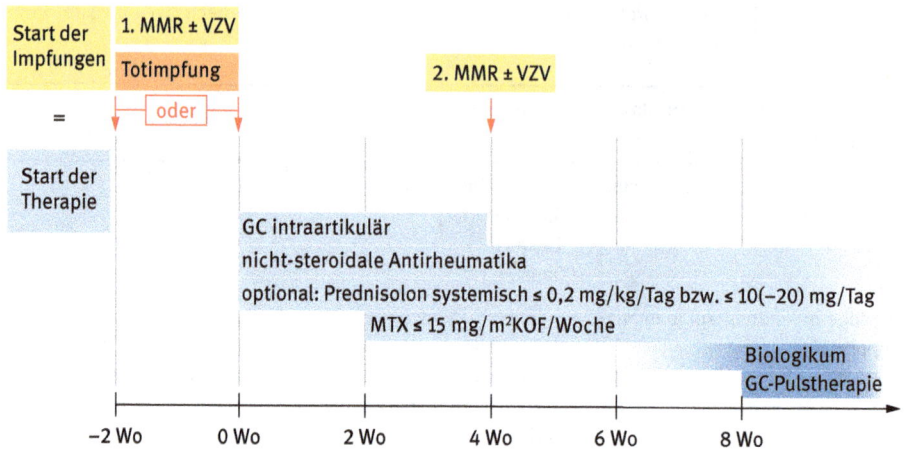

Abb. 5.1: Mögliches Vorgehen bei Durchführung von Lebend- und ggf. Totimpfungen bei Patienten mit entzündlich-rheumatischen Erkrankungen und Beginn einer immunmodulierenden Therapie. GC = Glukokortikoide, MMR = Masern-Mumps-Röteln, VZV = Varizella Zoster Virus. (Bei der MMR-Impfung unter Immunsuppression ist zu beachten, dass die Impfung Off-Label geschieht und besondere Sorgfalts- und Aufklärungspflichten bestehen.) (Bildquelle: F. Speth).

5.3 Praktisches Vorgehen bei Impfungen immunsupprimierter Kinder

5.3.1 Totimpfungen

Auffrischimpfungen

Impfungen mit inaktivierten Erregern (Totstoffimpfung) oder immunogenen Bestandteilen sind gut verträglich und können auch unter Immunsuppression erfolgen. Dabei gilt es deren Wirksamkeit durch die Auswahl geeigneter Impfzeitpunkte zu optimieren und ggf. den Impferfolg zu überprüfen (siehe 5.3.5). Eine Exazerbation der rheumatischen Erkrankung durch die Gabe von Totimpfstoffen ist – mit Ausnahme einiger Autoinflammationserkrankungen – nicht zu erwarten [13,20].

Indikationsimpfungen

Indikationsimpfungen bei rheumatischen Erkrankungen sind (s. Tab. 5.2) angezeigt, z. B. gegen Influenza ab einem Alter von 6 Monaten. Das schließt auch Reiseimpfungen ein, z. B. Impfungen gegen FSME, MenACWY, MenB und Hepatitis A.

Tab. 5.2: Indikationsimpfungen für Kinder und Jugendliche mit chronischen entzündlich-rheumatischen Erkrankungen.

Alle Kinder und Jugendlichen mit chronischen entzündlich-rheumatischen Erkrankungen, auch ohne Immunsuppression

Influenza	Jährliche Impfung im Herbst mit einem inaktivierten quadrivalenten Impfstoff mit aktueller, von der WHO empfohlener Antigenkombination.

Kinder und Jugendliche mit Immunsuppression (und T- oder B-zellulärer Restfunktion)

Hepatitis B, HBV	Bei fehlender Grundimmunisierung werden Nachholimpfungen empfohlen. 4–8 Wochen nach der 3. Impfstoffdosis Kontrolle des Impferfolgs durch quantitative Bestimmung von Anti-HBs (erfolgreiche Impfung: Anti-HBs ≥ 100 IE/l) [21]. Eine Indikations-Auffrischimpfung bei Anti-HBs < 100 IE/l wird empfohlen.
Humane Papillomviren, HPV	Spätestens bis zum Alter von 17 Jahren sollen versäumte Impfungen gegen HPV nachgeholt werden [17]. Für Patienten mit Autoimmunerkrankungen oder immunsuppressiver Therapie wird grundsätzlich das Drei-Dosen-Impfschema empfohlen. Die STIKO verweist darauf, dass Immunsupprimierte auch ≥ 18 Jahre von einer HPV-Impfung profitieren können [21].
Meningokokken, Men*	Impfungen mit einem 4-valenten ACWY-Konjugat-Impfstoff und einem MenB-Impfstoff. Bei fortbestehender Indikation ist eine Auffrischung mit dem 4-valenten ACWY-Konjugat-Impfstoff nach 5 Jahren in Betracht zu ziehen [22]. Bei andauerndem Risiko ist ggf. auch eine MenB-Auffrischung in Betracht zu ziehen, da ein Abfall bakterizider Antikörper bei gut erhaltener Boosterfähigkeit gezeigt wurde [23].
Pneumokokken*	Idealerweise vor immunsuppressiver Therapie sequentielle Immunisierung mit dem 13-valenten Konjugat-Impfstoff (PCV13), gefolgt von der Impfung mit dem Pneumokokken-Polysaccharid-Impfstoff (PPSV23) nach 6–12 Monaten (wobei PPSV23 erst ab dem Alter von 2 Jahren gegeben werden soll). Bei fortbestehender Indikation wird eine Auffrischung mit PPSV23 mit einem Mindestabstand von 6 Jahren empfohlen. Das praktische Vorgehen der Pneumokokken-Indikationsimpfung hängt vom Impfstatus ab und wird von der STIKO detailliert angegeben [21].

Kinder und Jugendliche mit besonders hohem Risiko (z. B. anatomischer oder funktioneller Asplenie)

Haemophilus influenzae Typ b, Hib*	Einmalige Hib-Impfung ab einem Alter von 5 Jahren

---

*Indikationen bestehen auch bei Grunderkrankungen oder Therapien, die die Funktion des Komplements, der Milz und/oder der Immunglobulinproduktion relevant beeinträchtigen.

Impfungen bei Patienten mit autoinflammatorischen Erkrankungen

Impfungen, auch mit Totimpfstoffen, können bei Patienten mit autoinflammatorischen Erkrankungen (z. B. bei HIDS-Patienten, aber auch bei CAPS-Patienten) Krankheitsschübe auslösen [24]. In Abwägung von Nutzen und Risiko sind Therapien deshalb im Zusammenhang mit Impfungen nicht abzusetzen, sondern ggf. sogar *on demand* einzusetzen. Eine Anakinra-Therapie *on demand* 72 Stunden nach Impfung für 5–7 Tage reduzierte die Impfantwort nicht [25].

5.3.2 Lebendimpfungen

Zu den Lebendimpfungen zählen Impfungen gegen Masern, Mumps, Röteln (MMR), Varizellen (VZV), Gelbfieber sowie die orale Typhus- und Choleraimpfung. Für die Anwendung bei Immundefizienz ist es wichtig, zwischen niedrig-replikativer VZV-, mittel-replikativer MMR- und hoch-replikativer Gelbfieberimpfung zu unterscheiden [19].

Die Anwendung eines hoch-replikativen Impfstoffes erfordert eine starke (CD4+) T-zelluläre Reaktionsfähigkeit des Patienten [6]. Lebendimpfungen sind deshalb unter relevanter Immunsuppression *nicht* empfohlen [16]. Ausnahmen, im Sinne von Einzelfallentscheidungen, sind jedoch möglich. Bei niedrigdosierter Immunsuppression (z. B. MTX in Standarddosis < 15 mg/m²/Woche) können Lebendimpfungen, insbesondere die Booster-Impfungen für MMR und VZV, in Betracht gezogen werden. Zu berücksichtigen sind hierbei die aktuelle individuelle Immunreaktivität und ob es sich um eine Primär- oder Booster-Impfung handelt. Dabei ist die Evidenzlage für Lebendimpfungen bei Immunsupprimierten für VZV besser als für MMR und für Booster- besser als für Erstimpfungen [7]. Laut Fachinformation ist für einen VZV-Impfstoff eine Anwendung unter bereits begonnener Therapie möglich, gebunden an eine immunologische Vortestung gilt dies im Einzelfall auch für Erstimpfungen [26]. *Bei allen Präparaten ist zu beachten, dass die Anwendung der jeweiligen Impfung Off-Label geschieht und besondere Sorgfalts- und Aufklärungspflichten bestehen.*

5.3.2.1 Lebendimpfung vor bzw. mit Beginn der Immunsuppression

Ein mögliches Vorgehen bei der Durchführung von Lebendimpfungen vor bzw. mit Beginn der Immunsuppression ist in Abb. 5.2 dargestellt. Aus immunologischer Sicht sollten Lebendimpfungen mindestens 2 (Booster-Impfung), wenn möglich 4 Wochen (Erstimpfung) vor Beginn einer relevanten Immunsuppression abgeschlossen sein [5,14].

Labordiagnostik

VZV- oder Masern-
Titer **negativ**

Lymphozyten > 1200/µl
oder CD4+ > 200/µl

TB-Elispot Positiv-
Kontrolle +

Inaktivität der Grunderkrankung

Impfung
MMR ± VZV

Impftiter-
Kontrolle

ohne Pause: NSAR, HCQ, MTX < 15 mg/m², Prednisolon ≤ 10 mg/d

hohe Intensität Immun-
suppression, inkl. Biologika

4(−5) × HWZ
mind. ≥ 2 Wo

Wiederbeginn
Immunsuppression

2 Wo   4 Wo

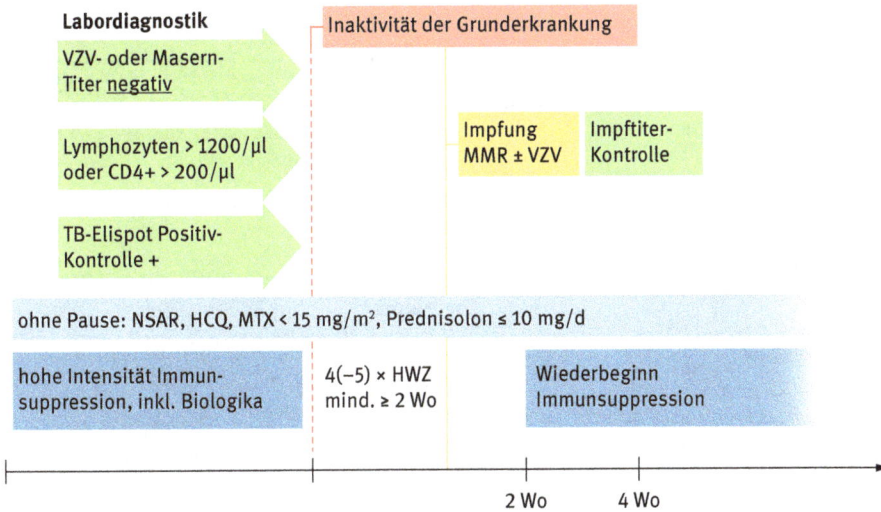

Abb. 5.2: Mögliches Vorgehen bei Durchführung von Lebendimpfungen bei Patienten mit entzünd-lich-rheumatischen Erkrankungen unter laufender immunmodulierender Therapie. HCQ: Hydroxy-chloroquin, HWZ: Halbwertszeit, IS: Immunsuppression, MMR: Masern-Mumps-Röteln, VZV: Varizel-la-Zoster-Virus 8 (Bildquelle: F. Speth).

5.3.2.2 Integration von Lebendimpfungen in eine bereits begonnene Rheumatherapie

Bei einer das Immunsystem relevant supprimierenden Therapie (s. Tab. 5.1) sollte nur nach sorgfältiger individueller Nutzen-Risikoabwägung geimpft werden. Bei jeder Lebendimpfung außerhalb der Zulassung muss eine dokumentierte Aufklärung über Nutzen und Risiko der Impfung sowie über den Wegfall der Produkthaftung erfolgen.

Pause der Immunsuppression

Immunsuppressiva werden vor und nach der Lebendimpfung pausiert. Nach Expertenkonsens werden Pausen von etwa 4(−5) pharmakologischen Halbwertzeiten (HWZ) [27,28] (Tab. 5.3) bzw. je nach Medikament zwischen 4 Wochen und 3 Monaten [16] *vor* und mindestens 2–(4) Wochen *nach* der Lebendimpfung (Virämie nach VZV-Impfung 2 Wochen und nach MMR-Impfung 2–3 Wochen [29]) angeraten. Bei einigen Medikamenten ist die Dauer der immunsuppressiven Wirkung nicht nur von der pharmakokinetischen Halbwertzeit, sondern auch von der biologisch-immunologischen Wirkdauer abhängig (diese kann im Einzelfall viele Monate andauern). Zur Reduktion des Risikos von Erkrankungsschüben in längeren Impfpausen kann der Einsatz einer niedrigen Glukokortikoid-Bridgingtherapie erwogen werden, siehe hierzu Abb. 5.2.

Tab. 5.3: Biologische DMARDs mit entsprechenden Halbwertzeiten [18,30].

Substanz	Target	Typ	HWZ
Etanercept	TNF	Humanes Tumornekrose-Faktor-Rezeptor-p75-Fc-IgG1-Fusionsprotein	70 h
Adalimumab	TNF	Humaner monoklonaler anti-TNF IgG1 Antikörper	14 d
Golimumab	TNF	Humaner monoklonaler anti-TNF IgG1κ Antikörper	12 ± 3 d
Certolizumab pegol	TNF	Mit Polyethylenglycol (PEG) konjugiertes rekombinantes humanisiertes anti-TNF Antikörper-Fab'-Fragment	14 d
Infliximab	TNF	Chimärer, human-muriner, monoklonaler anti-TNF IgG1-Antikörper	7,5–9,5 d
Abatacept	CD80/CD86 auf antigen-präsentierenden Zellen	Fusionsprotein aus der extrazellulären Domäne von humanem CTLA-4 und dem Fc-Teil von IgG1	320 h (13,3 d)
Anakinra	IL-1	Rekombinanter anti-IL-1 Rezeptorantagonist	4–6 h
Canakinumab	IL-1	Humaner monoklonaler anti-IL1β Antikörper	23–26 d
Tocilizumab	IL-6	Humanisierter monoklonaler anti-IL-6-Rezeptor Antikörper	8–14 d
Ustekinumab	IL-12/-23	Humaner monoklonaler anti-IL-12 und IL-23 IgG1κ-Antikörper	20–24 d
Rituximab*	B-Zellen	Chimärer monoklonaler Antikörper gegen CD20-Antigen auf B-Lymphozyten*	14–62 d
Belimumab	Blys	Humaner monoklonaler IgG1λ Antikörper gegen BLys (B-Lymphozyten-Stimulator, ein Zytokin der TNF-Superfamilie)	18,3 d

*Die Therapie induziert eine B-Zell Depletion, die in der Regel 6–9 Monate, im Einzelfall aber auch mehrere Jahre anhalten kann.

Ausnahmen gelten für Ustekinumab mit 15 Wochen Pause vor Lebendimpfung, die anti-CD20-Antikörper Rituximab und Ocrelizumab mit 6–12 Monaten bzw. bis zur B-Zell-Repopulation mit altersentsprechenden Normalwerten [16]. Lebendimpfungen sollten auch erst mindestens 4 Wochen nach hochdosierten *Glukokortikoidtherapien*, z. B. nach i. v. Steroidpulsen oder einer Therapie mit Prednison ≥ 20 mg/Tag für > 2 Wochen, erfolgen bzw. diese Therapien erst 4 Wochen nach Impfung beginnen.

Fortsetzung der Immunsuppression oder kürzere Medikamentenpausen

Wird im Einzelfall eine Verkürzung der Pausen oder eine Lebendimpfung unter laufender relevanter Immunsuppression erwogen, können Voruntersuchungen (s. Tab. 5.4) die immunologische Funktion des Patienten bewerten helfen [7,26,31]. Der Umfang der Labordiagnostik richtet sich nach der Intensität der immunsuppressiven Therapie, der Replikationsfähigkeit des Lebendimpfstoffes und danach, ob es sich um eine Erst- oder eine Booster-Impfung handelt. Die ausgewählten immunologischen Parameter entsprechen internationalen Empfehlungen [6,7,19,24,26,31].

Tab. 5.4: Checkliste vor Lebendimpfung unter immunsuppressiver Therapie.

	Intensität der Immunsuppression (s. Tab. 5.1)		
	keine relevante Immunsuppression	niedrige bis mittelgradige Immunsuppression	hohe Intensität der Immunsuppression
VZV-Erstimpfung	Labor Stufe 1	Labor Stufe 1 + 2	Nur als Einzelfallentscheidung Labor Stufe 1 + 2 + 3
VZV-Zweitimpfung	Labor Stufe 1	Labor Stufe 1 + 2	Labor Stufe 1 + 2* + 3
MMR-Erstimpfung	Labor Stufe 1 + 2	Nur als Einzelfallentscheidung Labor Stufe 1 + 2 + 3	Keine Impfung empfohlen
MMR-Zweitimpfung**	Labor Stufe 1 + 2	Labor Stufe 1 + 2 + 3	Nur als Einzelfallentscheidung Labor Stufe 1 + 2 + 3

Laboruntersuchungen immunologischer Surrogatmarker

Labor Stufe 1	– Differentialblutbild:
	  – Leukozyten > 3000/µl
	  – Lymphozyten > 1200/µl (Lymphozyten < 700/µl gelten als strenge Kontraindikation)
	  – Granulozyten > 1000/µl

Labor Stufe 2	– Immunglobuline
	  – IgG > 500 mg/dl und IgM > 20 mg/dl
	 – Positives Ansprechen auf einen Totimpfstoff
	  – **Boosterung:** Messung des Ausgangswertes und Nachweis eines Titeranstieges nach 4 Wochen für *eine* der nachfolgenden Impfungen: Tetanus, Diphtherie, Pneumokokken, Hib, HBV, oder
	  – **Impfung mit Neoantigen***** (bislang beim Patienten nicht eingesetzter Impfstoff): Messung der Serokonversion z. B. für Hepatitis A, FSME oder
	  – **Persistierende Tetanus-Impfantikörper > 0,1 IU/ml** gelten als Mindestanforderung (mit diagnostisch geringerer Aussagekraft)

Tab. 5.4: (fortgesetzt)

Labor Stufe 3	– Durchflusszytometrie – CD4 T-Zellen ≥ 200/µl vor VZV- bzw. ≥ 500/µl vor MMR-Impfung – **Tuberkulose-IGRA (TB-EliSpot®** oder **Quantiferon®)** Test muss auswertbar sein (Positivkontrolle der Testsysteme)

Kontraindikationen für Lebendimpfungen

Medikamente	– **Therapie mit Cyclophosphamid, B-Zell-Depletion (z. B. Rituximab):** Impfung mindestens (2–)4 Wochen vor und mindestens 6–12 Monate nach Gabe. Vor Impfung nach Therapie erweiterte immunologische Testung: Labor Stufe 1 + 2 + 3 und CD4 + CD45RA + nach Cyclophosphamid bzw. CD20 + nach B-Zell gerichteter Therapie < 2 Jahre – **Glukokortikoide:** Impfung mindestens 4 Wochen vor und nach i. v. Steroidpuls oder einer Therapie mit Prednison ≥ 20 mg/Tag für > 2 Wochen. Nach Langzeitanwendung vor Impfung immunologische Vortestung mit Labor Stufe 1 + 2 + 3. – **Medikamentenkombinationen:** Keine Kombination aus > 2 DMARDs oder > 1 DMARD plus 1 Biologikum (Ausnahme DMARDs mit keiner bis geringgradiger Immunsuppression)
Impfstoffe	– Keine Kombination von zwei Lebendimpfstoffen bei schwerer Immunsuppression. Erweiterter Impfabstand von ≥ 3 Monaten [14]. – Besteht die Indikation sowohl für die Varizellen- als auch MMR-Impfung, wird empfohlen zunächst die Impfung gegen Varizellen durchzuführen, um die Sicherheit und Immunogenität eines niedrig replikativen und mit Aciclovir behandelbaren Impfvirus unter der Immunsuppression prüfen zu können.
Schwangerschaft	– Laut Fachinformation der MMR- und Varizellen-Impfstoffhersteller muss eine Schwangerschaft zum Zeitpunkt der Impfung ausgeschlossen und für 3 Monate danach verhindert werden.

* Nachweis einer positiven Reaktion auf einen Totimpfstoff ist nicht nötig. ** nur bei unzureichendem Erfolg nach der Erstimpfung, d. h. MMR-IgG unterhalb des definierten Grenzwertes des Labors. ***Nachteil von Neoantigenen: teils sind Mehrfachimmunisierungen nötig, bis positive Impftiter (unter Immunsuppression) nachweisbar sind. Durchführung deshalb nur, wenn die Impfindikation für das Neoantigen unabhängig von der Vorbereitung auf eine Lebendimpfung vorliegt.

Weitere Hinweise

Lebendimpfungen sind erst ≥ 9 Monate nach einer *Immunglobulingabe* zu verabreichen, da ansonsten die immunologische Antwort eingeschränkt sein kann (Antikörper können attenuierte Impfviren neutralisieren). Auch nach der Gabe von *Blutprodukten* ist ein Abstand von 3 Monaten angeraten.

– Nach Varizellen- oder Zosterimpfung ist auf *Acetylsalicylsäure (ASS)* für mindestens 6 Wochen zu verzichten.

- Tritt *nach Varizellenimpfung* unter Immunsuppression ein Exanthem mit > 50 Läsionen oder einer von Dauer > 7 Tage auf, wird Aciclovir und ggf. eine Reduktion der aktuellen Immunsuppression empfohlen.

5.3.3 Impfansprechen

In Abhängigkeit von Grunderkrankung, Krankheitsaktivität, Impfstoff und Immunsuppression kann eine verminderte Impfantwort auftreten [19,32]. Nach Totimpfstoffimpfung zeigten JIA-Patienten unter MTX, TNF-, IL-1- oder IL-6-Blockade, in der Regel ausreichende Impftiter (Tab. 5.5).

Bei inaktiver Grunderkrankung kann zur Verbesserung der Impfantwort erwogen werden, die Impfung anstelle der nächsten geplanten Gabe der Rheumamedikation durchzuführen und im Anschluss Immunsuppressiva oder Biologika für 2 Wochen zu pausieren. Bei Unterbrechung einer MTX-Therapie für 2 Wochen war die Ansprechrate auf eine Influenzaimpfung bei Patienten mit rheumatoider Arthritis signifikant besser [34,35], nach vorübergehender Tofacitinib-Unterbrechung hingegen nicht.

Das Ansprechen auf Lebendimpfungen wurde zumeist nach Booster-Impfungen gegen MMR und VZV untersucht. Antikörpertiter sind nur Surrogatmarker für die Beurteilung des Impferfolges [5]. Diese korrelieren – je nach Impfantigen – unterschiedlich stark mit der Schutzfunktion, zudem ist die zelluläre Immunität (CMI) gegen Impfantigene nicht als Routinemessung verfügbar (s. Tab. 5.6). Eine Titerkontrolle (in der Regel ca. 4(–8) Wochen nach der letzten Impfung eines vollständigen Impfzyklus) wird jedoch nicht generell empfohlen.

5.3.3.1 Mögliche Indikationen für Impftiter-Bestimmungen
- Ein zu erwartender starker Einfluss der Immunsuppressiva auf den Impferfolg (s. Tab. 5.1 und 5.5).
- Erstimpfung (Neoantigen) unter laufender Immunsuppression.
- Impfungen unter Medikamenten mit neuartigen Wirkmechanismen und Einfluss insbesondere auf die T- und/oder B-Zellen (zu denen bislang kaum Impfstudien vorliegen).
- Patienten mit hohem Risiko für invasiv verlaufende Infektionen (Abb. 5.1).
- Kontrolle des Impferfolges 4 Wochen nach HBV-Booster-Impfung. Regelmäßige (jährliche) Anti-HBs Kontrolle bei Patienten mit humoraler Immundefizienz, ansonsten individuell nach Risiko.
- Bei jungen Frauen und Schwangerschaftsplanung Titerbestimmungen für Hepatitis B (immer), Röteln und Varizellen (falls keine eindeutig positive Ausgangsserologie vorliegt).
- Nach der Erstimpfung gegen MMR, wenn der Patient Immunsuppressiva erhält, da eine Zweitimmunisierung dann nur bei unzureichenden Titern zwingend nötig ist.

Tab. 5.5: Impfantworten in Abhängigkeit vom Impfstoff und Medikament (basierend auf Studiendaten bei Kindern und Erwachsenen mit rheumatischen Erkrankungen [33,34]).

Totimpfstoffe	Inaktivierte Ganz-partikel-Impfstoffe	Spalt-Impfstoffe und Untereinheiten (*Subunit*)-Impfstoffe	
		Polysaccharid-Vakzine	Protein-, Spalt- oder Konjugatvakzine*
Beispiele	inaktivierter Polio-Impfstoff (IPV), Toll-wut-, FSME-, Influen-za-Ganzpartikel-, Cholera-Impfstoff	Pneumokokken-Poly-saccharid-Impfstoff, PPSV23	Tetanus-, Diphtherie-, Per-tussis-Toxoid, Polio (IPV)-, Hepatitis A-, Hepatitis B-, Influenza-, HPV-, HiB-*, PCV-7*-, PCV-13*-, MenC*-, Men-ACWY*-Vakzine
MTX	k. A.	↓	–/↓
Hydroxychloroquin	k. A.	–	–
Sulfasalazin	k. A.	k. A.	–/↓
Leflunomid	k. A.	k. A.	–
Azathioprin	k. A.	-/↓	–
Mycophenolat	k. A.	↓↓	↓↓
Calcineurin-Inhibi-toren	k. A.	k. A.	–/↓
TNF-Hemmer	k. A.	–/↓	–/↓
Tocilizumab	k. A.	–	–
IL-1-Hemmer	k. A.	–	–
Ustekinumab	k. A.	–	–
Abatacept	k. A.	↓	↓
Rituximab	k. A.	↓↓	↓
Belimumab	k. A.	k. A.	k. A.
Tofacitinib	k. A.	↓	–/↓

– Kein Einfluss auf Immunität, ↓ vermindert, ↓↓ deutlich vermindert, k. A. – keine Angaben
* Impfung nicht zum Zeitpunkt der B-Zell-Depletion (Ausnahmen, z. B. saisonale Influenza, zur Induktion einer zellulären Immunität)

Nach einer Booster-Impfung wird als Faustregel ein 4-facher Titer-Anstieg als positive Impfantwort interpretiert [19]. Trotz abfallender Impftiter kann (nach vollständiger Grundimmunisierung) ein anhaltender zellulärer Schutz (CMI) vor schwer verlaufenden Infektionen gegenüber Hepatitis A, Masern, Röteln und Varizellen angenommen werden.

Tab. 5.6: Angestrebte Antikörpertiter nach Impfungen (modifiziert nach Niehues et al. 2017 [5]).

Impfstoff	Angestrebter Impf-Titer
Diphtherie	≥ 0,1 IU/ml (ELISA)
Hepatitis A	≥ 10 IE/l (ELISA)
Hepatitis B	≥ 100 IE/l (ELISA)
Hib Konjugat-Impfstoff	≥ 0,15 µg/ml Anti-Polyribosylribitol Phosphat (ELISA)
Masern	Positiver IgG nach Vorgabe des Labors (ELISA, Neutralisationstest)
Meningokokken	Titer ≥ 4 (Serumbakterizidietest) bei Serogruppe B Titer ≥ 8 (Serumbakterizidietest) bei Serogruppen A, C, W und Y
Mumps	Positiver IgG nach Vorgabe des Labors
Pneumokokken	
– PCV	PCV13: ≥ 0,35 µg/ml (ELISA)
– PPSV	PPSV23: 0,2–0,35 µg/ml; 1:8 dilution (ELISA, Opsonophagozytose)
Polio	> 1:4 (Neutralisationstest)
Röteln	10–15 IU/ml (ELISA) bzw. positives IgG nach Vorgabe des Labors
Tetanus	≥ 0,1 IU/ml (ELISA)
Varizellen	ELISA: > 200 IU/ml, FAMA: 1:2 bis 1:4

5.4 Maßnahmen der spezifischen Prophylaxe übertragbarer Krankheiten

5.4.1 Postexpositionelle Maßnahmen

Kommt es bei einem nicht ausreichend geschützten Patienten unter Immunsuppression zum Kontakt mit einem der in Tab. 5.7 aufgelisteten Erreger, stehen Maßnahmen der Postexpositionsprophylaxe zur Verfügung (www.rki.de/ratgeber). Präventionsmaßnahmen umfassen eine postexpositionelle Impfung, die passive Immunisierung durch die Gabe von Standard-Immunglobulinen (IVIG) oder eine Chemoprophylaxe.

Tab. 5.7: Postexpositionelle prophylaktische Maßnahmen im Falle eines unvollständigen Impfschutzes.

Kontakt zu	Maßnahmen
Diphtherie	Chemoprophylaxe (antibiotische Therapie, z. B. mit Erythromycin [s. RKI-Ratgeber „Diphtherie", www.rki.de/ratgeber > Diphtherie]) und Impfung, wenn die letzte Impfung > 5 Jahre zurückliegt
Hib	Chemoprophylaxe (mit Rifampicin: 1 × 20 mg/kg KG, maximal 600 mg, p. o. für 4 Tage)
Hepatitis A	Postexpositionelle Impfung mit monovalentem HAV-Impfstoff innerhalb von 14 Tagen nach Exposition
Hepatitis B	Auffrischimpfung bei niedrigen, aber nachweisbaren Impfantikörpern (10–99 IE/l) aktive und passive Impfung bei fehlenden Impfantikörpern
Influenza	Nach Kontakt eines Patienten mit mittlerer bis schwerer Immunsuppression Noch ohne Fieber: Oseltamivir (½ Dosis), Dauer: 10 Tage (früh im Winter evtl. zusätzlich Impfung nachholen) Fieber seit < 24 h(–48h): Oseltamivir (volle Dosis), Dauer: 10 Tage

Masern	**Keine** frühere Masern-Mumps-Röteln(MMR)-Impfung
	– IVIG innerhalb von 6 Tagen nach Exposition (1 × 400 mg/kg KG intravenös)
	
	1 × MMR-Impfung → Messung der Antikörper*
	– Schutz ist vorhanden: keine weiteren Maßnahmen
	– Kein Schutz oder unklar:
	  – niedrige Immunsuppression (z. B. Methotrexat): IVIG (und ≥ 9 Monate später elektiv aktive Immunisierung) oder aktive Riegelungsimpfung innerhalb von 3 Tagen nach Exposition (off-label)
	  – schwere Immunsuppression (z. B. bDMARD): IVIG innerhalb von 6 Tagen nach Exposition

Meningokokken	Chemoprophylaxe bis zu 10 Tage nach Exposition (mit Rifampicin: Neugeborene: 2 × 5 mg/kg KG p. o. für 2 Tage Säuglinge, Kinder und Jugendliche bis 60 kg: 2 × 10 mg/kg KG (max. ED 600 mg) p. o. für 2 Tage; Jugendliche und Erwachsene ab 60 kg: 2 × 600 mg p. o. für 2 Tage oder ggf. Ceftriaxon: von 2–12 Jahren: 1 × 125 mg i. m.; ab 12 Jahren: 1 × 250 mg i. m.) plus Nachhol-Impfung(en), da Erreger lange endemisch zirkulieren können
Mumps	Impfung innerhalb von 3 Tagen nach Exposition
Pertussis	Chemoprophylaxe (mit einem Makrolid empfohlen [s. a. RKI-Ratgeber „Pertussis" unter www.rki.de/ratgeber > Pertussis]) und Auffrischimpfung (wenn die letzte Impfung länger als fünf Jahre zurückliegt)
Pneumokokken	Antibiotikum plus Nachholimpfung(en): 1. PCV13, 2. PPSV23

Tab. 5.7: (fortgesetzt)

Kontakt zu	Maßnahmen

Varizellen	Keine Impfung und Windpockenanamnese unklar → Titerbestimmung*
	– Schutz ist vorhanden: keine weiteren Maßnahmen
	– Kein Schutz oder unklar:
	   – niedrige Immunsuppression (z. B. Methotrexat): Aciclovir p. o. oder Vari-zella-Zoster-Immunglobulin (VZIG) bis max. 10 Tage nach Exposition (und ≥ 9 Monate später elektive aktive Immunisierung) oder postexpositionelle VZV-Impfung innerhalb von 5 Tagen nach Exposition
	   – schwere Immunsuppression: VZIG ± Aciclovir
	
	1 × Windpocken-Impfung hat stattgefunden:
	– niedrige Immunsuppression: Riegelungsimpfung innerhalb von 5 Tagen oder Aciclovir p. o.
	– schwere Immunsuppression: VZIG ± Aciclovir

*falls zeitlich möglich

5.4.2 Impfungen von Umgebungspersonen

Die wichtigsten Impfungen für Umgebungspersonen sind die Influenza-, Pertussis-, Masern- und Windpocken- bzw. Zosterimpfung. Eine Ansteckung nach Totimpfungen ist nicht möglich.

– Eine Ansteckung des Patienten durch den Masern-Mumps-Röteln-(MMR)-Le-bendimpfstoff bei Umgebungsperson ist nicht bekannt.
– Nach einer Windpockenimpfung besteht nur ein geringes Risiko für eine Impf-virusübertragung. Dies gilt auch, wenn der Geimpfte einen Windpockenaus-schlag zeigt.
– Werden Geschwisterkinder gegen Rotaviren geimpft, besteht das Risiko der Übertragung des Impfvirus. Ein enger Kontakt von immunsupprimierten Patien-ten mit geimpften Säuglingen (und Windeln) ist zu vermeiden, vor allem in der ersten Woche nach Impfung.

Literatur

[1] Beukelman T, Xie F, Chen L, et al. Rates of hospitalized bacterial infection associated with juve-nile idiopathic arthritis and its treatment. Arthritis Rheum. 2012;64(8):2773–2780.
[2] Aygun D, Sahin S, Adrovic A, et al. The frequency of infections in patients with juvenile idio-pathic arthritis on biologic agents: 1-year prospective study. Clin Rheumatol. 2019;38(4):1025–1030.
[3] Lee WJ, Lee TA, Suda KJ, et al. Risk of serious bacterial infection associated with tumour necro-sis factor-alpha inhibitors in children with juvenile idiopathic arthritis. Rheumatology (Oxford). 2018;57(2):273–282.

[4] Leuvenink R, Aeschlimann F, Baer W, et al. Clinical course and therapeutic approach to varicella zoster virus infection in children with rheumatic autoimmune diseases under immunosuppression. Pediatr Rheumatol Online J. 2016;14(1):34.

[5] Niehues T, Bogdan C, Hecht J, et a.. Impfen bei Immundefizienz: Anwendungshinweise zu den von der Ständigen Impfkommission empfohlenen Impfungen (I) Grundlagenpapier. Bundesgesundheitsblatt Gesundheitsforschung Gesundheitsschutz. 2017;60:674–684.

[6] Kroger AT, Atkinson WL, Marcuse EK, Pickering LK, Advisory Committee on Immunization Practices Centers for Disease C, Prevention. General recommendations on immunization: recommendations of the Advisory Committee on Immunization Practices (ACIP). MMWR Recomm Rep. 2006;55(RR-15):1–48.

[7] Speth F, Haas J-P, Kneitz C, Warnatz K, Minden K. Impfungen bei immunsupprimierten jungen Rheumatikern in der Transition. arthritis + rheuma. 2017;37:39–58.

[8] Maritsi D, Vartzelis G, Soldatou A, Garoufi A, Spyridis N. Markedly decreased antibody titers against hepatitis B in previously immunised children presenting with juvenile idiopathic arthritis. Clin Exp Rheumatol. 2013;31(6):969–973.

[9] Heijstek MW, van Gageldonk PG, Berbers GA, Wulffraat NM. Differences in persistence of measles, mumps, rubella, diphtheria and tetanus antibodies between children with rheumatic disease and healthy controls: a retrospective cross-sectional study. Ann Rheum Dis. 2012;71(6):948–954.

[10] Maritsi DN, Eleftheriou I, Vartzelis G, Spyridis N, Tsolia MN. Risk factors associated with accelerated rubella IgG antibody loss in previously vaccinated, treatment-naive patients with juvenile systemic lupus erythematosus: A prospective study. Arthritis Rheumatol. 2019;71(6):1022–1023.

[11] Beukelman T, Xie F, Baddley JW, et al. The risk of hospitalized infection following initiation of biologic agents versus methotrexate in the treatment of juvenile idiopathic arthritis. Arthritis Res Ther. 2016;18(1):210.

[12] Aeschlimann FA, Chong SL, Lyons TW, et al. Risk of Serious Infections Associated with Biologic Agents in Juvenile Idiopathic Arthritis: A Systematic Review and Meta-Analyses. J Pediatr. 2019;204:162–171 e3.

[13] Heijstek MW, Ott de Bruin LM, Bijl M, et al. EULAR recommendations for vaccination in paediatric patients with rheumatic diseases. Ann Rheum Dis. 2011;70(10):1704–1712.

[14] Rubin LG, Levin MJ, Ljungman P, et al. 2013 IDSA clinical practice guideline for vaccination of the immunocompromised host. Clin Infect Dis. 2014;58(3):309–318.

[15] Speth F, Minden K. Impfungen bei Kindern und Jugendlichen mit rheumatischen und muskuloskelettalen Erkrankungen. Arthritis + Rheuma. 2015;1:44–55.

[16] Wagner N, Assmus F, Arendt G, et al. Impfen bei Immundefizienz: Anwendungshinweise zu den von der Ständigen Impfkommission empfohlenen Impfungen. (IV) Impfen bei Autoimmunkrankheiten, bei anderen chronisch-entzündlichen Erkrankungen und unter immunmodulatorischer Therapie. Bundesgesundhbl Gesundheitsforsch Gesundheitsschutz. 2019;62(4):494–515.

[17] Advisory Committee on Immunization Practices (ACIP). ACIP Recommendations 2019. https://www.cdc.gov/vaccines/hcp/acip-recs/index.html. [zuletzt aufgerufen: 14. Mai 2020]

[18] Davies HD, Committee On Infectious D. Infectious complications with the use of biologic response modifiers in infants and children. Pediatrics. 2016;138(2).

[19] Bühler S, Eperon G, Ribi C, et al. Vaccination recommendations for adult patients with autoimmune inflammatory rheumatic diseases. Swiss Med Wkly. 2015;145:w14159.

[20] Henderson C, Goldbach-Mansky R. Monogenic autoinflammatory diseases: new insights into clinical aspects and pathogenesis. Curr Opin Rheumatol. 2010;22(5):567–578.

[21] Robert Koch-Institut. Empfehlungen der Ständigen Impfkommission (STIKO) beim Robert Koch-Institut 2019/2020. Epidemiologisches Bulletin. 2019;34:313–364.

[22] Centers for Disease Control and Prevention. Morbidity and Mortality Weekly Report (MMWR). Updated recommendation from the Advisory Committee on Immunization Practices (ACIP) for re-vaccination of persons at prolonged increased risk for meningococcal diesease. 2009;58:1042–1043.

[23] Iro MA, Snape MD, Voysey M, et al. Persistence of bactericidal antibodies following booster vac-cination with 4CMenB at 12, 18 or 24 months and immunogenicity of a fifth dose administered at 4 years of age-a phase 3 extension to a randomised controlled trial. Vaccine. 2017;35 (2):395–402.

[24] Ehl S, Bogdan C, Niehues T, et al. Impfen bei Immundefizienz: Anwendungshinweise zu den von der Ständigen Impfkommission empfohlenen Impfungen. (II) Impfen bei 1. Primären Immun-defekterkrankungen und 22. HIV-Infektion. Bundesgesundhbl Gesundheitsforsch Gesundheits-schutz. 2018.

[25] Bodar EJ, Kuijk LM, Drenth JP, et al. On-demand anakinra treatment is effective in mevalonate kinase deficiency. Ann Rheum Dis. 2011;70(12):2155–2158.

[26] Speth F, Hinze CH, Andel S, Mertens T, Haas JP. Varicella-zoster-virus vaccination in immuno-suppressed children with rheumatic diseases using a pre-vaccination check list. Pediatr Rheu-matol Online J. 2018;16(1):15.

[27] Heijstek MW, Kamphuis S, Armbrust W, et al. Effects of the live attenuated measles-mumps-ru-bella booster vaccination on disease activity in patients with juvenile idiopathic arthritis: a ran-domized trial. JAMA. 2013;309(23):2449–2456.

[28] Krüger K, Albrecht K, Rehart S, Scholz R und die Kommission Pharmakotherapie der DGRh. Emp-fehlung der DGRh zur Perioperativen Vorgehendsweise unter Therapie mit DMARDs und Biologi-ka bei entzündlich-rheumatischen Erkrankungen. https://dgrh.de/dam/jcr:e8ac6b95-3a2f-4113-ab59-da18f1cb7cf4/empfehlungen_periop.pdf. [zuletzt aufgerufen: 14. Mai 2020]

[29] Papp KA, Haraoui B, Kumar D, et al. Vaccination guidelines for patients with immune-mediated disorders taking immunosuppressive therapies: Executive summary. J Rheumatol. 2019;46 (7):751–754.

[30] Rote Liste 2019. https://www.rote-liste.de.

[31] Sartori AM. A review of the varicella vaccine in immunocompromised individuals. Int J Infect Dis. 2004;8(5):259–270.

[32] Silva CA, Aikawa NE, Bonfa E. Vaccinations in juvenile chronic inflammatory diseases: an up-date. Nat Rev Rheumatol. 2013;9(9):532–543.

[33] McMahan ZH, Bingham CO, 3 rd. Effects of biological and non-biological immunomodulatory therapies on the immunogenicity of vaccines in patients with rheumatic diseases. Arthritis Res Ther. 2014;16(6):506.

[34] Subesinghe S, Bechman K, Rutherford AI, Goldblatt D, Galloway JB. A Systematic Review and Metaanalysis of Antirheumatic Drugs and Vaccine Immunogenicity in Rheumatoid Arthritis. J Rheumatol. 2018;45(6):733–744.

[35] Park JK, Lee YJ, Shin K, et al. Impact of temporary methotrexate discontinuation for 2 weeks on immunogenicity of seasonal influenza vaccination in patients with rheumatoid arthritis: a ran-domised clinical trial. Ann Rheum Dis. 2018;77(6):898–904.

6 Medikamentöse Therapie

Gerd Horneff

6.1 Einleitung

Die Optionen der Pharmakotherapie nicht-entzündlicher und entzündlich-rheumatischer Erkrankungen sind im stetigen Wandel, insbesondere durch eine Vielzahl von Biologika, zu denen monoklonale Antikörper und Fusionsproteine gehören, aber auch durch die neue Gruppe so genannter *small molecules*, wie z. B. die Janus-Kinase-Inhibitoren werden spezifische Eingriffe in die Entzündung möglich.

In diesem Kapitel werden auch solche Substanzen vorgestellt, für die keine oder noch keine Zulassung zur Anwendung bei Kindern und Jugendlichen besteht, deren Einsatz in besonderen Fällen im Rahmen einer „off-label" Therapie gerechtfertigt ist.

Eine *„off-label"* Therapie ist möglich und von den Krankenkassen zu tragen, wenn (1) eine schwere gesundheitliche Beeinträchtigung vorliegt oder (2) ein mit Schmerzen verbundenes Leiden mangels therapeutischer Alternativen nicht wirksam behandelt werden kann und (3) Forschungsergebnisse vorliegen, die erwarten lassen, dass das Arzneimittel für die betreffende Indikation zugelassen werden könnte (Az: B 1 KR 37/00 R vom 19.03.2002).

Die stetige Erweiterung des therapeutischen Armentariums ermöglicht oftmals eine effektivere und besser verträgliche Therapie und darüber hinaus auch die Formulierung ehrgeiziger Therapieziele. So hat der mit der Einführung der Biologika erreichte Fortschritt eine Remission oder zumindest ein minimales Maß an Krankheitsaktivität zu einem erreichbaren Ziel für die meisten Patienten gemacht.

- kurzfristige Ziele: Symptomkontrolle, insbesondere Schmerzen
- mittelfristige Ziele: Vollständige Krankheitskontrolle, Remission der Erkrankung ohne den Einsatz von Kortikosteroiden, Gewährleistung einer normalen Entwicklung
- langfristiges Ziel: Remission ohne Medikation, keine Folgeschäden

Eine vollständige Krankheitskontrolle, eine Remission, wird als das ideale therapeutische Ziel angesehen, da sich herausstellte, dass z. B. bei der Arthritis eine schnell erreichte Remission zu geringeren langfristigen Gelenk- und Gelenkschäden und körperlichen Behinderungen führt.

6.2 Kortikosteroidtherapie

Kortikosteroide sind stark wirksame antiinflammatorische Substanzen. Sie können systemisch, oral oder parenteral, oder lokal, am Auge und intraartikulär, appliziert werden. Neben antientzündlichen und endokrinen Wirkungen hemmen sie alle Reaktionen des mesenchymalen Gewebes und beeinflussen so das Wachstum negativ.

https://doi.org/10.1515/9783110493801-006

6.2.1 Hochdosierte systemische Kortikosteroide

Hochdosierte systemische Kortikosteroide Prednison, Prednisolon oder Methylprednisolon in einer Dosis bis 2 mg/kg KG/Tag in 3 ED sind unter bestimmten Bedingun-
gen unverzichtbar. Hierzu gehören z. B. die Herzbeteiligung bei der systemischen Arthritis oder die Sehkraft bedrohende Uveitis. Ist eine mittelfristige Therapie mit systemischen Kortikosteroiden erforderlich, so soll die Dosis so niedrig wie notwendig gewählt werden. Binnen 6 bis 8 Wochen sollte die s. g. Cushingschwelle von 0,15 mg/
kg Körpergewicht unterschritten werden, um langfristige Steroidnebenwirkungen zu
vermeiden.

– Initialdosis (2 mg/kg in 3 ED, maximal 60 mg/Tag) für ca. 10–14 Tage.
– Anschließend erfolgt eine wöchentliche Dosisreduktion um ca. 20–25 % der bestehenden Dosis pro Woche unter Kontrolle der Klinik und der Verträglichkeit
  und Sicherheit.
– Unterhalb von 1 mg/kg Körpergewicht soll die Tagesmenge in einer Dosis ge-
  nommen werden.

Beispiel: Durchführung einer hochdosierten Kortikosteroidtherapie: Vorschlag für
ein Dosisreduktionsschema bei Körpergewicht 30 kg (Cushingschwelle ca. 5 mg/Tag).
– Woche 1:   20 – 20 – 20 mg
– Woche 2:   20 – 20 – 5 mg
– Woche 3:   20 – 15 – 0 mg
– Woche 4:   20 – 5 – 0 mg
– Woche 5:   17,5 – 0 – 0 mg
– Woche 6:   12,5 – 0 – 0 mg
– Woche 7:   10 – 0 – 0 mg
– Woche 8:   7,5 – 0 – 0 mg
– Ab Woche 9:   5 – 0 – 0 mg

6.2.2 Steroidpulstherapie

Eine Steroidpulstherapie mit intravenöser Infusion (i. d. R. Methylprednisolon, 10–
30 mg/kg KG/Tag an 3 konsekutiven Tagen) wird bei vitaler Bedrohung, schwerer
Manifestation initial oder bei Versagen einer Basistherapie zur Überbrückung verwendet. Initiale Intervalle von etwa 2–4 Wochen werden hierbei in Abhängigkeit des
Therapieerfolges verlängert.

6.2.3 Niedrig dosierte systemische Kortikosteroidtherapie

Niedrig dosierte orale Kortikosteroide (Prednison, Prednisolon, Methylprednisolon in geringer Dosierung von 0,1–0,5 mg/kg) sind als „therapeutische Brücke" bis zum Eintritt der Wirkung der „Basistherapie" bei bedeutsamer Einschränkung der Mobilität bzw. täglicher Verrichtungen durch z. B. Schmerz oder Morgensteifigkeit sinnvoll. Bei längerfristigem Einsatz sind auch hier Nebenwirkungen zu beachten.

Nebenwirkungen der Langzeitbehandlung mit Kortikosteroiden:
- Infektionsneigung (Soor, Herpes zoster, Herpes simplex, opportunistische Infektionen)
- Cushingoid mit Adipositas
- Steroidakne, Striae distensae
- Bluthochdruck
- verminderte Glukosetoleranz
- Wachstumsstörungen
- Osteoporose (Wirbelkörperverformung / Kompressionsfrakturen)
- Hüftkopfnekrose und andere aseptische Knochennekrosen
- Muskelatrophie
- Gastrointestinale Blutungen
- Gastrointestinale Ulcera
- subkapsuläre Linsentrübung (Katarakt), Glaukom
- Pseudotumor cerebri, Psychose

6.2.4 Intraartikuläre Kortikosteroide

Intraartikuläre Kortikosteroide sind bei Oligoarthritis oder Polyarthritis in besonders aktive Gelenke zu applizieren, insbesondere bei Gehbehinderung (s. Abb. 6.1). Bei Oligoarthritis können sie die alleinige Therapie darstellen.

Eine Indikation zur intraartikulären Therapie mit Kortikosteroiden kann bei jeder aktiven Arthritis bestehen, als initialer Therapiebaustein oder im Verlauf zusätzlich zu anderen Therapiemaßnahmen. Die Therapie lässt sich grundsätzlich wiederholen. In Empfehlungen wird ein Applikationsintervall im Abstand von mindestens 4 Monaten nahegelegt [1]. Triamcinolonhexacetonid (TH) ist anderen Präparaten vorzuziehen [2].

Dosierung TH:
- große Gelenke (Knie, Hüfte, Schulter): 0,5–1 mg/kg
- mittelgroße Gelenke (Hand-, Sprung-, Ellenbogengelenke): bis zu 0,5 mg/kg
- kleine Gelenke (Finger, Zehen): 2 mg Einzeldosis pro Gelenk

Auch Kiefergelenke und Iliosakralgelenke können behandelt werden.

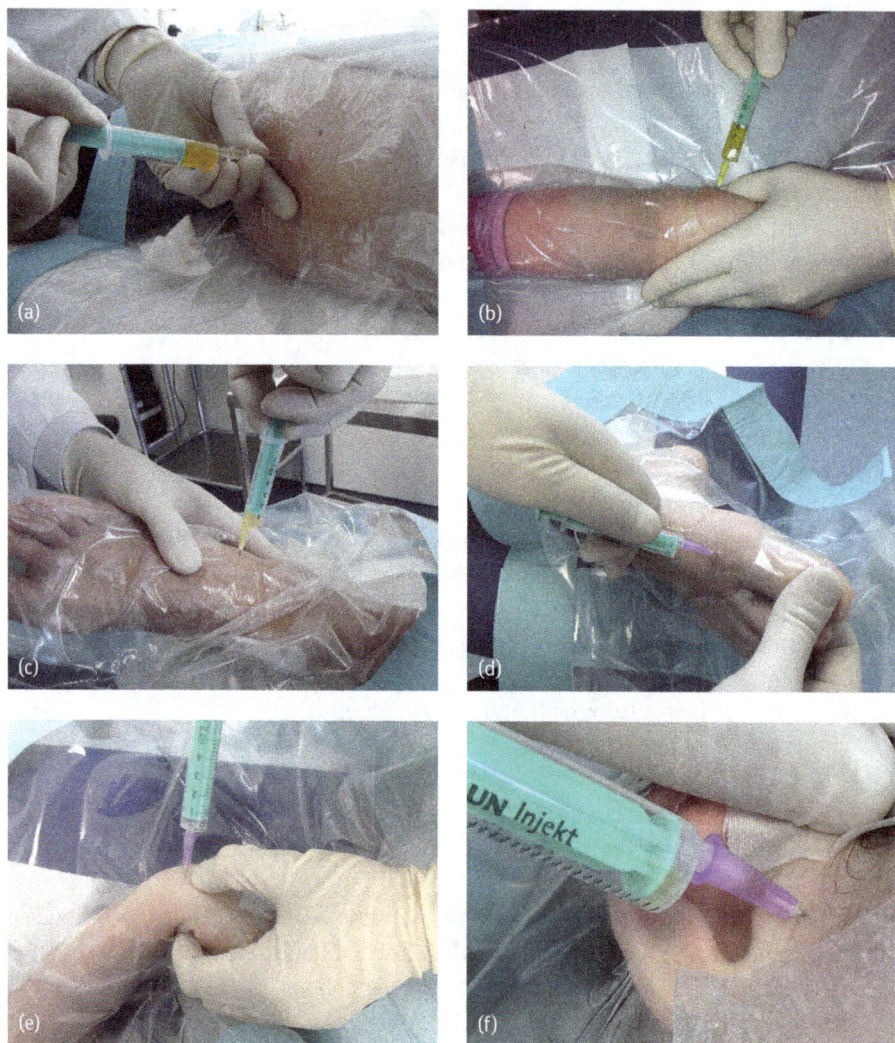

Abb. 6.1: Gelenkpunktion. (a) Punktion Hüftgelenk von lateral (1–2 cm kranial und ventral des Trochanter major); (b) Punktion Kniegelenk von lateral (1–2 cm kranial und lateral des oberen äußeren Patellapols); (c) Punktion des unteren Sprunggelenks von lateral zwischen Talus und Os naviculare; (d) Punktion des Metatarsophalangealgelenkes I von dorsal; (e) Punktion Handgelenk zwischen Radius und Os naviculare; (f) Punktion Kiefergelenk vor dem Tragus nach Öffnung des Kiefers mit Gummikeil (Bildquelle: G. Horneff).

Die klinische Besserung setzt in der Regel rasch, meist innerhalb von 3 Tagen ein und führt über zumindest 4 Wochen zur fortschreitenden Besserung bis zur Remission. Der rasche Wirkeintritt mit subjektiver Beschwerdefreiheit ermöglicht eine effektive Physiotherapie ohne schmerzbedingte Gegenwehr und verhindert Spätfolgen wie Kontrakturen und Beinlängendifferenz. Nach der Gelenkpunktion eines gewichtstragenden Gelenkes wird eine Entlastung für 1–3 Tage empfohlen.

Die Rezidivrate ist dabei von der Anzahl betroffener Gelenke abhängig. Bei Befall eines Gelenkes betrug sie 30 %, bei 2 Gelenken 39 % und bei > 2 Gelenken 63 % nach 1 Jahr bzw. 56 %, 70 % und 81 % nach 3 Jahren [3]. Rezidive waren dabei assoziiert mit einer systemischen Inflammation (CRP-Erhöhung), ANA-Negativität und Sprunggelenksbefall.

Das Infektionsrisiko ist bei Einhaltung von Empfehlungen zur Durchführung von Gelenkpunktionen (z. B. separater Eingriffsraum, sterile Handschuhe, Einmalkanülen, Hautdesinfektion) nur gering. Weitere Risiken der i. a. Steroidinjektionen sind lokale Lipoatrophien, wenn das Kristall in das Subkutangewebe gelangt. Depigmentierungen bilden sich zumeist binnen 12 Monaten kosmetisch zufrieden stellend zurück. Peri- und intraartikuläre Verkalkungen haben keinen Krankheitswert. Zwar wurde eine mehrwöchige ACTH-Suppression nach intraartikulärer Kortikosteroidapplikation beschrieben, mit einem Cushingoid oder einer effektiven Wachstumsminderung ist nur bei extensiver Kortikosteroidapplikation in zahlreiche Gelenke zu rechnen.

6.3 Nicht-Steroidale Antirheumatika (NSAR)

Durch die Hemmung der Cyclooxygenase (COX) und der Prostaglandinsynthese sind NSAR zur Behandlung von Schmerz und aktiver Entzündung geeignet. Cyclooxygenase-2-Hemmer mit Selektivität für COX2 und inflammatorische Prozesse und ohne oder mit geringerer Hemmung der Prostaglandinsynthese in der Magenschleimhaut und der Thromboxansynthese in den Blutplättchen, sind für Kinder und Jugendliche in Deutschland nicht zugelassen.

Pharmakokinetisch zeigen NSAR sehr unterschiedliche Plasmahalbwertzeiten. Unterschiedlich ist auch die Gewebegängigkeit. Im Allgemeinen werden in der synovialen Flüssigkeit nur ca. 60 % der Plasmakonzentration erreicht.

Randomisierte kontrollierte Studien wurden mit zahlreichen NSAR und mit den Coxiben Rofecoxib und Celecoxib durchgeführt. In Plazebo-kontrollierten Studien erwiesen sich Diclofenac und Acetylsalicylsäure als wirksam [4]. Naproxen und Ibuprofen wiesen in Studien im Vergleich zu Acetylsalicylsäure eine vorteilhafte Verträglichkeit auf. Weitere doppelblind randomisierte Studien mit Naproxen als aktiven Komparator stehen für Piroxicam und Meloxicam sowie für die Coxibe Etoricoxib und Celecoxib zur Verfügung [4–6]. Celecoxib wurde in den USA zur Behandlung der JIA ab einem Alter von 2 Jahren zugelassen, nicht aber in Deutschland.

NSAR stellen eine wirksame, aber lediglich symptomatische Therapie ohne Eingriff in die Pathogenese der Erkrankung dar. Der alleinige Einsatz von NSAR kann ausreichend sein, so bei innerhalb weniger Wochen oder Monate selbst limitierender Erkrankung. Nach Induktion einer Remission sollte die Therapie mit NSAR aufgrund

Tab. 6.1: Dosierung von Nicht-Steroidalen Antirheumatika.

Medikation	Tagesdosis	Bemerkung
Naproxen	10–15 mg/kg in 2 ED	Altersgrenze der Zulassung, Tabletten ab 12 Jahre, Saftformulierung (50 mg/ml) verfügbar für > 2 Jahre.
Ibuprofen	30–40 mg/kg in 3–4 ED	Zulassung im Kindesalter ab Alter 6 Monate, Saftformulierung verfügbar.
Indometacin	2–3 mg/kg in 3–4 ED	Zulassung im Kindesalter ab Alter 2 Jahre, Saftformulierung verfügbar.
Diclofenac	2–3 mg/kg in 2–3 ED	Zulassung im Kindesalter ab Alter 9 Jahre.
Meloxicam	0,25–0,375 mg/kg in 1 ED	keine Zulassung für JIA, Zulassung ab 16 Jahre für Rheumatoide Arthritis, Ankylosierende Spondylitis und Arthrose.
Celecoxib	6–12 mg/kg in 2 ED	keine Zulassung für Kinder- und Jugendliche in Deutschland, Zulassung in den USA für Kinder ab 2 Jahren.
Etoricoxib	60, 90 und 120 mg Tbl	keine Zulassung für Kinder- und Jugendliche in Deutschland.

ihrer potenziellen Toxizität beendet oder die Dosis reduziert werden. Zum Einsatz und zur Dosierung der NSAR gibt Tab. 6.1 eine Übersicht.

Grundsätzlich sollen NSAR nicht miteinander kombiniert werden, da dies das Nebenwirkungsrisiko erhöht. Die Verträglichkeit ist von der Dosierung abhängig. Bei Eintritt der Wirkung ist zunächst ein analgetischer Effekt und erst über Wochen ein antiphlogistischer Effekt auf die Arthritis zu erwarten. Bei mangelhaftem analgetischem Effekt kann ein Substanzwechsel empfohlen werden. Zusätzlich ist die Gabe von Analgetika (Paracetamol) bei unkontrollierten Schmerzen sinnvoll, bei stärkeren Schmerzen auch Metamizol und oral einsetzbare Opioidanaloga, wie Tramadol und Tilidin mit Naloxon, bei stärksten Schmerzen auch Opioide entsprechend den Leitlinien der Schmerztherapie (siehe Kap. 6.7.) [7].

Das Nebenwirkungspotential von NSAR ist zu beachten: Den größten Anteil nehmen gastrointestinale und renale Nebenwirkungen, Hautreaktionen und zentralnervöse Nebenwirkungen ein. Eine Dauertherapie mit NSAR erfordert eine klinische Kontrolle mit gezielter Frage nach NSAR-Nebenwirkungen sowie die Analyse von Blutbild, Transaminasen, Nierenretentionswerten und Urinstatus zumindest alle 3 Monate. Bei Kombination von NSAR mit Steroiden steigt die Gefahr der Entstehung gastrointestinaler Nebenwirkungen.

Auch konventionelle NSAR zeigen insbesondere im frühen Kindesalter eine nur geringe gastrointestinale Unverträglichkeit. Einzelne NSAR zeigen klassenspezifische Nebenwirkungen stärker als andere (Indometacin: ZNS-Nebenwirkungen, Niere und Wasserretention, Diclofenac: Lebertoxizität, Naproxen: Hauterscheinungen, Acetylsalizylsäure: Blutungsneigung, Salizylismus, Reye-Syndrom). Auf extraintestinale, insbesondere neuro-psychiatrische Unverträglichkeit ist zu achten. Nur zum Teil stehen Suspensionen zur Anwendung bei Kindern zur Verfügung. Zudem sind zahlreiche Wechselwirkungen aufgrund von Metabolismus und Eiweißbindung zu beachten: Antikonvulsiva (Valproat), Antidiabetika (Sulfonylharnstoffe), Antirheumatika (Methotrexat), Antikoagulation (verstärkte Blutungsneigung), Kortikosteroide (additive Nebenwirkungen), Diuretika. In der Schwangerschaft bestehen z. T. Kontraindikationen.

Zur Ulkusprophylaxe stehen Histamin-2-Rezeptor-Antagonisten (Ranitidin, 1 × 150–300 mg abends), Omeprazol (1–2 × 10–20 mg) und Esomeprazol (im Kindesalter nicht zugelassen) und das Prostaglandin Misoprostol (2–3 × 200 mg) zur Verfügung.

Nebenwirkungspotential von Nicht-Steroidalen Antirheumatika:
- epigastrische Beschwerden
- erosive Gastritis, Ulcus (auch ohne epigastrische Beschwerden)
- Übelkeit
- Anämisierung durch chronischen Blutverlust (Eisenmangelanämie)
- Blutungsneigung/Thrombozytopathie
- Knochenmarksuppression (Thrombozytopenie, Leukopenie, Anämie)
- Urtikaria
- Pseudoporphyrie (insbesondere Naproxen)
- Exantheme, weitere Hypersensitivitätssyndrome (Erythema exsudativum multiforme/Stevens-Johnson-Syndrom)
- Wasserretention (Ödeme)
- Bluthochdruck
- Einschränkung der Nierenfunktion
- Elektrolytstörungen
- Hyperurikämie
- akutes Nierenversagen
- Bronchospasmus, Analgetika-Asthma
- Kopfschmerzen
- Konzentrationsstörungen/Schulleistungsstörungen/Wesensveränderungen (insbesondere Indometacin)
- Tinnitus (insbesondere ASS)
- Seh- und Hörstörungen
- Aseptische Meningitis
- Anstieg der Transaminasen (insbesondere Diclofenac)
- Hepatitis
- Cholestase
- Durchfälle
- Reye-Syndrom (insbesondere ASS)

6.4 Konventionelle Basistherapeutika (Disease Modifying Antirheumatic Drugs, DMARDs) und Immunsuppressiva

Goldsalze, Penicillamin und das Alkylanz Chlorambucil werden bei Kindern mit JIA wegen des ungünstigen Verhältnisses von Wirkung zu Nebenwirkung nicht mehr eingesetzt. Aufgrund des geringen Stellenwerts werden sie nicht besprochen.

6.4.1 Methotrexat

Methotrexat (MTX) zählt als Folsäureantagonist zu den Antimetaboliten und hat eine 100-fach größere Affinität zur Dihydrofolsäurereduktase als Folsäure. Es blockiert die Reduktion von Dihydrofolat zu Tetrahydrofolat. Die Bildung der Aminosäure Methionin aus Homocystein wird behindert, die zur Synthese von S-Adenosylmethionin verwendet wird, einem Methylgruppendonator für Phospholipide, Proteine, RNA und DNA. Die vermehrte Freisetzung von Adenosin aus Monozyten durch Störung des Aminoimidazol-Carboxamid-Ribonukleotid-Enzymsystems ist ein wichtiger folatunabhängiger Wirkmechanismus. Adenosin induziert über Adenosin A_2-Rezeptoren antiinflammatorische Effekte.

MTX erhöht die Adenosinkonzentration und vermindert die Sekretion von Interleukin-1, Interleukin-6, Interleukin-8, Tumornekrosefaktor und anderen Zytokinen, die Monozyten-Exsudation in entzündliche Gewebe, beeinträchtigt die Granulozyten-Chemotaxis und Superoxid-Produktion.

Therapierisiken sind Knochenmarksuppression (Panzytopenie), gastrointestinale Beschwerden, Nausea, Erbrechen, Mukositis, Haarausfall, Transaminasenerhöhungen. Eine Immunsuppression mit Risiko für opportunistische Infektionen und das Risiko für Leberfibrose, Lungenfibrose und Pneumonitis im Kindesalter sind fraglich. MTX hat ein ausgeprägtes teratogenes Potenzial und erfordert eine Kontrazeption.

Bei eingeschränkter Nierenfunktion ist eine MTX-Therapie nur bei strenger Indikation zu erwägen und in der Dosis zu reduzieren. Eine gleichzeitige antibiotische Therapie mit Sulfonamid-Trimethoprim-Kombinationen ist mit einem erhöhten Nebenwirkungsrisiko behaftet und sollte unterbleiben.

Da verschiedene NSAR die Pharmakokinetik von MTX modifizieren, kann eine Reduktion der NSAR-Dosis erforderlich werden. Gleichzeitige Verabreichung von Cotrimoxazol erhöht das hämatotoxische Risiko. Gleichzeitige Verabreichung von (Hydroxy)Chloroquin verringert möglicherweise die Hepatotoxizität.

MTX gilt aufgrund von 3 randomisierten kontrollierten Studien und nach den Leitlinien als „Goldstandard" bei der „Basistherapie" der JIA [8–10].

Methotrexat ist zugelassen zur Behandlung der therapierefraktären polyartikulären Arthritis, d. h. nach Einsatz von NSAR ab einem Alter von 2 Jahren.

Dosierung:
- 10–15 mg/qm KO 1 × wöchentlich nüchtern oral oder subkutan (Fertigspritzen für die Selbstbehandlung).
- Dosiseskalation führt zur Steigerung der Effektivität der Methotrexattherapie bis 20 mg/qm wöchentlich.
- Eine weitere Dosissteigerung hat keine erhöhte Effektivität.

Die Bioverfügbarkeit ist bei oraler versus intramuskulärer Applikation in einer Dosis von 10 mg/m²/Woche bzw. subkutaner Applikation in einer Dosis von 15 mg/m²/Woche nicht verschieden [11,12]. Subkutane und intramuskuläre Applikationen scheinen sich in Bezug auf die Pharmakokinetik nicht zu unterscheiden. Durch Mahlzeiten wird die Bioverfügbarkeit bei der oralen Applikation nicht wesentlich beeinflusst. Eine postulierte höhere Effektivität und bessere Verträglichkeit einer parenteralen Applikation (s. c., i. m., i. v.) ist nicht durch kontrollierte Studien gesichert [13]. Bei höheren Dosierungen (> 15 mg/m²/Woche) ist die parenterale Applikation wegen der wahrscheinlich besseren Bioverfügbarkeit zu empfehlen. Mit einem Einsetzen des therapeutischen Effektes ist erst nach zumindest 6–8-wöchiger Therapie zu rechnen.

Die Therapie mit MTX ist durch das häufige Auftreten von Übelkeit und Erbrechen limitiert. Es entsteht eine ausgeprägte Abneigung gegen das Medikament und das Auftreten von Übelkeit bereits vor der Einnahme z. B. sobald das Medikament in das Blickfeld des Patienten gelangt (antizipatorische Übelkeit aufgrund einer Konditionierung).

Strategien zur Bewältigung von Aversion/Übelkeit/Erbrechen:
- Antiemetika, Dimenhydrinat, Ondansetron
- Ingwerpulver (Fertigarzneimittel verfügbar)
- kinderpsychotherapeutische Verhaltenstherapie (Desensibilisierung durch Ablenkung, Kognitive Verhaltenstherapie, Augenbewegung-Desensibilisierung) kann einen Einfluss auf die Rate von Nebenwirkung haben [14]
- Gabe von Folsäure (entweder täglich oder 1-mal wöchentlich 24 h nach MTX)
- Umstellung des Applikationsweges (von oral nach parenteral – wenn Patienten das Schlucken verweigern)
- Dosisreduktion, insbesondere ab dem 2. Behandlungsjahr

6.4.2 Leflunomid

Leflunomid hemmt die Dihydro-Orotat-Dehydrogenase, wichtig für die Uridinmonophosphatproduktion und Tyrosinkinasen mit einem resultierenden antiproliferativen Effekt auf B- und T-Zellen. In einer kontrollierten Doppelblindstudie bei der polyartikulären JIA zeigte es bei den Patienten, die einen effektiven Wirkspiegel erreichten, eine mit Methotrexat vergleichbare Wirkung. Jüngere Kinder waren in der Studie unterdosiert [15]. Leflunomid ist nicht zur Behandlung von Kindern und Jugendlichen zugelassen, sein Einsatz kann aufgrund einer doppelblind-Plazebo-kontrollierten Studie bei der polyartikulären juvenilen Arthritis mit dem Evidenzgrad 3 begründet werden.

Nebenwirkungen der Therapie mit Leflunomid sind Übelkeit, Durchfälle, Erhöhung der Transaminasen, Blutdruckerhöhung, Alopezie und Hautausschläge. Kontraindikationen sind Gravidität, Laktation und vorbestehende Lebererkrankungen. Eine effektive Kontrazeption muss erfolgen, Transaminasen sind regelmäßig zu kontrollieren.

Dosierung:
- 10 mg tägl. bei Körpergewicht bis 20 kg
- 15 mg tägl. bei Körpergewicht 20–40 kg
- 20 mg tägl. bei Körpergewicht über 40 kg
- Früher wurde ein *„Loading"* von 100 mg tägl. über 3 Tage empfohlen.

Bei Intoxikationen kann die Ausscheidung durch Gabe von Cholestyramin, 3 × 8 g (bei Erwachsenen, bei Kindern in Relation zum Körpergewicht) über 11 Tage beschleunigt werden.

6.4.3 Sulfasalazin

In einer randomisierten Plazebo-kontrollierten Studie zeigte sich Sulfasalazin bei polyartikulärer JIA als gering wirksam [16]. Bei Enthesitis-assoziierter Arthritis zeigte sich in einer Plazebo-kontrollierten Doppelblindstudie eine eindeutige Wirksamkeit [17]. Sulfasalazin wird deshalb bei Patienten mit einer EAA-JIA/Spondylarthritis zur Behandlung peripherer Manifestationen (Arthritis, Enthesitis), nicht aber bei Achsenskelettbefall empfohlen.

Der Einsatz von Sulfasalazin ist durch das Nebenwirkungspotential limitiert: Übelkeit, Erbrechen, blutige Diarrhoe, Kopfschmerzen, Hepatotoxizität, Azoospermie, Hypogammaglobulinämie, Knochenmarkdepression, allergische Dermatitis und Fieber. Bei Glukose-6-Phosphatdehydrogenasemangel sind hämolytische Krisen möglich. Die Induktion eines medikamenteninduzierten Lupus erythematodes ist beschrieben. Sulfasalazin sollte nicht bei systemischer JIA eingesetzt werden.

Dosierung: einschleichend mit täglich 10 mg/kg und wöchentlicher Steigerung bis auf 30–50 mg/kg KG/Tag in 2–3 Einzeldosen, maximal 3 × 1 g/Tag.

6.4.4 Azathioprin

Azathioprin bzw. sein Metabolit 6-Mercaptopurin hemmt mehrere Enzyme des Purinstoffwechsels und beeinflusst vor allem die DNS-, weniger die RNS-Synthese. Da Azathioprin durch das Enzym Xanthinoxidase abgebaut wird, ist eine gleichzeitige Therapie mit Allopurinol kontraindiziert. Es muss etwa 6–8 Wochen abgewartet werden, bevor ein therapeutischer Effekt beurteilbar wird. Azathioprin wird häufig zur Behandlung des SLE eingesetzt, aber auch bei anderen Autoimmunerkrankungen. Kontrollierte Studien stehen für Kinder nicht zur Verfügung. Ein Einsatz bei der JIA zur Behandlung der Arthritis ist obsolet, es wird allerdings bei der Uveitis als Reservemedikament empfohlen. Risiken bestehen in Zytopenien, Hepatotoxizität, Haarausfall, Knochenmarksuppression, Übelkeit, Exanthemen, Medikamentenfieber, Pankreatitis und Infektneigung und Reaktivierung endogener Infektionen, wie z. B. Herpes zoster. Initial sind wöchentliche Kontrollen von Blutbild, Transaminasen und Lipase erforderlich. Das Risiko für opportunistische Infektionen ist von geringer praktischer Relevanz. Das teratogene Potenzial ist im Gegensatz zu Methotrexat und das karzinogene Potenzial im Vergleich zu Cyclophosphamid kaum relevant. Die Therapie mit Azathioprin kann bei Bedarf in der Schwangerschaft fortgeführt werden. Relevante Leukopenien werden außer bei Vorliegen einer Thiopurinmethyltransferasedefizienz selten beobachtet. Die Bestimmung des genetischen Polymorphismus der Thiopurinmethyltransferase bzw. der Enzymaktivität wird empfohlen, ersetzt aber nicht die engmaschigen Blutbildkontrollen zu Therapiebeginn. Eine Blutspiegelbestimmung zur Therapiesteuerung (Metabolite in Erythrozyten) ist möglich.

Dosierung: 1–3 mg/kg täglich oral

6.4.5 Mycophenolat Mofetil

Mycophenolat Mofetil hemmt die Purinsynthese insbesondere in T-Zellen und übt so einen antiinflammatorischen und antiproliferativen Effekt aus. Nach oraler Aufnahme wird Mycophenolat Mofetil als pro-Drug rasch metabolisiert. Die Halbwertzeit von ca. 12 Stunden erfordert eine 2-mal tägliche Gabe. Es wird hauptsächlich bei der Lupusnephritis eingesetzt. Eine Zulassung besteht nicht, jedoch ist die Kostenübernahme auch durch gesetzliche Krankenkassen durch den Gemeinsamen Bundesausschuss (GBA) geregelt. Spiegelbestimmungen sind möglich und notwendig. Mögliche Nebenwirkungen sind gastrointestinal (Übelkeit, Erbrechen, Diarrhoe, Malabsorptionssyndrom), Anämie, Leukopenie und Thrombopenie. Mycophenolsäure kann besser verträglich sein. Eine Blutspiegelbestimmung zur Therapiesteuerung ist möglich. Der therapeutische Bereich (Richtwert) liegt zwischen 2,0–5,0 ng/ml (Talspiegel). Arzneimittelinteraktionen bestehen z. B. mit Aciclovir, Probenecid und anderen aktiv tubulär sezernierten Pharmaka. Bei Vorliegen einer Niereninsuffizienz kann es zu einem Spiegelanstieg kommen. Dagegen erniedrigen Antazida wie Magnesium- und Aluminium-Verbindungen oder Colestyramin bei gleichzeitiger Gabe die Wirkung von Mycophenolat Mofetil.

Dosierung:
- 30 mg/kg in 2 ED bzw.
- 600 mg/m² zweimal täglich
- maximale Tagesdosis 2 g

6.4.6 Cyclosporin A

Cyclosporin A (CsA) ist zur Behandlung der JIA nicht zugelassen, wohl aber bei der intermediären und posterioren Uveitis [18]. Nebenwirkungen sind dosisabhängig: Leber- und Nierenfunktionsstörungen, arterielle Hypertonie, Neuropathien, ZNS-Symptome, gastrointestinale Symptome, Hypertrichose, Gingivahyperplasie, Myopathien und ein Risiko für opportunistische Infektionen. Kontraindikationen für eine Therapie mit Cyclosporin A sind ein vorbestehender Hypertonus, Tumorerkrankungen, Niereninsuffizienz, Leberfunktionsstörung, floride Infektionen und eine schlechte Compliance. Regelmäßige Untersuchungen in initial 1–2-wöchigem Abstand sind empfehlenswert. Bei begleitender Therapie mit NSAR sollten wenig nephrotoxische NSAR bevorzugt werden (z. B. Ibuprofen). Auch sind Interaktionen mit anderen, in der Pädiatrie recht häufig eingesetzten Substanzen zu beachten (z. B. Makrolide).

Dosierung: 4–5 mg/kg oder 100–150 mg/qm mit Anpassung an den Blutspiegel (Ziel Talspiegel von 100–150 µmol/l)

6.4.7 Hydroxychloroquin

Hydroxychloroquin und Chloroquin sind Antimalariamittel und werden zur Kontrolle eines milden systemischen Lupus erythematodes (SLE), z. B. mit Hauterscheinungen, Arthralgien, Photosensibilität, Alopezie eingesetzt. Hydroxychloroquin wird bei allen SLE-Patienten zur Schubprophylaxe empfohlen. Weitere Indikationen können bestehen bei anderen Kollagenosen und bei der polyartikulären JIA in Kombination mit Methotrexat und Sulfasalazin.

Wichtigste Risiken sind Schädigungen des Auges, eine irreversible Chloroquinretinopathie, sowie reversible Kristallablagerungen in der Kornea. Ophthalmologische Untersuchungen sollen vor Therapiebeginn erfolgen. Spaltlampenuntersuchung, Gesichtsfeldkontrolle und spektral-domain optische Kohärenztomografie (SD-OCT) einschließen. Das multifokale Elektroretinogramm (mfERG) kann eine objektive Bestätigung des Gesichtsfeldes liefern und die Fundusautofluoreszenz (FAF) kann Veränderungen auf Ebene des retinalen Pigmentepithels darstellen. Anschließend sollen sie nach 3 Jahren und dann jährlich wiederholt werden. Im Zweifelsfall sollte die Substanz umgehend abgesetzt werden, da sich die Retinaschädigung noch über die aktive Medikation hinaus verschlechtern kann.

Weitere Risiken sind gastrointestinale Störungen, Übelkeit, Kopfschmerzen, neurotoxische Reaktionen, zentralnervöse Störungen, Myopathien, Exantheme, Haarausfall, Pigmentverschiebungen, Agranulozytose und Thrombozytopenie.

Dosierung:
- Initial 6–8 mg/kg
- Dauerdosis ≤ 5 mg/kg

6.4.8 Cyclophosphamid

Cyclophosphamid ist ein Alkylanz und zytotoxisch und somit ein Chemotherapeutikum. Daneben ist es ein sehr effektives Immunsuppressivum, auch bei der Lupusenzephalitis, bei der schweren Lupusnephritis und bei Vaskulitiden. Es sollte aber wegen seiner Risiken nicht bei weniger schweren Erkrankungen eingesetzt werden. Kontrollierte Studien stehen im Kindesalter nicht zur Verfügung, wohl aber offene und vergleichende Untersuchungen beim SLE mit Azathioprin. Mögliche Nebenwirkungen sind gastrointestinal (Übelkeit, Erbrechen), Anämie, Leukopenie und Thrombopenie. Cyclophosphamid ist karzinogen, teratogen und kann die Fertilität beeinträchtigen.

Eine sichere Verhütung ist erforderlich. Auch eine Kryokonservierung von Keimzellen oder eine Pubertätsblockade mit LH-RH-Agonisten Leuprorelin sind zu erwägen.

Dosierung:
- oral bis 2 mg/kg täglich
- i. v. Pulse mit 500–1000 mg/qm Körperoberfläche/Monat, je nach Erfolg für 3–6 bis maximal 12 Monate
- 500 mg absolut alle 2 Wochen insgesamt 6 Infusionen (Euro-Lupus-Schema)

Bei intravenöser Gabe ist eine gute Hydrierung (spezifisches Uringewicht < 1,015) und evtl. zusätzlich eine Uromitexan-Prophylaxe erforderlich. Uromitexan kann eine hämorrhagische Zystitis verhindern. Ab der Pubertät ist das Risiko der Sterilität zu bedenken. Es kann möglicherweise durch Gonadotropin-Releasing-Hormone gesenkt werden. Auch die Kryopräservierung von Sperma vor Beginn der Therapie ist zu erwägen.

6.4.9 Thalidomid

Thalidomid hat inhibitorische Effekte auf die Zytokinproduktion, z. B. TNF, und stimuliert die Produktion der antiinflammatorischen Zytokine wie Interleukin-10. Indikationen sind begrenzt. Sein Einsatz bei therapierefraktären Patienten mit systemischer JIA konnte eine Besserung klinischer und labormedizinischer Aktivitätsparameter erzielen. Neben dem erheblichen teratogenen Potenzial sind aber neurotoxische Nebenwirkungen bekannt. Mädchen im entsprechenden Alter müssen eindringlich auf das teratogene Potenzial dieser Substanz hingewiesen werden!

6.5 Biologika

Biologika sind hochmolekulare Proteinpharmaka, entweder monoklonale Antikörper oder gentechnologisch hergestellte Fusionsproteine i. d. R. aus Membranantigenen und dem Fc-Anteil von humanem IgG. Sie werden biotechnologisch aus Zellkulturen hergestellt und aufgereinigt und müssen als Proteine intravenös oder subkutan appliziert werden. Die biologische Wirkung ergibt sich aus dem gezielten Eingriff in das Entzündungsgeschehen (Abb. 6.2)

Grundsätzlich zu beachten sind folgende Therapiehinweise:

- Die Therapie sollte von Kinder- und Jugendrheumatologinnen und -rheumatologen mit Erfahrung in der Diagnose und Behandlung der JIA eingeleitet und überwacht werden.
- Auf das Auftreten von Überempfindlichkeitsreaktionen (Lokalreaktionen, Infusionsreaktionen) ist zu achten, eine Infusion ggf. zu unterbrechen.
- Vor Behandlungsbeginn sollen Patienten auf das Vorliegen einer aktiven oder auch inaktiven (latenten) Tuberkuloseinfektion untersucht werden.
- Vor dem Einsatz von anti-TNF-Antikörpern sind speziell eine Tuberkulose auszuschließen, ggf. sollte entsprechend der Empfehlungen der DGRH eine INH-Prophylaxe erfolgen [19].
- Patienten sollen bezüglich ernsthafter und häufigerer Infektionen besonders überwacht werden. Bei Vorliegen einer klinisch bedeutsamen aktiven Infektion, einschließlich chronischer oder lokalisierter Infektionen, soll keine Behandlung begonnen werden, bis die Infektion kontrolliert ist.
- Auf atypische Verläufe und opportunistische Infektionen ist zu achten.
- Eine Reaktivierung einer latenten Hepatitis B ist möglich. Bei Patienten mit aktiver Hepatitis B soll keine Therapie erfolgen.
- In Kombination mit Immunsuppressiva (MTX) oder Kortikosteroiden muss von einer weiteren Erhöhung der Infektionsgefahr ausgegangen werden.
- Auf das Auftreten von Malignomen (insbesondere Lymphome, Hautkrebs) ist zu achten.
- Bei Vorliegen von Malignomen besteht eine Kontraindikation. Bei Malignomen in Remission ist die Indikation abzuwägen.
- Bei dekompensierter Herzinsuffizienz ist Vorsicht angezeigt.
- Auf neurologische Störungen einschließlich Anfallsleiden, Neuritis und peripherer Neuropathie ist zu achten.
- Autoimmunität: Es kann zur Bildung von antinukleären Antikörpern (ANA) und zur Entwicklung von Lupus erythematodes-artigen Hautveränderungen (*Lupus-Like Syndrome*) und Zytopenien kommen, insbesondere bei Therapie mit TNF-Inhibitoren.
- Auf die Entwicklung von weiteren Autoimmunkrankheiten (M. Crohn, Psoriasis, Uveitis) ist zu achten.

- Impfungen: Patienten dürfen während der Biologikatherapie Totstoffimpfungen erhalten, aber keine Lebendimpfstoffe. Bei Patienten mit rheumatoider Arthritis war bei gleichzeitiger Verabreichung von Pneumokokken-Polysaccharidimpfstoff und Influenzaimpfstoff kein Unterschied hinsichtlich der Antikörperantwort zu den mit Placebo behandelten Patienten erkennbar. Insbesondere ausstehende Lebendimpfungen sollen vor Therapiestart komplettiert werden (s. a. Kap. 5).
- Die gleichzeitige Anwendung von mehreren Biologika ist aufgrund des Risikos für schwere Infektionen und Neutropenien zu vermeiden. Bei Umstellung der Therapie von einem Biologikum zu einem anderen soll der Abstand nicht kleiner sein als der Abstand zwischen den Applikationen des vorausgehenden Biologikums.
- Operationen: Die Erfahrung in Bezug auf die Unbedenklichkeit bei operativen Eingriffen ist begrenzt. Bei der Planung eines operativen elektiven Eingriffs sollte die Halbwertszeit des Biologikums berücksichtigt werden (siehe Tab. 5.3).
- Gerinnung: Unter Therapie kann es zu einer Verlängerung der aktivierten partiellen Thromboplastinzeit (aPTT) kommen, ohne dass Gerinnungsstörungen vorliegen.
- Keine Anwendung bei Schwangeren oder stillenden Müttern.
- Patienten soll nach Möglichkeit einen Patientenpass ausgehändigt werden.

Target	Molekül
IL-1	Anakinra Canakinumab Rilonacept
IL-12/23	Ustekinumab Guselkumab Risankizumab Tildrakizumab
IL-17	Sekukinumab Ixekizumab Brodalumab
IL-6	Tocilizumab Sarilumab
TNF	Adalimumab Certolizumab Etanercept Golimumab Infliximab
B-Zelle	Belimumab Rituximab Epratuzumab
T-Zelle	Abatacept Vedolizumab
Osteoklast	Denosumab

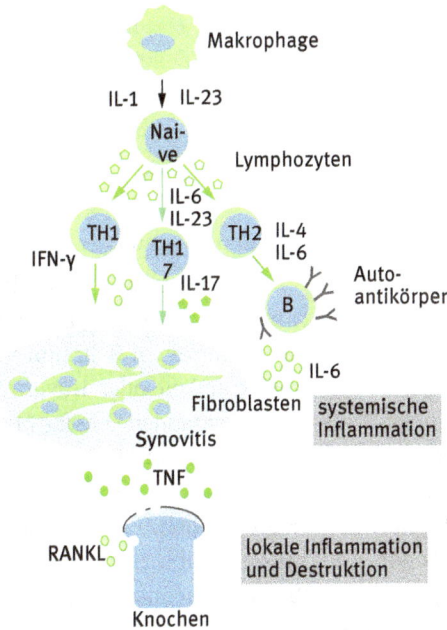

Abb. 6.2: Netzwerk der Entzündung. An der Aktivierung sind Makrophagen und naive T-Zellen beteiligt, die zu TH1, TH2 oder TH-17 Zellen ausdifferenzieren, welche ein unterschiedliches Zytokinaktivierungsmuster aufweisen. Gemeinsam mit B-Zellen, von Plasmazellen sezernierten Autoantikörpern sind diese an der systemischen und mit synovialen Fibroblasten an der lokalen Entzündung beteiligt. Neben der Grafik sind Interventionsoptionen aufgelistet (Bildquelle: G. Horneff).

6.5.1 Tumor-Nekrose-Faktor-α-Hemmer

Tumor-Nekrose-Faktor-α (TNF-α) ist ein von T-Zellen, Monozyten und Makrophagen gebildetes, aus 3 identischen Untereinheiten bestehendes 17kd Protein, das seine Wirkung durch Bindung an zwei Rezeptoren auf der Zellmembran, einen 55 kD- und einen 75 kD-Rezeptor, ausübt. Die Bindung löst eine Zellaktivierung aus, in deren Folge Aktivierungs- und Adhäsionsantigene exprimiert und zahlreiche Entzündungsmediatoren, Prostaglandine, Prostazykline und andere proinflammatorische Zytokine, gebildet werden. TNF-Rezeptoren können in einer löslichen Form im Serum nachgewiesen werden, binden und antagonisieren TNF.

Etanercept wurde im Jahr 2000 als erster TNF-α-Hemmer zur Behandlung der juvenilen polyartikulären Arthritis in Deutschland zugelassen. Die heute zur Verfügung stehenden TNF-Hemmer Etanercept, Adalimumab und Golimumab (Infliximab und Certolizumab sind nicht bei der JIA zugelassen) erscheinen primär gleichwertig effektiv bei der Behandlung der Arthritis. Studien zum Direktvergleich stehen nicht zur Verfügung. Die profunde Entzündungshemmung bewirkt eine rasche, z. T. umgehende Verminderung subjektiver Beschwerden, wie Morgensteifigkeit, Gelenkschmerzen, Müdigkeit/Fatigue, Verhinderung von Knorpel- und Knochendestruktionen und ein Aufholwachstum. Extraartikuläre Manifestationen, wie z. B. die chronische Uveitis und die systemischen Manifestationen im Rahmen eines Still-Syndroms, lassen sich nicht mit gleicher Zuverlässigkeit kontrollieren [20]. Bei der Behandlung der Uveitis sind TNF-Antikörper wirksamer. Diesbezüglich wird auf Kap. 9 verwiesen.

Etanercept

Etanercept, ist ein Tumornekrosefaktorrezeptor-Immunglobulin-Fusionsprotein und bindet TNF-α und TNF-β (Lymphotoxin-α). Therapieerfahrungen bestehen seit 2000. Etanercept erwies sich in einer Plazebo-kontrollierten Studie als effektiv. Die Effektivität bleibt offenbar auch über einen Zeitraum von bis zu 8 Jahren erhalten [21,22]. Etanercept ist bei Unwirksamkeit oder Unverträglichkeit von MTX zur Behandlung der Polyarthritis und der extended Oligoarthritis ab einem Alter von 2 Jahren und bei der Psoriasisarthritis ab 12 Jahren zugelassen. Bei der Enthesitis-assoziierten Arthritis besteht eine Zulassung ab Alter 12 Jahre bei gegenüber 2 NSAR oder 1 NSAR und Sulfasalazin refraktären Fällen. Eine Kombination von Etanercept additiv zu einer bestehenden Methotrexattherapie ist bei hoher Krankheitsaktivität sinnvoll, aber nicht obligat. Außerhalb der Rheumatologie besteht auch bei der Psoriasis eine Zulassung ab einem Alter 6 Jahren. Aktuell stehen 2 Biosimilars zur Verfügung.

Therapierisiken sind Reaktionen an der Injektionsstelle und eine Infektneigung. Sehr selten sind generalisierte allergische oder anaphylaktische Reaktionen, Blutbildungsstörungen, Auftreten von Malignomen, demyelinisierende Erkrankungen und ein Lupus-like–Syndrom. Neuauftreten und Exazerbation einer Uveitis, einer Psoriasis oder einer chronisch entzündlichen Darmerkrankung sind zu beachten [23].

Dosierung:
- 0,4 mg/kg 2 × Woche, maximal 25 mg/Injektion oder
- 0,8 mg/Woche, maximal 50 mg/ Injektion

Adalimumab

Adalimumab ist ein humaner monoklonaler anti-TNF-Antikörper und bislang zur Therapie der polyartikulären JIA ab Alter 2 Jahre, der Enthesitis-assoziierten Arthritis ab 6 Jahren und der Uveitis ab 2 Jahren zugelassen. Zulassungen bei Erwachsenen bestehen für die rheumatoide Arthritis, Psoriasisarthritis, nicht-radiologische Spondylarthritis und ankylosierende Spondylitis. Außerhalb der Rheumatologie bestehen Zulassungen bei M. Crohn ab Alter 6 Jahre, Colitis ulcerosa bei Erwachsenen und Psoriasis ab Alter 4 Jahre, Hidradenitis suppurativa ab 12 Jahren und die chronische nicht-infektiöse anteriore Uveitis ab 2 Jahren.

Es kann bei Patienten mit polyartikulärer JIA in Monotherapie oder in Kombination mit Methotrexat zum Einsatz kommen. Eine Kombination mit Methotrexat ist bei hoher Krankheitsaktivität sinnvoll und ggf. zur Minderung des Risikos der Bildung von neutralisierenden anti-Adalimumab-Antikörpern. Die Therapierisiken entsprechen denen der Therapie mit Etanercept. Vor Therapiebeginn ist eine latente Tuberkulose (Interferonreleasetest nach dem 5. Geburtstag, zuvor Hauttest) auszuschließen, ebenso eine aktive Hepatitis B.

Dosierung bei polyartikulärer JIA und bei Enthesitis-assoziierter JIA:
- 24 mg/qm KO alle 14 Tage maximal 40 mg
- fixe Dosis 20 mg alle 2 Wochen bei Kindern unter 30 kg
- fixe Dosis 40 mg alle 2 Wochen bei Kindern ab 30 kg

Dosierung bei Uveitis (in Kombination mit Methotrexat):
- 24 mg/qm KO alle 14 Tage maximal 40 mg
- 20 mg alle 2 Wochen bei Kindern unter 30 kg
- 40 mg alle 2 Wochen bei Kindern ab 30 kg

Golimumab

Golimumab ist ein humaner monoklonaler Antikörper zur subkutanen Injektion, der sowohl die lösliche wie auch die membranständige Form von TNF-alpha bindet. Golimumab ist zur Behandlung der polyartikulären JIA ab einem Alter von 2 Jahren zugelassen. Für Kinder mit einem Körpergewicht von ≥ 40 kg steht eine 50 mg Fertigspritze/Fertigpen zur Verfügung, für Kinder leichterer Gewichtsklassen ein 45 mg/ 0,45 ml Variopen (Dosis bei Gewicht < 40 kg 30 mg/m² KOF alle 4 Wochen). Weitere Zulassungen bestehen bei Erwachsenen für die rheumatoide Arthritis, die Psoriasis-

Tab. 6.2: Dosis für Golimumab in ml nach Größe und Gewicht der Patienten mit polyartikulärer JIA.

Länge (cm)	Körpergewicht (KG)						
	10–12	13–17	18–22	23–27	28–32	33–37	38–39
< 75	0,15	0,15	0,2				
< 85	0,15	0,15	0,2	0,2			
< 95	0,15	0,2	0,2	0,25	0,25	0,3	
< 105	0,15	0,2	0,2	0,25	0,3	0,3	0,3
< 115	0,15	0,2	0,25	0,25	0,3	0,3	0,3
< 125	0,2	0,2	0,25	0,25	0,3	0,3	0,35
< 135		0,2	0,25	0,3	0,3	0,35	0,35
< 145		0,25	0,25	0,3	0,3	0,35	0,35
< 155			0,25	0,3	0,35	0,35	0,4
< 165			0,3	0,3	0,35	0,35	0,4
< 180				0,35	0,35	0,4	0,4

arthritis, axiale Spondylarthritis, nicht-radiologische Spondylarthritis und die Colitis ulcerosa. Evidenzen für einen off Label Einsatz bei der chronische Uveitis bieten nur unkontrollierte Studien. Die Therapierisiken entsprechen denen der Therapie mit anderen TNF-Inhibitoren. Vor Therapiebeginn ist eine latente Tuberkulose (Interferonreleasetest nach dem 5. Geburtstag, zuvor Hauttest) auszuschließen, ebenso eine aktive Hepatitis B.

Dosierung bei der JIA:
– fixe Dosis 50 mg alle 4 Wochen bei Kindern ab 40 kg
– nach Körperlänge und Gewicht zwischen 0,2 und 0,4 ml mit einem vorgefüllten Injektor (Variopen) mit 45 mg/0,45 ml bei Körpergewicht < 40 kg (Tab. 6.2).

Infliximab

Infliximab ist ein chimärer murin-humaner monoklonaler anti-TNF Antikörper, zugelassen bei rheumatoider Arthritis, Psoriasis, Psoriasisarthritis, ankylosierender Spondylarthritis und bei besonderen Verläufen bei M. Crohn und Colitis ulcerosa, auch bei Kindern ab 6 Jahren, nicht aber bei der JIA. Infliximab soll ausschließlich in Kombination mit Methotrexat eingesetzt werden, um der Bildung von anti-Drug-Antikörpern zu begegnen. Unverträglichkeitsreaktionen bei der Infusion sind nicht selten und wahrscheinlich durch anti-Chimären-Antikörper bedingt. Die Therapierisiken entsprechen denen der Therapie mit anderen TNF-Inhibitoren. Vor Therapiebeginn ist eine latente Tuberkulose (Interferonreleasetest nach dem 5. Geburtstag, zuvor

Hauttest) auszuschließen, ebenso eine aktive Hepatitis B. Die Anwendung von Infliximab ist eine off-label Therapie. Die Anwendung außerhalb der Zulassung erfordert eine besondere Sorgfaltspflicht und eine dokumentierte Aufklärung über Nutzen und Risiko sowie über den Wegfall der Produkthaftung des Herstellers.

Unverträglichkeitsreaktionen bei der Infusion und die Bildung von anti-Chimären Antikörpern waren bei Applikation von 3 mg/kg Körpergewicht häufiger als bei 6 mg/kg.

Dosierung:
– Dosis von 3–6 mg/kg als intravenöse Infusion in der Klinik oder Ambulanz mit der Möglichkeit zur Notfallversorgung
– Erste Wiederholung der Infusion nach 2 Wochen, dann alle 4 –8 Wochen in Abhängigkeit vom Therapieerfolg

Certolizumab pegol

Certolizumab pegol ist ein PEGyliertes Fab-Fragment eines humanisierten anti-TNF-Antikörpers. Eine Zulassung besteht für den Morbus Crohn und die rheumatoide Arthritis bei Erwachsenen.

Im Gegensatz zu den anderen Antikörpern besitzt Certolizumab pegol keine Fc-Region. Damit ist eine zellvermittelte Zytotoxizität nicht möglich, wodurch z. B. das Infektionsrisiko geringer ausfallen könnte als bei den vollständigen Antikörpern. Certolizumab pegol ist zudem monovalent, besitzt also nur eine Fab-Region, was dem Risiko von Komplexbildungen entgegenwirkt. Nur 8 % der mit Certolizumab pegol behandelten Patienten entwickelten nachweisbare Antikörper gegen den Wirkstoff.

Das Fehlen eines Fc-Teils bedingt auch die Empfehlung zur Bevorzugung von Certolizumab pegol bei Frauen im gebärfähigen Alter mit Kinderwunsch. Dies ist nicht gleichbedeutend mit der Möglichkeit der Fortführung der Therapie während der Schwangerschaft!

Eine Studie bei Kindern mit polyartikulärer JIA wurde erfolgreich durchgeführt. Die Zulassung wird erwartet. In der offenen PASCAL-Studie (Pediatric Arthritis Study of CertolizumAb PegoL) zeigte sich für die polyartikuläre JIA eine vergleichbare Effektivität wie bei alternativen TNF-Inhibitoren. Die Studie diente der Dosisfindung, um Wirkspiegel zu erreichen wie bei Patienten mit rheumatoider Arthritis. Eine Zulassung besteht bislang für die rheumatoide Arthritis als Monotherapie oder in Kombination mit Methotrexat, die axiale Spondylarthritis, die Psoriasisarthritis sowie die Plaque-Psoriasis, jeweils nur bei Erwachsenen. Die nachfolgende Dosierungsempfehlung entspricht den Studienergebnissen von PASCAL. Die Anwendung ist aktuell eine off-label Therapie. Die Anwendung außerhalb der Zulassung erfordert eine besondere Sorgfaltspflicht und eine dokumentierte Aufklärung über Nutzen und Risiko sowie über den Wegfall der Produkthaftung des Herstellers.

Dosis:
- Körpergewicht 10– < 20 kg: Loading 50 mg Woche 0, 2 und 4, dann 50 mg alle 4 Wo.
- Körpergewicht 20– < 40 kg: Loading 100 mg Woche 0, 2 und 4, dann 50 mg alle 2 Wo.
- Körpergewicht ≥ 40 kg: Loading 200 mg Woche 0, 2 und 4, dann 100 mg alle 2 Wo.

6.5.2 Blockade von Interleukin-1

IL-1 wird als proinflammatorisches Zytokin von Monozyten/Makrophagen und dendritischen Zellen gebildet und stimuliert T-Zellen. Es induziert die Expression zahlreicher proinflammatorischer Gene, so auch die Cyclooxygenase Typ 2 (COX2), die Expression von *Intercellular Adhesion Molecule-1* (ICAM-1) und anderen Adhäsionsproteinen und verstärkt so die interzelluläre Adhäsion und Aktivierung von Leukozyten. Die experimentelle Injektion von rekombinantem IL-1 führt zu Fieber, arterieller Hypotension, schweren Grippe-ähnlichen Symptomen mit Myalgien, Kopf- und Gliederschmerzen und Appetitverlust. IL-1 kann für zahlreiche Symptome der Inflammation verantwortlich gemacht werden, einschließlich Osteoporose durch Beeinflussung von Osteoklasten und Osteoblasten. IL-1β führt im Tiermodell zu einer Arthritis, die der bei der rheumatoiden Arthritis ähnelt, mit leukozytärer Infiltration, synovialer Hyperplasie, Pannusbildung und kartilaginären Erosionen.

Anakinra (IL-1-Rezeptorantagonist)

Anakinra ist mit Ausnahme der fehlenden Glykosylierung und eines zusätzlichen Methioninrestes mit dem physiologischen Interleukin-1-Rezeptorantagonist (IL-1-RA) identisch. Es blockiert die Wirkung von IL-1α und Il-1β. Eine Zulassung erfolgte bereits 2002 für die rheumatoide Arthritis. Nachfolgende Zulassungen erfolgten für durch CIAS-1-Genmutation verursachte Erkrankungen Muckle-Wells-Syndrom, familiäre Kälteurtikaria und dem NOMID (*neonatal onset multisystemic inflammatory disease*) und für die systemische JIA/Still-Syndrom ab einem Alter von 8 Monaten und einem Körpergewicht von 10 kg. Auch beim familiären Mittelmeerfieber kann der Einsatz sinnvoll sein, aber es besteht bislang keine Zulassung. Anakinra weist eine geringe Halbwertzeit (Injektionsintervall 24 Stunden) auf. Die Behandlung ist insbesondere durch Lokalreaktionen limitiert. Durch das Fehlen einer Aminosäure besteht das Risiko eines sekundären Wirkverlustes durch neutralisierende Antikörper.

Dosierung:
- 1–2 mg/kg s. c., maximal 100 mg, täglich s. c.
- Steigerung der Dosis in Abhängigkeit des klinischen Erfolges bis maximal 8 mg/kg.

Canakinumab

Canakinumab ist ein humaner monoklonaler Interleukin-1β Antikörper mit prolongierter Halbwertzeit. Die Wirksamkeit und Sicherheit von Canakinumab wurden bei systemischer juveniler idiopathischer Arthritis mit anhaltend systemischen Manifestationen (wie z. B. Fieber) in zwei randomisierten, kontrollierten, doppelblinden Studien nachgewiesen. Unerwünschte Ereignisse traten unter Canakinumab und Plazebo vergleichbar häufig auf. Prinzipiell ist auf das Auftreten von Infektionen und eines Makrophagenaktivierungssyndroms zu achten. Lokalreaktionen sind selten. Die Zulassung für die sJIA/Still-Syndrom besteht ab einem Alter von 2 Jahren. Weitere Zulassungen bestehen bei den autoinflammatorischen Erkrankungen familiäres Mittelmeerfieber, Cryopyrin-assoziiertes Periodisches Syndrom (CAPS), TNF-Rezeptor-Assoziiertes-Periodisches Syndrom und (TRAPS) und Hyper-Ig-D-Syndrom/Mevalonatkinasemangel (HIDS) sowie bei der Gicht.

Dosierung systemische JIA/Morbus Still:
- 4 mg/kg alle 4 Wochen s. c. bei einem Gewicht von ≥ 7,5 kg, maximal 300 mg.

Dosierung CAPS:
- 4 mg/kg alle 8 Wochen s. c. bei einem Gewicht von 7,5– < 15 kg,
- 2 mg/kg alle 8 Wochen s. c. bei einem Gewicht von 15–40 kg
- 150 mg alle 8 Wochen s. c. bei einem Gewicht von > 40 kg

Dosierung FMF, TRAPS, HIDS:
- 4 mg/kg alle 4 Wochen s. c. bei einem Gewicht von 7,5– < 15 kg*
- 2 mg/kg alle 4 Wochen bei einem Gewicht von 15–40 kg*
- 150 mg alle 4 Wochen s. c. bei einem Gewicht von > 40 kg*

*Dosis soll erhöht werden oder das Intervall verkürzt werden, wenn binnen 7 Tagen kein zufriedenstellendes Ansprechen erzielt wurde.

6.5.3 Blockade von Interleukin-6

Interleukin-6 ist ein pleiotropes Zytokin mit proinflammatorischen Effekten auf zahlreiche Zellen, zu denen B-Zellen, T-Zellen, hämatopoietische Stammzellen aber auch Hepatozyten und Osteoklasten zu zählen sind. Es wird von ebenso zahlreichen Zellen, Lymphozyten, Monozyten, Fibroblasten, Synoviozyten und Endothelzellen produziert. Die Bedeutung von IL-6 in der Pathogenese der Arthritis zeigt sich durch die erhebliche Heraufregulation seiner Produktion sowohl in Blutzellen wie auch im synovialen Gewebe. Sowohl das C-reaktive Protein als auch das saure Serumamyloid werden unter Einfluss von IL-6 gebildet. Die IL-6 Serumkonzentration korreliert zur Krankheitsaktivität und sinkt bei effektiver Therapie. Zahlreiche klinische und labormedizinische Charakteristika z. B. der systemischen JIA/Morbus Still lassen sich dem Einfluss von IL-6 direkt zuordnen: Akute-Phase-Reaktion, Leukozytose, Thrombozytose, Hypergammaglobulinämie, Hepatosplenomegalie, Osteoporose, Wachstumsstörung.

Tocilizumab

Tocilizumab ist ein humanisierter Antikörper gegen den Interleukin-6-Rezeptor, der die Bildung des Komplexes aus Interleukin-6 und Interleukin-6-Rezeptor blockiert. Zunächst erwies sich die intravenöse Applikation in Plazebo-kontrollierten Studien bei der rheumatoiden Arthritis, der sJIA/M. Stil ab einem Alter von 1 Jahr und der polyartikulären JIA ab einem Alter von 2 Jahren als effektiv. Inzwischen ist auch die s. c.-Applikation von Tocilizumab für Kinder zugelassen. Eine weitere Zulassung besteht für die Riesenzellarteriitis bei Erwachsenen, eine Wirksamkeit auch bei der Takayasu-Arteriitis ist beschrieben.

Die labormedizinischen Parameter CRP-Spiegel, BSG-Beschleunigung, Hämoglobingehalt und Thrombozytenzahlen normalisieren sich unter der Therapie. Risiken bestehen in erhöhtem Infektionsrisiko, Anstieg von Cholesterinspiegel, Serumtransaminasen und einem Abfall von Leukozyten und Thrombozyten.

Dosierung systemische JIA (Zulassung ab Alter 1 Jahr):
- 12 mg/kg i. v. oder 162 mg s. c. alle 2 Wochen bei einem Gewicht von < 30 kg
- 8 mg/kg i. v. (maximal 800 mg) alle 2 Wochen oder 162 mg/Woche s. c. bei einem Gewicht von > 30 kg

Dosierung polyartikuläre JIA (Zulassung ab Alter 2 Jahre):
- 10 mg/kg i. v. alle 4 Wochen oder 162 mg s. c. alle 3 Wochen bei einem Gewicht von < 30 kg
- 8 mg/kg i. v. (maximal 800 mg) alle 4 Wochen oder 162 mg alle 2 Wochen s. c. bei einem Gewicht von > 30 kg

Eine Dosisanpassung ist bei erhöhten Transaminasen oder Neutropenien/ Thrombozytopenien erforderlich.

Sarilumab

Sarilumab ist wie Tocilizumab ein monoklonaler Antikörper gegen den IL-6-Rezeptor. Der Antikörper ist vollständig human und wird subkutan appliziert. In zwei Doppelblindstudien war Sarilumab bei erwachsenen Patienten mit rheumatoider Arthritis wirksam. In einer Doppelblindstudie bei Patienten mit der rheumatoiden Arthritis (MONARCH) erwies sich Sarilumab überlegen gegenüber Adalimumab in Bezug auf den primären Endpunkt der Verbesserung des 28-Gelenke *Disease-Activity-Scores*. Unerwünschte Ereignisse waren mit Sarilumab bzw. Adalimumab vergleichbar häufig. Studien sowohl bei der polyartikulären JIA als auch bei der systemischen JIA (Still-Syndrom) werden derzeit durchgeführt.

Eine 12-wöchige Dosisfindungsstudie mit Dosissteigerungen an Kindern mit polyartikulärer JIA erfolgte in 2 Gruppen nach Körpergewicht (30–60 kg bzw. 10– < 30 kg). In der Gruppe 30–60 kg waren die Dosierungen 2,0 mg/kg alle 2 Wochen, 3 mg/kg alle 2 Wochen und 2,0 mg/kg pro Woche, in der Gruppe 10–30 kg waren die Dosierungen 2,5 mg/kg alle 2 Wochen, 4 mg/kg alle 2 Wochen und 2,5 mg/kg pro Woche. Insbesondere unter der höheren Dosierung wurden Zytopenien beobachtet. Daneben war die Verträglichkeit gut. Dosierung bei der rheumatoiden Arthritis: 200 mg s. c. alle 2 Wochen.

Eine Dosisanpassung auf 150 mg s. c. alle 2 Wochen bei Erwachsenen ist bei erhöhten Transaminasen oder Neutropenien/Thrombozytopenien erforderlich.

6.5.4 Blockade von Interleukin-17

Secukinumab

Secukinumab ist ein humaner monoklonaler anti-IL17A- Antikörper. Seine Wirksamkeit bei der ankylosierenden Spondylitis und der Psoriasisarthritis bei Erwachsenen wurde bereits in Phase III Studien nachgewiesen und Secukinumab wurde in diesen Indikationen zugelassen. Die klinische Wirksamkeit und Sicherheit von Secukinumab bei Kindern ≥ 2 bis < 18 Jahre mit aktiver juveniler Psoriasisarthritis oder Enthesitis-assoziierter Arthritis wird derzeit in Studien untersucht. Vorgesehene Dosierungen sind gewichtsabhängig 150 mg oder 75 mg. Zur Verfügung stehen vorgefüllte Spritzen bzw. ein Fertigpen zur s. c. Applikation. Bei der ankylosierenden Spondylitis und bei der Psoriasis-Arthritis des Erwachsenen beträgt die empfohlene Einzeldosis 150 mg. Bei gleichzeitiger mittelschwerer bis schwerer Plaque-Psoriasis oder Patienten, die auf TNF-Inhibitoren unzureichend ansprachen, wird die Dosis verdoppelt.

Dosierung ankylosierende Spondylitis (keine Daten bei Kindern): 150 mg s. c. in den Wochen 0, 1, 2, 3, 4, anschließend monatlich

Dosierung Psoriasisarthritis/Psoriasis (keine Daten bei Kindern): 300 mg s. c. in den Wochen 0, 1, 2, 3, 4, anschließend monatlich

Ixekizumab und Brodalumab

Ixekizumab, ein IL-17A spezifischer monoklonaler Antikörper, und Brodalumab, ein IL-17-Rezeptorantikörper sind bei Erwachsenen mit Psoriasis zugelassen.

6.5.5 Blockade von Interleukin-12/23

Ustekinumab

Ustekinumab ist ein monoklonaler Antikörper, der die Interleukine IL-12 und IL-23 neutralisiert und so immunsuppressiv und entzündungshemmend wirkt. Die Interleukine IL-12 und IL-23 sind Dimere mit einem gemeinsamen Protein p40. Klinische Studien bei Erwachsenen mit Psoriasis, Psoriasisarthritis und beim Morbus Crohn verliefen erfolgreich.

Aufgrund einer langen Halbwertszeit von 15–32 Tagen erfolgen Injektionen in großem zeitlichem Abstand. Die Dosierung bei Erwachsenen mit Psoriasisarthritis ist 45 mg initial, dann nochmals nach 4 Wochen später und anschließend im Abstand von 12 Wochen. Bei der Psoriasis wird bei Erwachsenen > 100 kg eine Einzeldosis von 90 mg empfohlen. Auch für die Plaque-Psoriasis bei Kindern ab dem Alter von 12 Jahren ist Ustekinumab zugelassen.

Dosierung Psoriasis/Psoriasisarthritis:
- 45 mg s. c. bei Beginn, nach 4 Wochen, dann alle 12 Wochen
- Einzeldosis 90 mg s. c. bei Körpergewicht > 100 kg

Dosierung Psoriasis bei Kindern > 12 Jahren:
- Einzeldosis 0,75 mg/kg mit Körpergewicht < 60 kg (Berechnung des Injektionsvolumens = kg × 0,0083 ml)
- Einzeldosis 45 mg bei Kindern ≥ 60 kg und < 100 kg

Dosierung M. Crohn:
- Beginn mit 260 mg i.-v. bei Körpergewicht ≤ 55 kg
- Beginn mit 390 mg i.-v. bei Körpergewicht 55 kg – ≤ 85 kg
- Beginn mit 520 mg i.-v. bei Körpergewicht > 85 kg
- Dauertherapie mit 90 mg s. c. alle 8 Wochen

Risankizumab, Guselkumab und Tildakizumab

Für mittelschwere bis schwere Plaque-Psoriasis bei Erwachsenen sind zudem die gegen die p19-Untereinheit gerichteten und somit spezifisch gegen IL-23 gerichteten Antikörper Risankizumab, Guselkumab und Tildakizumab zugelassen.

6.5.6 Blockade der Kostimulation und der Migration von T-Zellen

Abatacept

Abatacept ist ein therapeutisch einsetzbares Konstrukt, entstanden durch Fusion von CTLA4 mit dem Fcγ eines Immunglobulins zu CTLA4-IgFcγ-Fusionsprotein mit langer Halbwertzeit. Der Wirkmechanismus besteht in der Blockade der Co-Stimulation von T-Zellen. Der Wirkeffekt tritt im Vergleich zur Behandlung mit TNF-Inhibitoren mit einer zeitlichen Verzögerung ein und nimmt mit Fortführung der Therapie über mehrere Monate weiter zu. Eine Zulassung besteht für die rheumatoide Arthritis, Psoriasisarthritis und bei der polyartikulären JIA. Zur Therapie stehen Lösungen zu 250 mg zur intravenösen Infusion und Fertigspritzen in 3 Größen zur Verfügung.

Dosierung bei JIA:
- 10 mg/kg i. v. in Woche 0, nach 2 und 4 Wochen und dann alle 4 Wochen.
- 50 mg s. c. Fertigspritze wöchentlich bei Körpergewicht 10– < 25 kg
- 87,5 mg s. c. Fertigspritze wöchentlich bei Körpergewicht 25– < 50 kg
- 125 mg s. c. Fertigspritze/Pen wöchentlich bei Körpergewicht > 50 kg

Vedolizumab

Vedolizumab, ein monoklonaler gegen α4β7-Integrin gerichteter anti-Integrin-Antikörper, der die Adhäsion von Lymphozyten am Endothel beeinträchtigt und somit die Lymphozyten-Darm-Migration hemmt. Erfolgreiche Studien liegen sowohl für den M. Crohn als auch für die Colitis ulcerosa bei Erwachsenen vor. Zur Behandlung von Kindern stehen bislang nur retrospektive Fallserien zur Verfügung.

Dosierung:
- 300 mg i. v. (Erwachsene) zu Woche 0, 2, 6 und anschließend alle 8 Wochen.
- In Abhängigkeit zur Effektivität können 4-wöchentliche Infusionen erfolgen.

6.5.7 Hemmung und Depletion von B-Zellen

Rituximab

Rituximab (RTX) ist ein chimärer anti-CD20 Antikörper, der spezifisch CD20 positive B-Zellen bindet und zerstört. Der Antikörper führt zu einer mehrmonatigen, teilweise noch längeren B-Zell-Depletion. Außerhalb der Onkologie besteht eine Zulassung zur Therapie der rheumatoiden Arthritis des Erwachsenen, der ANCA-assoziierten Vaskulitis und des Pemphigus vulgaris. Hier weist die Therapie mit Rituximab eine signifikante therapeutische Effektivität auf, während sich in Studien an Patienten mit einem nicht-renalen systemischen Lupus und/oder mit einer Lupusnephritis kein ausreichender Therapieeffekt zeigte. Untersuchungsergebnisse zur Behandlung der JIA stehen nur in begrenztem Umfang zur Verfügung. Limitierend für die Therapie sind Infusionsreaktionen, Leukopenie (Neutropenie), langanhaltende B-Zell-Depletion und ein Abfall der Serumimmunglobuline bis zur Substitutionsbedürftigkeit. Rituximab ist nicht zur Behandlung entzündlicher Erkrankungen im Kindesalter zugelassen und deshalb nur als off-label Therapie nach sorgfältiger Indikationsstellung mit Zurückhaltung anzuwenden. Eine Pneumocystis jirovecii-Prophylaxe ist zu empfehlen.

Dosierung bei der rheumatoiden Arthritis: 1000 mg i. v. zu Woche 0 und 2, Wiederholung alle 6 Monate.

Dosierung bei der ANCA-assoziierten Vaskulitis (keine Zulassung bei Kindern): 375 mg/qm Körperoberfläche 1 × wöchentlich über 4 Wochen.

Belimumab

Belimumab ist ein B-Lymphozyten-Stimulator (BLyS)-spezifischer Inhibitor. Durch die Bindung von BLyS hemmt Belimumab das Überleben von B-Zellen, einschließlich autoreaktiver B-Zellen, wahrscheinlich über die Induktion von Apoptose. Es behindert die Differenzierung von B-Zellen zu Immunglobulin produzierenden Plasmazellen. Seine Effektivität bei SLE wurde in bei erwachsenen Patienten, die zusätzlich eine Standardtherapie erhielten (einschließlich Steroiden, Antimalariamitteln und Immunsuppressiva) im Vergleich zu Placebo nachgewiesen. Eine Studie bei Kindern mit Lupusnephritis zeigte signifikant weniger Krankheitsschübe.

Dosierung:

- 10 mg/Kg Körpergewicht Woche 0, 2 und 4, dann alle 4 Wochen i. v.
- Bei Erwachsenen subkutane Therapie möglich, Umstellung von der i. v. auf eine s. c. Therapie 4 Wochen nach letzter Infusion

Weitere interessante Hemmer der B-Zellaktivierung sind in der Erprobung wie z. B. Atacicept, ein Fusionsprotein, das die Zytokine BAFF und APRIL bindet und so die Reifung und das Überleben von B-Lymphozyten hemmt.

6.5.8 Blockade von Typ I Interferon

Anifrolumab

Anifrolumab (auch bekannt als MEDI546) ist ein Anti-Interferon-α Rezeptor-Antikörper, ein vollständig humaner monoklonaler Ig G1 κ-Antikörper, der an den IFNAR1 bindet und die IFN-Signalisierung blockiert. Anifrolumab befindet sich derzeit in der klinischen Entwicklung zur Behandlung von SLE und Lupusnephritis.

In einer randomisierten, doppelblinden, placebokontrollierten Phase-IIb-Studie mit erwachsenen SLE-Patienten mit i. v. Anifrolumab (300 oder 1.000 mg) oder Placebo alle 4 Wochen über 48 Wochen zusätzlich zur Standardtherapie wurde der primäre Endpunkt (Erreichen eines Ansprechens in Woche 24 mit Reduktion der oralen Steroiddosis < 10 mg/Tag) in der Subpopulation mit hoher Typ I IFN Genexpression erreicht. Die Sicherheit und Verträglichkeit waren insgesamt gut, allerdings mit einem gehäuften Auftreten von Herpes zoster und Influenza unter Anifrolumab. Auch wenn die Phase-III-Ergebnisse noch ausstehen, scheint Anifrolumab substanziell die Krankheitsaktivität zu reduzieren und könnte über den IFN-Genstatus zudem zielgerichtet eingesetzt werden.

6.5.9 Blockade von Interferon-γ

Interferon-γ nimmt eine bedeutsame Rolle beim Makrophagenaktivierungssyndrom (MAS) ein. Mit Emapalumab steht ein monoklonaler anti-IFN-γ Antikörper zur Verfügung, der bei MAS bei sJIA und bei den hereditären Defekten der Zytolyse/familiärer hämophagozytierenden Histiozytose bereits in Studien untersucht wurde und in letztgenannter Indikation zugelassen ist. Beim MAS kamen Dosierungen von initial 6 mg/kg gefolgt von wöchentlichen Gaben von 3 mg/kg bis zur Remission zum Einsatz. Dokumentiert wurde eine schnelle IFN-γ-Neutralisierung durch einen schnellen Abfall des von IFN-γ induzierten Chemokins CXCL9 zwischen Tag 2 und 5, Entfieberung bei 5 von 6 Patienten innerhalb von 3 Tagen mit schrittweiser Verbesserung aller klinischen und Labormarker für ein MAS. Alle Patienten erreichten eine Remission nach 18 bis 55 Tagen. Es zeigte sich eine gute Verträglichkeit bei einer CMV-Reaktivierung mit fraglichem Zusammenhang mit Emapalumab bei einem Kind. Die pathogenetisch orientierte IFN-γ-Blockade mit Emapalumab erscheint als vielversprechend zur Kontrolle des MAS, einer grundsätzlich vital bedrohlichen Komplikation.

6.5.10 Biosimilars

Für innovative Original-Biologika können nach Ablauf des Patentschutzes Biosimilars als biologische Nachahmerprodukte vermarktet werden. Sie stellen eine Möglichkeit dar, den Wettbewerb der teuren Biopharmaka zu stimulieren und bergen ein erhebliches Einsparpotential mit Preisdruck auch auf das Originalpräparat.

Für die Zulassung eines Biosimilars muss Vergleichbarkeit im Hinblick auf Qualität, biologische Aktivität, Sicherheit und Wirksamkeit durch analytische, präklinische und klinische Untersuchungen nachgewiesen werden. Biosimilars sind demnach genauso wirksam und sicher wie das Referenzarzneimittel. Klinische Studien mit Biosimilars erfolgten i. d. R. in der Indikation der rheumatoiden Arthritis bzw. der ankylosierenden Spondylitis. Eine Extrapolation erfolgt auf die anderen Indikationen. Wenn Biosimilarität in einer Indikation festgestellt wird, kann das Biosimilar im Sinne einer „Extrapolation" ohne weitere Studien für alle Anwendungsbereiche des Originals zugelassen werden.

Die Entscheidung zwischen Original-Biologika und Biosimilars soll ausschließlich der behandelnde Arzt im Gespräch mit dem betroffenen Patienten (bzw. Eltern) treffen, gleiches gilt für einen Präparatewechsel. Der Austausch eines Original-Biologikums gegen ein Biosimilar (oder umgekehrt) durch den Apotheker, wie es bei Generika üblich ist (eine sog. automatische Substitution), ist in Deutschland nicht erlaubt. Ein wiederholter Wechsel zwischen verschiedenen Präparaten ist möglicherweise ungünstig, weil die Frequenz von Unverträglichkeitsreaktionen beeinflusst bzw. vermehrt neutralisierende Anti-Drug-Antikörper gebildet werden könnten.

Im Kindesalter sind Biosimilars für Etanercept und Adalimumab verfügbar. Beachtet werden sollten Unterschiede bei den Stärken (in mg/ml), der Lokalverträglichkeit (Citratfreiheit, Säuregehalt) und der Anwenderfreundlichkeit.

6.6 „Targeted synthetic small molecules"

Die neueste Entwicklung in der Pharmakotherapie der Autoimmunerkrankungen stellen die Janus-Kinase-(JAK) Inhibitoren dar. Anders als Biologika wirken JAK-Inhibitoren intrazellulär und blockieren dort Signalwege gleich mehrerer verschiedener Zytokine. Wenn proinflammatorische Zytokine an ihre Rezeptoren auf der Zelloberfläche andocken, induzieren sie im Zellinneren verschiedene Signalkaskaden, die letztlich die Transkription von Genen, die Translation und Produktion von pro-entzündlichen Proteinen und Zellproliferation bewirken. Dabei wird das Signal nach extrazellulärer Bindung des Zytokins an seinen Rezeptor nach intrazellulär z. B. über das JAK Signalweg weitergeleitet. Die drei Proteine JAK-1, -2 und -3 sowie die verwandte Tyrosinkinase 2 liegen als Dimere oder Trimere vor. Diese Dimere/Trimere sind spezifisch für bestimmte Zytokin-Rezeptoren (Abb. 6.3.). So vermitteln sie Signale von Interleukinen und Interferonen, aber auch von Thrombopoietin, Erythropoietin oder Granulozyten-Makrophagen-Wachstumsfaktor ins Zellinnere. Eine Hemmung der Signaltransduktion von Wachstumsfaktorrezeptoren für Blutzellen erklärt Therapie-assoziierte Phänomene, wie z. B. eine Leukopenie oder Thrombopenie.

Aktivierte JAK-Proteine aktivieren ihrerseits „STAT"-Proteine (*signal transducer and activator of transcription*). Diese dimerisieren und dringen in den Zellkern ein, wo sie die Transkription von Genen, zum Beispiel für proinflammatorische Proteine, anregen. In Deutschland besteht eine Zulassung zum klinischen Einsatz bislang für Baricitinib, Upadacitinib und Tofacitinib für erwachsene Patenten mit einer rheumatoiden Arthritis.

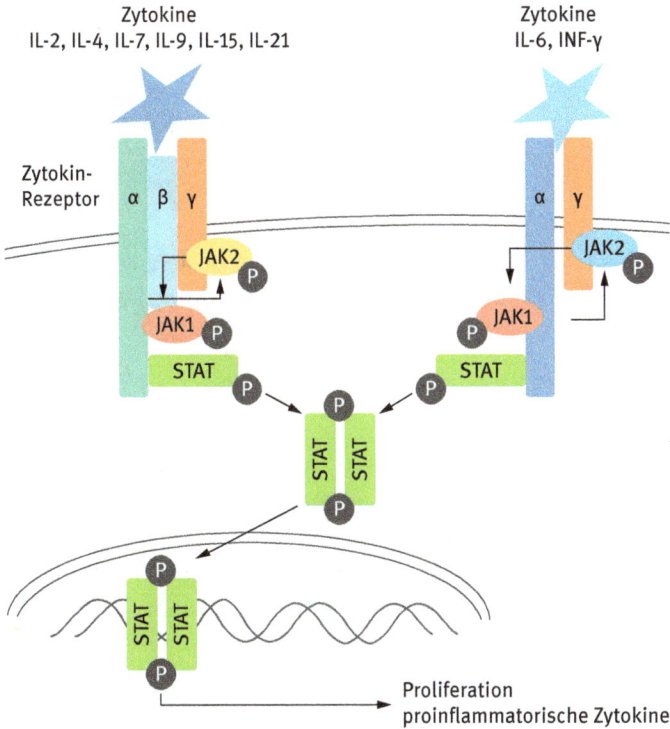

Abb. 6.3: Wirkmechanismus von JAK/STAT-Inhibitoren. Zytokine binden extrazellulär an ihren Rezeptoren. Die Signaltransduktion erfolgt über Januskinasen (JAK), die phosphoryliert werden, ihrerseits STATs phosphorylieren, welche als Homodimer im Zellkern die Gentranskription regulieren (Bildquelle. G. Horneff).

6.6.1 Tofacitinib

Tofacitinib imitiert Adenosintriphosphat (ATP) und bindet reversibel an die ATP-Bindungsstelle der Kinasedomäne von JAKs. So hemmt z. B. Tofacitinib die Phosphorylierung und Aktivierung von JAKs. In der Folge wird die Aktivierung von STATs blockiert und damit die Gentranskription wodurch eine verringerte Zytokinproduktion und so eine Modulation der Immunantwort erreicht wird.

Tofacitinib hemmt JAK1/JAK3-Signale. Somit sind hemmende Einflüsse bei der Signaltransduktion von IL-6, IL-7, IL-10, IL-12, IL-15, IL-21, IL-23 und Interferon-α und -β zu erwarten, weniger aber von IL-1, Il-17, IL-18 und TNF. Die Wirksamkeit und Sicherheit von JAK-Inhibitoren wurde bei rheumatoider Arthritis, Psoriasisarthritis, Psoriasis, bei M. Crohn und Colitis ulcerosa geprüft. Auch bei der Alopezia areata liegen positive Therapieerfahrungen vor. Untersuchungen an Kindern stehen nur beschränkt zur Verfügung.

Risiken sind Infektneigung, Kopfschmerzen und Durchfall, Aggravierung von Infektionen (einschließlich Pneumonie, Zellulitis, Herpes zoster, und Harnwegsinfektionen). Beobachtet werden auch Erhöhungen des LDL und HDL-Cholesterin, Serumkreatinins und der Transaminasen. Dosisabhängig wird eine Abnahme der Neutrophilenzahlen mit einem Plateau innerhalb von 3 Monaten beobachtet.

Dosierung:

- 2 × 5 mg täglich oder 1 × 11 mg
- In einer Pharmakokinetik Studie an Kindern erfolgte eine Dosierung (gewichtsabhängig) von ca. 0,3 mg/kg bei Kindern < 10 kg und 0,1 mg/kg bei Kindern > 30 kg.

6.6.2 Baricitinib

Baricitinib ist ein selektiver Inhibitor von JAK-1 und JAK-2 und hemmt wie Tofacitinib die Signaltransduktion für eine Vielzahl von Zytokinen (Abb. 6.4). Eine Zulassung besteht für Erwachsene mit mittelschwerer bis schwerer rheumatoider Arthritis nach mehreren Doppelblindstudien, die die Wirksamkeit als Monotherapie und in der Kombination mit Methotrexat nachweisen konnten. Auch in Head-to-Head-Studien versus TNF-Biologika war eine Überlegenheit dieses Therapieprinzips erkennbar.

Baricitinib kann bei der rheumatoiden Arthritis als Monotherapie oder in Kombination mit Methotrexat eingesetzt werden. Bei einer absoluten Lymphozytenzahl von weniger als 500/µl, einer absoluten Neutrophilenzahl von weniger als 1000/µl oder einem Hämoglobinwert unter 8 g/dl sollte eine Therapie nicht begonnen werden. Bei eingeschränkter Nierenfunktion muss die Dosis reduziert werden. Bei leichter oder mittelschwerer Leberfunktionsstörung ist keine Dosisanpassung erforderlich.

Weitere besondere Gegenanzeigen sind Schwangerschaft, ernsthafte Infektionen und tiefe Venenthrombosen. Überwacht werden Blutbild, Transaminasen, Nierenfunktion und Blutfette.

Baricitinib ist auch für das Kindesalter interessant. Hier sind die Vorteile der oralen (versus Injektion) Applikation und das breite Wirkspektrum zu nennen, darüber hinaus aber auch die freie Passage, z. B. ins Auge, die theoretisch auch eine Wirksamkeit bei der Uveitis ermöglicht. Die Hemmung der Typ-1-Interferon-Signalkaskade führte zum erfolgreichen Einsatz bei den Interferonopathien CANDLE, SAVI, Aicardi-Goutières-Syndrom und anderen. Aus dieser Therapieerfahrung stehen auch Daten zur Pharmakokinetik zur Verfügung, die zeigen, dass das überwiegend renal eliminierte Baricitinib im frühen Kindesalter sehr viel höher dosiert und über den Tag verteilt werden muss.

Die Anwendung ist aktuell eine off-Label Therapie. Die Anwendung außerhalb der Zulassung erfordert eine besondere Sorgfaltspflicht und eine dokumentierte Aufklärung über Nutzen und Risiko sowie über den Wegfall der Produkthaftung des Herstellers.

Dosierung:
- 1 × 2 oder 1 × 4 mg täglich bei Erwachsenen
- Kinder benötigen aufgrund der renalen Elimination relativ höhere Dosierungen
- Körpergewicht:
  - < 20 kg: 6 mg in 3 ED (Eskalation zu 8 mg in 4 ED)
  - 20–40 kg: 6 mg in 2 ED (Eskalation zu 8 mg in 3 ED)
  - 40 kg: 8 mg in 2 ED (Eskalation zu 10 mg in 2 ED)

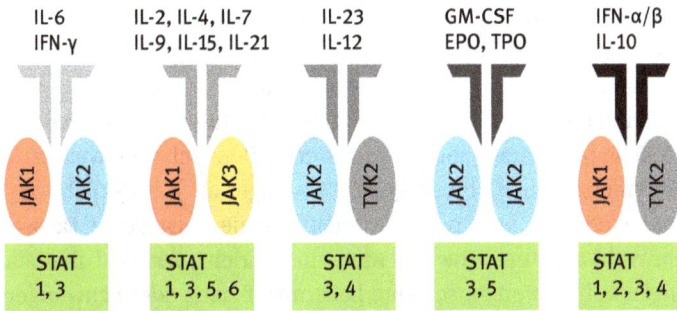

	IL-6 IFN-γ	IL-2, IL-4, IL-7 IL-9, IL-15, IL-21	IL-23 IL-12	GM-CSF EPO, TPO	IFN-α/β IL-10
JAK	JAK1 / JAK2	JAK1 / JAK3	JAK2 / TYK2	JAK2 / JAK2	JAK1 / TYK2
STAT	1, 3	1, 3, 5, 6	3, 4	3, 5	1, 2, 3, 4
Funktion	Virusabwehr, Entzündung	Lymphozyten: Wachstum, Reifung, T/B-Zell-differenzierung Entzündung	TH-17 Zellen, Entzündung	Erythropoese Myelopoese, Thrombozyten Wachstum	Virusabwehr, Entzündung
pharmakologische Beeinflussung					
Tofacitinib	X	X	X	X	X
Baricitinib	X	X	X	X	X
Filgocitinib	X	X			X
Upadacitinib	X	X			X

Abb. 6.4: Differenzielle Beeinflussung der Signaltransduktion verschiedener Zytokine und Wachstumsfaktoren durch Januskinasen. Tofacitinib gilt als JAK1/JAK3-Hemmer, Baricitinib als JAK-1/2-Hemmer und Filgocitinib und Udapacitinib als JAK-1-Hemmer (Bildquelle: G. Horneff).

6.6.3 Upadacitinib

Upadacitinib ist ein selektiver Inhibitor von JAK-1 und zum Einsatz bei der rheumatoiden Arthritis zugelassen. Eine Studie bei der polyartikulären JIA ist noch nicht abgeschlossen. Weitere aktuell laufende Phase-III-Studien erfolgen bei Psoriasis-Arthritis, Morbus Crohn, atopischer Dermatitis, Colitis ulcerosa, Riesenzellarteriitis und ankylosierender Spondylitis.

Der Vorteil der selektiven JAK1-hemmung könnte in der besseren Verträglichkeit liegen, weil ein geringerer Einfluss auf die Wachstumsfaktoren wie Thrombopoietin, Erythropoietin oder Granulozyten- Makrophagen-Colonie-Stimulierender Faktor anzunehmen ist. Bei Erwachsenen ist die Dosierung 15 mg einmal täglich unabhängig von den Mahlzeiten als Monotherapie oder in Kombination mit Methotrexat. Die Behandlung sollte bei Patienten mit einer absoluten Lymphozytenzahl von weniger als 500 Zellen/µl, einer absoluten Neutrophilenzahl von weniger als 1.000 Zellen/µl oder einem Hämoglobinspiegel von weniger als 8 g/dl nicht begonnen werden. Bei leichter oder mittelschwerer Niereninsuffizienz ist keine Dosisanpassung erforderlich, wohl aber bei schwerer Niereninsuffizienz. Aktive Tuberkulose, aktive schwerwiegende Infektionen, schwere Leberinsuffizienz oder Schwangerschaft sind Kontraindikationen.

Weitere JAK-Inhibitoren sind z. B. Peficitinib und Filgotinib, JAK-1-spezifisch und Decernotinib, JAK-3 spezifisch. Studien werden ergeben, ob diese Substanzen bei höherer Selektivität eine ausreichende Wirkung bei vermindertem Nebenwirkungsrisiko aufweisen werden.

6.6.4 Apremilast

Apremilast, ein Phosphodiesterase-4 Hemmer, ist zur Therapie der Psoriasis und der Psoriasisarthritis zugelassen. Es hemmt zahlreiche intrazelluläre Signalwege. Apremilast ist ein oraler *small molecule inhibitor* von Phosphodiesterase 4 (PDE4), der in den Zulassungsstudien Wirkung bei der Psoriasis, der Psoriasisarthritis, und beim Behçet Syndrom gezeigt hat.

In Monozyten und T-Zellen steigert Apremilast intrazelluläres cAMP und induziert die Phosphorylierung der Proteinkinase A Substrate CREB und des *activating transcription factor-1* (AP-1), wohingegen die NF-κB Transkription gehemmt wird, ein Weg der TNF-induzierten Inflammation. Dies resultiert interessanterweise in einer Modulation von Genen, die durch einen der Hauptschalter des angeborenen Immunsystems, (*Toll-like-receptor* 4) TLR-4 gesteuert werden. Apremilast reduziert auch die Interferon-α Produktion von plasmazytoiden dendritischen Zellen, hemmt die T-Zell Zytokinproduktion, hat aber einen nur geringen Einfluss auf die B-Zell Immunglobulinsynthese.

Dosierung (Erwachsene):
- 2 × 30 mg/Tag (beginnend mit 1 × 10 mg täglich, täglich Dosissteigerung um 10 mg)
- Dosisreduktion bei eingeschränkter Nierenfunktion

6.7 Autologe Stammzelltransplantation

Das Prinzip der autologen Stammzelltransplantation (ASCT) bei Autoimmunerkrankungen beruht zum einen auf der Verabreichung einer intensiven Immunsuppression im Rahmen einer ablativen Chemotherapie, zum anderen auf der Rekonstitution eines „naiven" Immunsystems im Bestreben, die zuvor zur Autoimmunität führenden Mechanismen nicht erneut zur Ausbildung der Autoimmunerkrankung kommen zu lassen.

Die Konditionierung erfolgt i. d. R. mit Antithymozytenglobulin (ATG), Cyclophosphamid und *low-dose Total Body Irradiation* (TBI). Nach ASCT erfolgte eine rasche Rekonstitution der Blutbildung. Die Erholung der Lymphozyten, insbesondere der CD4+, CD45RA+ naiven T Zellen erfolgt verzögert nach > 6 Mo. Die lange Phase der Immundefizienz führt zu einem hohen Risiko für virale Infektionen inklusive Zoster und CMV-Reaktivierungen, atypische Mykobakteriosen, Makrophagenaktivierungssyndrom.

Die therapierefraktäre juvenile idiopathische Arthritis zählt zu den häufigsten Diagnosen, bei denen bislang eine ASCT versucht wurde [24]. Für die JIA stehen Empfehlungen zur Indikation und Durchführung der ASCT zur Verfügung. Zu den Voraussetzungen zählen Refraktärität gegenüber konventionellen Therapien unter Einschluss von Biologika. Daneben kommt der ASCT eine große Bedeutung bei der Therapie der systemischen Sklerose zu.

6.8 Schmerztherapie

Schmerzen sind ein Leitsymptom bei Patienten mit JIA, Behandlungsstrategien gelten aber oft als unzureichend, weil Konzepte der Schmerztherapie keine Anwendung finden. Für die medikamentöse Schmerztherapie wird ein Stufenschema empfohlen, beginnend mit Nicht-Opioid-Aanalgetika zu denen Paracetamol, Ibuprofen, Metamizol und andere NSAR zählen. Gegenüber NSAR fehlt bei Paracetamol ein erhöhtes Blutungsrisiko, weil es keinen relevanten Effekt auf die Plättchenaggregation hat und nicht die NSAR-typischen gastrointestinalen Mukosaschäden zeigt. Metamizol eignet sich besonders für krampfartige Schmerzen. Ibuprofen sollte nicht mit anderen NSAR kombiniert werden. Besondere Risiken bei Paracetamol bestehen in der Hepatotoxizität, bei Metamizol in der Agranulozytose.

Dosierung:
- Paracetamol 10–20 mg/kg alle 4–6 Stunden (maximale Tagesdosis von 200 mg/kg darf aufgrund Hepatotoxizität nicht überschritten werden)
- Metamizol 10–20 mg/kg alle 6–8 Stunden

Opioide werden mit einer geringen Startdosis begonnen. Die notwendige Dosis wird bei weiteren Gaben am Effekt titriert. Risiken wie Atemdepression und Sedierung sowie Übelkeit, Erbrechen, Obstipation, Juckreiz, Harnverhalt, Absenken der Krampfschwelle sind im Kindesalter grundsätzlich wie bei Erwachsenen einzuschätzen. Das Abhängigkeitsrisiko ist gering. Bei mäßig starken bis starken Schmerzen werden Tramadol und Tilidin (mit Naloxon), bei sehr starken Schmerzen Morphin, sowie bei individueller Unverträglichkeit von Morphin Buprenorphin, Hydromorphon und Oxycodon angewandt [8].
Dosierung:
- Tramadol 1–2 mg/kg alle 4–6 Stunden (Maximaldosis 8 mg/kg/Tag bzw. < 400 mg)
- Tilidin mit Naloxon 0,5–1 mg Tilidinhydrochlorid/kg

Andauernde und gegenüber Analgetika refraktäre Schmerzen, die durch physiologische Prozesse nicht erklärt werden können, lassen an somatoforme Schmerzstörungen (Schmerzverstärkungssyndrom) denken. Diese sind nicht selten. Hier empfiehlt sich eine multimodale Schmerztherapie (s. Kap. 17).

Literatur

[1] Beukelman T, Patkar NM, Saag KG, et al. 2011 American College of Rheumatology recommendations for the treatment of juvenile idiopathic arthritis: initiation and safety monitoring of therapeutic agents for the treatment of arthritis and systemic features. Arthritis Care Res. 2011;63:465–482.

[2] Zulian F, Martini G, Gobber D, et al. Triamcinolone acetonide and hexacetonide intra-articular treatment of symmetrical joints in juvenile idiopathic arthritis: a double-blind trial. Rheumatology (Oxford). 2004;43:1288–1291.

[3] Lanni S, Bertamino M, Consolaro A, et al. Outcome and predicting factors of single and multiple intra-articular corticosteroid injections in children with juvenile idiopathic arthritis. Rheumatology (Oxford). 2011;50:1627–1634.

[4] Ruperto N, Nikishina I, Pachanov ED, et al. A randomized, double-blind clinical trial of two doses of meloxicam compared with naproxen in children with juvenile idiopathic arthritis: short- and long-term efficacy and safety results. Arthritis Rheum. 2005;52:563–572.

[5] Reiff A, Lovell DJ, Adelsberg JV, et al. Evaluation of the comparative efficacy and tolerability of rofecoxib and naproxen in children and adolescents with juvenile rheumatoid arthritis: a 12-week randomized controlled clinical trial with a 52-week open-label extension. J Rheumatol. 2006;33:985–995.

[6] Young D. FDA advisers endorse Celebrex for juvenile rheumatoid arthritis: lack of studies in children raises safety concerns. Am J Health Syst Pharm. 2007;64:11–12.

[7] Zernikow B, Hechler T. Schmerztherapie bei Kindern und Jugendlichen. Dtsch Arztebl. 2008;105:511–522.

[8]   Dueckers G, Guellac N, Arbogast M, et al. Evidence and consensus based GKJR guidelines for the treatment of juvenile idiopathic arthritis. Clin Immunol. 2012;142:176–193.

[9]   Giannini EH, Ruperto N, Prieur AM, et al. Efficacy and Safety of Abatacept in Children and Adolescents with Active Juvenile Idiopathic Arthritis (JIA): Results of Double-Blind Withdrawal Phase. 2006 Annual Scientific meeting of the American College of Rheumatology, October 16–21, Washington, USA. Arthritis Rheum. 2006;54:482.

[10] Ruperto N, Murray KJ, Gerloni V, et al. A randomized trial of parenteral methotrexate comparing an intermediate dose with a higher dose in children with juvenile idiopathic arthritis who failed to respond to standard doses of methotrexate. Arthritis Rheum. 2004;50:2191–2201.

[11] Balis FM, Mirro J Jr, Reaman GH, et al. Pharmacokinetics of subcutaneous methotrexate. J Clin Oncol. 1988;6:1882–1886.

[12] Jundt JW, Browne BA, Fiocco GP, Steele AD, Mock D. A comparison of low dose methotrexate bioavailability: oral solution, oral tablet, subcutaneous and intramuscular dosing. J Rheumatol. 1993;20:1845–1849.

[13] Klein A, Kaul I, Foeldvari I, et al. Efficacy and safety of oral and parenteral methotrexate therapy in children with juvenile idiopathic arthritis: an observational study with patients from the German Methotrexate Registry. Arthritis Care Res (Hoboken). 2012;64:1349–1356.

[14] Höfel L, Eppler B, Storf M, et al. Successful treatment of methotrexate intolerance in juvenile idiopathic arthritis using eye movement desensitization and reprocessing – treatment protocol and preliminary results. Pediatr Rheumatol Online J. 2018;16:11.

[15] Silverman E, Mouy R, Spiegel L, et al. Leflunomide or methotrexate for juvenile rheumatoid arthritis. N Engl J Med. 2005;352:1655–1666.

[16] Van Rossum MA, Fiselier TJ, Franssen MJ, et al. Sulfasalzin in the treatment of juvenile chronic arthritis. A randomized double-blind placebo-controlled multicenter study. Arthritis Rheum. 1998;41:808–816.

[17] Burgos-Vargas R, Vazquez-Mellado J, Pacheco-Tena C, et al. A 26 week randomised, double blind, placebo controlled exploratory study of sulfasalazine in juvenile onset spondyloarthropathies. Ann Rheum Dis. 2002;61:941–942.

[18] Ruperto N, Ravelli A, Castell E, et al. Cyclosporine A in juvenile idiopathic arthritis. Results of the PRCSG/PRINTO phase IV post marketing surveillance study.Clin Exp Rheumatol. 2006;5:599–605.

[19] Manger B; Kommission Pharmkotherapie, Deutsche Gesellschaft fur Rheumatologie. [Revised recommendations of the Deutsche Gesellschaft fur Rheumatologie on therapy with tumor necrosis factor-inhibiting active substances on inflammatory diseases]. Z Rheumatol. 2002;61:694–697.

[20] Horneff G, Schmeling H, Biedermann T, et al. The German Etanercept Registry for Treatment of Juvenile Idiopathic Arthritis (JIA). Ann Rheum Dis. 2004;63:1638–1644.

[21] Lovell DJ, Giannini EH, Reiff A, et al. Etanercept in children with polyarticular juvenile rheumatoid arthritis. N Engl J Med. 2000;342:763–769.

[22] Lovell DJ, Reiff A, Ilowite NT, et al. Safety and efficacy of up to eight years of continuous etanercept therapy in patients with juvenile rheumatoid arthritis. Arthritis Rheum. 2008;58:1496–14504.

[23] Horneff G, De Bock F, Foeldvari I, et al. Safety and efficacy of combination of Etanercept and Methotrexate compared to treatment with Etanercept only in patients with juvenile idiopathic arthritis (JIA). Preliminary data from the German JIA Registry. Ann Rheum Dis. 2009;68:519–525. doi: 10.1136/ard.2007.087593

[24] Brinkman DM, de Kleer IM, ten Cate R, et al: Autologous stem cell transplantation in children with severe progressive systemic or polyarticular juvenile idiopathic arthritis: long-term follow-up of a prospective clinical trial. Arthritis Rheum. 2007;56:2410–2421.

7 Nichtmedikamentöse Therapien

7.1 Physiotherapie in der Kinder- und Jugendrheumatologie

Anja Blöthe

7.1.1 Allgemeines

Neben der medikamentösen, ergotherapeutischen und physikalischen Therapie spielt auch die physiotherapeutische Behandlung eine wichtige Rolle bei der Komplexbehandlung rheumatischer Erkrankungen entzündlicher und nicht entzündlicher Genese.

7.1.2 Physiotherapie bei entzündlich-rheumatischen Erkrankungen

Bei kleinen Kindern ist es wichtig auf indirekte Schmerzsignale zu achten, weil sie noch nicht in der Lage sind, Schmerzen zu äußern bzw. diese genau zu lokalisieren. Schmerzbedingt entstehen bei entzündeten Gelenken typische Schonhaltungen, die in alltäglichen Handlungen zu beobachten sind. Es ist essenziell, die Eltern in die Befunderhebung einzubeziehen und sie nach auffälligem Verhalten und ungewöhnlichen Bewegungsmustern zu fragen.

7.1.2.1 Anamnese
Erfragt werden Erkrankungsbeginn, schmerzhafte Gelenke und Strukturen, Nebenerkrankungen, Medikamente, die schulische Situation, Teilnahme an Sport, Freizeitbeschäftigung und Hilfsmittel.

7.1.2.2 Befund
Inspektion
Beurteilt werden Haltung, Unterschiede im Hautbild, Fehlstellungen/Achsabweichungen der Gelenke, Schwellungen und Muskelatrophien. Auffälligkeiten werden gemessen (Umfangsmessung, Grad der Achsfehlstellung) und dokumentiert.

Palpation
In der Inspektion auffällige Gelenke und Strukturen werden palpiert und eventuelle Unterschiede (Temperaturunterschiede, Umfang) dokumentiert.

https://doi.org/10.1515/9783110493801-007

Bewegungsausmaß

Zunächst werden alle Gelenke orientierend passiv untersucht. Bewegungseinge-schränkte Gelenke werden notiert, nach Neutral-Null-Methode gemessen und doku-mentiert. Hierbei ist zu beachten, dass das Bewegungsausmaß bei Kindern und Ju-gendlichen noch deutlich größer als im Erwachsenenalter ist. Ausführliche Informa-tionen zum Bewegungsausmaß der Gelenke finden sich in Kap. 1 und Tab. 1.2.

Fehlstellungen

Gelenkfehlstellungen werden gemessen und dokumentiert. Ein Beispiel für eine häu-fig vorkommende Fehlstellung ist das Genu valgum. Der Winkel zwischen Ober- und Unterschenkel wird hierbei auf beiden Seiten in Rückenlage und im Stand gemessen und dokumentiert. Gegebenenfalls erfolgt eine Fotodokumentation zur Verlaufskon-trolle unter Therapie.

Beckenschiefstand

Im Rahmen einer Arthritis im Kniegelenk kann es zu beschleunigtem Wachstum von Tibia und Femur und so zu einer Beinlängendifferenz und zum Beckenschiefstand kommen. Eine Beinlängendifferenz > 0,5 cm wird mit Einlagen und/oder Schuherhö-hung ausgeglichen.

CAVE: Ein Beckenschiefstand kann auch funktionelle Ursachen haben, z. B. Schonhaltung der Hüfte oder Blockade des Iliosakralgelenks.

Bewegungsanalyse

Alltägliche Bewegungen wie Gehen, An- und Ausziehen werden beobachtet und Auf-fälligkeiten dokumentiert. Gegebenenfalls erfolgt eine Foto- oder Videodokumentati-on.

Muskelstatus

Bei Kindern und Jugendlichen mit einer Kollagenose (z. B. juvenile Dermatomyositis, juvenile Sklerodermie) wird zusätzlich ein Muskelstatus (*Childhood Myositis Assess-ment Scale* [CMAS]) und evtl. ergänzend ein Muskelfunktionstest (MFT) ausgeführt. Hiermit werden muskuläre Defizite objektiviert und können so im Behandlungsver-lauf evaluiert werden.

7.1.2.3 Therapie

Behandlungsziele werden gemeinsam mit Patienten und Eltern festgelegt. Tab. 7.1 gibt eine Übersicht über allgemeine Behandlungsziele und Maßnahmen.

CAVE! Bei manuellen Techniken wie translatorischen Gleitbewegungen ist besonders an Kapsel-Band geführten Gelenken Vorsicht geboten. Es sollte niemals in die Subluxationsrichtung mobilisiert werden!

Alle Techniken sollten im schmerzfreien Bereich ausgeführt werden. Jeder Schmerzreiz führt bei Kindern zu einer Abwehrspannung, die die Schonhaltung verstärkt. Hierbei ist es wichtig, auf indirekte Schmerzsignale (Mimik, Abwehrspannung) zu achten, da Kinder häufig noch nicht in der Lage sind, Schmerzen verbal zu äußern.

Tab. 7.1: Ziele und Maßnahmen in der physiotherapeutischen Behandlung von rheumatischen Erkrankungen entzündlicher Genese.

Ziel	Maßnahmen
Schmerzreduktion	– Entlastung (akute Phase) – Physikalische Maßnahmen (siehe Kapitel Physikalische Therapie) – Passives, aktiv-assistives Bewegen im schmerzfreien Bereich – Schlingentisch
Wiederherstellen des vollen Bewegungsausmaßes	– Tägliches passives, aktiv-assistives Bewegen im schmerzfreien Bereich – Anleitung der Eltern zum täglichen passiven, aktiv-assistiven Bewegen – Schlingentisch – Bewegungsbad
Wiederherstellen einer normalen Muskelfunktion	– Kräftigung hypotoner/atrophierter Muskelgruppen – Dehnung hypertoner/verkürzter Muskelgruppen – Bahnen physiologischer Bewegungsmuster – Heimprogramm – Gruppentherapie
Korrektur von Achsfehlstellungen	– Aufklärung über physiologische Körperachsen – Erlernen einer aktiven Korrektur der Körperachsen (durch z. B. Beinachsentraining oder Fußgymnastik) – Versorgung mit Hilfsmitteln zur Korrektur der Achsfehlstellungen (z. B. Einlagen, Nachtlagerungsschienen, Derotationsbandagen)
Wiedererlernen von physiologischen Bewegungsabläufen	– Gangschule – Trainieren von Alltagsbewegungen – Haltungsschulung – Neurophysiologische Behandlungen

Förderung der Krankheitseinsicht, Förderung der Motivation zu Eigenübungen	– Edukation:
	  – Elternseminar
	  – Jugendseminar
	  – Kinderseminar

Hilfsmittel

Zur Entlastung der unteren Extremität kommen verschiedene Laufräder zum Einsatz:
- CORO Laufrad für Kinder zwischen 1–3 Jahren
- Laufrad für kleine Kinder ab 3 Jahren
- Therapieroller in verschieden Größen für größere Kinder und Jugendliche

Hilfsmittel zur Korrektur von Achsfehlstellungen und Bewegungseinschränkungen: Es gibt eine Vielzahl von Hilfsmitteln, die bei einer rheumatischen Erkrankung zum Einsatz kommen können. Hilfsmittel werden von der orthopädischen Werkstatt oder der Ergotherapie individuell angefertigt. Tab. 7.2 gibt eine Übersicht über häufig angewendete Hilfsmittel. Hilfsmittel für Finger- und Handgelenke werden im Kapitel Ergotherapie besprochen.

Tab. 7.2: Beispiele für Achsfehlstellungen und passende Hilfsmittel.

	Achsfehlstellung/Bewegungs-einschränkung	Hilfsmittel
Kniegelenk	Genu valgum	Knienachtlagerungsschiene (Abb. 7.1) Derotationsbandage (Abb. 7.2) Evtl. Einlagenversorgung mit Innenranderhöhung
Fuß	Knick-/Senkfuß Vorfußadduktion	Einlagenversorgung
Großer Zeh	Hallux valgus	Hallux valgus Korrekturschiene Evtl. Einlagenversorgung
Ellenbogen	Streckdefizit im Ellenbogen	Extensionsquengelorthese

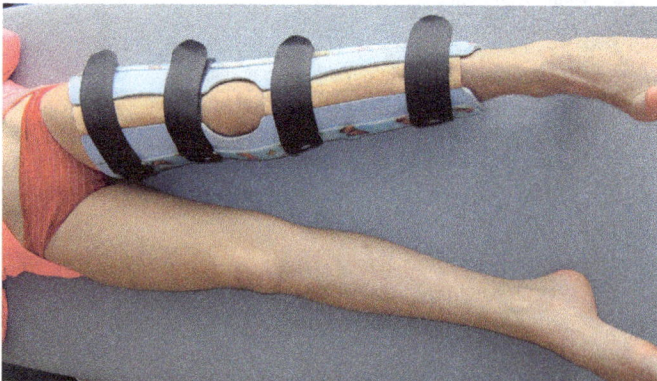

Abb. 7.1: Beispiel einer Knienachtlagerungsschiene aus der orthopädischen Werkstatt zur Valguskorrektur (Bildquelle: A. Blöthe).

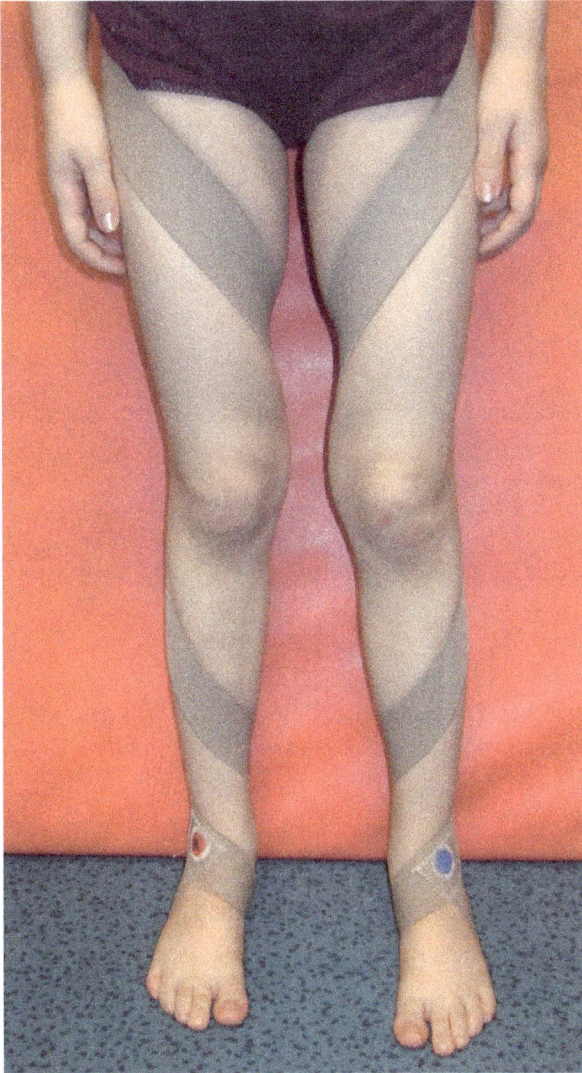

Abb. 7.2: Derotationsbandage zur funktionellen Achskorrektur bei Genu Valgum (Bildquelle: A. Blöthe).

Langfristige Behandlung

Bei der krankengymnastischen Behandlung sind regelmäßige Erhebungen des Gelenkstatus von großer Bedeutung, um Bewegungseinschränkungen frühzeitig zu erkennen. Zusätzlich sollten auch Eltern und Jugendliche zu Hause in der Lage sein, Veränderungen an Gelenken frühzeitig zu bemerken. Um Ihnen die Beurteilung der Gelenkbeweglichkeit zu erleichtern, kann z. B. ein Gelenkcheck besprochen und auf Papier mitgegeben werden. Der Gelenkcheck umfasst nur ausgewählte, gut zu beurteilende Gelenke:

Allgemein:
- alle Gelenke werden im Seitenvergleich getestet
- auf das Bewegungsverhalten des Kindes achten (Hinken, Treppe steigen, Morgensteifigkeit, Abstützen mit der Hand)

Handgelenk:
- Winkel zwischen Hand und Unterarm 90° nach oben und nach unten

Fingergelenke:
- kleine Faust

Ellenbogengelenk:
- Streckung: (Daumen zeigt nach oben) Oberarm und Unterarm bilden eine Linie oder sind überstreckbar
- Beugung: Finger können an die Schulter geführt werden

Kiefergelenk:
- 3 Finger der eigenen Hand passen quer in den geöffneten Mund
- Die Mundöffnung ist symmetrisch

Fußgelenke:
- Hochziehen: der Winkel zwischen Fußrücken und Unterschenkel ist unter 90°
- Strecken: der Fuß kann so gestreckt werden, dass er eine Linie mit dem Unterschenkel bildet

Kniegelenk:
- Beugung: Ferse kann bis an das Gesäß gezogen werden
- Streckung: Unterschenkel/ Ferse hebt ab, der Oberschenkel bleibt liegen

7.1.2.4 Sport bei rheumatischen Erkrankungen entzündlicher Genese

Aktuell findet ein Umdenken in Bezug auf Sport bei rheumatischen Erkrankungen statt. Wurde in der Vergangenheit kategorisch von bestimmten Sportarten abgeraten, überwiegt heute die Einsicht, dass körperliche Aktivität bei juveniler idiopathischer Arthritis viele positive Effekte auf die Gesundheit hat [1,2]. Des Weiteren gibt es keinen Hinweis darauf, dass körperliche Aktivität einen negativen Effekt auf die Krankheitsaktivität hat [1,2]. Aktuelle Studien deuten sogar darauf hin, dass regelmäßiger Ausdauersport einen immunmodulierenden Effekt hat [3]. Die EULAR (*European League Against Rheumatism*) empfiehlt aktuell für erwachsene Patienten mit rheumatoider Arthritis und Arthrose, dass sie sich an die gleichen Bewegungsempfehlungen wie gesunde Erwachsene halten sollten [4]. Auch für Kinder- und Jugendliche ist davon auszugehen, dass eine Anlehnung an die Bewegungsempfehlungen der WHO für gesunde Kinder sinnvoll wäre. Körperliche Aktivität und Sport sollten ein essenzieller Baustein der Therapie sein und möglichst früh in die Behandlung einbezogen werden [2,4].

In der akuten Phase steht weiterhin Entlastung im Vordergrund, empfohlen werden gelenkschonende Sportarten wie Schwimmen, Fahrrad fahren und krankengymnastische Übungen zur Kräftigung der Muskulatur.

Die Entscheidung für eine Sportart in der chronischen Phase ist *sehr individuell* und sollte in Absprache mit dem behandelnden Rheumatologen, Ergotherapeuten und Physiotherapeuten getroffen werden. Diese können den Patienten auf mögliche Risiken hinweisen und ein sportvorbereitendes Trainingsprogramm empfehlen.

Ob eine Sportart geeignet ist, ist davon abhängig, welche Gelenke betroffen sind, nur obere Extremität, nur untere Extremität oder alle Extremitäten. Weitere Faktoren sind:
- Ausmaß der vorangegangenen Entzündung
- Gibt es Gelenkfehlstellungen?
- Wie ist der Muskelstatus des Patienten?
- Wie sind die koordinativen Fähigkeiten des Patienten?
- Besteht ein hohes Verletzungsrisiko?
- Welche psychosozialen Aspekte spielen eine Rolle?
  - Wurde im Vorfeld der Erkrankungen ein bestimmter Sport über einen längeren Zeitraum ausgeführt?
  - Welche Sportart üben Freunde/Geschwister aus?
  - Identifiziert sich der Patient stark mit einer bestimmten Sportart?
  - Steht der Selbstwert des Patienten im Zusammenhang mit einer zuvor ausgeübten Sportart?

Bei Sportarten mit folgenden Eigenschaften gilt es das Risiko individuell abzuwägen:
- hohe Stoßbelastung
- viel Start- und Stoppbewegungen
- hohes Verletzungsrisiko (z. B. beim Mannschaftssport)
- Leistungssport

CAVE! Wenn bei der Ausübung einer Sportart vermehrt Schmerzen oder Entzündungszeichen auftreten, sind die Gelenke möglicherweise überlastet. Patienten sollten dann nicht weiter trainieren.

7.1.3 Physiotherapie bei Patienten mit rheumatischen Erkrankungen nicht-entzündlicher Genese

Hinweis: Die im Folgenden beschriebenen Maßnahmen beziehen sich auf die physiotherapeutische Behandlung von Patienten mit primären und sekundären Schmerzverstärkungssyndromen (SVS).

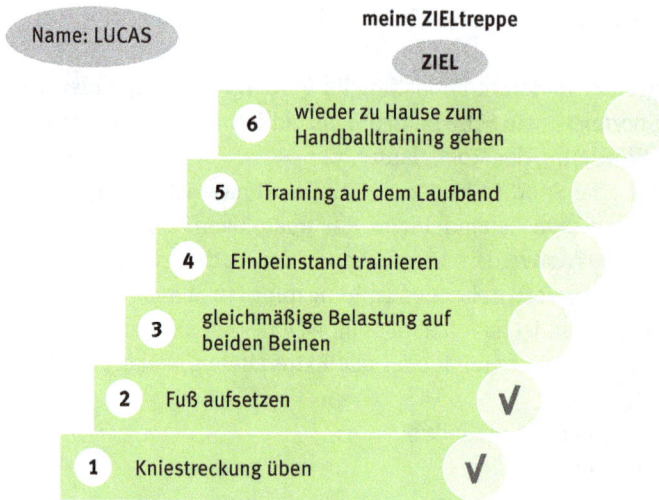

Abb. 7.3: Beispiel einer Zieltreppe eines Jungen mit primärem lokalisierten Schmerzverstärkungssyndrom (Bildquelle: A. Blöthe).

Das Hauptziel ist die Reintegration in den Alltag. Hierzu ist es wichtig, das Vertrauen der Patienten zu gewinnen und die Patienten nachhaltig zu motivieren.

Häufig besteht bei Patienten mit SVS ein Ungleichgewicht zwischen Belastung und Belastbarkeit. Es wird versucht, Belastungsfaktoren zu erkennen, die Belastbarkeit durch Training zu verbessern und ein Gleichgewicht zwischen Anstrengung und Entspannung zu finden. Zusammen mit den Kindern und Jugendlichen wird ein Langzeitziel ausgewählt, welches Schritt für Schritt erarbeitet wird. Für zusätzliche Motivation kann hierbei z. B. eine Zieltreppe sorgen (Abb. 7.3).

Die Therapie sollte so aktiv wie möglich gestaltet werden, passive Maßnahmen sollten nur bei dringender Indikation (z. B. bei Bewegungseinschränkungen) und so wenig wie möglich eingesetzt werden. Die Patienten sollen vermittelt bekommen, dass sie selbst etwas gegen den Schmerz unternehmen können und hierbei nicht von anderen abhängig sind.

Dem Patienten werden Strategien aufgezeigt, mit ihren Schmerzen umgehen zu können. Gut in die physiotherapeutische Behandlung eingebunden werden können z. B. Ablenkungsstrategien wie das Ablenkungs-ABC oder die Anwendung von TENS zur Schmerzreduktion.

7.1.3.1 Anamnese

Auch bei Patienten mit SVS ist es wichtig, ein möglichst umfangreiches Bild von dem Patienten und seiner Erkrankung zu bekommen. Zusätzlich zu den in Kap. 7.1.2.1 aufgeführten Punkten wird gezielt auch nach vegetativen Symptomen, Schulfehlzeiten und der Familiensituation gefragt. Des Weiteren wird nach Faktoren gefragt, die den Schmerz positiv oder negativ beeinflussen. Hierbei spielen auch emotionale Faktoren wie z. B. Stress in der Schule oder Ärger mit den Eltern eine Rolle.

7.1.3.2 Befund

Zunächst erfolgt auch hier eine gründliche körperliche Untersuchung. Schwerwiegende somatische Ursachen sollten im Vorfeld durch ärztliche Untersuchungen ausgeschlossen worden sein.

Inspektion

Beurteilt werden Haltung, Unterschiede im Hautbild, Fehlstellungen, Achsabweichungen der Gelenke und Muskelspannung.

Palpation

Gegebenenfalls wird der Tonus einzelner Muskelgruppen palpiert.

Bewegungsausmaß

Zunächst werden alle Gelenke orientierend passiv untersucht. Festzustellen ist, ob einzelne Gelenke hyper- oder hypomobil sind oder ob sogar eine generalisierte Hypermobilität besteht.

Fehlstellungen

Gelenkfehlstellungen werden gemessen und dokumentiert.

Ergänzende Untersuchungen

Gegebenenfalls wird zusätzlich ein Muskelfunktionstest (MFT) oder ein Konditionstest ausgeführt.

7.1.3.3 Therapie

Das Hauptziel in der Behandlung von Kindern und Jugendlichen mit SVS liegt auf der Aktivierung der Patienten und der Reintegration in den Alltag. Tab. 7.3 gibt eine Übersicht über allgemeine Behandlungsziele. Gemeinsam mit den Patienten wird ein Langzeitziel (z. B. (Wieder-)Aufnahme des zuvor ausgeübten Sports) erarbeitet und überlegt, wie dieses Ziel erreicht werden kann. Zur Stärkung der Motivation kann mit einer Zieltreppe (Abb. 7.4) gearbeitet werden.

Tab. 7.3: Ziele und Maßnahmen in der Behandlung von Schmerzverstärkungssyndromen.

Ziel	Maßnahme
Verbesserung der Kondition	Medizinische Trainingstherapie (MTT) Einzeltherapie Gruppentherapie
Kräftigung einzelner Muskelgruppen	Medizinische Trainingstherapie (MTT) Einzeltherapie Gruppentherapie Eigenübungsprogramm
Verbesserung der Koordination	Übungen auf Posturomed, Balance Pad, Galileo o. ä. sportspezifische Übungen
Strategien im Umgang mit Schmerz erarbeiten	Edukation Anwendung von TENS Ablenkungsstrategien wie z. B. Ablenkungs-ABC
Motivation fördern	gemeinsam Zieltreppe erstellen positives Feedback Gruppentherapie

Tab. 7.4: Unterschiede in der physiotherapeutischen Behandlung von rheumatischen Erkrankungen entzündlicher Genese und Schmerzverstärkungssyndromen.

	Rheumatische Erkrankungen entzündlicher Genese	Patienten mit Schmerzverstärkungssyndromen
Anamnese	– Schwerpunkte auf Schmerzen/ Schonhaltung im Alltag	– besonderer Schwerpunkt auf Belastungsfaktoren, Sportteilnahme und familiärer Situation
Befund	– Schwerpunkt auf Beweglichkeit der Gelenke und Erfassen von Entzündungszeichen	– Schwerpunkt auf allgemeiner Kondition, Muskelstatus und koordinativen Fähigkeiten
Behandlung	– passive Techniken – vor allem in der akuten Phase nur dosierte aktive Therapie – langsamer Aufbau der Belastung	– Schwerpunkt auf aktiver Therapie – Coaching (Hilfe zur Selbsthilfe, Selbstwirksamkeit von Patienten soll gestärkt werden)
Hilfsmittel	– so viel wie nötig, so wenig wie möglich, z. B. Einlagen bei Fußfehlstellungen oder Nachtlagerungsschienen bei Achsabweichungen – entlastende Hilfsmittel bei akuter Entzündung	– TENS – weitere Hilfsmittel nur, wenn medizinisch notwendig – von Bandagen wird abgeraten (wenn Patienten gar nicht auf diese verzichten können, wird geraten, diese ausschließlich bei sportlicher Aktivität zu tragen)

Tab. 7.4: (fortgesetzt)

	Rheumatische Erkrankungen entzündlicher Genese	Patienten mit Schmerzverstärkungssyndromen
Sport	– in der akuten Phase wird von allen belastenden Sportarten abgeraten, möglich sind gelenkschonende Übungen, Schwimmen und Fahrradfahren – in der chronischen Phase wird zu einer Sportart geraten, bei der die Verletzungsgefahr gering ist und wenig Start- und Stoppbewegungen auftreten, Entscheidung muss individuell getroffen werden	– Primäres SVS: alle Sportarten sind erlaubt – *Ausnahme:* bei ausgeprägter Hypermobilität wird von Sportarten abgeraten, die die Beweglichkeit erweitern – Sekundäres SVS: siehe Patienten mit rheumatischen Erkrankungen entzündlicher Genese im chronischen Stadium
Schulsport	– akute Phase: Schulsportbefreiung für 1–2 Monate – chronische Phase: nach eigenem Ermessen	– Primäres SVS: Teilnahme erwünscht – Sekundäres SVS: nach eigenem Ermessen
Krankengymnastik zu Hause	– Ja	– Ggf. bei medizinischer Indikation

7.1.3.4 Schmerzverstärkungssyndrome und Sport
Primäres SVS

Generell sind alle Sportarten erlaubt. Wichtig ist ein langsamer Aufbau bei der Rückkehr zu einem bereits ausgeübten bzw. neu ausgewählten Sport, da die Kinder und Jugendlichen durch die chronischen Schmerzen im Vorfeld der Therapie meist weniger aktiv waren und Kondition, Kraft und Koordination vermindert sind.

Sekundäres SVS

Bei einer rheumatischen Grunderkrankung gelten dieselben Grundsätze wie in Kap. 7.2.4 beschrieben. Abhängig von der Aktivität und Ausprägung der rheumatischen Erkrankung sind verschiedene Sportarten möglich, auch hier ist ein langsamer Aufbau wichtig.

7.1.4 Kurzer Überblick über Unterschiede in der Behandlung rheumatischer Erkrankungen entzündlicher Genese und von Schmerzverstärkungssyndromen

Bei der Behandlung von rheumatischen Erkrankungen entzündlicher Genese steht das Wiedererlangen einer vollständigen Gelenkfunktion im Mittelpunkt. Betroffene Gelenke werden in der akuten Phase so weit wie möglich entlastet und zunächst passiv mobilisiert. Aktive Übungen werden nur mit geringer Intensität ausgeführt. In der chronischen Phase wird die Belastung erhöht und es kann langsam mit sportlichen Aktivitäten begonnen werden.

Bei Patienten mit einem Schmerzverstärkungssyndrom steht die Aktivierung der Patienten im Fokus, die Behandlung ist deswegen auch weitestgehend aktiv. Zusammen mit den Patienten wird ein Langzeitziel festgelegt, das Schritt für Schritt erarbeitet wird.

Literatur

[1] Hansmann S, Girschick H. Sport und Bewegung bei JIA. Arthritis + rheuma. 2018;38:400–407.
[2] Takken T, Van Brussel M, Engelbert RHH, et al. Exercise therapy in juvenile idiopathic arthritis: a Cochrane Review. EUR J PHYS REHABIL MED. 2008;44:287–297.
[3] Hinze CH, Peitz J. Immunmodulatorische Effekte sportlicher Aktivität. arthritis + rheuma. 2018;38:394–399.
[4] Rausch Osthoff AK, Niedermann K , Braun J, et al. 2018 EULAR recommendations for physical activity in people with inflammatory arthritis and osteoarthritis. Ann Rheum Dis. 2018;77 (9):1251–1260.
[5] Bundesverband Kinderrheuma e. V. Schmerz lass nach – Du bist umzingelt. 2. Überarbeitete Ausgabe, Sendenhorst 2016.

Weiterführende Literatur

Spamer M, Häfner R, Tuckenbrodt H. Physiotherapie in der Kinderrheumatologie: Das Garmischer Behandlungskonzept. München: Richard Pflaum Verlag; 2001.

7.2 Physikalische Therapie in der Kinder- und Jugendrheumatologie

Sebastian Schua, Gerd Ganser

7.2.1 Allgemeines

Neben den medikamentösen, physiotherapeutischen und ergotherapeutischen Behandlungen spielen physikalische Therapieverfahren traditionell eine wichtige und nicht zu vernachlässigende Rolle in der multimodalen Therapie rheumatischer Erkrankungen und auch bei chronischen Schmerzen am Bewegungsapparat im Kindes- und Jugendalter. Sie können additiv eingesetzt werden und haben positive und nachhaltige Effekte u. a. in der Entzündungshemmung, Bewegungserweiterung, Schmerzbehandlung und sogar in der Wachstumslenkung bei entzündlich bedingten Wachstumsstörungen [1].

Die physikalischen Therapien sind individuell steuerbar und gut adaptierbar an die jeweilige Krankheitsmanifestation, an die Krankheitsaktivität und auch das Alter der Patienten. Sie erfordern spezifische Erfahrungen in der Anwendung physikalischer Therapien, dem Umgang mit chronisch kranken Kindern und Jugendlichen und mit der Manifestation der entzündlichen und nichtentzündlichen Erkrankungen des Bewegungsapparates.

7.2.2 Hydrotherapie

7.2.2.1 Wirkung

Hydrotherapie bedeutet die gezielte therapeutische Anwendung von Wasser, um akute oder chronische Beschwerden des Bewegungsapparates zu behandeln. Zusätzlich ergeben sich hierbei positive ganzheitliche Effekte, beispielsweise Gewichtsentlastung. Außerdem können über Wasser Wärme-, aber auch Kältereize sowie hydrogalvanische Anwendungen vermittelt werden.

7.2.2.2 Übersicht

Tab. 7.5: Übersicht Hydrotherapie.

	Effekte, Indikationen	Kontraindikationen
Bewegungsbad	– Spaß an Bewegung – Gewichtsentlastung – Muskelentspannung – Bewegungserweiterung – schneller Positionswechsel und mehrdimensionale Bewegungen möglich – Einsatz von Geräten und Hilfsmitteln möglich – Förderung sozialer Kontakte	– grippale Infekte – Fieber – offene Wunden – ausgeprägte Warzen – akute Herzkreislauferkrankungen – Epilepsie (ev. mit Aufsicht) – akutes Asthma bronchiale
Medizinische Bäder (mit Zusätzen)	– sedierend: Baldrian, Lavendel, Zitronenmelisse, Fichte – analgetisch: Heublume – stoffwechselanregend: Heublume, Salhumin®, Rosmarin, – Psoriasis: Sole, Balneum Hermal® – Wunden: Schwefel, Molke, Weizenkleie, Balneum Hermal®, Ölbad Cordes®, Kamille, Zinnkraut, Tannosynt®, Kohlensäure, Eichenrinde – hyperämisierend: Fichte, Heublume, Moorlauge, Erkältungsbad, Rosmarin, Schwefel, Sole	– grippale Infekte – Fieber – offene Wunden – akute Herzkreislauferkrankungen – keine ätherischen Öle im Kleinkindesalter verwenden
Unterwasserdruckstrahlmassage (UWM)	– Entspannung Muskulatur – Reduktion Myalgien, Arthralgien – Verbesserung Stoffwechsellage – Behandlung von Kontrakturen – Myogelosen – Muskel- und/oder Bänderzerrungen	– grippale Infekte – Fieber – offene Wunden – akute Herzkreislauferkrankungen
Hydroelektrische Bäder: Stangerbad (= hydroelektrisches Vollbad) und 2 und/ oder 4 Zellenbad = Teilbäder)	– Schmerzlinderung – Myalgien – Arthralgien – CRPS – Lumbalgien – rheumatische Erkrankungen	– Metall im Körper – Schrittmacher – Hautbeschädigungen – Wunden – grippale Infekte – Fieber – akute entzündliche Prozesse – Thrombosen – Multiple Sklerose – maligne Erkrankungen

7.2.3 Kryotherapie

Tab. 7.6: Übersicht Kryotherapie.

Effekte	Indikationen	Kontraindikationen
– Abschwellen der Gelenke – Analgesie – Vasokonstriktion – ↓ Kapillarpermeabilität – ↓ Zellstoffwechsel – ↓ Nervenleitgeschwindigkeit – ↓ Muskeltonus	– Schmerzlinderung – Arthritis – aktive Arthrose – Distorsion – Kontusion – Bursitis – Tendovaginitis – Hämatome – postoperative lokale Gewebereizzustände	– arterielle Hypertonie (Ganzkörperkälte) – Asthma bronchiale (Ganzkörperkälte) – periphere Durchblutungsstörungen – zentrale Durchblutungsstörungen (Ganzkörperkälte) – Kälteurtikaria – Kollagenosen mit Raynaud Symptomatik – systemische Infektionen (Ganzkörperkälte)

7.2.3.1 Anwendungsarten
Eisbeutel
– Verwendung von gecrushtem Eis in auslaufsicheren Kunststoffbeuteln (Abb. 7.4)
– Vorteil ist eine langsamere Wiedererwärmung (Temperatur konstant bei 0 bis 4° C)
– Eisbeutel werden in Stoffsäckchen auf die betroffenen Gelenke täglich bis zu 3 × 20 Min. (große Gelenke) und/oder bis zu 3 × 5–10 Min. (kleine Gelenke) gelegt

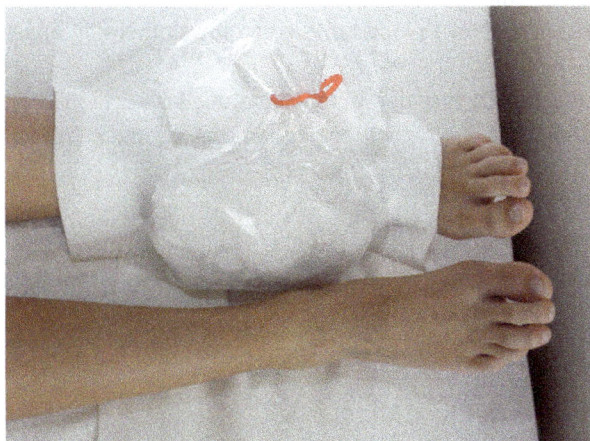

Abb. 7.4: Eisanlage im stationären Setting (Bildquelle: S. Schua).

Kaltluftbehandlung

- Applikation durch spezielle Geräte mit Kühlung oder mit flüssigem Stickstoff
- örtlichen Kälteanwendung von – 30° C bis zu – 180° C
- Anwendung 1 bis 3 × täglich im Bereich der entzündeten Gelenke für wenige Minuten

Ganzkörperkälte (= Kältekammer, nur in bestimmten Zentren vorhanden)

- Patienten tragen entsprechenden Körperschutz für kälteempfindliche Körperstellen mit Mundschutz, Ohrschutz, Handschuhen, festem Schuhwerk (zu achten ist auf trockene Haut und trockene Haare)
- zuerst Vorraum mit –60° C, nach Gewöhnung Hauptkammer mit –120° C
- Therapiedauer zwischen 30 Sek. bis 3 Minuten, dabei regelmäßiges Bewegen
- unmittelbar nach Verlassen der Kältekammer haben die meisten Patienten eine Schmerzlinderung auch an den bedeckten Gelenken, z. B. Zehen und Fingergelenke
- der Langzeiteffekt der Kältetherapie hängt von der Häufigkeit der Anwendungen und der Therapiedauer ab, er hält oft Wochen bis Monate an

Häusliche Weiterbehandlung der Kryotherapie

Bei Patienten, die von einer Kältetherapie profitieren, ist auch eine Weiterführung im häuslichen Umfeld gut möglich und zeigt eine gute Anwendbarkeit und Akzeptanz im Alltag der Familien. Hierfür können beispielsweise Tiefkühlerbsen oder gekühlte Rapssamen bei Kindern eher verwendet werden als die industriell hergestellten Kryopacks (Gele). Bei diesen Kältepackungen besteht ein Risiko örtlicher Unterkühlung/ Erfrierung. Zudem ist die Dauer der Kühlung geringer und die Wiedererwärmung schneller.

Der Bewegungsumfang der Gelenke ist oft nach der Kryotherapie erweitert. Dennoch sollte unmittelbar direkt nach einer Kryotherapie keine Physiotherapie angeschlossen werden.

Aufgrund des zeitlich begrenzten Effektes der Kältebehandlung ist zu empfehlen, bei akuten Entzündungen mindestens 3 × täglich zu kühlen, bei geringer Entzündungsaktivität seltener.

7.2.4 Wärmetherapie

Tab. 7.7: Übersicht Wärmetherapie.

Effekte	Indikationen	Kontraindikationen
– Schmerzreduktion	– Schmerzen	– entzündliche Prozesse
– Muskelentspannung	– Muskeldetonisierung	– (maligne) Tumoren
– Stoffwechselanregung	– Durchblutungsförderung	– Infektionen
	– Myogelosen, Myalgien	– Fieber
	– Tiefenentspannung	– Herzinsuffizienz
	– Lumbalgien	– Vaskulitiden
	– Arthrosen	– gestörte Tiefensensibilität
	– Sonstiges: Verdauungsstörungen,	– Gefäßleiden
	Stress, Schlafstörungen	

7.2.4.1 Anwendungsarten
- erwärmbare Trägermedien sind beispielsweise Lein- oder Rapssamen, Paraffin, Peloide, Sand
- Wärme durch Ultraschallapplikation
- Hochfrequenztherapie
- heiße Rolle
- Sandwärme (Ganzkörper)
- Bewegungsbad

7.2.5 Elektrotherapie

Die Bezeichnung Elektrotherapie beinhaltet die Verwendung von elektrischen Strömen im Rahmen einer medizinischen Behandlung (siehe auch Tabelle 7.8). Im Kindesalter können bei ausreichender Erfahrung auch elektrotherapeutische Verfahren krankheits- und altersadaptiert zeitlich begrenzt angewandt werden. Zur Vermeidung einer Beeinträchtigung der Wachstumsfuge, des Knorpels oder wachsenden Knochens muss eine angepasste Dosis der Elektrotherapie und der Phonophorese in einem festen Rhythmus zwischen Impulsen und Pausen (sogenannter gepulster Ultraschall) verwendet werden. Zu beachten: verzögerter Wirkeintritt erst bei längerer Anwendung.

7.2.5.1 Anwendungsformen
TENS (transkutane elektrische Nervenstimulation)
Wirkung: Analgesie, Muskelentspannung, Stoffwechselanregung.

Die transkutane elektrische Nervenstimulation (TENS) ist eine Reizstromtherapie, die den Vorteil besitzt, dass die batteriebetriebenen Geräte auch zur Heimtherapie eingesetzt werden können. Klassische Indikation ist die Schmerztherapie bei entzündlichen und auch nicht-entzündlichen Erkrankungen. Bei der TENS- Therapie werden kleine Elektroden auf die Haut des Patienten aufgebracht und das entsprechende Gebiet zwischen den Elektroden wird von einer definierten Stromstärke durchflossen, die der Patient selbst nach entsprechender Anleitung wählt. Zu beachten ist, dass die Elektroden vollständig auf der Haut aufliegen, da sonst lokale Irritationen resultieren können (Abb. 7.5).

Der durch die Haut fließende Strom erzeugt ein mildes Kribbeln, Pochen oder Vibrieren, darf aber keinesfalls als Schmerz empfunden werden. Ziel ist es, Nerven so zu stimulieren, dass körpereigene Schmerzimpulse nur noch abgeschwächt an das Rückenmark geleitet bzw. von dort an Schmerzzentren im Gehirn weitergeleitet

Tab. 7.8: Übersicht Elektrotherapie.

Effekte	allgemeine Indikationen	Kontraindikationen
– Durchblutungsförderung – Schmerzlinderung – Tonusregulation – Nervenstimulation	– Schmerzlinderung bei akuten, chronischen, entzündlichen und nicht-entzündlichen Prozessen – Entzündungshemmung – Muskelentspannung – Gelenkfunktionsverbesserung – Verbesserung der Durchblutung von Haut und Muskulatur – Resorption von Ödemen	– fieberhafte Allgemeinerkrankungen – akute oder eitrige Entzündungen – offene Hautstellen – Fremdkörper z. B. Metallimplantate – Hautreizungen im Stromgebiet – schwere Herzrhythmusstörungen/Herzschrittmacher – maligne Erkrankungen – erhöhte Blutungsneigung – Thrombosen – schwere Durchblutungsstörungen und Arteriosklerose – Angst vor Strom – Schwangere

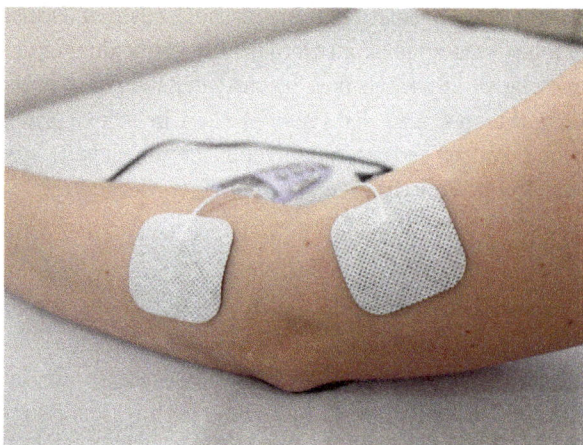

Abb. 7.5: TENS Beispiel (Bildquelle: S. Schua).

werden. Für die Dauer der Anwendung wird eine Beschwerdelinderung erreicht, die oft noch einige Zeit anhält.

Neben dieser direkten Beeinflussung der Nerven können durch die Stimulation körpereigene schmerzlindernde Stoffe (Endorphine) freigesetzt werden, welche die schmerzhemmende Wirkung verstärken und ein längerfristiges Ansprechen ermöglichen. Dieser Effekt wird vorwiegend bei niederfrequentem Reizstrom < 10 Hertz erfolgen. Die TENS Therapie wird meist mit Frequenzen zwischen 50 und 100 Hz durchgeführt. Die Anwendungsdauer beträgt meist 30–45 Minuten und kann mehrfach täglich erfolgen. Auch die kombinierte Anwendung beider Frequenzen (50–100 Hz, < 10 Hz, Burst Effekt) lässt sich mit speziellen TENS Geräten erreichen.

Eine sorgfältige Einweisung des Kindes und der Eltern in die Benutzung der TENS- Geräte, die korrekte Anlage der Elektroden und deren regelmäßige Reinigung nach Gebrauch ist dringend erforderlich.

Bei Kleinkindern ist die Therapie nicht anwendbar.

Das TENS Verfahren ermöglicht eine Selbststeuerung bei Schmerzen des Bewegungsapparates, ferner wird aus der klinischen Erfahrung heraus in Kombination mit anderen therapeutischen Verfahren wie Physiotherapie eine Verbesserung der Beweglichkeit erreicht.

Interferenzstrom

Wirkung: Schmerzlinderung, Stoffwechselanregung, hyperämisierend, resorptionsfördernd

In der Anwendung des Interferenzstromes werden auch tiefliegende Gewebeschichten ohne Hautreizung erreicht, beispielsweise für Rücken, Gelenke.

Iontophorese

Wirkung: Hyperämisierend, analgetisch, antiphlogistisch, direkte Wärmewirkung.

Bei der Iontophorese wird ein in der Regel entzündungshemmendes Arzneimittel (Bsp. Ibuprofen, Diclofenac) in Salbenform mittels Gleichstromapplikation in das Gewebe eingebracht.

Stangerbad

Wirkung: Tonusregulation, Durchblutungssteigerung, Verbesserung der Trophik, Analgesie.

Beim Stangerbad (Hydroelektrisches Vollbad) wird ein Patient, der sich in einer speziellen Badewanne befindet, von einem konstanten und je nach Beschwerden oder Erkrankung individuell geschalteten, konstanten Gleichstrom durchflutet. Hier ist eine Längs- und/oder Querdurchflutung des Körpers in aufsteigender oder absteigender Weise je nach Indikation möglich. Neben der elektrophysiologischen Anwendung wird auch der Wärmereiz des Wassers genutzt. Meist kann im Rahmen des Stangerbades auch eine Unterwasserdruckstrahlmassage angewandt werden.

Leider ist die Verwendung eines Stangerbades eine kostenintensive Therapie, da neben den hohen Anschaffungs- und Unterhaltungskosten auch ein hoher Wasserverbrauch (bis 800 l pro Anwendung) ökonomisch gesehen ungünstig ist. Die 2- bzw. 4-Zellenbäder sind daher ökonomisch eine günstigere Alternative.

Zweizellenbad, Vierzellenbad

Bei den hydroelektrischen Teilbädern werden in kleineren Becken nur Hände und Füße im Wasser mit Gleichstrom individuell steuerbar durchflutet. Die Effekte und Indikationen sind analog zum Stangerbad. Außerdem ist eine zusätzliche Elektrode zum Beispiel für Anwendungen im Rückenbereich additiv möglich.

Ultraschalltherapie (Phonophorese)

Ultraschall wirkt therapeutisch im Sinne einer hochfrequenten Mikromassage des Gewebes. Durch Ultraschallbehandlung kann neben der Schmerzlinderung und Mehrdurchblutung eine Muskelentspannung und eine bessere Ernährung des Gewebes erreicht werden.

Wichtig ist, im Kindesalter nur geringe Stromstärken von 0,1 bis 0,35 Watt pro Quadratzentimeter einzusetzen. Bei konstantem Ultraschall kommt es zu einer vermehrten Durchblutung aufgrund der Überwärmung des Gewebes. Um dies zu vermeiden, setzt man einen gepulsten Ultraschall ein, d. h. man setzt einen Impuls von 0,5–1 Millisekunde Dauer und anschließend 9 Millisekunden Pause. Der gepulste Ultraschall führt zu einer deutlich geringeren Überwärmung des Gewebes und hat keinen schädigenden Einfluss auf Wachstumsfugen im Knochen.

Durch die Phonophorese lassen sich auch Medikamente über die Haut in tiefer gelegene Entzündungsregionen transportieren, die dort ihre Wirkung entfalten. Durch die Entzündungshemmung werden auch (reflektorisch) verspannte Muskeln gelockert. Somit kann diese Methode auch zu einem Muskelgleichgewicht beitragen.

Tab. 7.9: Phonophorese.

Indikationen	Kontraindikationen
– Schmerzlinderung	– maligne Erkrankungen
– Durchblutungsförderung	– Durchblutungsstörungen, Thrombosen
– Lockerung der Muskulatur	– akute und chronische Infektionen der Haut
– Gelenkentzündung	– frische OP-Narben
– Schleimbeutel- und Sehnenscheidenentzündungen	– Hautreizungen
– Rückenschmerzen	
– Muskelschmerzen	

7.2.6 Massagen

Die Massage ist eine Reiztherapie und hat ihre Indikation vorwiegend bei Myogelosen und weichteilrheumatischen Beschwerden. Die Wirkung einer Massage ist je nach Grifftechnik tonisierend oder detonisierend für die Muskulatur bzw. das Bindegewebe, durchblutungsfördernd, entschlackend sowie entspannend. Durch die Massage darf jedoch keine Hyperämisierung entzündeter Gelenke erzeugt werden. Bei weichteilrheumatischen Beschwerden und Schmerzverstärkungssyndromen gilt die Unterwassermassage als besonders schonend und schmerzvermeidend. Die Kombination der Massage mit anderen physiotherapeutischen Anwendungen führt zu einer Verbesserung der Therapieeffekte.

CAVE: Der Einsatz von Massagen muss insgesamt kritisch gesehen werden und zurückhaltend erfolgen, da es sich hier um passive Therapien handelt. Im Rahmen von multimodalen Therapiekonzepten kommen zunehmend nur noch aktive Therapien zur Anwendung.

7.2.7 Lymphdrainage

Bei einer Entzündung des Gewebes kann begleitend ein Lymphödem durch verminderte Transportkapazität der Lymphgefäße, entzündliche Hyperämie und Austritt von Entzündungsmediatoren in das Gewebe entstehen.

Der Lymphdrainage wird eine vagotonisierende Wirkung zugeschrieben, die mit einem verbesserten Lymphtransport, einer Steigerung der Eigenmotorik der kleinen Muskulatur der Lymphgefäße sowie möglicherweise einer Neubildung von Lymphgefäßen einhergehen soll.

Die Wirkung der Lymphdrainage besteht in einer Verschiebung von Gewebeflüssigkeit, Erhöhung der Lymphgefäßbewegung und -transportkapazität. Hierdurch entsteht Entlastung der Schmerzrezeptoren im Gewebe, eine Dämpfung der Sympathikuswirkung, evtl. auch eine Verminderung des intraartikulären Druckes.

Tab. 7.10: Lymphdrainage.

Indikationen	Kontraindikationen
– Lymphödem	– (bösartige) Tumoren
– chronisch regionales Schmerzsyndrom (CRPS)	– Herzinsuffizienz, kardiales Ödem
	– akute, tiefe Beinvenenthrombose, akute Thrombophlebitis
– Sklerodermie	– akute, fieberhafte, lokale oder generalisierte Entzündungen

Literatur

Birwe G, Fricke R, Hartmann R. Ganzkörperkältetherapie(GKKT). Auswirkungen auf Gelenk- und WS-Funktion sowie das Beschwerdebild bei Chronische Polyarthritis und Spondylitis Ankylosans. Z. Phys. Med. Balneol. Med. Klimatol. 1986a;15:313.
Birwe G, Fricke R, Hartmann R, Taghawinejad M. Ganzkörperkältetherapie(GKKT). Beeinflussung entzündlicher Laborparameter. Z.Phys. Med. Balneol. Med. Klimatol. 1986b;15:315.
Birwe G, Fricke R, Hartmann R. Ganzkörperkältetherapie(GKKT). Beeinflussung der subjektiven Beschwerden und der Gelenkfunktion. Z.Phys. Med. Balneol. Med. Klimatol. 1989;18:11.

7.3 Ergotherapie

Leonie Merschmeier, Lea Zülch

7.3.1 Allgemeines

Die Ergotherapie ist eigenständiger Teil des interdisziplinären Teams bei der Behandlung rheumatisch erkrankter Kinder und Jugendlicher mit folgenden Behandlungsmöglichkeiten:
– Motorisch funktionelle Ergotherapie (mit aktiven und passiven Bewegungsübungen)
– Gelenkschutz
– Schienenversorgung
– Hilfsmittelberatung- und Versorgung, ggf. Hilfsmitteltraining
– Elternanleitung und Beratung
– Physikalische Maßnahmen (Wärme und Kälte)
– Handwerk
– Sensibilisierung/Desensibilisierung
– Spiegeltherapie
– Spiraldynamik
– Ergonomie
– Graphomotorik

7.3.2 Befunderhebung

Zu Beginn der Behandlung stehen Kennenlernen und ausführliche Befunderhebung. In einem strukturierten Anamnesebogen werden Informationen zum Alltagsleben (z. B. Familie, Kindergarten, Schule, Hobbies), zur Krankenvorgeschichte (z. B. Operationen, Unfälle) und zum aktuellen Beschwerdebild (Beginn, Lokalisation und Stärke der Schmerzen etc.) dokumentiert. Mittels Inspektion und Palpation werden Entzündungszeichen, Fehlstellungen, Achsabweichungen, Atrophien, Hautauffälligkeiten, Ödeme und Bewegungsausmaß objektiviert. Die Dokumentation kann computergestützt und beispielsweise nach der Neutral-Null-Messmethode erfolgen. (siehe Kap. 1) Das aktive und passive Bewegungsausmaß der Hand- und Fingergelenke sowie die Handkraft werden gemessen, die Schmerzintensität mittels visueller Analogskala (VAS) beurteilt. Zudem kann eine Fotodokumentation von den Händen erfolgen, um beispielsweise Fehlstellungen und deren zeitlichen Verlauf/Veränderung zu erfassen.

Bei Kleinkindern erfolgt die Befundung durch Beobachtung und durch Befragung der Eltern (z. B. „Wie stützt sich das Kind auf dem Boden ab?", „Gibt es evtl. Auffälligkeiten oder Schwellungen an den Gelenken?", „Zeigt das Kind Schonhaltungen?", „Wie ergreift es Gegenstände?", „Vermeidet es bestimmte Alltagsaktivitäten?", „Ist der kleine und der große Faustschluss möglich?", „Sind Wachstumsstörungen bzw. -rückstände festzustellen?", „Wie sieht die Stabilität der einzelnen Finger aus?", „Gibt es Achsabweichungen?"). Anhand der Beobachtungen, der Befragung der Eltern und der therapeutischen Untersuchung wird dem Therapeuten deutlich, welche Gelenke betroffen sind. Je nach Compliance des Kindes kann eine orientierende Untersuchung des Gelenkstatus durchgeführt werden.

Orientierende Untersuchung des Gelenkstatus:

- Ellenbogenbeugung: Die Hände sollen die Schultern berühren.
- Ellenbogenstreckung: Die Ellenbogen müssen (mit nach oben gehaltenem Daumen) eine Linie bilden oder überstreckbar sein.
- Umwendbewegung der Unterarme: Bei am Oberkörper fixierten Oberarmen und 90° gebeugten Ellenbogen sollen sich die Unterarme im Wechsel so drehen, dass die Handinnenflächen einmal zum Boden und einmal zur Decke zeigen.
- Handgelenke: ca. 90° Beugung und Streckung sowie ca. 30° Bewegung zur Speichen- bzw. Daumenseite.
- Daumen: Einerseits soll die Abspreizung des Daumens zum sog. „L" möglich sein, andererseits soll die Daumenkuppe das Kleinfingergrundgelenk berühren können. Des Weiteren soll der Daumen jede einzelne Fingerkuppe berühren können.
- Finger: Große Faust (Fingerkuppen berühren mit zum „L" abgespreizten Daumen den Handwurzelbereich) und kleine Faust (Fingerkuppen berühren, bei gestreckten Fingergrundgelenken, die Fingergrundgelenke) sollen ohne Fingerkuppenhohlhandabstand gelingen. Fingerstreckung und Fingerspreizung sollen möglich sein.

7.3.3 Therapie

Je nach Befund und in Absprache mit Eltern, Kindern bzw. Jugendlichen und dem interdisziplinären Team werden kurz-, mittel- oder langfristige Ziele definiert und die ergotherapeutischen Maßnahmen festgelegt. Je nach Symptomatik und Aktivitätszustand der Erkrankung ist eine Kombination unterschiedlicher Therapiemaßnahmen sinnvoll, so dass im Rahmen einer ergotherapeutischen Therapieeinheit unterschiedliche Maßnahmen zum Einsatz kommen können. Im Folgenden werden die einzelnen relevanten ergotherapeutischen Maßnahmen im Hinblick auf entzündliche und nicht-entzündliche rheumatische Erkrankungen und im Hinblick auf chronische Schmerzstörungen am Bewegungsapparat in der Kinder- und Jugendrheumatologie aufgelistet und erläutert.

7.3.3.1 Motorisch-funktionelle Therapie

Bei entzündlichen Gelenkerkrankungen steht die passive Mobilisation der betroffenen Gelenke im Vordergrund, um Kontrakturen und Fehlstellungen zu vermeiden, Gelenkbeweglichkeit zu verbessern und muskuläre Dysbalancen zu minimieren. Aktive Bewegungsübungen verbessern Stabilität und Kraft.

Die *passive Mobilisation* soll schmerzfrei erfolgen, wobei ein sogenannter Dehnungsschmerz erlaubt ist, solange der Patient diesen toleriert und nicht dagegen spannt. Das betroffene Gelenk wird langsam, vorsichtig, gleichmäßig und achsenkorrigierend bewegt. Dabei erfolgt ein gelenknahes, großflächiges Greifen ohne punktuellen Druck. Ziel ist es, die betroffenen Gelenke wieder möglichst (schmerz-)frei bewegen zu können und aus den falschen Bewegungsmustern auszubrechen.

Sind die Fehlstellungen und die Bewegungseinschränkungen annähernd vom Patienten ausgleichbar, werden *aktive Therapieübungen* eingesetzt. Es werden Muskelgruppen aktiviert, die der Fehlstellung entgegenwirken. Dabei lernt der Patient Fehlstellungen aktiv zu korrigieren. Der Patient muss verlernte physiologische Bewegungsabläufe wieder erlernen bzw. die pathologischen Bewegungsabläufe abbauen.

Aber auch im Hinblick auf chronische Schmerzstörungen ist der Einsatz aktiver Übungen von immenser Bedeutung. Da die Schmerzen oft zum Rückzug von Sport, Hobbies, Aktivitäten und Bewegung im Allgemeinen führen, sind nicht selten Bewegungseinschränkungen, Kraftverlust und verminderte Ausdauer die Folge. Ziel ist es hier, den Patienten wieder zu mehr Aktivität zu führen und ihn dafür zu motivieren. Folgende aktive Bewegungsübungen können durchgeführt werden:
- Handübungen mit und ohne Therapieknete (Kräftigung, Aktivierung, Dehnen, mit leichtem Widerstand)
- Übungen z. B. mit Powerweb, Flexibar, Propriomed (Kräftigung, Aktivierung, Schulung der Körperwahrnehmung und der Koordination)
- Übungen mit Qi-Gong-Kugeln (Aktivierung, Entspannung, Koordination)
- Übungen aus der Spiraldynamik (Kräftigung, Aktivierung, Schulung der Körperwahrnehmung)

Diese Übungen können unter Anleitung in der Einzeltherapie oder in Gruppen erfolgen, damit sich keine Fehler oder Ausweichbewegungen einschleichen. Später sollten die erlernten Übungen zu Hause weitergeführt werden (Abb. 7.6).

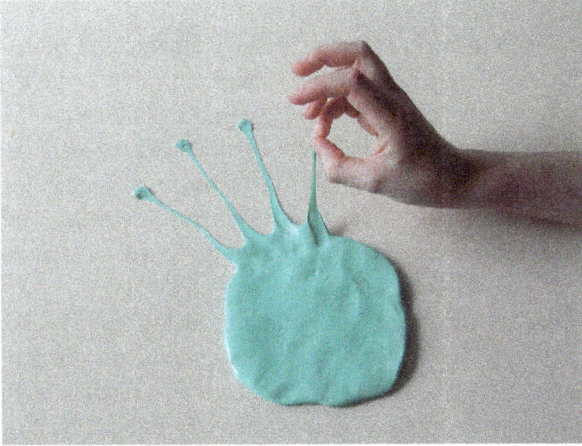

Abb. 7.6: Handübung mit Therapieknete (Bildquelle: L. Merschmeier).

Aktive und passive Behandlung am Beispiel des Handgelenkes

Das Handgelenk ist ein Eigelenk und wird aus Radius und Ulna sowie der proximalen Reihe der insgesamt acht Handwurzelknochen gebildet. Das entzündete Handgelenk bei Kindern und Jugendlichen kommt oft bedingt durch eine schmerzentlastende (reflektorische) Schonhaltung in eine Ulnarabduktion und in eine leichte Palmarflexion. Tätigkeiten werden zunehmend in dieser Schonhaltung ausgeführt, wodurch sich die kindliche Handskoliose entwickeln kann (Handgelenk nach ulnar, Finger in den Grundgelenken nach radial). Zusätzlich kann es bedingt durch eine Lockerung des Kapsel-Band-Apparates zu einer Subluxation der Handwurzelknochen bis hin zur sog. Bajonettstellung kommen.

Bei der passiven Mobilisation sind vor allem folgende Bewegungsrichtungen wichtig: die achsengerechte Dorsalextension, die Radialabduktion entgegen dem Ulnardrift im Handgelenk, die Palmarflexion und die Pro- und Supination.

Handtherapeutische Behandlung der Arthritis im Handgelenk:

- Vorsichtige passiv-assistive Mobilisation in die Dorsalextension bzw. Radialabduktion unter minimaler Traktion mit Unterstützung des Handwurzelbereichs.
- Aktive Mobilisation durch Aktivieren der Handextensoren (z. B. mit Therapieknete, Einsatz funktioneller Spiele).
- Aktive Mobilisation bei kleineren Kindern in spielerischer Form (z. B. Rasierschaum am Spiegel verwischen).
- Thermische Anwendung (z. B. Einsatz gekühlter Rapssamen) s. Kap. Physikalische Maßnahmen 7.2.
- Gelenkschutz (z. B. Abstützen vermeiden).
- Ggf. Einsatz von Handfunktionsschiene bzw. Handgelenksmanschetten, um Fehlstellungen zu korrigieren und das Längenwachstum zu unterstützen) s. Kap. Schienenversorgung 7.3.3.3.
- Ggf. Einsatz von Hilfsmitteln (z. B. Einsatz von anatomischen Fahrradgriffen).

7.3.3.2 Gelenkschutz

Rheumatisch betroffene Gelenke sind nicht so belastbar, Überlastungen sind zu vermeiden. Kinder neigen dazu die betroffenen Gelenke bei Schmerzen ruhig zu stellen oder durch Ausweich- oder Trickbewegungen falsch zu belasten oder aber durch Toben, Rennen, Laufen, Springen die Gelenke zu sehr zu belasten. Bewegung steht bei der Diagnose „Rheuma" immer an erster Stelle. Die Folgen einer unzureichenden Bewegung sind verkürzte Sehnen, schwache Muskulatur und kontrakte Gelenke. Wird jedoch zu viel belastet kann auch dies zu Schmerzen, Ermüdung, Gelenkinstabilitäten, Gelenkverschleiß, Gelenkfehlstellungen führen.

Wichtig im Alltag ist ein Gleichgewicht zwischen Ruhe und Belastung. Das bedeutet für Kinder und deren Eltern oft ein Umdenken und Umschulen von gewohnten Verhaltensweisen. Z. B. muss zeitweise auf liebgewonnene Freizeitaktivitäten mit hoher Gelenkbeanspruchung (beispielsweise Fußball, Tennis, Handball) verzichtet werden. Gelenkschutz soll aber nicht bedeuten, sich und seine Gelenke möglichst viel zu schonen. Die Information über den Sinn des Gelenkschutzes fördert das Ver-

Tab. 7.11: Gelenkschutz.

Gelenkschutzregel	Beispiel
Stoß- & Schlagbewegungen vermeiden	Sportarten (z. B. Tennisspielen, Trampolinspringen, Volleyball) oder handwerkliche Tätigkeiten (z. B. hämmern) vermeiden
Druck auf die Gelenke vermeiden	anatomische Fahrradlenker nutzen; Kopf auf Hände abstützen, Liegestützen und Geräteturnen vermeiden
achsengrechtes Halten & -Bewegen	Einhalten von Körperachsen um Schonhaltungen (einseitige Belastung) zu vermeiden, Hilfsmittel zum achsengerechten Arbeiten z. B. Öffnerhilfen
viele und große Gelenke miteinbeziehen	beidhändig tragen, Rucksack anstelle einseitiger Umhängetasche tragen, Einkaufwagen nutzen, Federbügelscheren benutzen
Hilfsmittel/Griffverdickungen nutzen	Stiftverdickungen zum Schreiben, elektrische Zahnbürste benutzen
viel Bewegung – wenig Belastung (Dauerbelastungen vermeiden)	(besser mehrfach laufen, anstatt Dinge fallen zu lassen), Fahrrad, Laufrad, Roller für längere Strecken nutzen, langandauerndes Spielen an Computern und Spielkonsolen vermeiden bzw. Pausen einlegen oder feste Zeiten festlegen
Pausen einlegen	keine langandauernden monotonen Tätigkeiten, Lockerungsübungen miteinbeziehen, Belastung und Überanstrengung vermeiden, da Entzündungen, Schmerzen und Fehlstellungen die Folge sein können
Zug auf die Gelenke vermeiden	Schultasche auf dem Rücken tragen, ggf. Schultrolley nutzen; evtl. doppelte Ausführung der Schulbücher, um unnötiges Tragen zu vermeiden

ständnis für die Erkrankung. Eltern und Kinder müssen verstehen, welche Bewegungen im Alltag für die Gelenke gut und welche ungünstig sind.

CAVE: Das Motto des Gelenkschutzes lautet: „Bewegung tut den Gelenken gut, doch eine Fehl- und Überbelastung schadet den Gelenken!"

Durch frühzeitiges und konsequentes Befolgen der Gelenkschutzmaßnahmen können Kinder und Angehörige selbst aktiv dazu beitragen Entzündungen, drohende Fehlstellungen und Versteifungen zu vermeiden bzw. zu reduzieren und so den Krankheitsverlauf positiv beeinflussen.

7.3.3.3 Schienenversorgung in der Kinderrheumatologie

Die Schienenversorgung ist ein weiterer Schwerpunkt in der Behandlung von Kindern und Jugendlichen mit rheumatischen Erkrankungen. Folgende Ziele können mithilfe einer Schiene erreicht werden:
- Korrektur von Achsenfehlstellungen
- Vorbeugung von Deformitäten
- Gelenkentlastung/-schonung
- Schmerzreduktion
- ggf. Erhalten von Funktion
- ggf. Redression („Quengelung")

Je nach Zielsetzung sollen Schienen tagsüber oder nachts getragen werden. Dies bedarf der Mitarbeit der Kinder und Jugendlichen und der Eltern. Die Aufklärung über die Folgen des „Nichttragens der Schiene" verbessert die Compliance. Einen Überblick bezüglich der Schienenversorgung, v. a. bei welcher Deformität/Fehlstellung welche Schiene sinnvoll ist, liefert Tab. 7.12.

Tab. 7.12: Schienenversorgung.

Gelenke	Fehlstellungen	mögliche Schienenversorgung
Handgelenk	Bajonettstellung Kindl. Handskoliose	Handmanschette Handfunktionsschiene Nachtlagerungsschiene
Fingergrundgelenke (MCPs)	Kindl. Handskoliose Hyperextension	Nachtlagerungsschiene
Fingermittel und -endgelenke (PIPs und DIPs)	Knopflochfehlstellung Schwanenhalsfehlstellung	Antiflexionsorthese Antihyperextensionsorthese
Daumensattelgelenk (CMCL)	Abduktionskontraktur	Daumenabduktionsorthese
Daumengrund- und -endgelenk (MCP I, IP)	90/90 Daumen	Daumengrundgelenksorthese

Weitere Informationen zum Thema Schienenbau mit Abbildungen im Internet unter folgender Adresse: www.st-josef-stift.de (Broschüre: „Gelenkschutz für Kinder").

Kinder und Jugendliche sollen in der Ergotherapie den Umgang mit den Schienen erlernen, um diese im Alltag problemlos einzusetzen (z. B. beim Malen, Schreiben, Fahrrad fahren). Hierfür können handwerkliche Tätigkeiten (wie z. B. Töpfern, Peddigrohr, Seidenmalerei) zum Einsatz kommen.

7.3.3.4 Hilfsmittelversorgung

Bei Kindern und Jugendlichen werden Hilfsmittel eingesetzt, um Schmerzschonhaltungen, Bewegungseinschränkungen, Ausweichbewegungen und permanente Fehlbelastungen zu verhindern (Abb. 7.7). Die Auswahl der Hilfsmittel sollte allerdings sorgfältig überdacht werden, es soll keine Abhängigkeit erzeugt werden und die Kinder sollten in ihren Handlungen selbständig bleiben. Um Hand- und Fingergelenke zu entlasten, werden häufig folgende Hilfsmittel eingesetzt:

– anatomische Griffadaptionen an Fahrrad- oder Rollerlenker
– Stiftverdickungen
– dicke Bunt- und Bleistifte
– ergonomische Kugelschreiber bzw. Füller
– Federbügelscheren
– ergonomische PC-Tastaturen und Mousepads

Je nach Schweregrad der Erkrankung gibt es andere Hilfsmittel, die dazu beitragen, verloren gegangene Funktionen wieder möglich zu machen bzw. der Entwicklung von Fehlstellungen vorzubeugen.

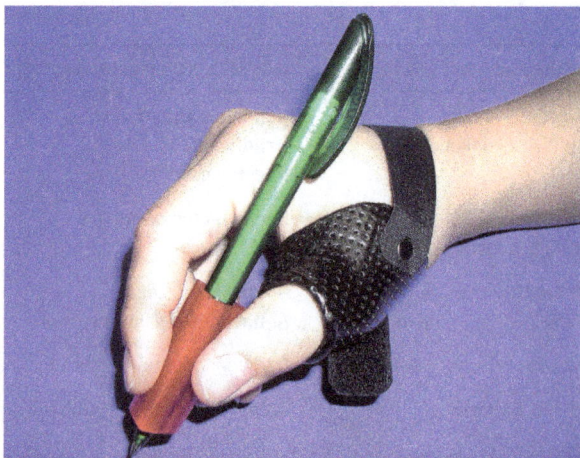

Abb. 7.7: Stiftverdickung und Schiene zur Stabilisierung von Daumengrundgelenk und Sattelgelenk (Bildquelle: L. Merschmeier).

7.3.3.5 Elternanleitung

Verlauf und Prognose der Erkrankung werden maßgeblich vom Verständnis und der Mitarbeit der Eltern beeinflusst. Die Eltern werden als Mittherapeuten gewonnen, was die Krankheitsbewältigung für Kind und Eltern erleichtert. Die Eltern sollten in der Therapie angeleitet werden, um selbst einzelne Therapieschritte zu Hause fortzuführen (zunächst unter Aufsicht des Therapeuten). So ist gewährleistet, dass sie zu Hause die wichtigsten therapeutischen Maßnahmen übernehmen und die ambulante Ergotherapie sinnvoll ergänzen.

Eltern und Kinder sollten darüber informiert werden, wie ein Gelenk aufgebaut ist, wie die Krankheit verläuft, welche Gelenkveränderungen entstehen können und wie gezielt, durch Gelenkschutzmaßnahmen, dagegen angegangen werden kann. Oft verfallen die Patienten in guten Krankheitsphasen wieder in ihre alten Lebens- und Verhaltensmuster. Vom Therapeuten ist daher Einfühlungsvermögen und psychologisch-didaktisches Vorgehen gefordert, um Eltern und Kindern zu vermitteln, wie wichtig der Gelenkschutz für einen positiven Verlauf der Erkrankung ist. Es ist sinnvoll zusammen mit Kindern und Eltern zu überlegen, wie der Gelenkschutz in den Alltag des Kindes integriert werden kann und welche Hobbies und Sportarten für das Kind sinnvoll sind.

7.3.3.6 Physikalische Maßnahmen (s. 7.2.)

Auch im Rahmen der Ergotherapie können thermische Anwendungen, speziell für die Hände, mit unterschiedlichen Materialien durchgeführt werden. Handbäder beispielsweise mit Rapssamen, Traubenkernen, Erbsen, Linsen, Sand etc. können Wärme wie auch Kälte speichern und so bei verschiedenen Beschwerden Linderung erzielen. Während der Therapie sollen die Hände ca. 20 Minuten lang in den gekühlten oder aufgewärmten Materialien bewegt werden. Man kann dieses Vorgehen für Kinder interessanter gestalten, indem man Murmeln, Steinchen oder gar etwas Süßes darin versteckt.

Die Kryotherapie (cave: Kühlschranktemperatur, nicht kälter!) soll Schmerzen lindern, Schwellungen und Entzündungen reduzieren, die Mobilität der Hand- und Fingergelenke verbessern und die Durchblutung anregen. Um gezielt einzelne Strukturen z. B. Fingergelenke oder Sehnen zu kühlen, können der CryoStim® oder ein Eislolli verwendet werden. Hierbei sollen betroffene oder schmerzende Regionen einige Minuten lang bestrichen werden. Alternativ können auch Eiswürfel verwendet werden. Wichtig ist es, dass der kühlende Gegenstand stets in Bewegung gehalten wird und nicht länger punktuell ruht. Um die Anwendung zu intensivieren kann im Vorfeld ein kühlendes Gel aufgetragen werden.

Die Wärmetherapie (cave: max. 50° C) soll detonisierend, durchblutungsfördernd, schmerzlindernd und somit bewegungsverbessernd wirken. Eine Zwischenmöglichkeit bietet die Anwendung der Materialien in Zimmertemperatur.

Eine Alternative zur oben genannten Wärmetherapie bietet das Paraffinbad. Hierbei handelt es sich um flüssiges erwärmtes Paraffin, in das die Hände getaucht werden. Um die Wärme etwa 20 Minuten zu speichern, werden die Hände mit Paraffin in einen wärmenden Handschuh gesteckt.

7.3.3.7 Handwerk

Handwerkliches und kreatives Arbeiten kann bei verschiedenen Erkrankungsbildern zum Einsatz gebracht werden und vielerlei positive Verstärker mit sich bringen. Neben psychischen Faktoren wie der Förderung des Selbstbewusstseins und Selbstwertgefühls, eigenständigen Handelns, einer Verbesserung der Konzentration und Ausdauer und zum Ausdruckbringen von Gefühlen, werden aber auch einige physische Aspekte angesprochen. Bei der Arbeit mit weichen Materialien wie Filz oder Seide werden beispielsweise Feinmotorik, Kraftdosierung und Koordination geschult. Kommen härtere Materialien, wie zum Beispiel Holz oder Speckstein zum Einsatz, werden Muskelaufbau, Stabilität und Kraftdosierung gefördert. Das Besondere beim kreativen Arbeiten ist, dass der Schmerz meist völlig in den Hintergrund rückt. Darum ist handwerkliche Betätigung insbesondere bei Schmerzerkrankungen von großer Bedeutung. Darüber hinaus ist jedes Kind stolz, ein eigens erstelltes Werkstück in den Händen zu halten. Bei Kindern mit akut rheumatischen Erkrankungen sollte gelenkschonend gearbeitet werden und somit stärkere Kräfte sowie Stoß- und Schlagbewegungen vermieden werden (Gelenkschutz siehe Kapitel 7.3.3.2).

7.3.3.8 Sensibilisierung und Desensibilisierung

Aufgrund verschiedener Erkrankungen kann es bei Patienten zu Missempfindungen in Form von einer Hyper- oder Hyposensibilität der betroffenen Extremität kommen. Hier kann ein spezielles Desensibilisierung- oder Sensibilisierungstraining helfen, die Empfindung äußerer Reize zu normalisieren. Durch verschiedene Berührungs-,

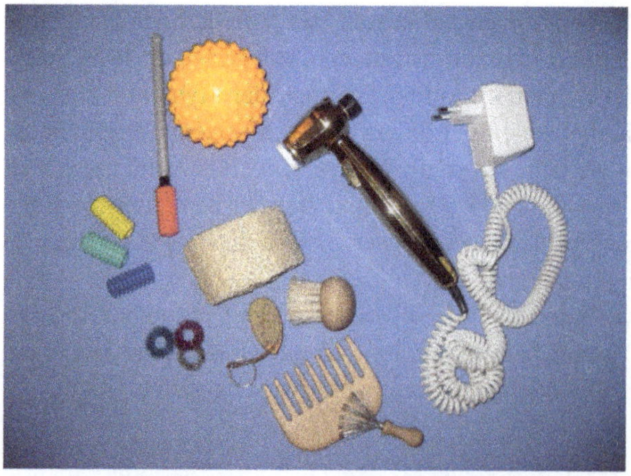

Abb. 7.8: Materialien zur Reizvermittlung (Bildquelle: L. Merschmeier).

Temperatur- oder Vibrationsreize möchte man die Reizverarbeitung auf der Haut auf ein angemessenes Maß bringen (Abb. 7.8).

7.3.3.9 Spiegeltherapie

Die Spiegeltherapie ist eine Art Imaginationstherapie und basiert auf neurophysiologischen Erkenntnissen.

Insbesondere bei der Behandlung von Phantomschmerzen und CRPS (*Complex Regional Pain Syndrom*) hat sich diese kognitive Therapiemethode positiv auf die Symptomatik der Patienten ausgewirkt. Darüber hinaus scheint die Spiegeltherapie aber auch bei anderen Erkrankungen eine mögliche Behandlungsform zu sein, wie zum Beispiel bei chronischen lokalisierten Schmerzen, nach einem Apoplex oder bei Missempfindungen.

Im Gehirn gibt es besondere Nervenzellen, die Bewegungen und Verhaltensweisen anderer Menschen beobachten, deuten und verstehen. Diese Nervenzellen werden als Spiegelneurone bezeichnet und bilden ein Resonanzsystem, welches Gefühle und Stimmungen anderer Menschen beim Empfänger aktiviert.

Bei allen Indikationen kommt es durch ein gestörtes Körperschema zu einer veränderten Wahrnehmung, wodurch die Schmerzverarbeitung im Gehirn beeinflusst wird. So werden Schmerzen beispielsweise zu stark wahrgenommen oder falsch zugeordnet. Patienten können so nach einer Amputation Schmerzen oder Missempfindungen in dem amputierten Körperteil wahrnehmen.

Um diese Therapieform durchführen zu können, sind allerdings einige Voraussetzungen notwendig: Offenheit gegenüber der Therapie, ausreichend kognitive Fähigkeiten, eine schmerzfreie nicht-betroffene Extremität, keine starken neuropsychologischen Störungen, angemessene Rumpfstabilität, intakter Visus sowie ausreichendes Sprachverständnis.

Sind diese Voraussetzungen gegeben, kann die Spiegeltherapie so erlernt werden, dass sie auch eigenständig zu Hause fortgeführt werden kann.

7.3.3.10 Spiraldynamik

Spiraldynamik ist ein dreidimensionales Therapie- und Bewegungskonzept, welches in der Prävention wie auch Rehabilitation angewandt wird. Es geht darum, eine individuell abgestimmte Bewegungsanleitung für den Patienten zu entwickeln, um eine eigenverantwortliche Umsetzung im Alltag zu ermöglichen. Maßgeblich ist der Zusammenhang zwischen dem Bewegungsverhalten und den daraus resultierenden Beschwerden.

Die Spirale als Grundbaustein dient mit ihren klar definierten Drehrichtungen als Ausgangssituation für die Spiraldynamik, denn veränderte Drehrichtungen können zu Verschleißerscheinungen und frühzeitiger Abnutzung der Gelenke führen.

7.3.3.11 Ergonomie

Der Begriff Ergonomie stammt aus dem Griechischen und setzt sich zusammen aus ergon = Arbeit und nomos = Gesetz. Es handelt sich also um die Anpassung der Arbeitsbedingungen (Schule/Studium/ Ausbildung) an den Menschen und nicht umgekehrt. Kinder sitzen oft nicht nur zu viel, sondern auch falsch. Die einheitlichen Tische und Stühle in den meisten Schulen sowie der falsche Ort für Hausaufgaben (Küche, Wohnzimmer, Bett) verhindern individuell angepasstes und dynamisches Sitzen.

Ergonomie beugt Fehlbelastungen vor, verbessert die Konzentration und Leistungsfähigkeit, vermindert Schmerzen und Verspannungen und verkürzt die Erholungsphase nach Schule oder Arbeit. Nicht selten entwickeln Kinder durch eine falsche Haltung eine verkehrte Stifthaltung, was Schmerzen beim Schreiben nach sich ziehen kann (Graphomotorik siehe Kapitel 7.3.3.12).

Mit einfachen Tricks kann man sich die Arbeit selbst ergonomischer gestalten und erleichtern. Außerdem gibt es einige Hilfsmittel, die das Bewältigen von Hausaufgaben bzw. die Schreibtischarbeit zusätzlich positiv beeinflussen können.

Im Rahmen der Ergotherapie können Probleme genau evaluiert und verbessert werden. Abb. 7.9 zeigt einfache Grundlagen.

1. Die Füße sollten fest auf dem Boden stehen.
2. Die Länge der Unterschenkel bestimmt die Sitzhöhe. Eine Murmel auf dem Oberschenkel sollte in Richtung Knie und nicht in Richtung Hüfte rollen.
3. Die Winkel zwischen Ober- und Unterschenkel sowie zwischen Oberschenkel und Oberkörper sollten mind. 90° betragen.
4. Zwischen Sitzfläche und Kniekehle sollten 3 Finger breit passen.
5. Die Höhe des Tisches richtet sich nach der Länge der Oberarme. Die angewinkelten Unterarme sollten auf dem Tisch aufliegen, ohne die Schultern in Richtung Ohren zu schieben.
6. Die Unterarme sollten auf dem Tisch genügend Unterstützung bekommen (weit genug aufliegen).
7. Der Abstand zum Bildschirm sollte, je nach Bildschirmgröße, mind. 60 cm betragen.
8. Der Blickwinkel sollte leicht nach unten abfallen (Oberkante Bildschirm auf Augenhöhe).

Weitere Tipps:
– Der Bildschirm sollte mittig platziert werden. Bei zwei Bildschirmen sollte der Berührungspunkt beider Bildschirme mittig platziert werden.
– Textdokumente sollten zwischen Bildschirm und Tastatur platziert werden.
– Die Handgelenke sollten achsengerecht (gedachte Mittellinie zwischen Unterarm und Mittelfinger) gehalten werden können.
– Die Computermaus sollte möglichst nah am Körper platziert werden.

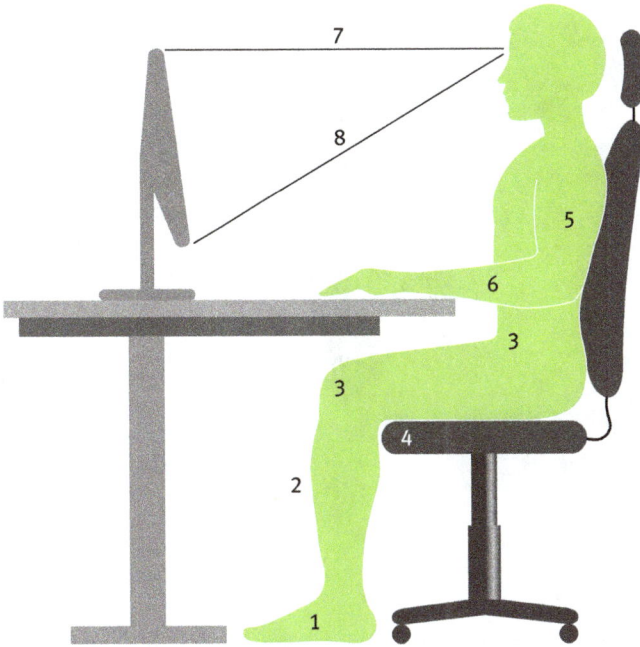

Abb. 7.9: Ergonomische Arbeitsbedingungen (Bildquelle: L. Merschmeier).

7.3.3.12 Graphomotorik

Graphomotorik ist das Ausführen von Schreibbewegungen, ein sensomotorischer Prozess, bei dem mit Hilfe verschiedenster Schreibutensilien Zeichen und Formen auf eine Unterlage gebracht werden. Bereits im Kleinkindalter werden erste graphomotorische Prozesse in Gang gesetzt. Motorik und Wahrnehmung müssen optimal aufeinander abgestimmt sein. Graphomotorik ist somit als eine feinmotorische Höchstleistung zu bezeichnen.

Obwohl dies zu den täglichen Aufgaben eines Schülers gehört, können hier Schwierigkeiten auftreten, wie z. B. Schmerzen oder Verspannungen bei längerem Schreiben. Die Ursachen können vielfältig sein. Falsche Stifthaltung, Körperhaltung oder Sitzposition, ein zu hoher oder zu niedriger Muskeltonus oder eine Instabilität in den beteiligten Gelenken können zugrunde liegen. Den Defiziten entsprechend werden Tipps und Übungen gezeigt oder ein Schreibtraining durchgeführt. Spezielle Stifte oder sogenannte Stiftverdickungen (siehe Abb. 7.10) können eine Hilfe sein. Die MCP-Gelenke, welche beim Schreiben besonders belastet werden, können hierdurch entlastet werden. Wenn Kinder im Rahmen einer rheumatischen Erkrankung mit Schienen an den Händen versorgt wurden, kann auch hier ergotherapeutische Unterstützung notwendig sein, um eine angemessene Nutzung im Alltag zu gewährleisten.

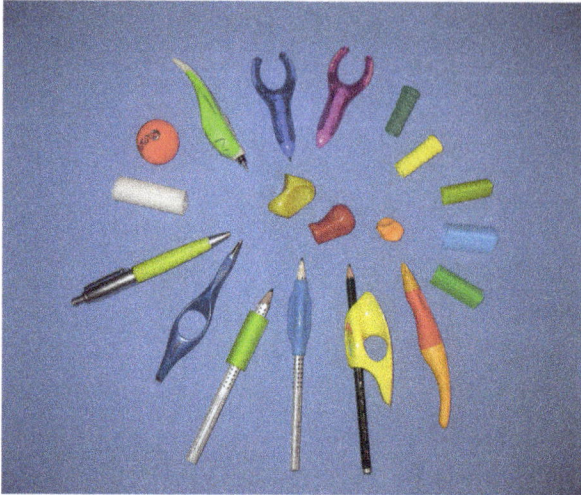

Abb. 7.10: Hilfsmittel
(Bildquelle: L. Merschmeier).

7.3.3.13 Ergotherapie nach Indikation

Tab. 7.13 gibt eine Übersicht der Therapieansätze der Ergotherapie im Rahmen von rheumatischen und nicht-rheumatischen Erkrankungen im Kindes- und Jugendalter.

CAVE: Da eine Erkrankung und die damit verbundene Therapie niemals zu verallgemeinern sind, dienen diese Angaben nur als Richtwerte und gelten keineswegs unverändert für jedes Kind.

Tab. 7.13: Therapieansätze bei entzündlichen und nicht entzündlichen Erkrankungen.

Therapieansätze	entzündliche Erkrankungen	nicht entzündliche Erkrankungen/ Schmerzerkrankungen
Aktive Mobilisation	– wenn keine akute Entzündung vorhanden – gutes passives Bewegungsausmaß – gezielte Muskelaktivierung der hypotonen Muskulatur, entgegen der Schonhaltung/ Fehlstellung	– intensive Aktivierung der Muskulatur – Muskelaufbau – Stabilisierung
Passive Mobilisation	– bei akuten Entzündungen – bei aktiven und passiven Bewegungseinschränkungen	– in individuellen Einzelfällen z. B. bei bestehender passiver Bewegungseinschränkung
Schienenversorgung	– bei Instabilität – bei Deformitäten – ggf. bei Schonhaltung – ggf. nach Gelenkpunktion	– in individuellen Einzelfällen

Tab. 7.13: (fortgesetzt)

Therapieansätze	entzündliche Erkrankungen	nicht entzündliche Erkrankungen/ Schmerzerkrankungen
Gelenkschutz	– gelenkschonende Verhaltensweisen der betroffenen Gelenke	– bei Hypermobilitätssyndromen
Hilfsmittelberatung	– gelenkschonende Verhaltensweisen der betroffenen Gelenke – Hilfsmittel für Schule/Ausbildung, Freizeit, Selbstversorgung	– in individuellen Einzelfällen
Elternanleitung	– Compliance – Fortführung der Therapie z. B. passive Mobilisation der betroffenen Gelenke – ambulante Ergotherapie/Physiotherapie	– Compliance – Unterstützung in der Durchführung von aktiven und passiven Bewegungsübungen
Physikalische Maßnahmen	– Kryotherapie/Kryostick	– Wärmetherapie/ Paraffin – nach Empfinden Kryotherapie
Handwerk	– wenn keine akute Entzündung vorhanden – Einsatz eher weicher Materialien z. B. Seidenmalerei – Berücksichtigung des Gelenkschutzes	– Einsatz sämtlicher Medien z. B. Speckstein, Ton
Sensibilisierung/ Desensibilisierung	– selten/in individuellen Einzelfällen	– bei Hyper- oder Hyposensibilität, Missempfindungen
Spiegeltherapie	– selten/in individuellen Einzelfällen	– bei lokalisierten Schmerzsyndromen (CRPS)
Spiraldynamik	– wenn keine akute Entzündung vorhanden – gutes passives Bewegungsausmaß	– gezielte Übungen für schmerzfreies Bewegen – Muskelaktivierung
Ergonomie	– Haltungsschulung für Schule/Ausbildung/zu Hause – Beratung für ergonomische Hilfsmittel	– Haltungsschulung für Schule/Ausbildung/zu Hause – Beratung für ergonomische Hilfsmittel
Graphomotorik	– Schreibtraining (mit Schienen), Stifthaltung – Stiftverdickungen – Haltungsschulung	– Schreibtraining, Stifthaltung – Haltungsschulung

Weiterführende Literatur

Altenbockum Cv, Hibler M, Spamer M, Truckenbrodt H. Juvenile Chronische Arthritis, Hans Marseille Verlag München, 2. Auflage 1998.

Becker H, Steding-Albrecht U. (Hrsg.). Ergotherapie im Arbeitsfeld Pädiatrie, Thieme Verlag Stuttgart 2006.

Bundesverband Kinderrheuma e. V. (Hrsg.). „Schmerz lass nach – Du bist umzingelt!"; Selbstverlag, 2016.

Spamer M, Häfner R, Truckenbrodt H. Physiotherapie in der Kinderrheumatologie, Pflaum Verlag München 2001.

St. Josef-Stift Sendenhorst (Hrsg.). Gelenkschutz für Kinder, Sendenhorst 2008.

Wagner N, Dannecker G. (Hrsg.). Pädiatrische Rheumatologie; Springer Verlag Heidelberg 2007.

Waldner-Nilsson B (Hrsg.). Handrehabilitation Bd. 1; Springer Verlag Heidelberg, 2. Auflage 2009.

Teil II **Klinische Kapitel**

8 Juvenile idiopathische Arthritis (JIA)

Gerd Horneff

8.1 Hintergrund/Definition

Die chronische Arthritis im Kindesalter wird nach der ILAR seit 1995 als juvenile idiopathische Arthritis (JIA) klassifiziert. Die initiale Klassifikation wurde wiederholt aktualisiert. Definiert wird die JIA als:

- chronische, zumindest 6 Wochen persistierende Arthritis
- mit einem Erkrankungsbeginn vor dem vollendeten 16. Lebensjahr
- bei Ausschluss anderer Ursachen

Eine Subklassifikation in 6 Diagnosekategorien erfolgt nach Ablauf der ersten 6 Erkrankungsmonate in Abhängigkeit von der Anzahl betroffener Gelenke und extraartikulärer Manifestationen (Tab. 8.1) [1]. Klinische Gemeinsamkeiten der JIA-Kategorien sind die chronische, zumindest 6 Wochen bestehende Arthritis, die Morgensteifigkeit und Tenosynovitis sowie die im Kindesalter typischen Fehlhaltungen/-stellungen (wie z. B. die kindliche Handskoliose) und bedeutsamen Wachstumsstörungen, die lokal zu Gelenkdeformitäten, z. B. zu Minder-/Mehrwachstum von Gliedmaßen, und zu allgemeinem Minderwuchs führen können.

Die Unterscheidung in verschiedene JIA-Unterformen ist sinnvoll aufgrund von Unterschieden in genetischen Merkmalen und auch in der Pathophysiologie. Dabei sind die Oligoarthritis und die Rheumafaktor-negative Polyarthritis genetisch ähnlich und weisen auch klinisch und labormedizinisch Gemeinsamkeiten auf, wie etwa Erkrankungsalter, Mädchenwendigkeit, Uveitisrisiko und das häufige Vorkommen von Anti-Nukleären-Antikörpern (ANA). Die systemische Arthritis (Morbus Still) weist dagegen Zeichen einer autoinflammatorischen Erkrankung auf mit Ähnlichkeiten zu hereditären episodischen Fiebersyndromen, wie z. B. dem TNF-Rezeptor-assoziierten periodischen Fiebersyndromen (TRAPS) oder den Cryopyrin-assoziierten Erkrankungen. Die Kategorisierung ermöglicht eine differenzierte Beurteilung von Klinik, Komplikationsrisiko und Prognose und erlaubt somit ein optimiertes Verständnis des Krankheitsbildes bzw. der Krankheitsbilder und schließlich eine Optimierung der Therapie.

https://doi.org/10.1515/9783110493801-008

Tab. 8.1: Subklassifikation (siehe Beschreibung der Kategorien).

JIA-Kategorie	Definition/Kriterien	Ausschlusskriterien
Systemische Arthritis (Morbus Still) – Anteil ca. 5 %	Arthritis in einem oder mehreren Gelenken mit Fieber von mindestens 2 Wochen Dauer, dokumentiert für zumindest 3 Tage und begleitet von einem oder mehreren der folgenden Kriterien: – wechselnde rötliche Exantheme – generalisierte Lymphknotenschwellungen – Hepatomegalie und/oder Splenomegalie – Serositis	a, b, c, d
Rheumafaktor negative Polyarthritis – Anteil 20–25 %	Arthritis, bei der während der ersten 6 Krankheitsmonate 5 oder mehr Gelenke betroffen sind (Rheumafaktor negativ)	a, b, c, d, e
Rheumafaktor positive Polyarthritis – Anteil ca. 3 %	Arthritis, bei der während der ersten 6 Krankheitsmonate – 5 oder mehr Gelenke betroffen sind – 2 oder mehr Tests für Rheumafaktor im Abstand von mindestens 3 Monaten während der ersten 6 Krankheitsmonate sind positiv	a, b, c, e
Oligoarthritis – Anteil 50 % (davon 10–15 % extended)	– persistierende Oligoarthritis: nicht mehr als 4 Gelenke während des Krankheitsverlauf betroffen – „extended oligoarthritis": mehr als 4 Gelenke nach den ersten 6 Monaten des Krankheitsverlaufs betroffen	a, b, c, d, e
Enthesitis-assoziierte Arthritis – Anteil 15–20 %	Arthritis und Enthesitis oder Arthritis oder Enthesitis mit mindestens 2 der folgenden Kriterien: – Vorhandensein oder in der Vergangenheit vorhandener sakroiliakaler Gelenkschmerz und/oder entzündlicher lumbosakraler Schmerz – HLA-B27-Antigen positiv – Beginn der Arthritis bei einem Jungen über 6 Jahre – akute (symptomatische) anteriore Uveitis – ankylosierende Spondylitis, enthesitis-assoziierte Arthritis, Sakroiliitis bei entzündlicher Darmerkrankung, Reiter-Syndrom oder akute anteriore Uveitis bei einem Verwandten 1. Grades	a, d, e

Tab. 8.1: (fortgesetzt)

JIA-Kategorie	Definition/Kriterien	Ausschlusskriterien
Psoriasisarthritis – Anteil 10–15 %	Arthritis und Psoriasis oder Arthritis und mindestens 2 der folgenden Kriterien: – Daktylitis – Nagelauffälligkeiten (Lochfraß, Tüpfelung oder Onycholyse) – Psoriasis bei einem Verwandten 1. Grades	b, c, d, e
Nicht klassifizierbare JIA – Anteil 5–15 %		

Ausschlusskriterien

a) Ärztlich gesicherte Psoriasis oder Psoriasis in der Patientenanamnese oder bei einem Verwandten 1. Grades
b) HLA-B27-positiv, männlich und älter als 6 Jahre
c) Ankylosierende Spondylitis, Enthesitis-assoziierte Arthritis, Sakroiliitis bei chronisch-entzündlicher Darmerkrankung, Reiter-Syndrom oder akute anteriore Uveitis, aktuell oder anamnestisch, bei einem Verwandten 1. Grades
d) IgM-Rheumafaktor wiederholt nachweisbar im Abstand von zumindest 3 Monaten
e) Systemische JIA

8.2 Epidemiologie

Die Inzidenz ist 5–20 Neuerkrankungen/100.000, die Prävalenz 20–> 150/100.000 Kinder und Jugendliche unter 16 Jahren. In einzelnen Unterformen überwiegen Mädchen deutlich.

8.3 Pathogenese/Ätiologie

Eine erbliche Disposition ist bedeutsam und mitentscheidend für den Subtyp. Wichtig sind HLA-Assoziationen (HLA-B27 bei EAA-JIA, HLA-DRB1*08, 11 bei RF-negativer Polyarthritis, HLA-DRB1*04 bei RF-positiver Polyarthritis) und Polymorphismen von Zytokin- und Zytokinrezeptorgenen. Neben diesen spielen weitere disponierende Faktoren wie Alter und Geschlecht eine Rolle. Autoimmunphänomene sind vielfältig, Autoantikörper gegen Kollagen, antinukleäre Antikörper, Histone, T-Zellantigene und Rheumafaktoren, zelluläre Autoreaktivität, T-zelluläre Reaktivität gegen Hitzeschock-Proteine wurden beschrieben. Die Aktivierung des Immunsystems zeigt sich durch vermehrt produzierte Zytokine, wie Interleukin-1β und -6, TNF-α und Interleukin-18 v. a. bei der systemischen JIA. Es finden sich lymphozytäre und plasmazelluläre synoviale Infiltrate mit aktivierten T-Zellen. In der Gelenkflüssigkeit finden sich je nach Akuität eine hohe Zellzahl und ein Überwiegen polymorphnukleärer Zellen bzw. Lymphozyten. Genetische Assoziationen erklären die familiäre Häufung. Beschriebene Umwelteinflüsse sind Virusinfektionen und mütterliches Rauchen während der Schwangerschaft.

8.4 Klinik/Symptome

8.4.1 Eigenanamnese

Wichtig sind Art (Schmerzen, Steifigkeit). Beginn und Dauer (länger als 6 Wochen), Tageszeitabhängigkeit (morgens) und Belastungsabhängigkeit (auch ohne) der Beschwerden. Oftmals besteht eine Morgensteifigkeit. Nach vorausgegangenen gastrointestinalen oder respiratorischen Infektionen und Zeckenstich ist zu fragen. Extraartikuläre Symptome sind begleitendes Fieber bei der systemischen Form der JIA, Störung des Allgemeinbefindens, des Appetites, vermehrtes Schlafbedürfnis, Hauterscheinungen (Exanthem, Psoriasis), subkutane Knoten, Schleimhautulzerationen, Sicca-Symptome, Dysphagie, Durchfälle und Blutungen.

8.4.2 Familienanamnese

– Auftreten gleichartiger Beschwerden bei Verwandten, Gelenkerkrankungen, Rückenschmerzen, Fersenschmerzen
– Hauterkrankungen, insbesondere Psoriasis
– chronisch-entzündliche Darmerkrankungen
– Augenentzündungen (Konjunktivitis, Uveitis)
– Prostatitis, Urethritis und Zervizitis.

8.4.3 Untersuchung

– Es sind alle Gelenke bezüglich Bewegungsumfang, Schmerzen bei Druck oder Bewegung, Schwellung, Überwärmung und Ergussbildung zu überprüfen (siehe Kap. 1).
– Schmerzen können, müssen aber nicht im Vordergrund stehen.
– Kontrakturen und Muskelatrophie weisen auf einen chronischen Verlauf hin.
– Kleinere Kinder zeigen nicht selten einen schmerzarmen, zur Einsteifung der Gelenke führenden Verlauf.

- Patienten mit einer systemischen Arthritis haben dagegen eine verminderte Schmerzschwelle. Schmerzen bestehen hier mit nur geringem Lokalbefund, werden oft „überall" empfunden und lassen sich auch bei nur geringem Druck oder Berührung auslösen (Dysästhesie).
- Schmerzen in den Hüftgelenken zeigen typischerweise eine Ausstrahlung in die Kniegelenke, so dass bei Kniegelenkschmerzen obligat Hüftgelenke untersucht werden.
- Schmerzen aus dem Iliosakralgelenk können dagegen in der Hüfte empfunden werden.

8.5 Systemische Arthritis (Morbus Still)

8.5.1 Hintergrund/Definition

Die Diagnose der sJIA erfolgt anhand von Kriterien (Tab. 8.2). Die sJIA gilt von allen JIA-Subtypen als besonders problematisch in Bezug auf Prognose und Behandlung. Sie macht ca. 5 % aller Erkrankungen aus, tritt bei beiden Geschlechtern gleich häufig auf, in jedem Alter, auch im Säuglingsalter, mit Häufung in den ersten 6 Jahren. Leitsymptome sind Fieber, typischerweise mit 1–2 Fieberspitzen über 40° C täglich (Abb. 8.1) und einem Nadir unter 37,5 C, ein Exanthem, das typischerweise leicht erhaben blass-rosa-lachsfarben, meist umschrieben, nur gelegentlich generalisiert ist (Abb. 8.2), und eine Arthritis, wobei diese den vorgenannten Leitsymptomen nachfolgen kann. Das Exanthem kann auch „versteckt", z. B. nur an den Oberschenkelinnenseiten, zu finden sein kann.

Die Arthritis kann im Vordergrund stehen, nicht selten ist initial aber keine Arthritis erkennbar. Die Diagnose ist dann erschwert, die Klassifikation nach ILAR da-

Tab. 8.2: Klassifikation der sJIA nach den ILAR-Kriterien.

Definition/Kriterien	Ausschlusskriterien
Arthritis in einem oder mehreren Gelenken mit Fieber von mindestens 2 Wochen Dauer, dokumentiert für zumindest 3 Tage und begleitet von einem oder mehreren der folgenden Kriterien: - wechselnde rötliche Exantheme - generalisierte Lymphknotenschwellungen - Hepatomegalie und/oder Splenomegalie - Serositis	- ärztlich gesicherte Psoriasis oder Psoriasis in der Anamnese oder bei einem Verwandten 1. Grades - HLA-B27-positiv, männlich und älter als 6 Jahre - Ankylosierende Spondylitis, Enthesitis-assoziierte Arthritis, Sakroiliitis bei chronisch-entzündlicher Darmerkrankung, Reiter-Syndrom oder akute anteriore Uveitis, aktuell oder anamnestisch, bei einem Verwandten 1. Grades - IgM-Rheumafaktor wiederholt nachweisbar im Abstand von zumindest 3 Monaten

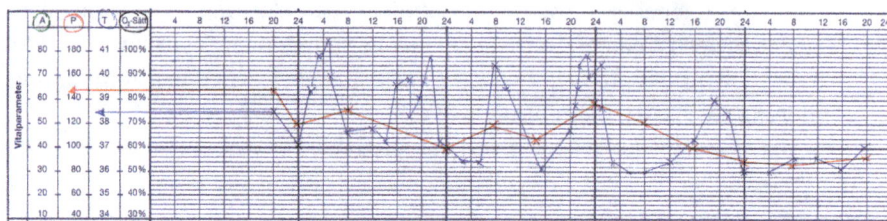

Abb. 8.1: „Fieberkurve" bei systemischer JIA (Still-Syndrom). Typisch sind 1–2 Fieberspitzen pro Tag mit spontaner Entfieberung, d. h. herunter in den Normalbereich sowie das Auftreten zur selben Tageszeit (i. d. R. am Nachmittag) und ein flüchtiges Exanthem während des Fiebers (Bildquelle: G. Horneff).

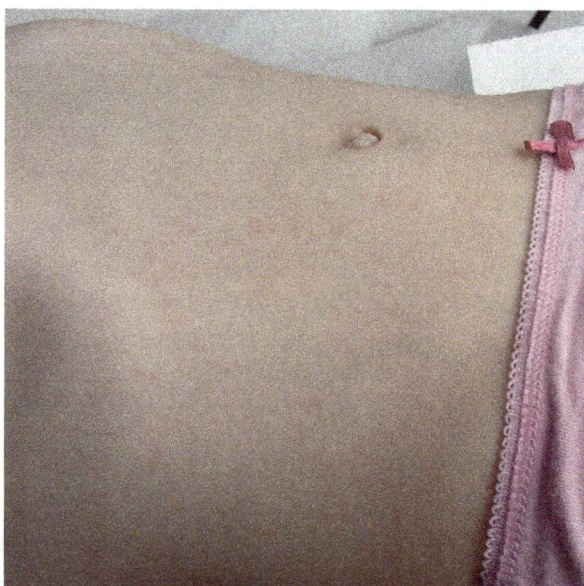

Abb. 8.2: Typisches lachsfarbenes Exanthem bei systemischer JIA (Still-Syndrom) (Bildquelle: G. Horneff).

mit unmöglich. In diesen Fällen tritt die Arthritis erst im Verlauf, z. B. beim zweiten Schub, hinzu. Mit den Yamaguchi Kriterien für *adult onset Still's disease* lassen sich diese Fälle dennoch frühzeitig klassifizieren (Tab. 8.3). Nach einer retrospektiven Analyse waren bei Verdachtsfällen die Yamaguchi Kriterien in einer höheren Anzahl von Patienten erfüllt (75 %) als die ILAR Kriterien (58 %). 75 Patienten hatten ein verzögertes Auftreten einer Arthritis (15 Tage bis < 1 Jahr, Median = 30 Tage) [3].

Klinisch kann eine Mon-, Oligo- oder Polyarthritis vorliegen. Betroffen sind insbesondere die Halswirbelsäule (Abb. 8.3), Hüftgelenke, Handgelenke, Sprunggelenke und auch kleine Gelenke. Bei kleinen Kindern fehlt die typische spindelförmige Auftreibung der Fingergelenke, vielmehr kann eine diffuse Fingerschwellung vorliegen. Ankylosen, insbesondere in der HWS, können sich rasch entwickeln.

Tab. 8.3: Kriterien für die Klassifikation als systemische Arthritis (Still-Syndrom) nach den adult-on-set-Still-Syndrom Kriterien von Yamaguchi et al. 1992 (Fünf oder mehr Kriterien sind erforderlich, von denen zwei oder mehr Major-Kriterien sein müssen) [2].

Major-Kriterien	Minor-Kriterien	Ausschlusskriterien
Fieber ≥ 39° C (≥ 1 Woche)	Halsentzündung	Infektionen
Arthralgien (≥ 2 Wochen)	Lymphadenopathie und/oder	Malignome
Typischer Hautausschlag	Splenomegalie	andere rheumatische
Leukozytose (≥ 10.000/mm3)	Leberwerterhöhung	Erkrankungen
mit ≥ 80 % Granulozyten	Negative Rheumafaktoren und negative ANA	

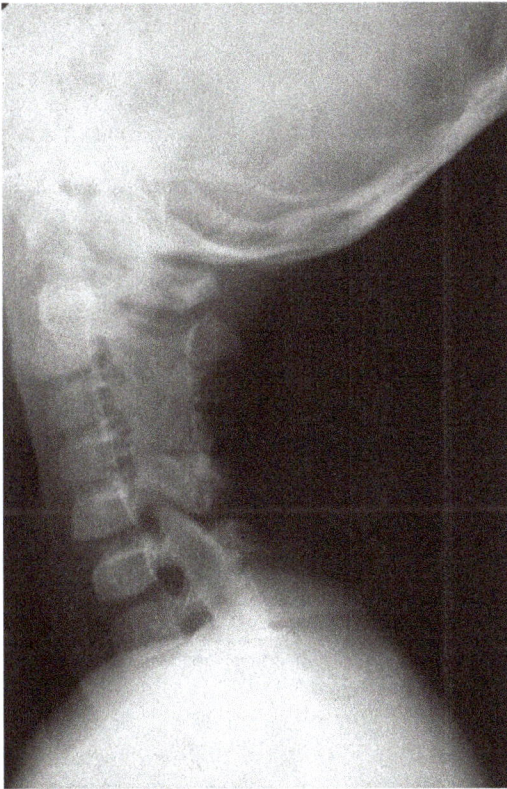

Abb. 8.3: Ankylose der kleinen Wirbel-gelenke. Patient im Kleinkindalter mit systemischer JIA (Morbus Still) nach 2jährigem Krankheitsverlauf und Therapieverweigerung (Bildquelle: G. Horneff).

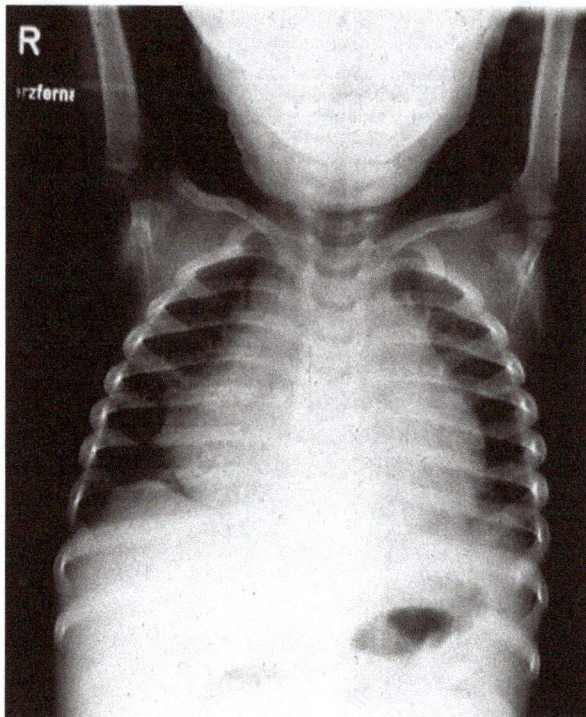

Abb. 8.4: Röntgenbild mit „bocksbeutelförmiger Herzschattenverbreiterung bei Pericarditis bei einem Kind mit systemischer JIA (Morbus Still) (Bildquelle: G. Horneff).

Eine fakultative Organbeteiligung zeigt sich mit Splenomegalie, Hepatomegalie, Perikarditis, Pleuritis, Lymphadenopathie. Eine Myokarditis ist selten. Häufiger liegt eine Perikarditis vor (Abb. 8.4). Störungen der Nierenfunktion müssen an eine Amyloidose denken lassen, die besonders bei schweren Krankheitsverläufen komplizierend auftreten kann.

8.5.2 Diagnostik (Labor, Bildgebung)

Labormedizinisch zeigen sich eine starke Beschleunigung der BSG, hohe CRP-Werte, Leukozytose bis 50.000 mm³ mit Überwiegen der Granulozyten und Thrombozytose. Erhöhte Serumspiegel für Ferritin, Interleukin-18 und S100 MRP8/14 sind diagnostisch hilfreiche Biomarker. Weiteres Symptom ist eine oft ausgeprägte Anämie, initial normozytär, mit Fortdauer der Entzündung mikrozytär. Antinukleäre Antikörper, Rheumafaktoren oder CCP-Antikörper finden sich in der Regel dagegen nicht.

8.5.3 Differentialdiagnostik

Alle Erkrankungen mit Kombinationen aus den Symptomen Fieber, Arthritis/Gelenk-schwellung/Gelenkerguss, Hautausschlag/Erythem/Exanthem, Lymphadenopathie, Hepatomegalie, Splenomegalie und Serositis sind differenzialdiagnostisch zu erwä-gen. Dies betrifft v. a. Infektionen (z. B. septische Arthritis, Osteomyelitis, Sepsis, En-dokarditis und Virusinfektionen), andere Systemerkrankungen (z. B. Morbus Crohn, Vaskulitis, Sarkoidose, systemischer Lupus erythematodes), maligne Erkrankungen (z. B. Akute Lymphatische Leukämie/Akute Myeloische Leukämie, Lymphome, Neu-roblastom, Ewing-/Osteosarkom) und autoinflammatorische Erkrankungen (z. B. TRAPS, HIDS, FMF, CAPS, CANDLE/SAVI/DADA2) (s. Kap. 15).

Von besonderer Bedeutung ist die Erkennung eines Makrophagenaktivierungs-syndroms (s. Kap. 9). Wichtige Laborparameter zur Abgrenzung sind Ferritinspiegel (bei MAS ↑↑↑), Fibrinogen (bei MAS ↓), Triglyceride (bei MAS ↑) und das Blutbild (bei MAS Zytopenien).

8.5.4 Therapie

Die Therapie richtet sich nach der Schwere der Erkrankung. In leichteren Fällen kann eine Therapie mit einem NSAR (Ibuprofen, Indometacin) ausreichen und Fieber und Gelenkmanifestationen kontrollieren. In schweren Fällen ist eine Therapie mit syste-mischen Kortikosteroiden (oral oder parenteral, z. B. Prednisolon 2 mg/kg [bis zu 60 mg/Tag] in 3 ED) erforderlich. In bedrohlichen Situationen erfolgt eine Steroid-pulstherapie (Methlyprednisolon 30 mg/kg KG/Tag i. v. an 3 konsekutiven Tagen), die nach 2–4 Wochen wiederholt werden kann. Der langfristige Einsatz von konven-tionellen synthetischen *disease modifying antirheumatic drugs* (DMARD, Methotrexat, Azathioprin, Cyclosporin A) hat ggf. einen Steroid-sparenden Effekt, ist aber nicht Evidenz-basiert. In therapierefraktären Fällen sind IL-1- (Anakinra, Canakinumab) oder IL-6 Inhibitoren (Tocilizumab, Sarilumab) anzuwenden. Die primäre (ohne Ver-sagen einer vorherigen Steroidtherapie) IL1-Blockade mit Anakinra oder Canakinu-mab wird in Empfehlungen des *American College of Rheumatology* und in CARRA-Therapieprotokollen empfohlen, als hierfür zugelassen ist derzeit nur Anakinra. Zu empfehlen ist die Therapie in Anlehnung an das PROKIND-Protokoll der GKJR zur Stufentherapie der sJIA (s. Abb. 21.1) [4].

8.5.5 Therapiealgorithmus bei systemischer Arthritis

Die systemische JIA (SJIA, Morbus Still) gilt von allen JIA-Subtypen als besonders problematisch in Bezug auf Prognose und Behandlung. Sowohl monophasische als auch polyzyklische und persistierende Verläufe werden beschrieben. Das Fehlen von

Fieber, aktiver Arthritis, erhöhter BSG (> 26 mm/h) und der Notwendigkeit für eine Kortikosteroidtherapie zum Zeitpunkt 3 Monate nach Krankheitsbeginn waren prädiktiv für einen monophasischen Verlauf und damit für eine günstige Prognose. Nicht-monophasische Verläufe zeigten bei Krankheitsbeginn häufiger eine Polyarthritis. Besteht eine aktive Arthritis noch länger als 6 Monate nach Erkrankungsbeginn, ist das Erreichen einer medikationsfreien Remission seltener. Insofern sind insbesondere Patienten mit einer Polyarthritis im Rahmen einer systemischen Arthritis frühzeitig effektiv zu behandeln (Abb. 8.5). GKJR-PROKIND-Therapieprotokolle zur systemischen Arthritis stehen zur Verfügung [4].

- Initial müssen Fieber und andere systemische Krankheitszeichen beherrscht werden.
- Bei milden Verläufen ist ein alleiniger Therapieversuch mit NSAR (Ibuprofen, Indometacin oder Naproxen) zu vertreten.
- Bei Ausbleiben einer raschen Entfieberung soll bei hoher Krankheitsaktivität ohne wesentliche Gelenkaktivität Anakinra verabreicht werden.

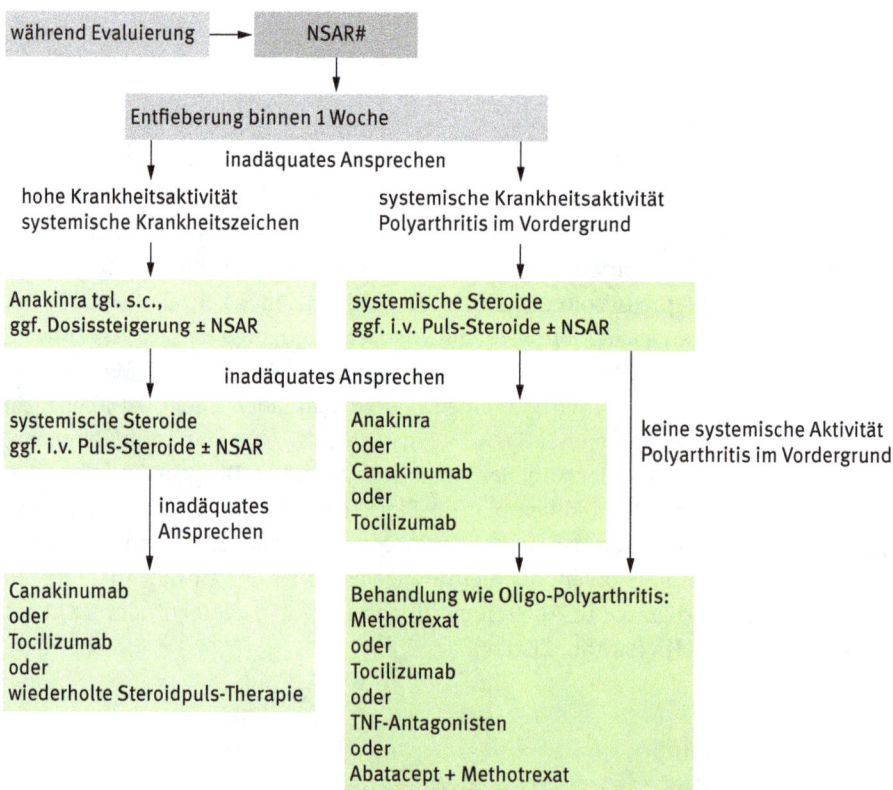

bei Serositis, Herzbeteiligung bzw. bei erheblicher Beeinträchtigung ist i.d.R. eine umgehende Therapie mit Steroiden erforderlich

Abb. 8.5: Therapiealgorithmus bei systemischer Arthritis (Bildquelle: G. Horneff).

- Bei Vorliegen einer Polyarthritis sollen Kortikosteroide verabreicht werden. Auch bei einer Herzbeteiligung erfolgt eine primäre Therapie mit hochdosierten Kortikosteroiden.
- Bei Therapieresistenz oder einem Rezidiv in der Kortikosteroidreduktionsphase ist eine Therapieerweiterung erforderlich.
- Anakinra ist auch als „first-line"-Therapie ab einem Alter von 8 Monaten zugelassen.
- Canakinumab und Tocilizumab sind für Steroid-refraktäre Fälle zugelassen.
- Bei unzureichendem Ansprechen ist ein Wechsel des Biologikums durchzuführen
- Bei prominentem Gelenkbefall ohne systemische Aktivität kann eine Therapie wie bei Polyarthritis/Oligoarthritis erfolgen: Beginn der Basistherapie mit Methotrexat und Wechsel oder Kombination mit einem TNF-Antagonisten.

8.5.6 Prognose

Sowohl monophasische (ca. 40 %) als auch polyzyklische (5–10 %) und persistierende Verläufe (ca. 50 %) werden beschrieben. Im Verlauf tritt bei 40 % der Erkrankten eine Polyarthritis auf und verläuft fast immer schwer mit z. T. rascher und schwerer radiologischer Progression. Die Polyarthritis befällt in erster Linie Hand- und Hüftgelenke und bei 60 bis 70 % der Erkrankten die Halswirbelsäule, kann aber grundsätzlich an allen Gelenken beobachtet werden.

Nicht-monophasische Verläufe zeigten bei Krankheitsbeginn häufiger eine Polyarthritis. Patienten mit persistierend aktiven Gelenken 6 Monate nach Erkrankungsbeginn erreichen seltener eine medikationsfreie Remission [5]. Auch ohne Kortikosteroide bestehen Wachstumshemmung und Entwicklungsverzögerung. Die oft unumgehbare Therapie mit Kortikosteroiden verstärkt die Wachstumshemmung.

Ohne Bedeutung für die Prognose sind Alter, Geschlecht, Nachweis von ANA, Rheumafaktoren oder IgA-Spiegel.

Das Fehlen von Fieber, aktiver Arthritis, erhöhter BSG (> 26 mm/h) und der Notwendigkeit für eine Kortikosteroidtherapie zum Zeitpunkt 3 Monate nach Krankheitsbeginn scheint prädiktiv für einen monophasischen Verlauf und damit für eine günstige Prognose. In mehreren langfristigen Untersuchungen weisen sJIA Patienten die höchste Remissionsrate (mit bis zu 80 %) von allen JIA Kategorien auf.

Die Krankheit kann rasch zu schweren Schäden an Gelenken – Ankylosen in Fehlstellung, Luxationen – und an der Halswirbelsäule auch zu Instabilitäten führen.

Eine bedeutsame Komplikation ist das Makrophagenaktivierungssyndrom (s. Kap. 9)

8.6 Rheumafaktor-negative Polyarthritis

8.6.1 Hintergrund/Definition

Die Rheumafaktor-negative Polyarthritis wird definiert als eine Arthritis mit Beteiligung von zumindest 5 Gelenken während der ersten 6 Krankheitsmonate unter Ausschluss Rheumafaktor-positiver Verläufe (Tab. 8.4). Diese Kategorie findet man bei 20 bis 30 % aller Kinder mit einer JIA. Es erkranken häufiger Mädchen in der ersten wie auch in der 2. Lebensdekade, aber auch schon im ersten Lebensjahr.

Tab. 8.4: Klassifikation der Rheumafaktor-negativen Polyarthritis nach den ILAR-Kriterien.

Definition/Kriterien	Ausschlusskriterien
Arthritis, bei der während der ersten 6 Krankheitsmonate 5 oder mehr Gelenke betroffen sind (Rheumafaktor negativ)	– ärztlich gesicherte Psoriasis oder Psoriasis in der Anamnese oder bei einem Verwandten 1. Grades – HLA-B27-positiv, männlich und älter als 6 Jahre – Ankylosierende Spondylitis, Enthesitis-assoziierte Arthritis, Sakroiliitis bei chronisch-entzündlicher Darmerkrankung, Reiter-Syndrom oder akute anteriore Uveitis, aktuell oder anamnestisch, bei einem Verwandten 1. Grades – IgM-Rheumafaktor wiederholt nachweisbar im Abstand von zumindest 3 Monaten – Zeichen der Systemischen JIA

8.6.2 Klinik/Symptome

Bereits innerhalb der ersten 6 Monate sind symmetrisch > 4 Gelenke betroffen. Alle Gelenke, auch Kiefergelenke und Halswirbelsäule können betroffen sein. Große und kleine Gelenke (Metacarpophalangeal- und proximale Interphalangealgelenke) sind gleichermaßen betroffen (Abb. 8.6). Die distalen Interphalangealgelenke sind selten befallen. Synovialmembranen der Beuge- und Strecksehnen an den Händen und die Bursen können befallen werden. Eine Morgensteifigkeit ist typisch, aber nicht obligat. Manchmal wird ein Verlauf ohne nennenswerte Ergüsse (trockene Synovitis) beobachtet. Auch er kann zu schweren Destruktionen führen. Im Vergleich zu rheumafaktorpositiven Verläufen ist eine radiologische Progression aber geringer ausgeprägt. Probleme bestehen in Kontrakturen, lokalen Wachstumsstörungen und Fehlstellungen. Eine wesentliche Organbeteiligung besteht außer einer oft schleichend verlaufenden chronischen Uveitis nicht (Kap. 10). Dagegen bestehen Leistungsknick, Krankheitsgefühl, subfebrile Temperatur und auch Wachstumsverminderung.

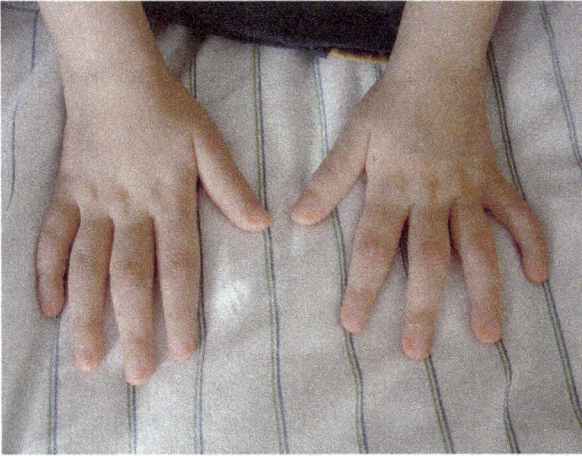

Abb. 8.6: Klinisches Bild der Polyarthritis mit symmetrischer (bandförmiger) Schwellung der proximalen Interphalangealgelenke (PIP) während die distalen Interphalangealgelenke (DIP) typischerweise nicht betroffen sind (Bildquelle: G. Horneff).

8.6.3 Diagnostik (Labor, Bildgebung)

Entzündungszeichen (Anämie, BSG-Beschleunigung, CRP-Erhöhung) sind nicht obligat. Antinukleäre Antikörper (ANA) finden sich in 50 % der Fälle. Rheumafaktoren sollen in zwei zumindest im Abstand von 3 Monaten durchgeführten Laboruntersuchungen negativ ausfallen. HLA-Assoziationen wurden nachgewiesen. Antikörper gegen citrullinierte zyklische Peptide (CCP) haben keine Bedeutung. Die HLA-Allele DRB1*08 (HLA-DR8), *11 und HLA-A2 prädestinieren offenbar für die Erkrankung, haben aber in der klinischen Diagnostik keine Bedeutung. Weitere Assoziationen bestehen zum IgA-Mangel, zum α1-Antitrypsinmangel und zur Zöliakie.

Arthritis und Tenosynovitis lassen sich mit der Sonografie darstellen (Erguss, Synovialmembranschwellung), mit der Power-Doppleruntersuchung kann die Synovitis gesichert werden. In unklaren Fällen kann eine Magnetresonanztomografie hilfreich sein. Neben Gelenkergüssen können hier die Synovialmembranverdickung und ein Knochenödem dargestellt werden. Mit einer Kontrastmitteluntersuchung kann die Synovitis sichtbar werden. Die Magnetresonanztomografie ist zur Untersuchung einer Kiefergelenkbeteiligung Mittel der ersten Wahl und unverzichtbar für den Aktivitätsnachweis. Sonografie und Kernspintomografie eignen sich auch an anderen Gelenken für Verlaufsbeurteilung der Aktivität. Die Röntgendiagnostik dient dem Ausschluss von Differentialdiagnosen und dem Nachweis von Folgeschäden. Beurteilt werden hier gelenknahe Osteoporose, Gelenkspaltverschmälerung, Erosion, Usur, Fehlstellung, Wachstumsstörung und Ankylose.

8.6.4 Therapie

Die Therapie richtet sich nach der Schwere der Erkrankung. In leichteren Fällen kann eine Therapie mit einem NSAR (Ibuprofen, Naproxen, Diclofenac) ausreichen. In mittelschweren und schweren Fällen erfolgt nach Empfehlungen der Fachgesellschaft unmittelbar nach Diagnosestellung eine Therapie mit Methotrexat (10–15 mg/qm pro Woche oral oder subkutan). Bei erheblichem Krankheitsgefühl, immobilisierender Gelenkmanifestation oder bedeutsamer Morgensteifigkeit empfiehlt sich initial für wenige Wochen eine niedrig dosierte orale Therapie mit Prednisolon (0,2 mg/kg, max. 10 mg/Tag einmal früh morgens). Bei mangelhafter Wirksamkeit von Methotrexat stehen ab einem Alter von 2 Jahren mehrere TNF-Inhibitoren (Adalimumab, Etanercept, Golimumab) oder die IL-6 Inhibitoren (Tocilizumab [als Infusion oder subkutane Injektion], Sarilumab subkutan) als Monotherapie oder in Kombination mit Methotrexat zu Verfügung. Abatacept kann in Kombination mit Methotrexat nach Versagen einer Therapie mit TNF-Hemmern ab einem Alter von 2 Jahren (als Infusion oder subkutane Injektion) eingesetzt werden. Die intraartikuläre Applikation von Kortikosteroiden (Triamcinolonhexacetonid) in besonders aktive Gelenke, insbesondere an der unteren Extremität, wenn die Gehfähigkeit beeinträchtigt ist, oder generell bei schmerzhafter Bewegungseinschränkung, kann initial eingesetzt werden, um eine rasche Wiederherstellung der Mobilität zu erreichen. Sie ist auch indiziert gegenüber der Basistherapie refraktären einzelnen Gelenken. Sie kann grundsätzlich an einzelnen Gelenken mehrfach pro Jahr wiederholt werden.

8.6.5 Therapiealgorithmus zur Behandlung der Polyarthritis

Die Wahl der initialen Therapie der JIA erfolgt anhand von Beschwerdebild und der Aktivität der Erkrankung und wird durch die JIA-Kategorie und die Zulassungssituation stratifiziert. Da die Zulassung oftmals für polyartikuläre JIA erfolgte, stehen formal Medikamente für polyartikuläre Verläufe aller JIA-Kategorien zu Verfügung. Für die initiale Therapie stehen NSAR und intraartikuläre Kortikosteroide zur Verfügung. Eine Therapie erfolgt oftmals bereits bei Verdacht auf das Vorliegen einer JIA, wobei zur Sicherung der Diagnose eine chronische Arthritis für eine Dauer von mindestens 6 Wochen vorliegen muss.

Aufgrund der zweifelhaften Prognose soll bei Vorliegen einer Polyarthritis (mit oder ohne Rheumafaktor) zügig eine effektive Therapie erfolgen. Das Therapieziel ist die vollständige Kontrolle der Entzündungsaktivität. Nur die vollständige Kontrolle der Entzündung scheint in der Lage, bleibende Schäden sicher zu verhindern. Dass der Therapieerfolg vom Start einer effektiven Therapie in einem *window of opportunity* abhängig ist, ist zumindest nach retrospektiven Daten nachgewiesen. Da die Diagnose einer JIA eine persistierende Erkrankung für 6 Wochen voraussetzt, soll bereits bei Diagnosestellung eine potenziell effektive Therapie initiiert werden. Diese besteht aus einer Kombination eines NSAR mit einem „Basistherapeutikum". Methotrexat ist das bislang einzige zugelassene Medikament für eine „first-line" Therapie für das aus wissenschaftlichen Studien ein Wirksamkeitsnachweis vorliegt. Der therapeutische Algorithmus der Behandlung der polyartikulären JIA ist in Abb. 8.7 dargestellt. GKJR-PROKIND-Therapieprotokolle zur Polyarthritis stehen zur Verfügung (s. Kap. 21) [6].

– Eine erkennbare Wirkung der Therapie mit Methotrexat ist nach 2–3 Monaten zu erwarten. Mit einer Zunahme der Effektivität ist in den folgenden 3–6 Monaten zu rechnen.

– Bei erheblicher Einschränkung der körperlichen Aktivität durch Schmerzen oder Steifigkeit eine kann eine niedrig dosierte orale Kortikosteroidtherapie als „therapeutische Brücke" erfolgen. Diese kann mit 0,2 mg/kg und Tag begonnen werden und in monatlichen Abständen in Abhängigkeit des Wirkbeginns der Methotrexattherapie auf zunächst 0,1 mg/kg und Tag dann 0,1 mg/kg jeden 2 Tag vermindert werden.

– In besonders aktive Gelenke wird Triamcinolonhexacetonid lokal appliziert.

– Bei unzureichender Wirkung kann eine Dosissteigerung von Methotrexat auf maximal 20 mg/qm und Woche bzw. 0,5 mg/kg erfolgen. Bei dieser Dosierung soll eine parenterale Applikation (s. c.) erfolgen. Bei Therapieversagen oder bei mangelnder Verträglichkeit ist ein Wechsel der Therapie zu einem zugelassenen Biologikum indiziert. Hierzu sind Adalimumab, Etanercept, Golimumab, Abatacept und Tocilizumab verfügbar (Details der Zulassung beachten).

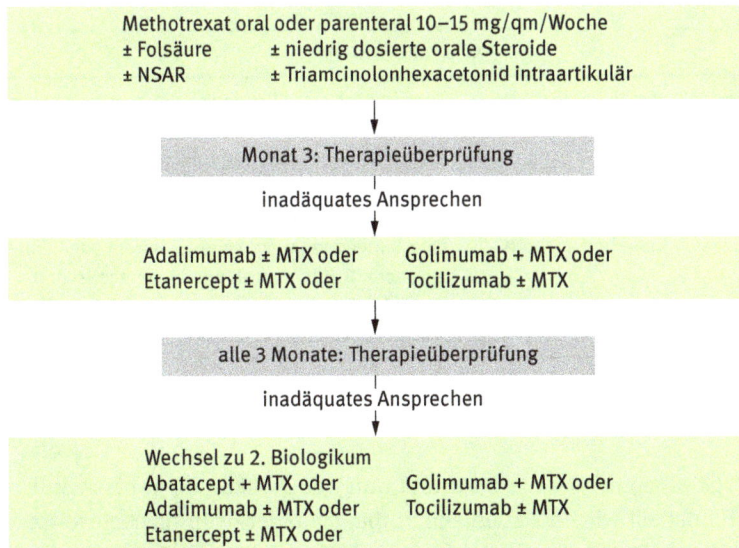

Methotrexat oral oder parenteral 10–15 mg/qm/Woche
± Folsäure   ± niedrig dosierte orale Steroide
± NSAR   ± Triamcinolonhexacetonid intraartikulär

Monat 3: Therapieüberprüfung
inadäquates Ansprechen

Adalimumab ± MTX oder   Golimumab + MTX oder
Etanercept ± MTX oder   Tocilizumab ± MTX

alle 3 Monate: Therapieüberprüfung
inadäquates Ansprechen

Wechsel zu 2. Biologikum
Abatacept + MTX oder   Golimumab + MTX oder
Adalimumab ± MTX oder   Tocilizumab ± MTX
Etanercept ± MTX oder

Abb. 8.7: Therapiealgorithmus bei Polyarthritis (Bildquelle: G. Horneff).

- Grundsätzlich sind Monotherapie und Kombinationstherapie mit Methotrexat möglich.
- Nach Therapiebeginn mit einem Biologikum ist mit einem raschen Eintreten der Wirkung, meist innerhalb von 1–2 Wochen, zu rechnen. Bei unzureichendem Therapieerfolg nach spätestens 3 Monaten soll ein Wechsel der Therapie zu einem 2. Biologikum erfolgen.
- Nach Eintreten einer Remission unter Therapie sollte die Therapie für zumindest 6–12 Monate bzw. für eine Gesamttherapiedauer von zumindest 2 Jahren fortgeführt werden, bevor eine Therapiepause erwogen wird. Zuvor sollte zunächst die Therapie mit NSAR und insbesondere mit Kortikosteroiden beendet werden.

8.7 Rheumafaktor-positive Polyarthritis

8.7.1 Hintergrund/Definition

Die Rheumafaktor-positive (RF-positive) Polyarthritis wird definiert als eine Arthritis mit Beteiligung von zumindest 5 Gelenken während der ersten 6 Krankheitsmonate bei Nachweis von Rheumafaktoren in 2 Untersuchungen im Abstand von zumindest 3 Monaten (Tab. 8.5). An der RF-positiven Polyarthritis erkranken weniger als 5 % aller von einer JIA Betroffenen. Sie entspricht klinisch der adulten rheumatoiden Arthritis und befällt bevorzugt Mädchen ab der Pubertät.

Tab. 8.5: Klassifikation der Rheumafaktor-positiven Polyarthritis nach den ILAR-Kriterien.

Definition/Kriterien	Ausschlusskriterien
– Arthritis, bei der während der ersten 6 Krankheitsmonate 5 oder mehr Gelenke betroffen sind – 2 oder mehr Tests für Rheumafaktor im Abstand von mindestens 3 Monaten während der ersten 6 Krankheitsmonate sind positiv	– ärztlich gesicherte Psoriasis oder Psoriasis in der Anamnese oder bei einem Verwandten 1. Grades – HLA-B27-positiv, männlich und älter als 6 Jahre – Ankylosierende Spondylitis, Enthesitis-assoziierte Arthritis, Sakroiliitis bei chronisch-entzündlicher Darmerkrankung, Reiter-Syndrom oder akute anteriore Uveitis, aktuell oder anamnestisch, bei einem Verwandten 1. Grades – Zeichen der Systemischen JIA

8.7.2 Pathogenese/Ätiologie

Im Serum sind IgM-Rheumafaktoren stets und anti-CCP-Antikörper wahrscheinlich in der gleichen Häufigkeit wie bei Patienten mit rheumatoider Arthritis nachweisbar. Bei mehr als 50 % der Patienten lassen sich antinukleäre Antikörper feststellen. Wie bei der rheumatoiden Arthritis besteht eine Assoziation zu HLA-DR4 (Allel DRB1*04).

8.7.3 Klinik/Symptome

Betroffen werden von der rasch progredienten Erkrankung symmetrisch in erster Linie die Hand- und Fingergelenke (Abb. 8.8) sowie die Fußgelenke, seltener die Kniegelenke, die Ellenbogen- und die Schultergelenke, nur manchmal die Hüftgelenke. HWS-Befall, extraartikuläre Manifestationen, Tenosynovitis, Rheumaknoten sind zudem zu nennen. Es besteht kein nennenswertes Uveitisrisiko. Es finden sich häufig Destruktionen und Schädigungen der Gelenke (Abb. 8.9). Oft besteht eine ausgeprägte Morgensteifigkeit. Extraartikulär werden Leistungsminderung, Müdigkeit, subfebrile Temperaturen, Gewichtsverlust, Wachstumsregression, Lymphknotenschwellung und Hepatosplenomegalie beobachtet. Ein vaskulitischer Befall kann vorkommen.

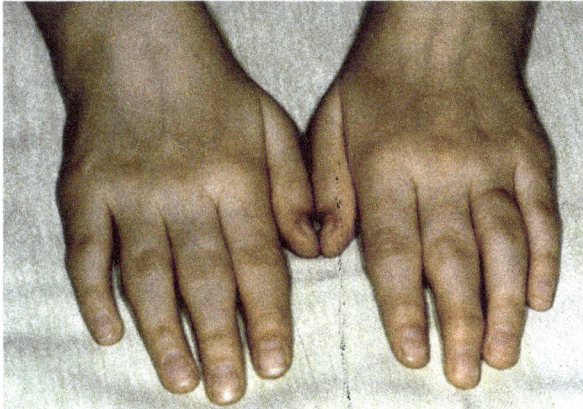

Abb. 8.8: Klinisches Bild der Polyarthritis mit symmetrischer (bandförmiger) Schwellung der Metacarpophalangealgelenke (MCP) und der proximalen Interphalangealgelenke (PIP) während die distalen Interphalangealgelenke (DIP) typischerweise nicht betroffen sind (Bildquelle: G. Horneff).

8.7.4 Diagnostik (Labor, Bildgebung)

Entzündungsparameter, BSG und CRP, sind initial i. d. R. erhöht und es besteht eine Anämie. Auch CCP-Antikörper kommen vor. Bezüglich der Bildgebung wird auf die Ausführung zur rheumafaktornegativen Polyarthritis verwiesen. Serielle Röntgenuntersuchungen anhaltend aktiver Gelenke, insbesondere der Hand- und Fingergelenke, sind in 1–2-jährigen Abständen zu empfehlen um eine radiologische Progression zu dokumentieren.

8.7.5 Therapie und Überwachung

Diesbezüglich wird auf die Ausführung zur rheumafaktornegativen Polyarthritis verwiesen. Aufgrund der höheren Aggressivität der Erkrankung sollte eine rasche und vollständige Kontrolle der Entzündung erreicht werden. Bei mangelhaftem Ansprechen sollte eine Therapieadaptation erfolgen. Auch eine radiologische Progression ist als mangelhaftes Therapieansprechen zu werten.

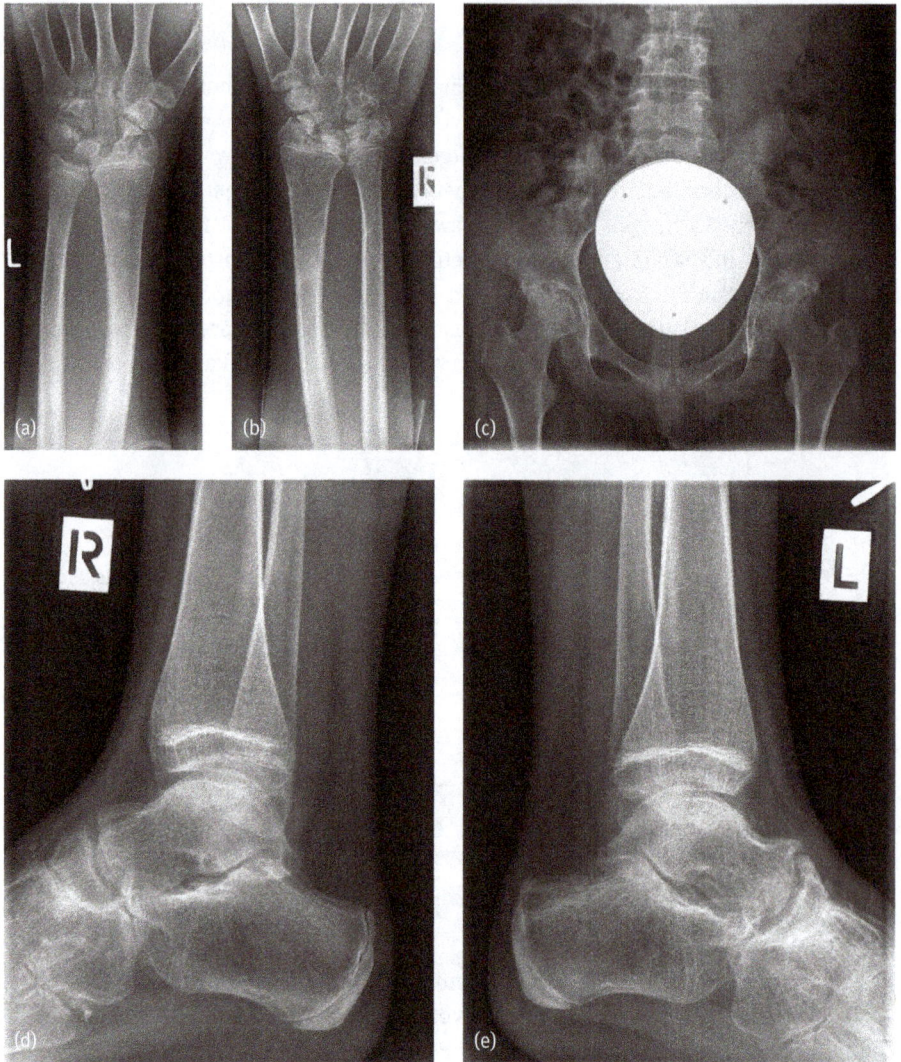

Abb. 8.9: Röntgenuntersuchungen von Handgelenken, Becken, Sprunggelenken (seitlich) und Knie-gelenken. Die Handgelenke (a, b) lassen Osteoporose, Usuren und Wachstumsstörung (verminderte „Höhe" des Handgelenkes) erkennen. Auf der „Beckenübersichtsaufnahme" (c) sind Verlust des Ge-lenkspaltes (Knorpelabbau), Usuren und Erosionen erkennbar. Die Aufnahmen der Sprunggelenke (d, e) zeigen Veränderungen im Talonaviculargelenk (Bildquelle: G. Horneff).

8.7.6 Prognose

Die Prognose ist zweifelhaft. Im Gegensatz zu anderen JIA-Kategorien erreichen Patienten mit einer rheumafaktorpositiven Polyarthritis selten eine stabile medikamentenfreie Remission.

8.8 Persistierende und erweiterte Oligoarthritis

8.8.1 Hintergrund/Definition

Entsprechend der Klassifikation liegt eine Oligoarthritis vor, wenn in den ersten 6 Erkrankungsmonaten maximal 4 Gelenke befallen waren (Tab. 8.6). Die Oligoarthritis betrifft ca. 50 % aller an JIA Erkrankten, zwei Drittel davon sind Mädchen.

Tab. 8.6: Klassifikation der Oligoarthritis nach den ILAR-Kriterien.

Definition/Kriterien	Ausschlusskriterien
1. persistierende Oligoarthritis: nicht mehr als 4 Gelenke während des Krankheitsverlaufes betroffen 2. „extended oligoarthritis": mehr als 4 Gelenke nach den ersten 6 Monaten des Krankheitsverlaufs betroffen	– ärztlich gesicherte Psoriasis oder Psoriasis in der Anamnese oder bei einem Verwandten 1. Grades – HLA-B27-positiv, männlich und älter als 6 Jahre – Ankylosierende Spondylitis, Enthesitis-assoziierte Arthritis, Sakroiliitis bei chronisch-entzündlicher Darmerkrankung, Reiter-Syndrom oder akute anteriore Uveitis, aktuell oder anamnestisch, bei einem Verwandten 1. Grades – IgM-Rheumafaktor wiederholt nachweisbar im Abstand von zumindest 3 Monaten – Zeichen der Systemischen JIA

8.8.2 Pathogenese/Ätiologie

Diese Subform der JIA hat alle Eigenschaften einer echten Autoimmunerkrankung. Auch HLA-Assoziationen, insbesondere HLA-A2, HLA-DRB1*01, 08, 11, 13, und HLA-DPB1*02 finden sich gehäuft, andere HLA-Antigene (z. B. HLA-DRB1*04 und 07) scheinen protektiv und kommen seltener vor. Der Erkrankungsbeginn liegt zwischen dem 1. und dem 6. Lebensjahr mit einem Gipfel im Kleinkindalter.

8.8.3 Klinik/Symptome

Die Arthritis verläuft monartikulär oder oligoartikulär (maximal 4 befallene Gelenke). Hauptsächlich betroffen sind asymmetrisch die Kniegelenke und die Sprunggelenke, seltener die Ellenbogen-, Hand- und Fingergelenke sowie die Beuge- und Streckersehnen der Hand. In der Poplitea können Baker-Zysten auftreten. Die stammnahen Gelenke, die Kiefergelenke und die Halswirbelsäule erkranken nur ausnahmsweise. Nicht selten entwickelt sich die Erkrankung schleichend und ohne wesentliche subjektive Beschwerden. Die Kinder fallen durch Gangunwilligkeit, insbesondere morgens durch die typische Morgensteifigkeit auf oder auch bei Routineuntersuchungen mit Kniegelenkschwellung, Schmerzen, Überwärmung, Schonhaltung oder Gelenkkontrakturen und z. T. schon relevanten Beinlängendifferenzen, wobei das entzündlich betroffene Knie ein beschleunigtes Längenwachstum zeigt. Nach längerer Ruhe (Mittagsschlaf) kann auch ein Anlaufschmerz auftreten. Fehlstellungen entwickeln sich häufig.

Bei ca. 20 % der Patienten werden nach den ersten 6 Erkrankungsmonaten mehr als 4 Gelenke befallen und die Erkrankung wird als „extended" Oligoarthritis klassifiziert. Verlauf und Prognose entsprechen dann der seronegativen Polyarthritis. Prädiktoren hierfür sind der Befall von Gelenken der oberen Extremität, kleinen Gelenken und eine erhöhte BSG zu Krankheitsbeginn.

8.8.4 Diagnostik (Labor, Bildgebung)

Die Entzündungsparameter im Serum können erhöht oder praktisch normal gefunden werden, bei 4 Fünftel der Patienten lassen sich im Serum antinukleäre Antikörper nachweisen. Diese sind typischerweise ohne nachweisbare Spezifität im ENA-Blot. Rheumafaktoren finden sich nicht. Eine geringe Anämie kann vorliegen. Ein IgA-Mangel findet sich gehäuft, begleitend kann auch eine oligosymptomatische Zöliakie vorliegen. Bezüglich der Bildgebung wird auf die Ausführung zur rheumafaktornegativen Polyarthritis verwiesen.

8.8.5 Differentialdiagnostik

Bei nur oligoartikulärem Befall ist eine gute Differentialdiagnostik erforderlich. Vor allem infektiöse (bakteriell-septische, virale Arthritis, Lymearthritis), und postinfektiöse Arthritiden (reaktive Arthritis – enterale oder urogenitale Infektion) sind zu erwägen. Die Bildgebung und insbesondere die Röntgendiagnostik dienen vor allem dem Ausschluss anderer Erkrankungen.

8.8.6 Therapie und Überwachung

Die Therapie richtet sich nach der Schwere der Erkrankung. In leichteren Fällen kann eine Therapie mit nicht-steroidalen Antirheumatika (NSAR, wie Ibuprofen, Naproxen, Diclofenac) ausreichen. Die intraartikuläre Applikation von Kortikosteroiden (Triamcinolonhexacetonid) ist bereits initial zu empfehlen, um eine rasche Wiederherstellung der Mobilität zu erreichen. Sie kann grundsätzlich an einzelnen Gelenken mehrfach pro Jahr wiederholt werden.

In therapierefraktären Fällen erfolgt eine systemische Therapie mit Methotrexat (cave: off label bei persistierender Oligoarthritis). Bei erheblichem Krankheitsgefühl, immobilisierender Gelenkmanifestation oder bedeutsamer Morgensteifigkeit empfiehlt sich eine zeitlich begrenzte niedrig dosierte orale Therapie mit Prednisolon (0,2 mg/kg, max. 10 mg/Tag einmal früh morgens). Bei mangelhafter Wirksamkeit von Methotrexat wird bei extended Oligoarthritis wie bei Rheumafaktor-negativer Polyarthritis behandelt. Einen Therapiealgorithmus zeigt Abb. 6.6.

Therapiealgorithmus

Die Prognose der Erkrankung ist insbesondere bei persistierender Oligoarthritis (zu keiner Zeit mehr als 4 betroffene Gelenke) relativ günstig, sofern keine Uveitis besteht. Die initiale Therapie kann mit NSAR oder i. a. THA erfolgen (Abb. 8.10). NSAR wirken symptomatisch analgetisch mit einer verzögerten antiphlogistischen Wirkung. Bei Einschränkung der körperlichen Aktivität und Befall der unteren Extre-

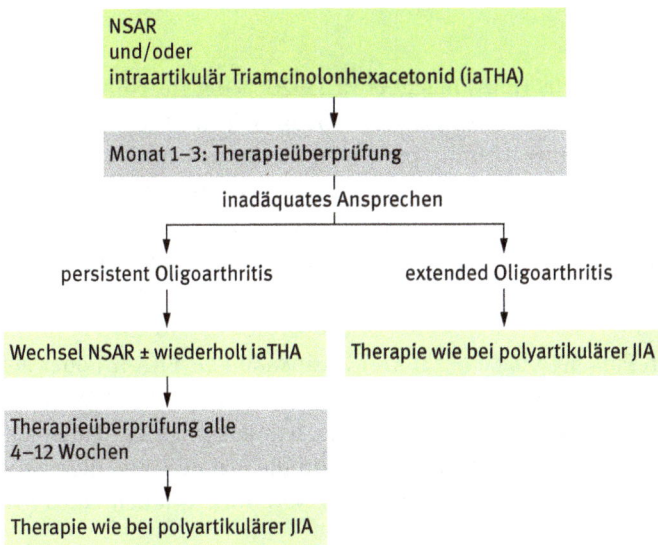

Abb. 8.10: Therapiealgorithmus bei Oligoarthritis (Bildquelle: G. Horneff).

mität mit Einschränkung der Gehfähigkeit (so auch bei Kniegelenkkontraktur) ist eine i. a. THA-Injektion vorzuziehen. Diese sollte insbesondere bei jüngeren Kindern in Analgosedierung oder Narkose erfolgen. Nahezu bei allen Patienten ist mit einem Ansprechen zu rechnen, wobei die Dauer der klinischen Wirkung die pharmakologische Präsenz der Substanz deutlich übersteigt. Bei gegenüber NSAR und wiederholter intraartikulärer Therapie refraktären Verläufen und bei erweiterter Oligoarthritis (in der Summe Befall von mehr als 4 Gelenken nach den ersten 6 Erkrankungsmonaten) ist eine Therapie wie bei Polyarthritis zu erwägen. Bezüglich der Therapieoptionen bei Uveitis wird auf Kap. 9 verwiesen.

8.8.7 Prognose

Die Prognose an den Gelenken ist bei persistierender Oligoarthritis günstig. Eine Remission wir bei ca. 80 % der Patienten erreicht. Die Prognose bei extended Oligoarthritis ist weniger günstig. Das Vorliegen von ANA ist mit einem besseren Ansprechen der Gelenkmanifestationen assoziiert.

Eine schleichend beginnende chronische Uveitis (in etwa 20 % der Fälle) stellt die wesentliche Komplikation der Oligoarthritis dar. Regelmäßige ophthalmologische Untersuchungen haben einen nachgewiesenen Vorteil und sind unbedingt erforderlich. Der Uveitis ist deshalb ein gesondertes Kapitel gewidmet (Kap. 10).

8.9 Enthesitis-assoziierte Arthritis/juvenile Spondylarthritis

8.9.1 Hintergrund/Definition

Die Enthesitis-assoziierte Arthritis (EAA) macht etwa 15–20 % der JIA-Fälle aus. Die Krankheit beginnt nach dem 6. Lebensjahr, der Erkrankungsgipfel liegt im Alter von 12 Jahren. Es bestehen neben einer Arthritis von 1 oder mehreren Gelenken eine Enthesitis, eine Entzündung von Sehnen, Sehnenscheiden und Sehnenansätzen am Knochen. Jungen machen 70 bis 80 % der Erkrankten aus. Die Familienanamnese bezüglich ähnlicher Erkrankungen (HLA-B27 assoziierte Spondylarthropathien, M. Bechterew, akute anteriore Uveitis, chronische entzündliche Darmerkrankung) ist häufig positiv [8].

Gleichzeitig können Patienten nach der ILAR-Klassifikation als EAA-JIA oder als juvenile Spondylarthropathie mit großer Überlappung klassifiziert werden (Tab. 8.7). Die drei verschiedenen Klassifikationen, die verwendet wurden, um diese Patienten korrekt zu klassifizieren, sind in Tab. 8.8 aufgeführt. Für die majore Form, die ankylosierende Spondylitis (AS), werden die modifizierten New-York-Kriterien von 1984 verwendet (Tab. 8.9) [9].

Tab. 8.7: Klassifikation der Enthesitis-assoziierten Arthritis nach den ILAR-Kriterien.

Definition/Kriterien	Ausschlusskriterien
Arthritis und Enthesitis oder Arthritis oder Enthesitis mit mindestens 2 der folgenden Kriterien: – Vorhandensein oder in der Vergangenheit vorhandener sakroiliakaler Gelenkschmerz und/oder entzündlicher lumbosakraler Schmerz – HLA-B27-Antigen positiv – Beginn der Arthritis bei einem Jungen über 6 Jahre – akute (symptomatische) anteriore Uveitis – Ankylosierende Spondylitis, Enthesitis-assoziierte Arthritis, Sakroiliitis bei entzündlicher Darmerkrankung, Reiter-Syndrom oder akute anteriore Uveitis bei einem Verwandten 1. Grades	– ärztlich gesicherte Psoriasis oder Psoriasis in der Anamnese oder bei einem Verwandten 1. Grades – IgM-Rheumafaktor wiederholt nachweisbar im Abstand von zumindest 3 Monaten – Zeichen der Systemischen JIA

Der Begriff Enthesitis-assoziierte Arthritis schließt einige der Spondylarthropathien mit extraartikulären Manifestationen aus. Der Begriff juvenile Spondyloarthritis (JSpA) schließt die juvenile ankylosierende Spondylitis (JAS), Psoriasisarthritis (PsA), reaktive Arthritis und Arthritis im Zusammenhang mit entzündlichen Darmerkrankungen ein. Bei Beginn und im Verlauf kann die genaue Unterscheidung schwierig sein. Juvenile und adulte Spondylarthropathien, insbesondere AS, unterscheiden sich in mehreren Aspekten. Die meisten Unterschiede bestehen in Symptomen zu Beginn. Im Vergleich zu Erwachsenen haben Kinder weniger Symptome von Wirbelsäulenbeteiligung beim Ausbruch der Krankheit, während periphere Arthritis und Enthesitis mehr im Vordergrund stehen. Langfristig kann der Schweregrad der AS bei Jugendlichen größer sein als bei Erwachsenen, da mehr Jugendliche Hüftprothesen benötigen, in den funktionellen Klassen III und IV sind und einen höheren mittleren Bath AS-Funktionsindex (BASFI) aufweisen.

Charakteristika der Spondylarthritis
– Spondyloarthritiden (SpA) sind entzündlich-rheumatische Erkrankungen mit einigen klinischen und genetischen Gemeinsamkeiten, Überlappungen und Übergängen.
– Besonders charakteristisch sind die Beteiligung des Achsenskeletts und der Sehnenansätze (Enthesien) sowie die Assoziation mit dem MHC-Klasse-I-Antigen HLA-B27.
– Man unterscheidet auf klinischer und z. T. radiologischer Basis:
    – Spondylitis ankylosans (ankylosierende Spondylitis, AS),
    – Spondylarthritis bei Psoriasis,
    – reaktive Spondylarthritis,
    – Spondylarthritis bei chronisch-entzündlichen Darmerkrankungen (SpACED)
    – undifferenzierte SpA

ASAS (*Assessment of Spondylo-Arthritis-international-Society*)-Experten-Kriterien für entzündlichen Rückenschmerz (chronischer Rückenschmerz) [12]:
- Alter bei Beginn < 40 Jahre
- langsamer Beginn
- Besserung bei Bewegung
- keine Besserung in Ruhe
- Nächtliche Schmerzen (mit Besserung durch Aufstehen)

Ein entzündlicher Rückenschmerz liegt vor, wenn mindestens 4 von 5 Kriterien erfüllt sind.

Eine definitive ankylosierende Spondylitis liegt vor, wenn das radiologische Kriterium und ein klinisches Kriterium erfüllt sind.

Tab. 8.8: Klassifikation der Spondylarthropathie (SpA) nach der *European Spondylarthropathy Study Group* (ESSG) und der (ASAS) [10,11].

ESSG Kriterien	ASAS Klassifikations-kriterien für periphere SpA	ASAS Klassifikationskriterien für axiale SpA
Entzündliche Wirbelsäulen-schmerzen oder Synovitis* und eine oder mehrere der folgenden: - positive Familien-geschichte - entzündliche Darm-erkrankung - Urethritis, Zervizitis oder akuter Durchfall inner-halb eines Monats vor der Arthritis. - Gesäßschmerzen im Wechsel zwischen rech-ten und linken Gesäß-bereichen - Enthesopathie - Sakroiliitis	Arthritis* oder Enthesitis oder Daktylitis und eine oder mehrere der folgen-den: - Uveitis (anterior) - Psoriasis - Morbus Crohn oder Co-litis ulcerosa - Vorige Infektion (inner-halb 1 Monat) - HLA-B27 positiv - Sakroiliitis in der Bild-gebung und zumindest zwei der folgenden: - Arthritis - Enthesitis - Daktylitis - entzündliche Rücken-schmerzen (jemals) - Familiengeschichte mit SpA	Patient mit Rückenschmerzen ≥ 3 Mo-nate und Alter bei Beginn < 45 Jahre Sakroiliitis in Bildgebung plus ≥ 1 SpA-Kennzeichen oder HLA-B27 plus ≥ 2 andere SpA-Kennzeichen SpA-Kennzeichen: - entzündliche Rückenschmerzen - Arthritis - Enthesitis (Ferse) - Uveitis - Daktylitis - Psoriasis - Morbus Crohn oder Colitis ulcerosa - gutes Ansprechen auf NSAIDs - positive Familienanamnese für SpA - HLA-B27 positiv - erhöhtes CRP

*Asymmetrisch oder überwiegend in den unteren Extremitäten

Tab. 8.9: Klassifikation der ankylosierenden Spondylitis, modifizierte New-York-Kriterien von 1984 [9].

Klinische Kriterien	Radiologische Kriterien
– tiefsitzender Rückenschmerz und Steifigkeit für mehr als 3 Monate mit **Besserung durch Bewegung**, aber nicht durch Ruhe – Bewegungseinschränkung der LWS in sagittaler und frontaler Ebene – Einschränkung der Thoraxexkursion (alters- und geschlechtsabhängig)	Sakroiliitis mindestens Grad 2 beidseits oder Grad 3–4 einseitig

8.9.2 Klinik/Symptome

Arthritis

Bevorzugt betroffen sind Knie-, Sprung- oder Hüftgelenk oder Gelenke im Bereich des Fußes oder des Mittelfußes (Tarsitis) (Abb. 8.11). Viele Kinder präsentieren sich mit Mono- oder Oligoarthritis, hauptsächlich asymmetrisch. Weniger häufig sind die kleinen Gelenke des Fußes betroffen oder besteht bereits initial eine Sakroiliitis. Chronische Verläufe gehen auch mit einer Polyarthritis einher.

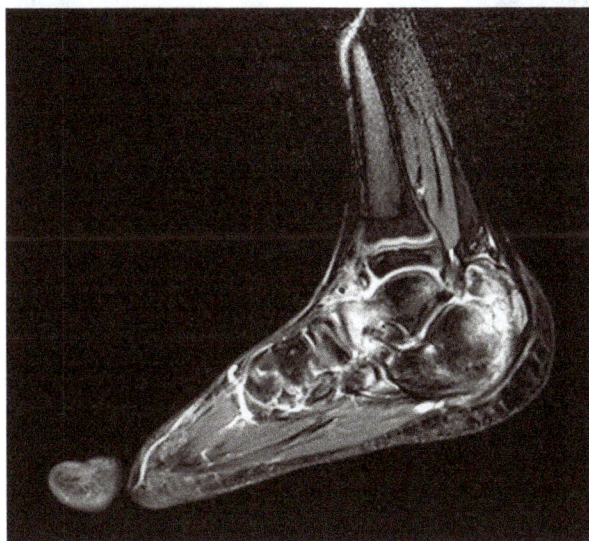

Abb. 8.11: Magnetresonanzaufnahme des Fußes in sagitaler Darstellung (FLAIR-Sequenz). Erkennbar sind Signalsteigerungen im Talonavikulare mit Knochenödem im distalen Talus, im Calcaneus und am Ansatz der Achillessehnen sowie ein geringer Gelenkerguss im oberen Sprunggelenk und im Tarsometatarsalgelenk (Tarsitis) (Bildquelle: G. Horneff).

Enthesitis

Neben Arthritis eines oder mehrerer Gelenke können Entzündungen der Sehnenansätze am Knochen (Enthesitis) vorhanden sein. Die Enthesitis ist oft symmetrisch und prädominant an den unteren Extremitäten. Besonders typisch sind Insertionstendopathien, insbesondere an der Achillessehne (Abb. 8.12), der Plantaraponeurose oder des Knies an der Patella oder der Tuberositas tibiae. Weitere Enthesitiden finden sich am Trochanter major, den Epikondylen am Humerus, am Beckenkamm, entlang der Wirbelsäule und am Sternum. Die Entzündung der Enthesis ist die zweithäufigste Manifestation bei Kindern mit Spondyloarthritis/Enthesitis-assoziierter Arthritis. Insgesamt 45–80 % der Kinder mit EAA-JIA weisen mindestens eine Enthesitis auf (Weiss P, et al.). Eine chronische Entzündung der Enthesis kann zu Erosionen, Verkalkungen, Osteopenie und Knochenregeneration bis hin zum Knochenüberwuchern führen.

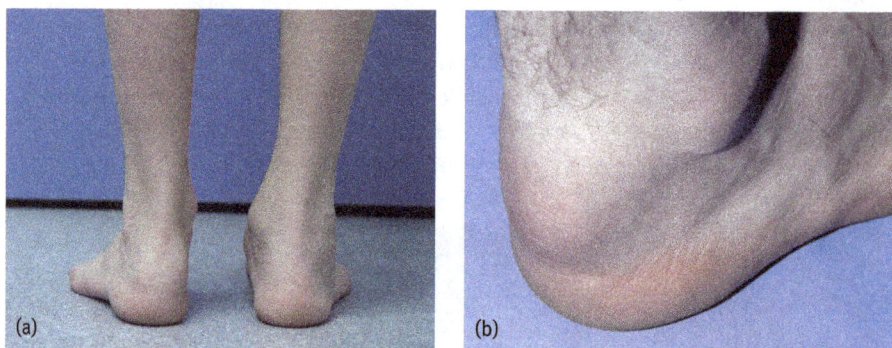

Abb. 8.12: Klinisches Bild bei einem Patienten mit Enthesitis-assoziierter Arthritis. (a) peritendinöse Schwellung um die linke Achillessehne, erkennbare Schwellung des rechten Sprunggelenkes von dorsal. (b) mit Schwellung des Ansatzes der Achillessehne (Bildquelle: G. Horneff).

Spinale Beteiligung/Spondylitis/Sakroiliitis

Ein Befall der (Lenden-)Wirbelsäule, der Iliosakralfugen, der Kostotransversalgelenke und der Kostosternalgelenke kann als juvenile Spondylarthritis klassifiziert werden. Die Beteiligung der Wirbelsäule, die sich mit Rückenschmerzen während der Nacht, Morgensteifigkeit und eingeschränkter Beweglichkeit äußert, ist bei Erkrankungsbeginn selten und kann später im Verlauf oder auch erst im Erwachsenenalter auftreten. Nach 2, 4 und 5 Jahren nach Beginn der EAA entwickeln 15 %, 53 % bzw. 92 % der Kinder mit juveniler SpA eine symptomatische Sakroiliitis. Bis zu 35–48 % der Kinder mit EAA haben klinische oder radiologische Anzeichen einer Sakroiliitis. Knochiges Überwuchern und Wirbelsäulenbrücken treten viele Jahre nach Beginn auf und sind daher in der Kindheit selten.

Akute anteriore Uveitis

Akute einseitige Uveitiden mit günstiger Prognose treten bei 10 % der Patienten auf (Abb. 8.13) Eine akute Uveitis zeigt sich typischerweise über mehrere Wochen mit Augenschmerzen, Rötung und verschwommenem Sehen. Dies steht im Gegensatz zur Uveitis in den anderen JIA-Kategorien, die typischerweise asymptomatisch beginnt. Komplikationen können Synechien, Hornhautkalziumablagerung, Glaukom, Katarakt, Makulaödem und Sehverlust sein.

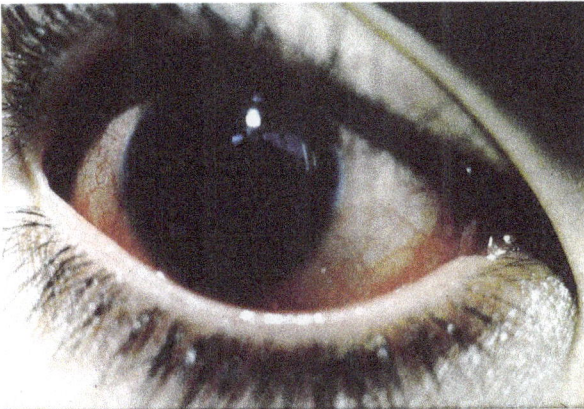

Abb. 8.13: „Rotes" (schmerzhaftes) Auge bei akuter Uveitis anterior (Iridozyklitis) (Bildquelle: G. Horneff).

8.9.3 Diagnostik (Labor, Bildgebung)

Im Labor findet sich oftmals eine Entzündungsreaktion (BSG, CRP). Das HLA-B27-Antigen ist stark mit allen Formen von SpA/EAA-JIA assoziiert (zu erwarten in ca. 60–70 % versus 6–8 % der gesunden Bevölkerung). ANA, RF und Antikörper gegen antizyklische Citrullin-Peptide sind charakteristischerweise nicht vorhanden.

In der Bildgebung werden Sonografie und die Magnetresonanztomografie zur Früherkennung und für Verlaufsuntersuchungen eingesetzt. Diese können dabei helfen, eine entzündliche Enthesitis von nicht-entzündlichen Erkrankungen, wie mechanischen Verletzungen, Apophysitis und Schmerzsyndromen (z. B. Fibromyalgie) zu unterscheiden. Bei der sonografischen Untersuchung der Gelenke können Erguss, Synovialhyperplasie und erhöhte Power-Doppler-Signale nachgewiesen werden.

Bei einigen Kindern kann die Enthesitis nur durch die Ultraschall- und Power-Doppler-Untersuchung oder kernspintomografisch, jedoch nicht klinisch nachgewiesen werden. Außerdem können Enthesophyten, Verkalkungen und Sehnenverdickungen nachgewiesen werden. Insbesondere bei der Diagnose aktive Sakroiliitis ist die MRT aufgrund fehlender Strahlenexposition bei Kindern die erste Methode der Wahl (Abb. 8.14). Charakteristische Befunde in der MRT sind Knochenmarködem im Kreuzbein und/oder angrenzenden Beckenknochen mit oder ohne Entzündung der Gelenkkapsel. Der aktuelle Goldstandard bei Erwachsenen und Kindern ist die MRT mit Short

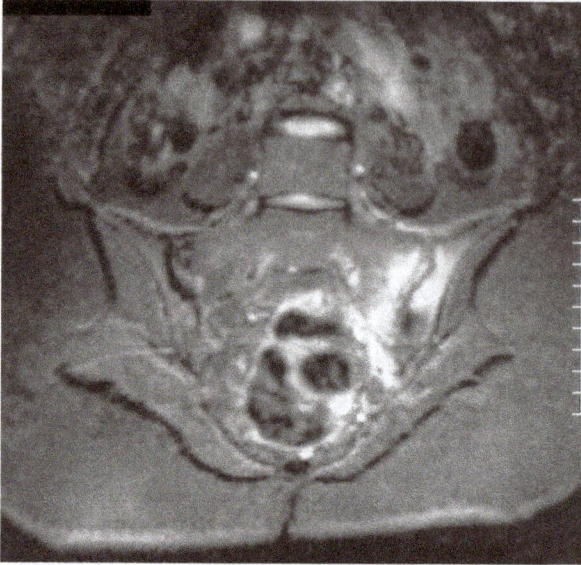

Abb. 8.14: Kernspintomografie (STIR-Aufnahme) bei Sakroiliitis rechts. Deutlich erkennbares Knochenödem durch Signalerhöhung. Erguss in der Iliosakralfuge (Bildquelle: G. Horneff).

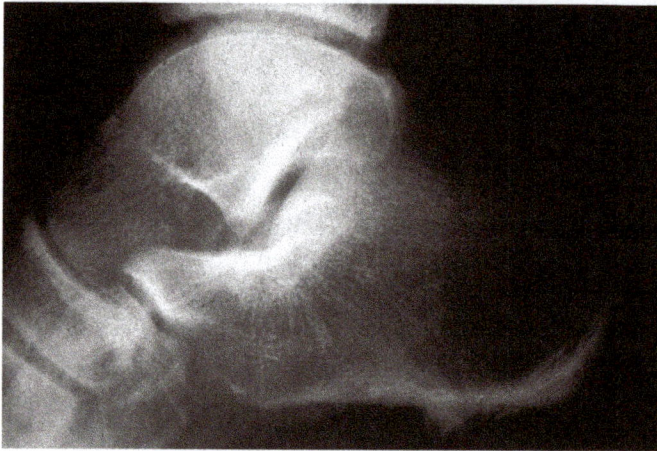

Abb. 8.15: Konventionelle Röntgenaufnahme der Ferse im seitlichen Strahlengang mit plantarem Fersensporn (post-entzündliche Hyperostose) (Bildquelle: G. Horneff).

Tau Inversion Recovery (STIR). STIR-Sequenzen ohne Gadolinium können für die Diagnose einer Sakroiliitis ausreichen.

Mit der konventionellen Röntgendiagnostik können Destruktion, Ankylose und Fersensporn nachgewiesen werden (Abb. 8.15). Sie ist nicht geeignet für die frühzeitige Diagnose einer Sakroiliitis bei Kindern oder Jugendlichen. Herkömmliche Röntgenbilder können chronische Knochenveränderungen aufweisen, aber sie zeigen keine aktive Entzündung und bedeuten eine hohe Strahlenbelastung.

8.9.4 Therapie und Überwachung

First-Line-Behandlungsmöglichkeiten umfassen die Monotherapie oder Kombination von NSAR, reinen Analgetika und intraartikulären Kortikosteroiden (insbesondere Triamcinolon Hexacetonid) für periphere Arthritiden. Eine NSAR-Monotherapie mit Naproxen, Indometacin, Ibuprofen oder Diclofenac kann für Kinder mit geringer Krankheitsaktivität und ohne Prädiktoren für eine ungünstige Prognose geeignet sein. Der zusätzliche therapeutische Ansatz wird abhängig vom Vorliegen einer axialen Beteiligung in Analogie zu den Empfehlungen der ASAS zur axialen oder peripheren Gelenkbeteiligung bei adulter Spondylarthritis gemacht (Tab. 8.10) [13].

Bei peripherer Gelenkbeteiligung hat sich die Anwendung von Sulfasalazin bewährt. Klinische Studien mit TNF-Inhibitoren, durchgeführt sowohl bei EAA-JIA als auch bei juveniler Spondyloarthritis, zeigten verbesserte Symptome der Erkrankung. Etanercept ist zugelassen in einer wöchentlichen Dosis von 0,8 mg/kg in einer oder zwei Einzeldosen mit einer maximalen wöchentlichen Dosis von 50 mg bei Kindern über 12 Jahren. Adalimumab wird subkutan alle 2 Wochen in einer Dosierung von 24 mg/m^2 bzw. 20 mg bis zum Alter von 12 Jahren und 40 mg ab dem Alter von 13 Jahren angewendet. Adalimumab ist bei Patienten mit EAA-JIA ab 6 Jahren zugelassen. Infliximab, Golimumab und Certolizumab pegol sind speziell für die EAA-JIA oder juvenile SpA nicht zugelassen.

Secukinumab ist der erste anti-IL17-Antikörper, der bei erwachsenen SpA-Patienten zugelassen und bei der EAA-JIA in Studien untersucht wurde. Für weitere Il-17-Hemmer (Brodalumab, Ixekizumab) und Il-12/-23 Hemmer (Ustekinumab, Guselkumab) wurde die Effektivität bei erwachsenen Patienten gezeigt.

Tab. 8.10: Therapie bei Spondylarthritis/Enthesitis-assoziierter JIA.

	periphere Manifestationen	axiale Manifestationen
Patienteninformation	+	+
Physiotherapie	+	+
Rehabilitation	+	+
Analgetika	+	+
Sulfasalazin	+	
i. a. Steroide	+	
TNF-Inhibitoren	+	+
IL-17-/IL-12/23-Hemmer*	+	+

*IL-17-/IL-12/23-Hemmer werden derzeit in klinischen Studien überprüft und sind aktuell noch nicht bei EAA-JIA/Spondylarthritis zugelassen. Eine Ausnahme ist Ustekinumab, zugelassen für Psoriasis ab Alter 12 Jahren.

Physiotherapie/Rehabilitationsverfahren können die Gelenkfunktion wiederherstellen und erhalten und zur Vermeidung von Fehlstellungen beitragen. Physiotherapeutische Verfahren und physikalische Therapien können auch verwendet werden, um Schmerzen zu lindern.

Instrumente zur Bewertung der Krankheitsaktivität sind neben dem Juvenile Arthritis Disease Activity Score (JADAS), der ursprünglich für die JIA insgesamt sowie die oligoartikuläre und polyartikuläre JIA entwickelt wurde, auch der JSpA Disease Activity index (JSpADA), der für die EAA spezifischer ist (s. Kap. 2).

Der Bath-Ankylosing-Spondylitis-Krankheitsaktivitätsindex (BASDAI, s. Kap. 1.3.6) dient der Aktivitätsbeurteilung einer Achsenskelettbeteiligung, der Bath-Ankylosing-Spondylitis-Funktionsindex (BASFI, s. Kap. 1.3.7) der Beurteilung der Funktionsfähigkeit der Patienten im Alltag. Der Bath Ankylosing Spondylitis Metrology Index (BASMI, s. Kap. 1.3.8) beurteilt die Mobilität der Wirbelsäule. Mehrere Instrumente sind zur Beurteilung der Enthesitis verfügbar, die sämtlich für Erwachsene beschrieben wurden (Mander-Enthesitis-Index (MEI), San Francisco Enthesitis Index, der Berlin Enthesitis Index und der Maastrichter AS Enthesitis Score (MASES).

Therapiealgorithmus bei Enthesitis-assoziierter Arthritis

Patienten mit einer Enthesitis-assoziierten Arthritis (*Enthesitis related arthritis* = EAA) werden bei Vorliegen einer Oligoarthritis wie eine Oligoarthritis behandelt. Bei mangelhafter Wirkung von NSAR und iaTH ist ein Therapieversuch mit Sulfasalazin bei peripherem Gelenkbefall gerechtfertigt (Abb. 8.16). Bei Vorliegen eines polyartikulären Verlaufes, bei Therapierefraktärität oder bei prominentem Achsenskelettbefall (Sakroiliitis) sind Adalimumab oder Etanercept zu empfehlen.

```
┌─────────────────────────────────────────────┐
│ NSAR                                          │
│ und/oder                                      │
│ Triamcinolonhexacetonid intraartikulär (iaTHA)│
└─────────────────────────────────────────────┘
                      │
                      ▼
┌─────────────────────────────────────────────┐
│ Therapieüberprüfung alle 4–12 Wochen          │
└─────────────────────────────────────────────┘

            inadäquates Ansprechen (Rezidiv)

  periphere Arthritis oder Enthesitis    Achsenskelettbeteiligung
                      │                            │
                      ▼                            ▼
┌──────────────────────────────┐   ┌──────────────────────────┐
│ Wechsel NSAR ± wiederholt iaTHA│   │ Wechsel NSAR             │
└──────────────────────────────┘   └──────────────────────────┘
                      │                            │
                      ▼                            ▼
┌──────────────────────────────┐   ┌──────────────────────────┐
│ Therapieüberprüfung alle      │   │ Therapieüberprüfung alle │
│ 4–12 Wochen                   │   │ 4–12 Wochen              │
└──────────────────────────────┘   └──────────────────────────┘
                      │                            │
                      ▼                            ▼
┌──────────────────────────────┐   ┌──────────────────────────┐
│ Sulfasalazin                  │   │ Adalimumab               │
│                               │   │ oder                     │
│                               │   │ Etanercept               │
└──────────────────────────────┘   └──────────────────────────┘
                      │
                      ▼
┌──────────────────────────────┐
│ Therapieüberprüfung alle      │
│ 4–12 Wochen                   │
└──────────────────────────────┘
                      │
                      ▼
┌──────────────────────────────┐
│ Adalimumab                    │
│ oder                          │
│ Etanercept                    │
└──────────────────────────────┘
```

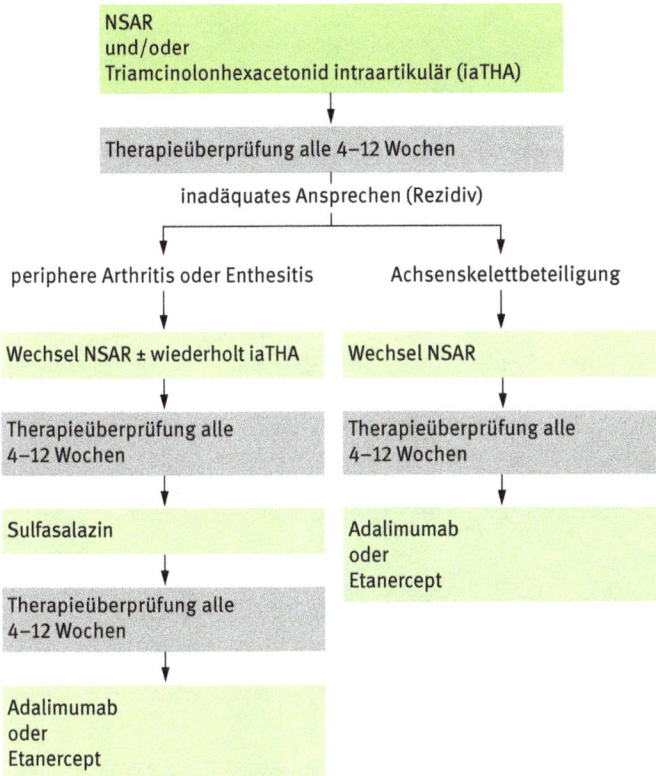

Abb. 8.16: Therapiealgorithmus bei EAA (Bildquelle: G. Horneff).

8.9.5 Prognose

Der frühe Verlauf der juvenilen Spondyloarthritis/EAA-JIA ist oft remittierend. Die Anzahl der betroffenen peripheren Gelenke bleibt begrenzt, mit vorzugsweise betroffenen Hüft-, Knie- und/oder Fußgelenken. Eine persistierende periphere Gelenkbeteiligung kann bei juveniler AS häufiger auftreten als bei Erwachsenen. Insbesondere eine Coxitis kann zu einem schlechteren Outcome führen. Im Vergleich zu anderen JIA-Kategorien ist die EAA-JIA mit schlechterer Funktion, Lebensqualität und Schmerzen sowie einer geringeren Wahrscheinlichkeit eine inaktive Krankheit 1 Jahr nach Behandlungsbeginn zu erreichen, assoziiert.

8.10 Psoriasisarthritis

8.10.1 Hintergrund/Definition

Nach der ILAR-Klassifikation weisen Patienten mit Psoriasisarthritis eine Arthritis und Psoriasis oder eine Arthritis und zumindest 2 der folgenden Merkmale auf (Tab. 8.10): Psoriasis bei einem erstgradig Verwandten, Daktylitis und/oder Nagelbefall (Tüpfel, d. h. zumindest 2 Tüpfel an einem oder mehr Nägeln, oder Onycholyse) (Abb. 8.17). Bei etwa der Hälfte der Fälle tritt zunächst die Arthritis auf (Psoriasisarthritis sine Psoriasis). Bei gemeinsamem Vorliegen von Arthritis zusammen mit typischen Hautveränderungen ist die Diagnose einfach. Bei fraglicher Hautbeteiligung sollte eine Bestätigung durch einen Dermatologen erfolgen. Alternativ bieten sich die CASPAR-Kriterien (Tab. 8.11) zur Klassifikation der Psoriasisarthritis an.

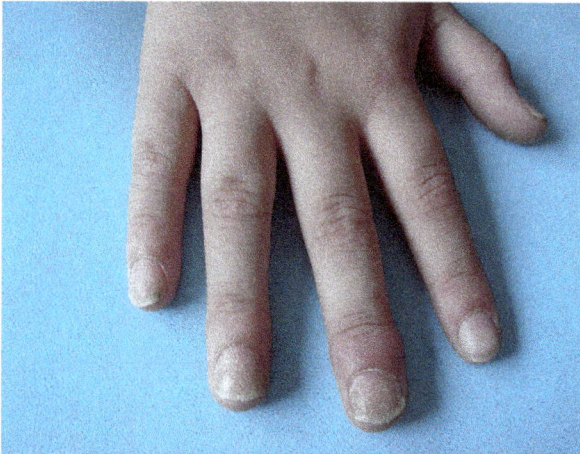

Abb. 8.17: Nagelpsoriasis Digitus 3–5 mit Hyperkeratose und Schwellung des distalen Interphalangealgelenkes (DIP = bei einem Patienten mit Psoriasisarthritis) (Bildquelle: G. Horneff).

Tab. 8.11: Klassifikation der Psoriasisarthritis nach den ILAR-Kriterien.

Definition/Kriterien	Ausschlusskriterien
Arthritis und Psoriasis oder Arthritis und mindestens 2 der folgenden Kriterien: – Daktylitis – Nagelauffälligkeiten (Tüpfelung oder Onycholyse) – Psoriasis bei einem Verwandten 1. Grades	– HLA-B27-positiv, männlich und älter als 6 Jahre – Ankylosierende Spondylitis, Enthesitis-assoziierte Arthritis, Sakroiliitis bei chronisch-entzündlicher Darmerkrankung, Reiter-Syndrom oder akute anteriore Uveitis, aktuell oder anamnestisch, bei einem Verwandten 1. Grades – IgM-Rheumafaktor wiederholt nachweisbar im Abstand von zumindest 3 Monaten – Zeichen der Systemischen JIA

Tab. 8.12: Klassifikation der Psoriasisarthritis nach den CASPAR-Kriterien. Klassifikationskriterien der PsA sind erfüllt bei Vorliegen einer entzündlichen muskuloskelettalen Erkrankung (Gelenk, Wirbelsäule, Sehnen/Sehnenansatz) und einem Score von ≥ 3 Punkten [14].

1. Nachweis einer Psoriasis	2 oder 1 oder 1
– bestehende Psoriasis	
– anamnestisch bekannte Psoriasis	
– positive Familienanamnese für Psoriasis	
2. Psoriatische Nagelbeteiligung	1
– Tüpfelung. Onycholyse, Hyperkeratose	
3. Rheumafaktor negativ	1
4. Daktylitis	1 oder
– bestehende Daktylitis (Finger oder Zeh)	1
– anamnestisch Daktylitis	
5. Radiologische Zeichen einer gelenknahen Knochenneubildung	1

8.10.2 Epidemiologie

Die Häufigkeit einer Psoriasis in der Bevölkerung wird mit bis zu 2 % angegeben, die der PsA-JIA ist variabel. Etwa 5–10 % der JIA Patienten werden dieser Kategorie zugerechnet. Mädchen überwiegen.

8.10.3 Pathogenese/Ätiologie

Die familiäre Häufung, insbesondere der Psoriasis, legt eine genetische Prädisposition nahe. Beschrieben sind HLA-Assoziationen, z. B. zu HLA-DRB1*08. Bei HLA-B27 positiven Patienten besteht oft eine axiale Beteiligung.

8.10.4 Klinik/Symptome

Klinisch sind oftmals zunächst nur wenige Gelenke betroffen, insbesondere das Kniegelenk. Dies erschwert die Abgrenzung von der Oligoarthritis. Oftmals entwickelt sich aber eine Polyarthritis, der im Gegensatz zur seronegativen oder -positiven Polyarthritis die Symmetrie fehlt. Das Gelenkbefallsmuster ist oft „chaotisch". Alle Gelenke, auch die DIP-Gelenke, können betroffen sein. Eine diffuse Schwellung eines gesamten Strahls wird als Daktylitis bezeichnet. Ein Sakroiliakalgelenkbefall kommt ebenfalls vor, wie auch Enthesiopathien.

Ein Psoriasisbefall an der Haut mit Plaque-Psoriasis und an den Nägeln mit Nageldystrophie, Ölflecken kann vorhanden sein oder auch noch fehlen. Typisch ist der

Nagelbefall zusammen mit DIP-Gelenkarthritis/Enthesitis der Strecksehne (Abb. 8.17). Eine chronische Uveitis zeigen bis zu 15 % der Patienten.

8.10.5 Diagnostik (Labor, Bildgebung)

Labormedizinisch lassen sich oftmals erhöhte Entzündungsparameter nachweisen (BSG, CRP, Anämie). Diese sind aber nicht obligat. Antinukleäre Antikörper finden sich bei ca. 50 % der Patienten, Rheumafaktoren sind nicht nachweisbar. Radiologische Veränderungen sind oftmals mit denen der anderen JIA-Formen vergleichbar, wobei die Psoriasisarthritis in Einzelfällen rasche Destruktionen verursacht, typischerweise auch ein Nebeneinander von Knochenabbau und Knochenaufbau zeigen oder als mutilierende Arthritis verlaufen kann (Abb. 8.18).

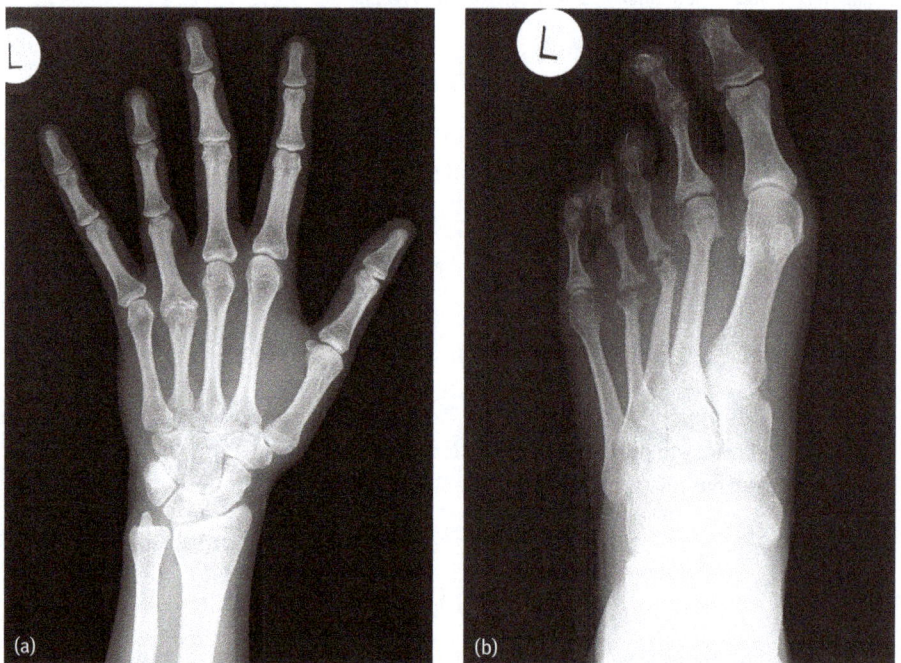

Abb. 8.18: Röntgenaufnahmen der rechten Hand (a) und des rechten Fußes (b) einer Patientin mit Psoriasisarthritis. Erkennbare Gelenkspaltverschmälerung durch Knorpelverlust im Metacarpophalangealgelenk 3 (MCP3) und proximalem Interphalangealgelenk 3 (PIP3). Ein Befall „im Strahl" ist typisch für die Psoriasisarthritis in Abgrenzung zum „symmetrischen bandförmigen Befall bei Polyarthritis. Daneben deutliche Brachymetacarpie 4 mit aufgehobenem Gelenkspalt des MCP4. Wachstumsstörung durch Befall und vorzeitigen Verschluss der distalen Wachstumsfuge des Metacarpale 4. Die Röntgenaufnahme des Fußes der Patientin zeigt destruierende Veränderungen in MTP 3 und 4 mit so genanntem Pencil-in-cup Phänomen bei mutilierender Psoriasisarthritis. Erkennbare Veränderungen auch an PIP2-4 (Bildquelle: G. Horneff).

8.10.6 Therapie und Überwachung

Die Therapie richtet sich nach dem Erscheinungsbild. Ein oligoartikulärer Verlauf wird wie eine Oligoarthritis behandelt, in leichteren Fällen kann eine Therapie mit einem NSAR (Ibuprofen, Indometacin) und intraartikulären Kortikosteroiden in besonders aktive Gelenke ausreichend sein. Bei Polyarthritis und mittelschweren und schweren Fällen erfolgt eine Therapie mit Methotrexat. Bei erheblichem Krankheitsgefühl, immobilisierender Gelenkmanifestation oder bedeutsamer Morgensteifigkeit empfiehlt sich eine niedrig dosierte orale Therapie mit Prednisolon (0,2 mg/kg, max. 10 mg/Tag einmal früh morgens). Bei mangelhafter Wirksamkeit von Methotrexat stehen ab einem Alter von 2 Jahren mehrere TNF-Inhibitoren (Adalimumab, Etanercept, Golimumab) als Monotherapie oder in Kombination mit Methotrexat zur Verfügung. Secukinumab, Ixekizumab, Brodalumab, Ustekinumab, Risankizumab, Guselkumab und Apremilast sind bislang im Kindesalter noch nicht zugelassene Alternativen. Eine Ausnahme ist Ustekinumab, zugelassen für Kinder mit Psoriasis ab Alter 12 Jahren.

Therapiealgorithmus bei Psoriasisarthritis

Patienten mit einer Psoriasisarthritis werden bei Vorliegen eines polyartikulären Verlaufes wie bei der Polyarthritis ohne Psoriasis behandelt (Abb. 8.19). Bei Vorliegen einer Oligoarthritis und bei mangelhafter Wirkung von NSAR und iaTH ist ein Therapieversuch mit Sulfasalazin bei HLA-B27 Positivität gerechtfertigt. Bei oligoartikulärem Verlauf und Therapierefraktärität soll ein Therapieversuch mit Methotrexat erfolgen. Bei mangelhaftem Ansprechen ist alleinig Etanercept speziell für die juvenile Psoriasisarthitis zugelassen.

```
┌─────────────────────────────────────────┐
│ NSAR                                      │
│ und/oder                                  │
│ Triamcinolonhexacetonid intraartikulär (iaTHA) │
└─────────────────────────────────────────┘
                    │
                    ▼
┌─────────────────────────────────────────┐
│ Therapieüberprüfung alle 4–12 Wochen      │
└─────────────────────────────────────────┘
                    │
        inadäquates Ansprechen (Rezidiv)
          ┌──────────────────┴──────────────────┐
          ▼                                      ▼
     Oligoarthritis                         Polyarthritis
          │                                      │
          ▼                                      ▼
┌──────────────────────┐      ┌───────────────────────────────┐
│ NSAR ggf. Wechsel     │      │ Therapie wie bei polyartikulärer JIA │
│ ± wiederholt iaTHA    │      └───────────────────────────────┘
└──────────────────────┘
          │
          ▼
┌──────────────────────┐
│ Therapieüberprüfung alle │
│ 4–12 Wochen           │
└──────────────────────┘
          │
          ▼
┌──────────────────────┐
│ Methotrexat           │
└──────────────────────┘
          │
          ▼
┌──────────────────────┐
│ Therapieüberprüfung alle │
│ 12 Wochen             │
└──────────────────────┘
          │
          ▼
┌──────────────────────┐
│ Etanercept            │
└──────────────────────┘
```

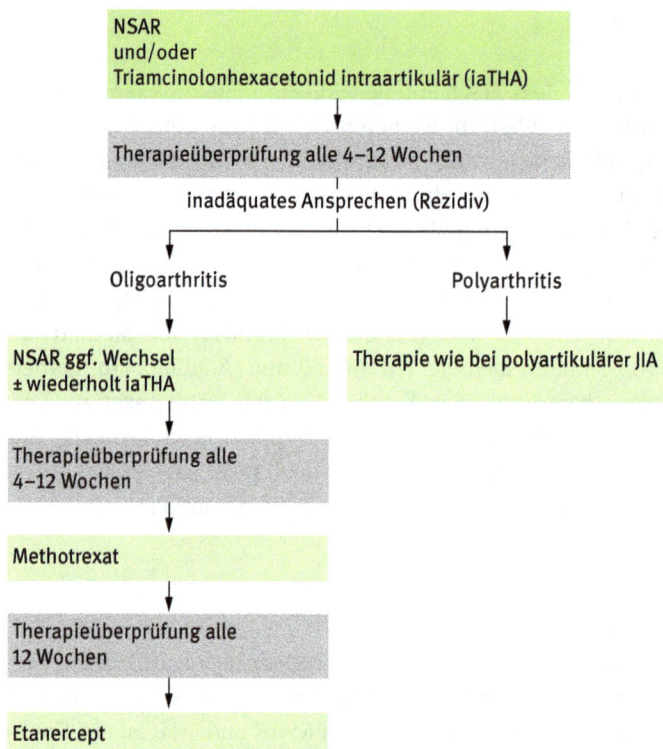

Abb. 8.19: Therapiealgorithmus bei PSA (Bildquelle: G. Horneff).

8.10.7 Prognose

Gelenkmanifestationen können persistierend und wie bei der Arthritis mutilans schwer destruktiv verlaufen. Das Uveitisrisiko erfordert eine regelmäßige Screeninguntersuchung.

8.11 Unklassifizierte Arthritis

Mit Einführung der Klassifikation der JIA mit Einschluss- und Ausschlusskriterien wurde dieser Terminus für solche Fälle vorgesehen, die sich nicht einer Gruppe zuordnen lassen bzw. die Kriterien für mehrere Subtypen erfüllen.

8.12 Komplikationen

8.12.1 Kleinwuchs

Die negative Beeinflussung von Wachstum und Reifung ist ein wesentliches Krankheitsmerkmal bei zahlreichen chronischen Erkrankungen im Kindesalter. Mit allgemeinen Wachstumsstörungen ist zu rechnen bei frühem Beginn und bei schwerem Verlauf der JIA. Die negative Beeinflussung der Hypothalamus-Hypophysen-Achse, wie auch direkt die Produktion von Wachstumsfaktoren, wie Insulin-like-Growth-Faktor, durch die chronische Entzündungsaktivität sind ursächlich beschrieben. Die wachstumshemmende Wirkung der Krankheit wird verstärkt durch eine inadäquat durchgeführte Therapie mit Kortikosteroiden. Bei Kontrolle der Entzündungsaktivität nimmt das Längenwachstum wieder zu. Die Endgröße bleibt aber oft hinter der eigentlich zu erwartenden zurück, obwohl die Pubertät verspätet einsetzt.

Insbesondere die Beeinflussung proinflammatorischer Zytokine durch Zytokinantagonisten, (TNF-Hemmer, IL-6-Hemmer) zeigt positive Auswirkungen auf die Wachstumsentwicklung.

8.12.2 Lebensqualität und Krankheitsperzeption

Untersuchungen der Lebensqualität von Kindern und Jugendlichen mit JIA unter Verwendung des krankheitsspezifischen *Juvenile Arthritis Quality of Life Questionaire* (JAQQ) zeigten eine unterdurchschnittliche gesundheitsbezogene Lebensqualität. Beeinträchtigt waren insbesondere die grobmotorische Funktion und globale Funktionsfähigkeit. Insbesondere Gelenksteifigkeit, Gelenkschmerzen, Müdigkeit und Kopfschmerzen wurden beklagt. Die Beeinträchtigungen waren zunehmend mit längerer Krankheitsdauer. Eine vergleichende Untersuchung zur Lebensqualität von Kindern und Jugendlichen mit Asthma, Diabetes, Kleinwuchs oder JIA mit dem *Child Health Questionnaire* (CHQ) zeigte die niedrigste Lebensqualität bei den rheumakranken Patienten, mit einer negativen Korrelation zum Lebensalter, aber ohne einen Zusammenhang zu Geschlecht oder Krankheitsdauer. Ausschlaggebend für das schlechte Abschneiden waren die Domänen körperliche Funktionalität, Schmerzen, Selbsteinschätzung und globale Gesundheit. Die elterliche Einschätzung im Vergleich zeigte, dass diese die Lebensqualität der rheumakranken Kinder schlechter einschätzten, in den anderen Diagnosegruppen aber die gleiche Einschätzung wie die Patienten zeigten.

8.12.3 Chronische Schmerzen

Chronische und rezidivierende Schmerzen sind im Kindesalter nicht selten. Anhaltende Schmerzen im Kindesalter sind prädisponierend für die Entwicklung chronischer Schmerzen im Erwachsenenalter. Schmerzen sind zudem mit vermehrter Ängstlichkeit, Depressivität, eingeschränktem körperlichen/psychosozialen Funktionsniveau und vielen Schulfehltagen verbunden. Nicht selten bestehen neben den durch die rheumatische Entzündung erklärten Schmerzen solche, die nicht einfach durch Analgetika kontrolliert werden können (so genanntes Schmerzverstärkungssyndrom).

Schmerzen sind ein Leitsymptom bei Patienten mit JIA, Behandlungsstrategien gelten aber oft als unzureichend. Persistierende chronische Schmerzen sind bei der JIA häufig und erfordern eine adäquate Schmerztherapie. Trotz adäquater Therapie leiden Patienten unter chronischen Schmerzen. Opioide zur Behandlung der Schmerzen werden zurückhaltend eingesetzt aus Angst vor Nebenwirkungen, Sucht und Abhängigkeit. Bezüglich der Therapie chronischer Schmerzsyndrome wird auf Kap. 17 verwiesen.

8.12.4 Depression

Die Angst, sich anpassen, von Aktivitäten aussteigen, regelmäßig Medikamente einnehmen (auch Injektionen), mit unvorhersehbaren Schmerzen leben und den Verlust der Kontrolle über ihren Körper empfinden zu müssen, ist bei Kindern mit juveniler idiopathischer Arthritis verbreitet. Eine Depression zählt zu den häufigsten Komorbiditäten bei JIA-Patienten. Bei diesen besteht 2–3 Mal häufiger eine depressive Störung, bis zu 15 % der Kinder mit JIA weisen eine klinische Depression auf, und weitere 20 % können „subklinische" oder mindere Stimmungsprobleme haben. JIA-Patienten zeigen häufiger Befunde bei „Internalisierung von Problemen" und im Externalisierungsverhalten als Kontrollen. Kinder mit JIA zeigen höhere Raten in den Domänen „Angst/Depression", „somatische Beschwerden", „Regel brechenden Verhaltensweisen und aggressiven Verhaltensweisen" sowie „Gedanken und soziale Probleme". Depressivität, Schmerz und Suizidalität sind mit einander zusammenhängende Komorbiditäten der JIA. Dabei besteht eine Korrelation zwischen chronischem Schmerzsyndrom und Depression mit einem Teufelskreis: Schmerz verursacht Stress, der wiederum Depressionen hervorrufen und den Schmerz verschlimmern kann. Bislang wird Depressivität in der Praxis noch unzureichend beachtet.

Depression ist bei Kindern schwerer zu diagnostizieren als bei Erwachsenen. Eltern sollten auf Veränderungen achten, die auf Stimmungsschwankungen hindeuten, einschließlich Appetitlosigkeit oder Appetitverlust, Veränderungen im Schlafverhalten, Verlust des Interesses oder neue Probleme mit Konzentration, Freunden oder der Schule. Andere hinweisende Symptome sind: Reizbarkeit oder Wut, anhaltende Gefühle von Traurigkeit oder Hoffnungslosigkeit, sozialer Rückzug oder Isolation, erhöhte Empfindlichkeit gegenüber Ablehnung, geringes Selbstwertgefühl, Gefühle der Wertlosigkeit, Ermüdung oder niedrige Energie und insbesondere Gedanken über Tod oder selbstzerstörerisches Verhalten. Auch körperliche Probleme, wie Magenschmerzen oder Kopfschmerzen, die sich durch die Behandlung nicht bessern, sind wegweisend. In der Praxis hat sich die routinemäßige Anwendung von kurzen Screening-Tools, wie des Beck-Depressions-Inventar (BDI-Fast-Screen), des *Patient Health Questionnaires* (PHQ-9) oder der *Generalized Anxiety Disorder* (GAD-7) bewährt. Ergebnisse dieser Selbstbeurteilungsfragebögen für Jugendliche und junge Erwachsene dienen nicht einer differenzierten Diagnosestellung, sondern der Identifizierung von Belastungen. Betroffene sollten bei Bedarf einer weiterführenden Exploration, Diagnosestellung und Therapie durch Kinder- und Jugendpsychiater oder Kinder- und Jugendlichenpsychotherapeuten zugeführt werden.

Literatur

[1] Petty RE, Southwood TR, Manners P, et al. International league of associations for rheumatology classification of juvenile idiopathic arthritis: second revision, Edmonton, 2001. J Rheumatol. 2004;31:390–392.

[2] Yamaguchi M, Ohta A, Tsunematsu T, et al. Preliminary criteria for classification of adult Still's disease. J Rheumatol. 1992;19(3):424–430.

[3] Kumar S, Kunhiraman DS, Rajam L. Application of the Yamaguchi criteria for classification of "suspected" systemic juvenile idiopathic arthritis (sJIA). Pediatr Rheumatol Online J. 2012;10(1):40.

[4] Hinze CH, Holzinger D, Lainka E, et al. Practice and consensus-based strategies in diagnosing and managing systemic juvenile idiopathic arthritis in Germany. Pediatr Rheumatol Online J. 2018;16(1):7.

[5] Singh-Grewal D, Schneider R, Bayer N, Feldman BM. Predictors of disease course and remission in systemic juvenile idiopathic arthritis: significance of early clinical and laboratory features. Arthritis Rheum. 2006;54(5):1595–1601.

[6] Horneff G, Klein A, Ganser G, et al. Protocols on classification, monitoring and therapy in children's rheumatology (PRO-KIND): results of the working group Polyarticular juvenile idiopathic arthritis. Pediatr Rheumatol Online J. 2017;15(1):78.

[7] Weller-Heinemann F, Ganser G, Sailer-Höck M, et al. Protokolle zur Klassifikation, Überwachung und Therapie in der Kinderrheumatologie (PRO-KIND): Polyartikuläre juvenile idiopathische Arthritis. Ergebnisse der Arbeitsgruppe Polyarthritis in der GKJR-Kommission PRO-KIND Kinderrheumatologie. arthritis + rheuma. 2017;37(2):136–141.

[8] Weiss PF, Chauvin NA, Klink AJ, et al. Detection of enthesitis in children with enthesitis-related arthritis: dolorimetry compared to ultrasonography. Arthritis Rheumatol. 2014;66(1):218–227.

[9] Van der Linden S, et al. Evaluation of diagnostic criteria for ankylosing spondylitis. A proposal for modification of the New York criteria. Arthritis Rheum. 1984;27:361–368.

[10] Dougados M, van der Linden S, Juhlin R, et al. The European Spondylarthropathy Study Group preliminary criteria for the classification of spondylarthropathy. Arthritis Rheum. 1991;34(10):1218–1227.

[11] van Tubergen A, van der Heijde D, Anderson J, et al. Comparison of statistically derived ASAS improvement criteria for ankylosing spondylitis with clinically relevant improvement according to an expert panel. Ann Rheum Dis. 2003;62(3):215–221.

[12] Sieper J, et al. New criteria for inflammatory back pain in patients with chronic back pain: a real patient exercise by experts from the Assessment of SpondyloArthritis international Society (ASAS). Ann Rheum Dis. 2009;68:784–788.

[13] Burgos-Vargas R. The assessment of the spondyloarthritis international society concept and criteria for the classification of axial spondyloarthritis and peripheral spondyloarthritis: A critical appraisal for the pediatric rheumatologist. Pediatr Rheumatol Online J. 2012;10:14. Published online 2012 May 31. doi: 10.1186/1546-0096-10-14

[14] Taylor W, Gladman D, Helliwell P, et al. Classification criteria for psoriatic arthritis: development of new criteria from a large international study. Arthritis Rheum. 2006;54(8):2665–2673.

9 Juvenile idiopathische Arthritis assoziierte Uveitis

Ivan Foeldvari

9.1 Hintergrund/Definitionen

Die Juvenile idiopathische Arthritis (JIA) [1] assoziierte Uveitis ist die häufigste extrakutane Manifestation der JIA. Diese hat auch heutzutage eine hohe Morbidität mit eventuell auftretender Sehbehinderung bis zur Erblindung [2]. Im Rahmen der Augenbeteiligung der JIA, insbesondere in den JIA-Kategorien Oligoarthritis und Rheumafaktor-negative Polyarthritis, entwickelt sich typischerweise eine nicht-granulomatöse Uveitis anterior mit asymptomatischem, oft chronischem oder chronisch rezidivierendem und in etwa 80 % bilateralem Verlauf („weiße Uveitis") [3]. Bei Kindern mit Enthesitis-assoziierter Arthritis tritt eine „rote Uveitis" (s. Abb. 8.13 im Kap. 8) auf. Die symptomatischen Uveitisschübe gehen mit Rötung, Schmerzen und Photophobie, den für HLA-B27-assoziierte akute anteriore Uveitis typischen Verläufen im Erwachsenenalter entsprechend, einher. Obgleich der Entzündungsschwerpunkt bei der JIA-Uveitis in der Regel im Vordersegment liegt, können durch entzündungsbedingte Störungen der Blut-Retina-Schranke Komplikationen auch im hinteren Segment des Auges auftreten, wie beispielsweise Makula- oder Papillenödem.

9.2 Epidemiologie

Eine Uveitis im Kindesalter ist selten, aber bei Auftreten einer Uveitis ist eine JIA die häufigste assoziierte Erkrankung [4]. Die Häufigkeit der Uveitis ist seit den 1970 Jahren von 30 % auf um 10 % gefallen, wahrscheinlich aufgrund eines frühzeitigeren Einsatzes von Methotrexat und cDMARDS in der Therapie der JIA Gelenkskomponente [5,6]. Diese sind auch gleichzeitig bei der JIA assoziierten Uveitis wirksam. Bestimmte JIA-Kategorien gehen mit einem besonderen Risiko für eine Uveitis einher, so die oligoartikuläre (Uveitishäufigkeit 7,7 %) und die extended oligoartikuläre (19,1 %) JIA. Aber auch bei Rheumafaktor-negativer Polyarthritis (6,5 %), Psoriasisarthritis (4,5 %) und Enthesitis assoziierter Arthritis (6,2 %) besteht ein Uveitisrisiko, nicht aber bei Rheumafaktor-positiver Polyarthritis oder systemischer Arthritis [4]. Andere Risikofaktoren sind ANA-Positivität und ein junges Alter (< 7 Jahre) bei Erstdiagnose der JIA und die ersten 4 Erkrankungsjahre, wohingegen das weibliche Geschlecht als isolierter Risikofaktor nicht eindeutig belegt werden konnte [4,5,7,8].

Daten aus einer Kerndokumentation der JIA zeigen, dass die Uveitis in 90 % innerhalb der ersten vier Jahre nach Erstdiagnose der Arthritis auftritt, wobei über 70 % der Fälle innerhalb der ersten 12 Monate nach JIA-Diagnosestellung diagnostiziert wurden [9]. In etwa 3–10 % der im Verlauf als JIA-assoziiert klassifizierten Fälle kann die Uveitis jedoch auch vor Einsetzen einer Arthritis auftreten [4,9], sodass bei

https://doi.org/10.1515/9783110493801-009

Erstdiagnose einer Uveitis anterior im Kindesalter immer auch eine kinder- und jugendrheumatologische Mitbeurteilung erfolgen sollte.

9.3 Pathogenese/Ätiologie

Das Auge ist ein immunologisch privilegiertes Organ. Hier läuft eine strikte Kontrolle der Entzündung ab, um irreversible Schäden der Gewebe zu verhindern. Der zelluläre und molekulare Mechanismus der Uveitis ist nicht genau geklärt [10]. Dies trifft auch auf die Pathogenese der JIA assoziierten Uveitis zu. Es wurden genetische Risikofaktoren für die JIA assoziierte Uveitis gefunden, wie HLA-DRB1*11 und *13 [11].

9.4 Diagnostik

Die JIA assoziierte Uveitis ist eine klinische Diagnose, welche von dem untersuchenden Augenarzt mit der Spaltlampe festgestellt wird (Abb. 9.1). Wichtig ist es, bei der Untersuchung eine klare Lokalisation der Uveitis, Zellzahl sowie die Trübung basierend auf den Kriterien der *Standardization of uveitis nomenclature for reporting clinical data* (SUN) [12] und der *Multinational Interdisciplinary Working Group for Uveitis in Childhood* (MIWGUC) zu dokumentieren [12]. Weitere wichtige Gesichtspunkte sind die Erfassung des Vorhandenseins eines Makulaödems und das Auftreten von strukturellen Veränderungen [13]. Bei Vorliegen einer Uveitis und klinischem Verdacht auf sich entwickelnde Komplikationen sind dann ergänzende Untersuchungen wie die optische Kohärenztomografie (OCT) der Makula, Fluoreszenzangiografie oder auch papillenmorphometrische Verfahren sowie eine Gesichtsfelduntersuchung je nach Befund notwendig [9,13].

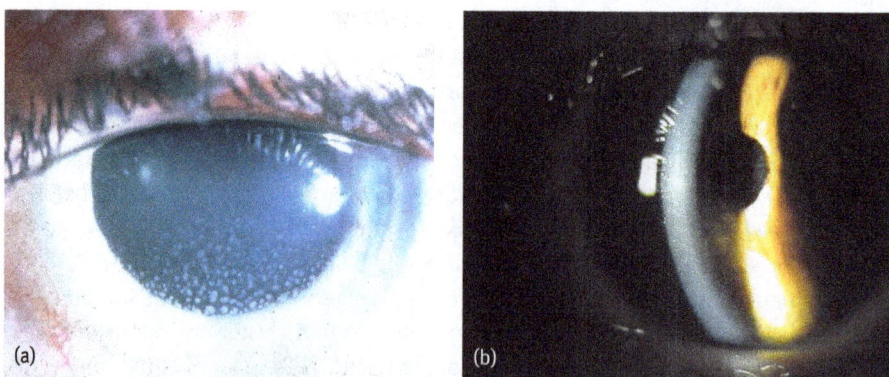

Abb. 9.1: Entzündliche Beschläge an der Hornhauthinterwand. Nachweis entzündlicher Infiltrate bei der Untersuchung mit der Spaltlampe (Bildquelle zu (a) G. Horneff; zu (b) I. Foeldvari).

9.5 Differentialdiagnose

Differentialdiagnostisch muss die JIA-assoziierte Uveitis von Infektionserkrankungen und Uveitis-Maskierungssyndromen abgegrenzt werden, zu denen neoplastische (z. B. Retinoblastom, maligne Lymphome) und nicht neoplastische Entitäten (z. B. M. Coats, Blutungen) gehören [14]. Die Labordiagnostik zur Abklärung einer Uveitis ist in Tab. 2.4 aufgeführt.

9.6 Therapie und Überwachung

9.6.1 Screening

Bei Patienten mit JIA muss abhängig von der JIA-Kategorie ein regelmäßiges Screening durchgeführt werden, um die weiße Uveitis rechtzeitig feststellen zu können und dann rechtzeitig eine effektive Therapie einzuleiten. Intervalle wurden im Rahmen des *Single Hub and Access point for Paediatric Rheumatology in Europe* (SHARE) Konsensusmeetings zur Diagnose und Therapie der JIA assoziierten Uveitis vor-

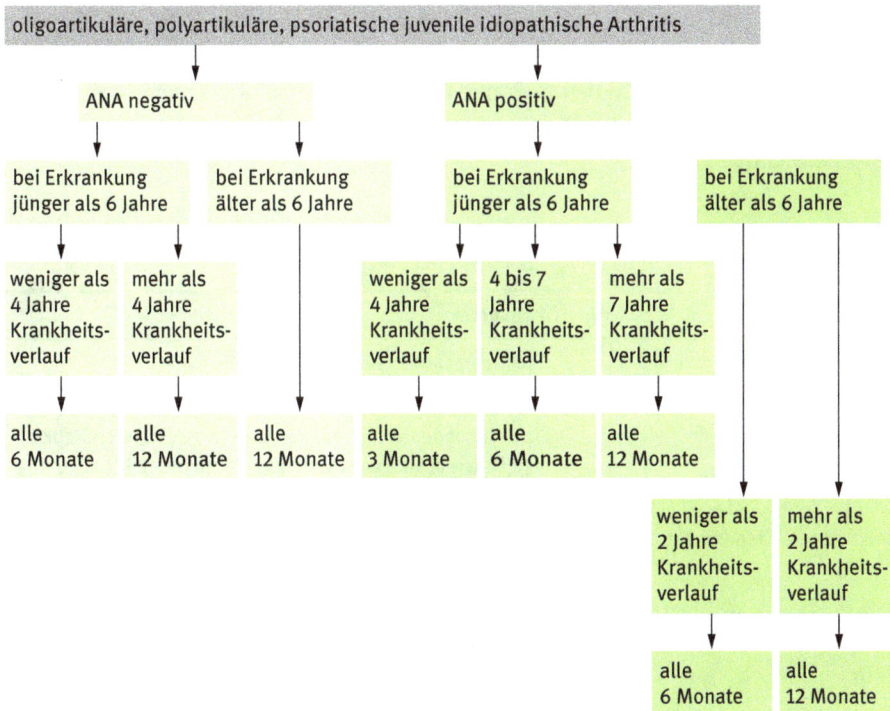

Abb. 9.2: Uveitis-Screening bei juveniler idiopathischer Arthritis (nach Leitlinie JIA-assoziierte Uveitis) [15].

geschlagen [15] (Abb. 9.2). Auch existieren nationale Screeningprotokolle [9]. Neben der Einhaltung der empfohlenen Verlaufskontrollen ist eine standardisierte Befundserhebung und Dokumentation erfoderlich, z. B. in Anlehnung an die Empfehlungen der Uveitis Arbeitsgruppe der *Pediatric Rheumatology European Society* (PRES).

Bei bestehender Uveitis entscheidet der behandelnde Augenarzt über die Abstände der Verlaufsuntersuchungen.

Nach den SHARE Empfehlungen soll bei Patienten mit erhöhtem Risiko für eine Uveitis nach Beendigung einer Therapie mit Methotrexat alle 3 Monate für 12 Monate ein Uveitis Screening erfolgen. Diese Empfehlung hat wahrscheinlich auch Gültigkeit für bDMARD Therapien, welche ebenfalls eine effektive Therapie für Uveitis darstellen, wie Adalimumab, Infliximab, Golimumab und Tocilizumab.

9.6.2 Outcome Parameter

Um die therapeutischen Entscheidungen des behandelnden Augenarztes und der Kinder- und Jugendrheumatologen zu unterstützen, werden Outcome Parameter benötigt, um die Aktivität der Uveitis (*Activity Index*), die Remission und Inaktivität der Uveitis und den eingetretenen Schaden (*Damage Index*) zu bestimmen. Die SUN Gruppe [12] hat Aktivität und Remission der Uveitis definiert. Auch die MIWGUC [13] schlägt Parameter für die JIA assoziierte Uveitis vor (Tab. 9.1). Diese Parameter sind nicht nur für klinischen Studien geeignet, einzelne Komponenten spielen bei der täglichen Beurteilung der Aktivität der Uveitis und des eingetretenen Schadens (Damage) eine wichtige Rolle.

Tab. 9.1: Parameter für Aktivität und Schäden der JIA assoziierter Uveitis [13].

Domänen	Parameter
Grad der Zellen in der vorderen Kammer	Spaltlampenuntersuchung
Grad der Trübung in der vorderen Kammer	Spaltlampenuntersuchung für die Praxisroutine und zukünftige Untersuchungen. Laser flare Photometrie für zukünftige Untersuchungen
Anzahl der Visiten bei aktiver Uveitis	Dokumentation des behandelnden Arztes Dauer der Aktivität über mindestens 4 Visiten jährlich
Sehschärfe (altersentsprechender Test)	Bestkorrigierte Sehschärfe Schwellen: ≤ 20/50, ≤ 20/200, und keine Lichtempfindung Geschätzter Beitrag für Sehminderung, ja/nein

Domänen	Parameter
Entwicklung struktureller Komplikationen	Synechiae, ja/nein
	Initial und zusätzlich
	Okularer Hypotonus, ja/nein
	Okularer Hypertonus, ja/nein
	Glaukom, ja/nein
	Katarakt, ja/nein
	Bandkeratopathie in der zentralen Hornhaut, ja/nein
	Makulaödem, ja/nein
	Funduskopie
	Epiretinale Membran-Formation, ja/nein
	Funduskopie
	Optical Coherence Tomography (OCT)
Lebensqualität	Childhood Health Assessment Questionnaire (CHAQ)
	Child Health Questionnaire (CHQ)
	Pediatric Quality of Life Inventory (PedsQL)
	Uveitis-spezifisches Lebensqualität Instrument
Allgemeine Uveitis-spezifische Einschränkungen	Beurteilung durch die Eltern, visuelle Analogskala
	Beurteilung durch die Kinder, visuelle Analogskala
	Beurteilung durch den behandelnden Augenarzt, visuelle Analogskala
	Beurteilung durch behandelnde Kinderrheumatologen, visuelle Analogskala
Soziale Folgen	Fehlzeiten in der Kita/Schule
Antiinflammatorische Medikation	Reduzierung der Glukokortikoid-Dosis:
	Lokale Gabe
	Systemische Gabe
Chirurgische Behandlung	Ja/Nein
Biomarker	Instrument in Erforschung (aktuell nicht vorhanden)

9.6.3 Risikofaktoren für einen schweren Uveitis Verlauf

Risikofaktoren für einen schweren Verlauf müssen bei der therapeutischen Entscheidung in Betracht gezogen werden. Liegt zum Zeitpunkt der Erstuntersuchung eine ausgeprägte Uveitis mit bereits eingetreten Schäden vor, ist das Risiko für einen schweren Verlauf besonders hoch. Ebenso ist es erhöht, wenn die Uveitis bereits vor der Arthritis auftritt [17]. Patienten mit einem kurzen Zeitraum zwischen erstem Auftreten der Uveitis und Diagnose einer JIA haben einen schwereren Verlauf und häufiger Komplikationen, ebenso wie einen erhöhten Bedarf an oralen Glukokortikoiden [18]. Bei einer Uveitis ohne Komplikationen bei Erstdiagnose ist die Wahrscheinlichkeit des Eintretens von Komplikationen im Verlauf signifikant geringer als bei einer Uveitis mit bereits bei Diagnose bestehenden Komplikationen [19]. Posteriore Synechien, aktive Uveitis und vorherige intraokuläre Operationen sind mit Visusverlust assoziiert [19,20]. Auch ein abnormaler intraokulärer Druck ist ein Risikofaktor für einen Visusverlust [21,22], ebenso wie eine lange Zeitdauer mit erhöhter Zellzahl in der Vorderkammer [19]. Das männliche Geschlecht scheint ein negativer prognostischer Faktor zu sein mit erhöhtem Risiko für einen Visusverlust [17,23].

9.6.4 Therapie

Die medikamentöse Therapie ist von der Schwere der Uveitis und Dauer der Erkrankung sowie von bereits bestehenden Komplikationen abhängig. Die Behandlung muss auch die entzündlich-rheumatische Grunderkrankung berücksichtigen. Hier ist eine enge interdisziplinäre Patientenbetreuung durch Augenarzt und Kinder- und Jugendrheumatologen erforderlich.

Therapieziel ist die Erhaltung des normalen Sehvermögens. Im akuten Schub muss die aktive Uveitis rasch kontrolliert werden, ebenso die Komplikationen (z. B. Glaukom, Hypotonie oder Hypertonie der Augen). Jede aktive Uveitis ist therapiebedürftig. Es muss eine Zellfreiheit in der Vorderkammer (< 0,5 + nach SUN Klassifikation [12]) erzielt werden. Makulaödem, okuläre Hypotonie und Rubeosis iridis bedürfen einer Intensivierung der antientzündlichen Therapie. Augenärztliche Kontrolluntersuchungen müssen bei stattgehabter Uveitis engmaschig erfolgen (Tab. 9.2).

Tab. 9.2: Häufigkeit augenärztlicher Folgevisiten nach Diagnosestellung einer Uveitis bei Patienten mit Juveniler Idiopathischer Arthritis.

Bei Diagnose der Uveitis	Wöchentliche augenärztliche Untersuchungen
Grad 3+ oder 4+	Wöchentliche augenärztliche Untersuchungen bis zur Besserung
Grad 1+ oder 2+ (stabil in 2 aufeinanderfolgenden Visiten)	Augenärztliche Folgevisiten jede 2. Woche (falls nicht möglich, nach spätestens 6 Wochen)
Grad 0,5+ (stabil in 2 aufeinanderfolgenden Visiten)	Augenärztliche Folgevisiten jede 6. Woche (falls nicht möglich, nach spätestens 3 Monaten)
Inaktivität	Augenärztliche Folgevisiten jeden 3. Monat

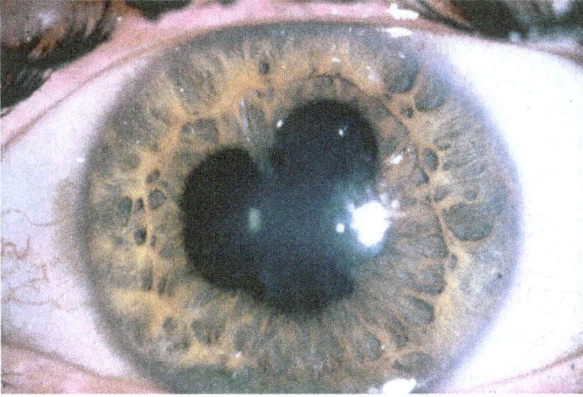

Abb. 9.3: Kleeblattpupille. Aufnahme in Mydriasis zeigt hintere Synechien der Iris an der Linse (Bildquelle: G. Horneff).

9.6.4.1 Lokale Therapie

Lokale Therapie, Augentropfen und/oder Salben, werden von dem behandelnden Augenarzt indiziert.

Nach den Leitlinien sind glukokortikoidhaltige Augentropfen die erste Wahl, am besten Prednisolon acetat oder Dexamethason, die entsprechend dem Entzündungsgrad anfangs häufig (z. B. stündlich) appliziert werden müssen [24]. Gleichzeitig werden Zykloplegika angewendet, um posteriore Synechien zu vermeiden bzw. zu lösen. Bei Besserung des Befundes wird der Zeitabstand der Applikation der glukokortikoidhaltigen Augentropfen reduziert. Es sollten nach 3 Monaten höchsten 2 Tropfen/ Tag gegeben werden müssen. Nicht ausreichendes oder zu langsames Ansprechen auf glukokortikoidhaltige Augentropfen ist eine Indikation für den Beginn einer systemischen Therapie. Topische nichtsteroidale Antirheumatika spielen keine Rolle als Monotherapie.

9.6.4.2 Systemische Therapie

Die systemische immunmodulierende Therapie wird in Kooperation von Augenarzt und Kinder- und Jugendrheumatologen vom augenärztlichen Befund und Gelenksuntersuchungsbefund abhängend indiziert.

Glukokortikoide

Systemische Glukokortikoide sind dann indiziert, wenn eine aktive Uveitis mit massivem VK- Reizzustand, Hypotonie, hohem Tyndall, GK-Trübungen oder Makulaödem einhergeht, welches kurzfristig zu einer weiteren Visusverschlechterung führen kann. Nach neuesten Empfehlungen sollten systemische Glukokortikoide nur als Überbrückungstherapie bis zum Beginn einer DMARD-Therapie angesetzt werden. Systemische Glukokortikoide können als Pulstherapie (30 mg/kg KG/Gabe iv., max.

1000 mg/Gabe) oder als orale Pulstherapie mit bis zu 2 mg/kg KG/Tag gegeben werden. Eine Osteoporoseprophylaxe mit Vitamin D ist zu bedenken.

Konventionelle synthetische DMARDs (sDMARDS)

Bei anhaltender Uveitis trotz niedrig dosierter topischer Glukokortikoide oder systemischer Glukokortikoidgabe, bei visusmindernden Komplikationen und erneutem Wiederauftreten der Uveitis sollten sDMARD (synthetische *disease-modifying antirheumatic drugs*) angesetzt werden. Erste Wahl ist Methotrexat (MTX) in einer Dosierung von 15 mg/m2 Körperoberfläche/Woche [25–27]. Die wöchentliche Gabe kann oral oder subkutan erfolgen, das Nebenwirkungsprofil bei beiden Applikationsmethoden ist ähnlich [28]. Verhaltensveränderungen werden eher unter subkutaner Gabe beobachtet. Es kann sinnvoll sein, mit Folsäuregabe zu kombinieren [29] um die Nebenwirkungen zu vermindern. Bei Unverträglichkeit kann alternativ Azathioprin [30] gegeben werden, dieses hat aber keine Wirkung auf die Arthritis. Cyclosporin A scheint nur in Kombination mit MTX wirksam [31].

Es ist eine nichtbeantwortete Frage, nach welche Dauer bei einer inaktiven Uveitis die Medikation reduziert oder abgesetzt werden sollte. Nach einer kleineren retrospektiven Studie [32] haben Patienten, die früh im Verlauf der Uveitis MTX bekommen haben und deren Uveitis nach 12 Monate inaktiv ist, höhere Chancen MTX abzusetzen und nicht kurzfristig wieder einen Schub der Uveitis zu entwickeln.

Biologische DMARDs (bDMARD)

Falls unter MTX nach 3–4 Monaten Therapie kein inaktiver Erkrankungszustand der Uveitis erreicht wurde oder unter MTX Therapie ein visusbedrohender Schub der Uveitis auftritt, sind bDMARD indiziert. Erste Wahl ist Adalimumab aufgrund einer bestehenden Zulassung nach einer Studie [33]. Eine Reizfreiheit der Uveitis und Einsparung von Kortikosteroiden und csDMARDs wurde bei ≥ 75 % der JIA Patienten nach 4–12 Wochen unter Adalimumab beschrieben. Zudem konnte eine Minderung der Komplikationsrate sowie bei vielen Patienten eine Rückbildung von Makulaödemen beobachtet werden. Nach Absetzen von Adalimumab wird nicht selten ein Uveitisrezidiv beobachtet.

Es scheint wichtig, Adalimumab mit einer niedrig dosierten MTX-Therapie zu begleiten, um eine Anti-Drug-Antikörperbildung zu verhindern [34,35]. Bei Wirkungsverlust können alternativ Golimumab [36] oder Infliximab [37] verwendet werden. Etanercept sollte bei der Behandlung der Uveitis nicht erwogen werden.

Bei fehlendem Ansprechen kann mit Tocilizumab auch ein anderes Wirkprinzip genutzt werden [38,39]. Rituximab [40,41] scheint bei therapieresistenten Fällen ebenfalls wirksam zu sein. Bezüglich der Wirksamkeit liegen für Abatacept widersprüchliche Daten vor [42,43].

Nach welcher Zeitdauer der inaktiven Erkrankung ein bDMARD reduziert oder abgesetzt werden kann, ist unklar. Es liegen momentan kaum Daten vor. Mindestens

12, eher 24 Monate einer inaktiven Uveitisphase werden angestrebt [44], bevor man eine Reduktion oder ein Absetzen erwägen würde.

9.7 Prognose

Ziel der Therapie ist eine Remission und eine inaktive Erkrankung zu erreichen, um Schäden am Auge zu verhindern. Unter einer sDMARD-Therapie haben um 60 % der Patienten nach 5 Jahren noch eine aktive Uveitis [45]. Das Risiko für Langzeitschäden korreliert mit vorhandenen Schäden zum Zeitpunkt der Erstdiagnose der Uveitis [2,19]. In einer aktuell publizierten holländischen Studie waren im Alter von 18 Jahren nur 8 % der Patienten in Remission, 73 % nahmen eine immunmodulierende Medikation, 4 % waren an beiden Augen erblindet [2]. Die JIA assoziierte Uveitis persistiert bei 40 % der Patienten auch im jüngeren Erwachsenenalter und wahrscheinlich auch darüber hinaus [46], deswegen ist es sehr wichtig früh im Verlauf die Entzündung zu kontrollieren und Schäden zu verhindern.

Literatur
[1] Petty RE, Southwood TR, Manners P, et al. International League of Associations for Rheumatology classification of juvenile idiopathic arthritis: second revision, Edmonton, 2001. J Rheumatol. 2004;31(2):390–392.
[2] Haasnoot AJ, Vernie LA, Rothova A, et al. Impact of Juvenile Idiopathic Arthritis Associated Uveitis in Early Adulthood. PLoS One. 2016;11(10):e0164312.
[3] Angeles-Han S, Yeh S. Prevention and management of cataracts in children with juvenile idiopathic arthritis-associated uveitis. Curr Rheumatol Rep. 2012;14(2):142–149.
[4] Heiligenhaus A, Heinz C, Edelsten C, Kotaniemi K, Minden K. Review for disease of the year: epidemiology of juvenile idiopathic arthritis and its associated uveitis: the probable risk factors. Ocul Immunol Inflamm. 2013;21(3):180–191.
[5] Tappeiner C, Schenck S, Niewerth M, et al. Impact of Antiinflammatory Treatment on the Onset of Uveitis in Juvenile Idiopathic Arthritis: Longitudinal Analysis From a Nationwide Pediatric Rheumatology Database. Arthritis Care Res (Hoboken). 2016;68(1):46–54.
[6] Foeldvari I, Becker I, Horneff G. Uveitis events upon Adalimumab, Etanercept and methotrexate in juvenile idiopathic arthritis (JIA) in the BIKER-registry. Arthritis Care Res (Hoboken). 2015;67(11):1529–1535.
[7] Cole TS, Frankovich J, Iyer S, et al. Profiling risk factors for chronic uveitis in juvenile idiopathic arthritis: a new model for EHR-based research. Pediatr Rheumatol Online J. 2013;11(1):45.
[8] Angeles-Han ST, Pelajo CF, Vogler LB, et al. Risk markers of juvenile idiopathic arthritis-associated uveitis in the Childhood Arthritis and Rheumatology Research Alliance (CARRA) Registry. J Rheumatol. 2013;40(12):2088–2096.
[9] Heiligenhaus A, Niewerth M, Ganser G, Heinz C, Minden K. Prevalence and complications of uveitis in juvenile idiopathic arthritis in a population-based nation-wide study in Germany: suggested modification of the current screening guidelines. Rheumatology (Oxford). 2007;46(6):1015–1019.
[10] Lee EJ, Brown BR, Vance EE, et al. Mincle Activation and the Syk/Card9 Signaling Axis Are Central to the Development of Autoimmune Disease of the Eye. J Immunol. 2016;196(7):3148–3158.

[11] Angeles-Han ST, McCracken C, Yeh S, et al. HLA Associations in a Cohort of Children With Juvenile Idiopathic Arthritis With and Without Uveitis. Invest Ophthalmol Vis Sci. 2015;56(10):6043–6048.

[12] Jabs DA, Nussenblatt RB, Rosenbaum JT. Standardization of uveitis nomenclature for reporting clinical data. Results of the First International Workshop. Am J Ophthalmol. 2005;140(3):509–516.

[13] Heiligenhaus A, Foeldvari I, Edelsten C, et al. Proposed outcome measures for prospective clinical trials in juvenile idiopathic arthritis-associated uveitis: a consensus effort from the multinational interdisciplinary working group for uveitis in childhood. Arthritis Care Res (Hoboken). 2012;64(9):1365–1372.

[14] Foeldvari I. Rheumatologische Differenzialdiagnstik bei Uveitis im Kindesalter. Akt Rheumatol. 2019;44:199–204.

[15] Bou R, Adan A, Borras F, et al. Clinical management algorithm of uveitis associated with juvenile idiopathic arthritis: interdisciplinary panel consensus. Rheumatol Int. 2015;35(5):777–785.

[16] Angeles-Han ST, Yeh S, McCracken C, et al. Using the Effects of Youngsters' Eyesight on Quality of Life Questionnaire to Measure Visual Outcomes in Children With Uveitis. Arthritis Care Res (Hoboken). 2015;67(11):1513–1520.

[17] Edelsten C, Lee V, Bentley CR, Kanski JJ, Graham EM. An evaluation of baseline risk factors predicting severity in juvenile idiopathic arthritis associated uveitis and other chronic anterior uveitis in early childhood. Br J Ophthalmol. 2002;86(1):51–56.

[18] Sabri K, Saurenmann RK, Silverman ED, Levin AV. Course, complications, and outcome of juvenile arthritis-related uveitis. J Aapos. 2008;12(6):539–545.

[19] Gregory AC, 2nd, Kempen JH, Daniel E, et al. Risk factors for loss of visual acuity among patients with uveitis associated with juvenile idiopathic arthritis: the Systemic Immunosuppressive Therapy for Eye Diseases Study. Ophthalmology. 2013;120(1):186–192.

[20] Angeles-Han ST, Yeh S, Vogler LB. Updates on the risk markers and outcomes of severe juvenile idiopathic arthritis-associated uveitis. International journal of clinical rheumatology. 2013;8(1).

[21] Thorne JE, Woreta F, Kedhar SR, Dunn JP, Jabs DA. Juvenile idiopathic arthritis-associated uveitis: incidence of ocular complications and visual acuity loss. Am J Ophthalmol. 2007;143 (5):840–846.

[22] Aman R, Engelhard SB, Bajwa A, Patrie J, Reddy AK. Ocular hypertension and hypotony as determinates of outcomes in uveitis. Clin Ophthalmol. 2015;9:2291–2298.

[23] Kalinina Ayuso V, Ten Cate HA, van der Does P, Rothova A, de Boer JH. Male gender and poor visual outcome in uveitis associated with juvenile idiopathic arthritis. Am J Ophthalmol. 2010;149(6):987–993.

[24] Heiligenhaus A, Michels H, Schumacher C, et al. Evidence-based, interdisciplinary guidelines for anti-inflammatory treatment of uveitis associated with juvenile idiopathic arthritis. Rheumatol Int. 2012;32:1121–1133.

[25] Foeldvari I, Wierk A. Methotrexate is an effective treatment for chronic uveitis associated with juvenile idiopathic arthritis. J Rheumatol. 2005;32(2):362–365.

[26] Heiligenhaus A, Mingels A, Heinz C, Ganser G. Methotrexate for uveitis associated with juvenile idiopathic arthritis: value and requirement for additional anti-inflammatory medication. Eur J Ophthalmol. 2007;17(5):743–748.

[27] Tappeiner C, Klotsche J, Schenck S, et al. Temporal change in prevalence and complications of uveitis associated with juvenile idiopathic arthritis:data from a cross-sectional analysis of a prospective nationwide study. Clin Exp Rheumatol. 2015;33(6):936–944.

[28] van Dijkhuizen EH, Pouw JN, Scheuern A, et al. Methotrexate intolerance in oral and subcutaneous administration in patients with juvenile idiopathic arthritis: a cross-sectional, observational study. Clin Exp Rheumatol. 2016;34(1):148–154.

[29] Amarilyo G, Rullo OJ, McCurdy DK, Woo JM, Furst DE. Folate usage in MTX-treated juvenile idio-pathic arthritis (JIA) patients is inconsistent and highly variable. Rheumatol Int. 2013;33 (9):2437–2440.

[30] Goebel JC, Roesel M, Heinz C, et al. Azathioprine as a treatment option for uveitis in patients with juvenile idiopathic arthritis. Br J Ophthalmol. 2011;95(2):209–213.

[31] Tappeiner C, Roesel M, Heinz C, et al. Limited value of cyclosporine A for the treatment of pa-tients with uveitis associated with juvenile idiopathic arthritis. Eye. 2008;23:1192–1198.

[32] Saboo US, Metzinger JL, Radwan A, et al. Risk factors associated with the relapse of uveitis in patients with juvenile idiopathic arthritis: a preliminary report. J AAPOS. 2013;17(5):460–464.

[33] Hawkins MJ, Dick AD, Lee RJ, et al. Managing juvenile idiopathic arthritis-associated uveitis. Surv Ophthalmol. 2016;61(2):197–210.

[34] Felis-Giemza A, Moots RJ. Measurement of anti-drug antibodies to biologic drugs. Rheumatology (Oxford). 2015;54(11):1941–1943.

[35] Krieckaert CL, Nurmohamed MT, Wolbink GJ. Methotrexate reduces immunogenicity in adalimu-mab treated rheumatoid arthritis patients in a dose dependent manner. Ann Rheum Dis. 2012;71(11):1914–1915.

[36] Miserocchi E, Modorati G, Pontikaki I, Meroni PL, Gerloni V. Long-term treatment with golimu-mab for severe uveitis. Ocul Immunol Inflamm. 2014;22(2):90–95.

[37] Zannin ME, Birolo C, Gerloni VM, et al. Safety and efficacy of infliximab and adalimumab for refractory uveitis in juvenile idiopathic arthritis: 1-year followup data from the Italian Registry. J Rheumatol. 2013;40(1):74–79.

[38] Calvo-Rio V, Santos-Gomez M, Calvo I, et al. Anti-IL6-R Tocilizumab for Severe Juvenile Idio-pathic Arthritis-Associated Uveitis Refractory to anti-TNF therapy. A multicenter study of 25 pa-tients. Arthritis & rheumatology. 2017;69(3):668–675.

[39] Tappeiner C, Mesquida M, Adan A, et al. Evidence for Tocilizumab as a Treatment Option in Re-fractory Uveitis Associated with Juvenile Idiopathic Arthritis. J Rheumatol. 2016;12:2183–2188.

[40] Heiligenhaus A, Miserocchi E, Heinz C, Gerloni V, Kotaniemi K. Treatment of severe uveitis asso-ciated with juvenile idiopathic arthritis with anti-CD20 monoclonal antibody (rituximab). Rheu-matology (Oxford). 2011;50(8):1390–1394.

[41] Miserocchi E, Modorati G, Berchicci L, et al. Long-term treatment with rituximab in severe juve-nile idiopathic arthritis-associated uveitis. Br J Ophthalmol. 2016;100(6):782–786.

[42] Tappeiner C, Miserocchi E, Bodaghi B, et al. Abatacept in the treatment of severe, longstanding, and refractory uveitis associated with juvenile idiopathic arthritis. J Rheumatol. 2015;42 (4):706–711.

[43] Zulian F, Balzarin M, Falcini F, et al. Abatacept for severe anti-tumor necrosis factor alpha re-fractory juvenile idiopathic arthritis-related uveitis. Arthritis Care Res (Hoboken). 2010;62 (6):821–825.

[44] Angeles-Han S, McCracken C, Yeh S, et al. Medication Taper and Risk of Relapse in Pediatric Uveitis. Arthritis Rheum. 2015;67(10):abstract 2426.

[45] Kotaniemi K, Sihto-Kauppi K, Salomaa P, et al. The frequency and outcome of uveitis in patients with newly diagnosed juvenile idiopathic arthritis in two 4-year cohorts from 1990–1993 and 2000–2003. Clin Exp Rheumatol. 2014;32(1):143–147.

[46] Kotaniemi K, Arkela-Kautiainen M, Haapasaari J, Leirisalo-Repo M. Uveitis in young adults with juvenile idiopathic arthrtiis: a clinical evaluation of 123 patients. Ann Rheum Dis. 2005;64:871–874.

10 Makrophagenaktivierungssyndrom (MAS)

Gerd Horneff

10.1 Hintergrund/Definition

Das MAS ist eine lebensbedrohliche Komplikation der Juvenilen Idiopathischen Arthritis (JIA), vor allem der systemischen JIA (sJIA)/Morbus Still und anderer Autoimmunerkrankungen, wie z. B. des systemischen Lupus erythematodes. Es wurde aber auch als Komplikation der genetisch bedingten autoinflammatorischen Erkrankungen, z. B. des Familiären Mittelmeerfiebers und TNF-Rezeptor-assoziierten periodischen Syndroms (TRAPS), beschrieben.

Beim Vergleich der MAS Kriterien mit den Diagnosekriterien von 2005 (Tab. 10.1) für eine Histiozytose zeigten sich die HLA-Kriterien den MAS-Kriterien für die sJIA unterlegen und sollten nicht genutzt werden.

Die neueste vereinfachte Klassifikation für sJIA-Patienten berücksichtigt das Ergebnis einer Konsensuskonferenz. Die formale Definition ist: Ein fiebernder Patient mit bekannter oder vermuteter sJIA ist klassifizierbar als MAS, wenn die folgenden Kriterien erfüllt sind [2]:

Ferritin > 684 ng/ml + 2 der folgenden Kriterien
– Thrombozytenzahl ≤ 181.000/µl
– ASAT/GOT ≥ 48 U/l
– Triglyceride > 156 mg/dl
– Fibrinogen ≤ 360 mg/dl

Tab. 10.1: 2005 Diagnose-Kriterien für MAS bei S-JIA nach [1]. Gefordert sind ≥ 2 Laborkriterien oder ≥ 2 der klinischen und/oder Laborkriterien (Sensitivität 86 %, Spezifität 95 %). Der Nachweis einer Hämophagozytose im Knochenmarkpunktat ist nur in Zweifelsfällen erforderlich.

Klinische Parameter	Laborparameter
Hepatomegalie	Thrombozytenzahl < 262/fl
Encephalopathie	Leukozytenzahl < 4/fl
Hämorrhagische Diathese	Ferritin > 500 µg/l
	ASAT > 59 U/l
	Fibrinogen < 2,5 g/l

https://doi.org/10.1515/9783110493801-010

10.2 Epidemiologie

Bis zu 10 % der Kinder mit einer SJIA erkranken an einem MAS, wobei ein „subklinisches" MAS noch häufiger beschrieben ist. Als Auslöser sind sowohl vor allem virale (EBV, Rotaviren, Adenoviren) Infektionen beschrieben, als auch eine Assoziation zur Medikation.

10.3 Pathogenese/Ätiologie

Das MAS gilt als eine erworbene Form der genetisch bedingten familiären hämophagozytischen Lymphohistiozytose (FHLH). Die FHLH ist eine autosomal rezessiv vererbte Erkrankung, charakterisiert durch eine verminderte NK-Zell-Funktion und verursacht durch Mutationen im Perforin-Gen (PRF1) in 20–50 % der Patienten. Interessanterweise zeigen sJIA-Patienten z. T. eine erniedrigte Perforinexpression in NK-Zellen und eine verminderte NK-Zell-Funktion. Perforingenmutationen und Promotorpolymorphismen sind bei sJIA-Patienten mit oder ohne MAS beschrieben worden.

Das MAS resultiert in eine unkontrollierte anhaltende Aktivierung von Makrophagen mit Ausschüttung von Zytokinen. Nach den bisherigen Erkenntnissen ist von einer fehlerhaften Immunregulation auszugehen. In Analogie zu genetischen Defekten der zellulären Zytotoxizität sind NK-Zellfunktionsstörungen als pathogenetisch relevant anzusehen. Hierdurch kommt es bei Autoimmunerkrankungen, Immundefekten und Neoplasien nach einem entsprechenden Reiz zu einer reaktiven Histiozytose. Solche Reize können von Mikroorganismen wie Viren, bei Kindern insbesondere EBV, ausgehen.

10.4 Klinik/Symptome

Klinisch besteht eine erhebliche Verschlechterung des Allgemeinzustandes, ein eher kontinuierliches Fieber (im Gegensatz zum wechselnden Fieber bei der sJIA). Typische weitere Symptome sind Hepatosplenomegalie, Lymphadenopathie und Enzephalopathie. Weniger häufig sind interstitielle Pneumonie, Exanthem und Pannikulitis zu beobachten. Daneben kann eine ausgeprägte Blutungsneigung und ein Sepsisentsprechender Zustand bestehen (Abb. 10.1).

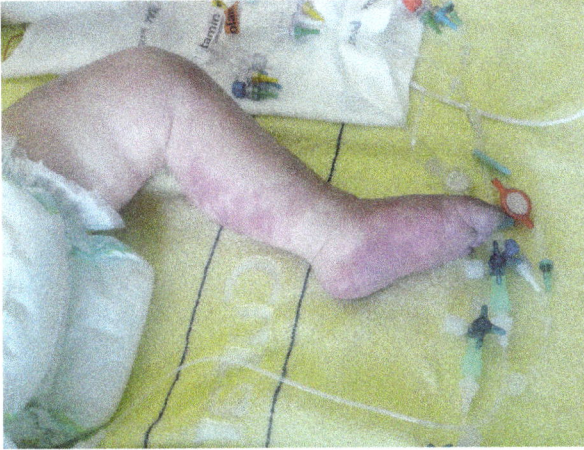

Abb. 10.1: Klinisches Bild zum Knochenmarkausstrich von Abb. 10.2 mit einem Sepsis-ähnlichem klinischen Bild mit Sugillationen und Durchblutungsstörungen (Bildquelle: G. Horneff).

10.5 Diagnostik (Labor, Bildgebung)

Klassische Labormerkmale sind eine reduzierte Zahl von Leukozyten (oder Abfall zuvor erhöhter Leukozytenzahlen in den Normalbereich) und eine Thrombozytopenie (oder Abfall zuvor erhöhter Thrombozytenzahlen in den Normalbereich), schwere Anämie, moderate bis stark erhöhte Transaminasen, erhöhte (Nüchtern-)Triglyceride, erhöhte Prothrombinzeit und partielle Thromboplastinzeit, reduziertes Fibrinogen und erhöhte D-Dimere, reduzierte oder normale Blutsenkungsgeschwindigkeit. Dies kontrastiert zu den eigentlichen Befunden beim Erkrankungsbild der systemischen JIA, bei dem i. d. R. eine Leuko- und Thrombozytose vorliegen (Tab. 10.2). Ein massiv erhöhtes Serumferritin ist typisch, aber nicht obligat.

Tab. 10.2: Trend von Laborparametern beim MAS bei S-JIA und Anteil von Patienten, die dem Trend folgen [2].

Laborparameter	Trend	Anteil (%)	Laborparameter	Trend	Anteil (%)
Thrombozytenzahl	↓	92	D-Dimere	↑	80
GOT/ASAT	↑	92	Hämoglobin	↓	78
Triglyceride	↑	91	Leukozyten	↓	72
Ferritin	↑	90	Neutrophile	↓	69
LDH	↑	90	BSG	↓	68
Albumin	↓	87	Natrium	↓	69
Fibrinogen	↓	86	CRP	↑	61
GPT/ALAT	↑	85			

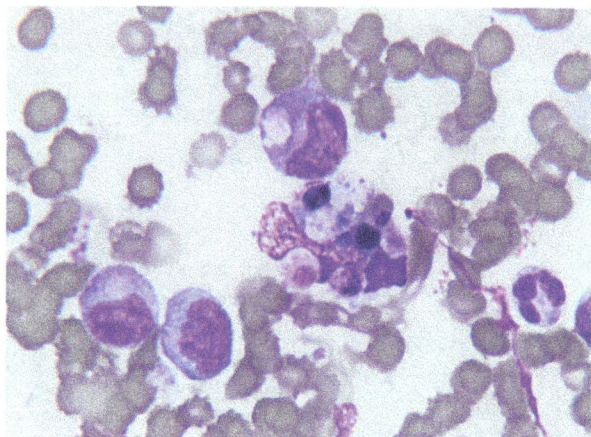

Abb. 10.2: Knochenmarkausstrich: Makrophage mit mehreren phagozytierten Lymphozyten (Bildquelle: G. Horneff).

Die Bestimmung löslicher Zytokine oder ihrer Rezeptoren (sIL2R = sCD25) und die Untersuchung der NK-Zellfunktion stehen nicht generell zur Verfügung. Die Diagnose wird durch das Vorhandensein einer Hämophagozytose im Knochenmarkaspirat (Abb. 10.2) oder im Gewebe (Leber, Lymphknoten) phänomenologisch bestätigt, kann aber durch international anerkannte und validierte Diagnosekriterien gestellt werden (Tab 10.1).

10.6 Therapie

Eine rasche Erkennung und Therapieeinleitung sind von vitaler Bedeutung. Effektiv sind Kortikosteroide (Methylpredisolon, initial als Steroidpulstherapie, Infusion mit 10–30 mg/kg über 3 Tage, dann 2 mg/kg in 3 ED), Cyclosporin A (5 mg/kg in 2 ED) und VP16 (Etoposid, 100–150 mg/qm 2 × Woche für 2 Wochen, dann 6 × wöchentlich bis zur Remission). In Abhängigkeit von der Schwere der Erkrankung erfolgt eine alleinige Therapie mit hochdosierten Kortikosteroiden und Cyclosporin A oder nach dem HLH-Protokoll.

Der erfolgreiche Einsatz von Anakinra (2–10 mg/kg tgl.), einem Interleukin-1-Antagonisten, additiv oder auch als alleinige Therapie mit Erreichen einer vollständigen Remission, wurde beschrieben. Allerding sind auch unter Zytokinblockade Fälle von MAS beschrieben, sowohl für die Interleukin-1 als auch die Interleukin-6 Blockade. Ebenso sind hochdosierte i. v. Immunglobuline (Summendosis 2 g/kg KG) eine therapeutische Option für therapierefraktäre Fälle. Emapalumab, ein Interferon-γ-Antikörper, erhielt von der FDA in 2017 eine *rare-disease*-Zulassung zur Behandlung der primären (genetisch bedingten) hämophagozytischen Lymphohistiozytose (HLH) wodurch der Einsatz auch beim MAS zu diskutieren ist. Die Anwendung von Emapalumab war in einer ersten Fallserie an 6 Kindern mit JIA-assoziiertem MAS rasch und zuverlässig wirksam. Eine weitere Option besteht mit Tadekinig alfa, ein rekombinantes humanes Interleukin-18-Bindungsprotein zur Behandlung von dysregulier-ten und persistierenden IL-18-vermittelten Entzündungsprozessen. Ein Einsatz bei autoinflammatorischen Erkrankungen wie dem NLRC4-assoziierten Makrophagen-aktivierungssyndrom macht es auch zur interessanten Option beim sJIA assoziierten Makrophagenaktivierungssyndrom.

10.7 Prognose

Ein MAS kann letal verlaufen, somit sind die Früherkennung und rasche effektive Be-handlung wichtig.

Literatur

[1] Ravelli A, Magni-Manzoni S, Pistorio A, Besana C, Foti T, Ruperto N, et al. Preliminary diagnostic guidelines for macrophage activation syndrome complicating systemic juvenile idiopathic ar-thritis. J Pediatr 2005;146:598–604

[2] Minoia F, Davì S, Horne A, Demirkaya E, Bovis F, Li C, Lehmberg K, Weitzman S, Insalaco A, Wou-ters C, Shenoi S, Espada G, Ozen S, Anton J, Khubchandani R, Russo R, Pal P, Kasapcopur O, Miettunen P, Maritsi D, Merino R, Shakoory B, Alessio M, Chasnyk V, Sanner H, Gao YJ, Huasong Z, Kitoh T, Avcin T, Fischbach M, Frosch M, Grom A, Huber A, Jelusic M, Sawhney S, Uziel Y, Ruperto N, Martini A, Cron RQ, Ravelli A; Pediatric Rheumatology International Trials Organizati-on; Childhood Arthritis and Rheumatology Research Alliance; Pediatric Rheumatology Collabo-rative Study Group; Histiocyte Society. Clinical features, treatment, and outcome of macrophage activation syndrome complicating systemic juvenile idiopathic arthritis: a multinational, multi-center study of 362 patients. Arthritis Rheumatol. 2014 Nov;66(11):3160–9

11 Infektionen und Bewegungsapparat

Gerd Horneff

11.1 Lyme-Arthritis

11.1.1 Hintergrund/Definition

Die Lyme-Borreliose ist eine endemische Infektionskrankheit, die durch Borrelia burgdorferi ausgelöst wird. Der Erreger wird durch Zecken übertragen. Die Arthritis ist eine späte Manifestation der Lyme-Borreliose. Die serologische Diagnose erfolgt mittels ELISA und Immunoblot.

11.1.2 Epidemiologie

Die Lyme Arthritis ist die häufigste durch Zecken übertragene chronische Infektionserkrankung [1]. Die Inzidenz liegt in Deutschland bei ca. 4–11/100.000 Kindern.

11.1.3 Pathogenese/Ätiologie

Die Infektion mit Borrelien erfolgt durch den Stich der Zecke (in Europa durch den „Holzbock", Ixodes ricinus), sehr selten möglicherweise auch fliegender Insekten (Pferdebremsen, Stechmücken). Dabei muss die Blutmahlzeit der Zecke in der Regel 16–24 Stunden andauern, um Spirochäten zu übertragen. Die Rate infizierter Zecken schwankt regional stark und liegt zwischen 10 % und mehr als 30 %. Nach Untersuchungen aus Deutschland ist nach einem Zeckenstich bei 2,6–5,6 % der Betroffenen mit einer Serokonversion und bei 0,3–1,4 % mit einer manifesten Erkrankung zu rechnen.

11.1.4 Klinik/Symptome

Die Lyme-Arthritis ist eine der vielfältigen klinischen Manifestationen der Borrelieninfektion (Tab. 11.1) Sie tritt Monate bis Jahre nach dem Zeckenstich auf und zeigt keine saisonale Häufung. Meist präsentiert sie sich relativ schmerzarm als Mon- oder Oligoarthritis, bevorzugt der Kniegelenke. Es können sowohl sehr ausgeprägte Gelenkergüsse als auch nur eine geringe Schwellung vorkommen. Die Arthritiden verlaufen anfangs oft als episodische Arthritis mit spontanen Besserungen. Selten sind ein chronischer Beginn oder eine polyartikuläre Beteiligung [2]. Über ein Erythema

https://doi.org/10.1515/9783110493801-011

Tab. 11.1: Klinische Manifestationen der Borreliose.

Haut	Erythema migrans
	Borrelienlymphozytom
	Lymphadenosis cutis benigna
	Acrodermatitis chronica atrophicans
Nervensystem	Lymphozytäre Meningitis
	Fazialisparese (andere Hirnnervenparesen)
	Chronische Enzephalitis
	Guillain-Barré Syndrom
Gelenke, Muskeln	Lyme-Arthritis
	Myositis
Herz	Myokarditis
	Reizleitungsstörung

migrans wird anamnestisch selten berichtet. Ebenso bestehen selten gleichzeitig extraartikuläre Symptome.

11.1.5 Diagnostik (Labor)

Die Diagnosestellung basiert auf der Anamnese, dem klinischen Befund und dem Nachweis von IgG und IgM Antikörpern in einem ELISA mit spezifischen Antigenen (Tab. 11.2) [3]. Der Nachweis von spezifischen IgG Antikörpern gegen mehrere Banden im „Western Blot" dient der Diagnosebestätigung. Wichtige Banden sind P100, VlsE, P58, P39, OspA, OspC und P18. Die Lyme-Arthritis ist ein chronisches Infektionsstadium, vom Vorliegen spezifischer IgG Antikörper (in nahezu 100 % der Fälle) ist auszugehen. Der alleinige Nachweis von IgM-Antikörpern ist ohne Bedeutung. Da spezifische Antikörper lange persistieren, ist die wiederholte Antikörperbestimmung zur Therapie- und Verlaufskontrolle obsolet. Bei der Befundinterpretation ist außerdem zu beachten, dass ca. 3 % gesunder Kinder Borrelia IgG-Antikörper ohne eine Lyme-Borreliose aufweisen. In Ausnahmefällen (z. B. bei immunsupprimierten Patienten) kann eine Borrelieninfektion durch den Erregernachweis mittels PCR aus der Synovia gestützt werden, wobei ein negatives Resultat nicht gegen die Diagnose spricht. Noch spezifischer ist der Nachweis von DNA in der Synovialisbiopsie in 30–70 % der Fälle. Diese Diagnostik ist aber in der Regel unnötig. Dem Nachweis von Borrelienantigenen im Urin kommt keine Bedeutung zu. Anzuchtversuche bleiben meist frustran. Bezüglich des Lymphozytentransformationstests, Messung der Stimulierbarkeit von Lymphozyten durch Borrelienantigene, bestehen Bedenken bezüglich der Spezifität dieses Tests (falsch positive Befunde).

Diagnose der Lyme-Arthritis:

1. Zeckenstich und/oder extraartikuläre Manifestation einer Lyme-Borreliose (insbesondere Erythema migrans oder Neuroborreliose in der Anamnese, ggf. manifeste Akrodermatitis chronica atrophicans)
2. Typisches Gelenkbefallsmuster (Mon- oder Oligoarthritis)
3. IgG-Antikörper gegen Borrelia burdorferi (eine positive Borrelien-PCR aus dem Gelenkpunktat kann die Diagnose unterstützen)
4. Ausschluss möglicher Differenzialdiagnosen

Die Diagnose einer Lyme-Borreliose kann als gesichert angesehen werden, wenn das Kriterium 1 fakultativ und die Kriterien 2–4 erfüllt sind.

11.1.6 Differentialdiagnostik

Entsprechend der breiten Differentialdiagnostik von Arthritiden. Zur Abgrenzung der Lyme-Arthritis von der septischen Arthritis ist auf Fieber, Gehunfähigkeit (Unwille das Gelenk zu belasten), Leukozytenzahl in Blut und Gelenkflüssigkeit Wert zu legen. CRP oder Blutsenkungsgeschwindigkeit sind nach einer Untersuchung wenig valide.

11.1.7 Therapie und Überwachung

11.1.7.1 Die kausale Therapie

Die kausale Therapie erfolgt antibiotisch (Tab. 11.2). Die Überlegenheit einer parenteralen Therapie ist bei der Lyme Arthritis nicht erwiesen, dennoch wird diese von der Deutschen Gesellschaft für Pädiatrische Infektiologie (DGPI) favorisiert [4]. Nach amerikanischen Empfehlungen kann die Therapie oral mit Ampoxycillin, Cefuroxim und ab einem Alter von 9 Jahren mit Doxycyclin erfolgen.

Ceftriaxon wird als die Therapie der Wahl angesehen, wobei kontrollierte Studien nicht zur Verfügung stehen. Aus diesem Grunde sind orale Alternativen zuzulassen. Allerdings sollte bei Lyme-Arthritis und gleichzeitiger Neuroborreliose eine parenterale Therapie erfolgen. Rezidive nach erster Antibiotikatherapie werden über 4 Wochen oral behandelt. Aufgrund der sicheren Compliance ist auf jeden Fall zumindest eine ausreichend lange intravenöse Antibiotikatherapie zu empfehlen bevor eine antirheumatische Therapie durchgeführt wird (Abb. 11.1).

Patienten mit persistierenden Symptomen nach einer Behandlung weisen keine Hinweise für eine aktive Infektion auf. Zu einem Post-Lyme-Borreliose-Syndrom, anhaltenden Symptomen nach Behandlung, sind Müdigkeit, Gelenk-, Muskel-, Kopfschmerzen, Parästhesien, Schlafstörungen, Reizbarkeit und Konzentrationsstörungen zu zählen. Sie treten in vergleichbarer Häufigkeit nach anderen Infektionen auf

Tab. 11.2: Antibiotische Therapie bei Lyme-Arthritis.

Therapie der Lyme-Arthritis im Kindesalter [6]	
Ceftriaxon	75–100 mg/kg i. v. als Einzeldosis (maximal 2 g) i. v. für 14 bis 28 Tage
Cefotaxim	150–200 mg/kg i. v. in 3–4 Einzeldosen (maximal 6 g) für 14–28 Tage
Amoxicillin	50 mg/kg oral in 3 Einzeldosen (maximal 500 mg/Dosis) für 28 Tage
Cefuroxim	30 mg/kg oral in 2 Einzeldosen für 30–60 Tage
Erythromycin	30 mg/kg oral in 3 Einzeldosen für 30–60 Tage
Doxycyclin	(Kinder > 9 Jahre) 4 mg/kg in 2 Einzeldosen (maximal 100 mg/Dosis) oral für 28 Tage

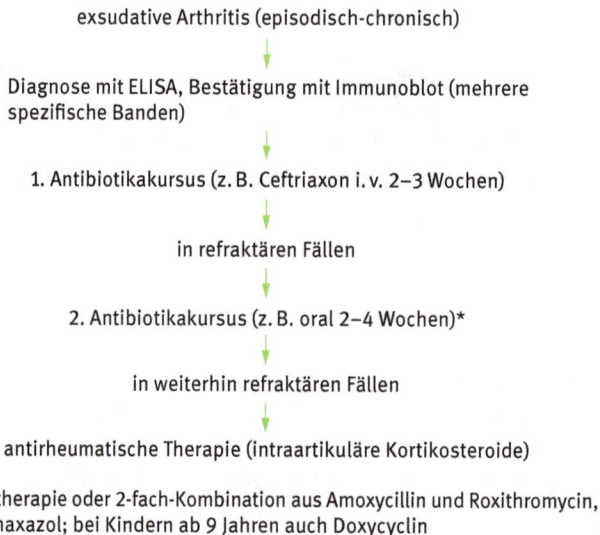

exsudative Arthritis (episodisch-chronisch)
↓
Diagnose mit ELISA, Bestätigung mit Immunoblot (mehrere spezifische Banden)
↓
1. Antibiotikakursus (z. B. Ceftriaxon i. v. 2–3 Wochen)
↓
in refraktären Fällen
↓
2. Antibiotikakursus (z. B. oral 2–4 Wochen)*
↓
in weiterhin refraktären Fällen
↓
antirheumatische Therapie (intraartikuläre Kortikosteroide)

*Monotherapie oder 2-fach-Kombination aus Amoxycillin und Roxithromycin, Cotrimaxazol; bei Kindern ab 9 Jahren auch Doxycyclin

Abb. 11.1: Therapiealgorithmus der Lyme Arthritis (Bildquelle: G. Horneff).

und auch bei Patienten ohne Infektionsanamnese. In kontrollierten Studien konnte ein Nutzen einer längeren Antibiotikatherapie bei Patienten mit persistierenden Symptomen nicht nachgewiesen werden [5].

11.1.7.2 Adjuvante Therapie
Krankengymnastik und die Gabe von NSAR (Diclofenac, Indometacin oder Naproxen) können sinnvoll sein. Die intraartikuläre Applikation von Triamcinolonkristallen sollte einer nach zweimaliger Antibiotikatherapie refraktären Lyme-Arthritis vorbehalten bleiben.

11.1.8 Prognose

Die Prognose ist günstig. Die Arthritis bessert sich nach Tagen bis zu drei Monaten. Bei Persistenz der Arthritis nach antibiotischer Therapie sollte eine zweite Antibiotikatherapie erfolgen. Nach antibiotischer Therapie kommt es bei ¾ der Patienten zu einer Ausheilung, in refraktären Fällen gelingt eine antirheumatische Therapie [7]. Chronische Verläufe sind im Kindesalter selten und Spätschäden sind auch hier nicht zu erwarten [8].

11.1.9 Prophylaxe

Die Vermeidung der Exposition mit Zecken durch entsprechende (langärmelige und –beinige) Kleidung ist im Kindesalter unbedenklich, die Benutzung von Repellents dagegen nicht immer. Abduschen und die Suche nach Zecken nach Exposition und ihre umgehende Entfernung sollten erfolgen, bevor infektiöser Speichel (enthält anästhesierende Substanzen) übertragen wird. Die Dauer der Haftzeit (> 24 h) korreliert mit der Infektionsrate. Eine Antibiotikaprophylaxe ist ebenso wenig sinnvoll, wie eine routinemäßige serologische Untersuchung nach einem Zeckenstich. Die Patienten sollten nach dem Zeckenstich vielmehr engmaschig für bis zu 30 Tage auf klinische Zeichen einer Infektion untersucht werden. In den USA hat eine Studie gezeigt, dass durch eine antibiotische Prophylaxe einige Fälle von E. migrans verhindert werden können, der Aufwand in Relation zum Nutzen sowie fehlende Daten für Kinder lassen jedoch keine generelle Empfehlung zu [9]. Vakzinierungsoptionen mit rekombinanten Oberflächeneiweißen (OspA) standen in den USA zur Verfügung und haben sich nicht durchsetzen können [10]. Die konsequente Behandlung des Erythema migrans ist eine Prophylaxe der Lyme-Arthritis. Hier gelten orale Antibiotika (Amoxicillin, 50 mg/kg in 3 Einzeldosen oder Cefuroxim 30–40 mg/kg in 2 Einzeldosen jeweils für 21 Tage) als ausreichend.

Literatur

[1] Skogman BH, Ekerfelt C, Ludvigsson J, Forsberg P. Seroprevalence of Borrelia IgG antibodies among young Swedish children in relation to reported tick bites, symptoms and previous treatment for Lyme borreliosis: a population-based survey. Arch Dis Child. 2010;95(12):1013–1016.

[2] Milewski MD, Cruz AI Jr, Miller CP, Peterson AT, Smith BG. Lyme arthritis in children presenting with joint effusions. J Bone Joint Surg Am. 2011;93(3):252–260.

[3] Huppertz HI, Karch H, Suschke HJ, et al. Lyme arthritis in European children and adolescents. The Pediatric Rheumatology Collaborative Group. Arthritis Rheum. 1995;38:361–368.

[4] DGPI – Deutsche Gesellschaft für Pädiatrische Infektiologie e. V., Berner R, Bialek R, Forster J, et al. (Herausgeber). DGPI Handbuch: Infektionen bei Kindern und Jugendlichen. 7. Auflage 2018:383–389.

[5] O'Connell S. Lyme borreliosis: current issues in diagnosis and management. Curr Opin Infect Dis. 2010;23(3):231–235.

[6]   Wormser GP, Dattwyler RJ, Shapiro ED, et al. The clinical assessment, treatment, and prevention of lyme disease, human granulocytic anaplasmosis, and babesiosis: clinical practice guidelines by the Infectious Diseases Society of America. Clin Infect Dis. 2006;43(9):1089–1134.

[7]   Nimmrich S, Becker I, Horneff G. Intraarticular corticosteroids in refractory childhood Lyme arthritis. Rheumatol Int. 2014;34(7):987–994.

[8]   Tory HO, Zurakowski D, Sundel RP. Outcomes of children treated for Lyme arthritis: results of a large pediatric cohort. J Rheumatol. 2010;37(5):1049–1055.

[9]   Nadelman RB, Nowakowski J, Fish D, et al. Prophylaxis with single-dose doxycycline for the prevention of Lyme disease after an Ixodes scapularis tick bite. N Engl J Med. 2001;345:79–84.

[10] Steere AC, Sikand VK, Meurice F, et al. Vaccination against Lyme disease with recombinat Borrelia burgdorferi outer-surface lipoprotein A with adjuvant. N Engl J Med. 1998;339:209–215.

11.2 Septische Arthritis

11.2.1 Hintergrund/Definition

Gelenkinfektion mit vermehrungsfähigen Erregern. Die septische Arthritis ist ein medizinischer Notfall.

11.2.2 Epidemiologie

Inzidenz 2–10/100.000 Kinder. Die Häufigkeit ist im Kleinkindesalter am höchsten, das männliche Geschlecht überwiegt.

11.2.3 Pathogenese/Ätiologie

Die Infektion erfolgt i. d. R. hämatogen, selten durch penetrierende Traumata. Zahlreiche verschiedene Bakterien wurden beschrieben, je nach Alter des Patienten Tab. 11.3. Staphylokokkus aureus und β-hämolysierende Streptokokken sind die häufigsten Erreger. Hämophilus influenzae kommt bei Kindern < 2 Jahren vor. Bei Achsenskelettbefall oder bei Vorliegen einer Sichelzellerkrankung ist auch eine Salmo-

Tab. 11.3: Typische Erreger nach Alter des Kindes.

Alter	hauptsächliche Erreger
< 12 Monate	Staphylokokkus aureus, Gruppe B-Streptokokken, gram-negative Stäbchen
1–5 Jahre	Staphylokokkus aureus, Gruppe A-Streptokokken, Pneumokokken, Hämophilus influenzae, Enterobacter
5–12 Jahre	Staphylokokkus aureus, Gruppe A-Streptokokken
12–15 Jahre	Staphylokokkus aureus, Neisserien

nelleninfektion häufiger. Kingella kingae Infektionen sollen zunehmen, die Entzündungszeichen können hier sehr viel geringer sein.

11.2.4 Klinik/Symptome

Die Leitsymptome der septischen Arthritis, Fieber und Gelenkschwellung, sind unspezifisch. Am häufigsten sind große Gelenke der unteren Extremität (Knie, Hüfte) betroffen [1]. Die septische Sakroiliitis ist seltener. Eine septische Arthritis betrifft i. d. R. nur ein Gelenk, aber ein oligo- und sogar polyartikulärer Befall kommen, wenn auch selten, vor. In einer Untersuchung waren 93,4 % monartikulär, bei 4 % waren 2 Gelenke, bei 1,7 % 3 und bei 0,5 % 4 Gelenke betroffen. Die Differentialdiagnose kommt immer auf, wenn ein Kind mit Fieber und Gelenkschwellung präsentiert wird. Kein einzelnes klinisches Symptom oder eine Kombination sind beweisend für eine septische Genese der Arthritis.

11.2.5 Diagnostik (Labor, Bildgebung)

- Blutbild, Differenzierung, CRP, BSG, Blutkultur
- Bei Verdacht ist eine Gelenkpunktion mit Gewinnung synovialer Flüssigkeit indiziert. Diese soll (im Kindesalter) untersucht werden bezüglich Leukozytenzellzahl, -differenzierung, mikroskopischer Keimnachweis (Gramfärbung), kultureller Keimnachweis, PCR-Diagnostik. Das Aussehen der Synovia ist cremig, trüb, gelb-grünlich, manchmal blutig, die Viskosität ist reduziert. Parallel ist die Gewinnung von (mehreren) Blutkulturen wichtig.

Außer dem direkten Erregernachweis (mikroskopisch, kulturell, genetisch) ist kein Laborbefund beweisend, weder eine Leukozytose noch ein erhöhtes C-reaktives Protein. Eine vergleichende Untersuchung an Kindern mit septischer Arthritis versus Lymearthritis ergab, dass die Höhe des Fiebers, die Höhe der Leukozytenzahl in Blut und in der Gelenkflüssigkeit und die Beeinträchtigung der Steh- und Gehfähigkeit prädiktiv für eine septische Arthritis waren, nicht aber die Höhe von CRP oder Blutsenkungsgeschwindigkeit.
- Sonografie zum Nachweis der Exsudation
- bei V. a. Osteomyelitis MRT, im Verlauf Röntgenuntersuchungen
- Immer: Echokardiografie zum Ausschluss einer Endokarditis

11.2.6 Differentialdiagnostik

Wichtige Differentialdiagnosen entsprechend der Leitsymptome Fieber und Gelenk-schmerzen sind Osteomyelitis, Pyomyositis, akute transiente Arthritis des Hüftgelen-kes – Coxitis fugax, Reaktive Arthritis (ReA) und Reiter-Syndrom, Akutes Rheumati-sches Fieber (ARF) und Poststreptokokken-Reaktive Arthritis (PSRA), Lyme-Arthritis, Systemische Juvenile idiopathische Arthritis (sJIA), Systemischer Lupus erythema-todes, Purpura Schönlein-Henoch, Kawasaki-Syndrom, Morbus Crohn und Colitis ul-cerosa, Pyogene Arthritis, Pyoderma gangraenosum, Akne (PAPA)-Syndrom, Fami-liäres Mittelmeerfieber, Cryopyrin-assoziiertes periodisches Syndrom (CAPS), Chro-nisch rekurrierende multifokale Osteomyelitis (CRMO)/Nicht-bakterielle Osteitis, Gicht und Pseudogicht (Chondrokalzinose), Hämophile und Sichelzellkrankheit, Leu-kämie und maligne Knochentumore. Klinische Hinweise zur Abgrenzung gibt Tab. 11.4.

Sonografisch lassen sich der Gelenkerguss und die Synovitis nachweisen. Eine Röntgenuntersuchung der betroffenen Extremität dient dem Ausschluss/Nachweis einer begleiten Osteomyelitis, eine Echokardiografie der Fokussuche. Eine MRT kann indiziert sein, eine CT oder Szintigrafie ist vermeidbar.

Tab. 11.4: Wichtigste Differentialdiagnosen bei akuter Arthritis.

	Ursache	Leitsymptome	Unterscheidung
Osteomyelitis, Pyomyositis	Bakterielle Infek-tion	Fieber, Schmerzen und Schwellung am Bewegungsapparat	Bildgebung, insbesonde-re Kernspintomografie, bei „Begleitarthritis" Ge-lenkpunktion*
Coxitis fugax	wahrscheinlich postinfektiös	schmerzhafte Bewegungseinschrän-kung (v. a Innenrotation) humpeln-des oder gehunwilliges Kind (3–8 Jahre) i. d. R. ohne Fieber, keine oder wenig erhöhte Entzündungs-parameter (Leukozytenzahl, CRP, BSG)	in Zweifelsfällen Gelenk-punktion
Reaktive Ar-thritis	postinfektiös	Auftreten Wochen nach Enteritis/ Harnwegsinfektion	in Zweifelsfällen Gelenk-punktion, Serologische Diagnostik
Rheumati-sches Fieber (RF) und Post-streptokok-ken- Reaktive-Arthritis (PSRA)	Infektion mit β-hämolysierenden Streptokokken Gruppe A	Fieber nach Infektion mit Strepto-kokken-Gruppe A mit Gelenk-schmerzen, migratorisch beim RF, additiv bei PSRA	rasches Ansprechen auf NSAR bei RF, Serologie, Rezidiv mit Herzbetei-ligung

Tab. 11.4: (fortgesetzt)

	Ursache	Leitsymptome	Unterscheidung
Lyme-Arthritis	Infektion mit Borrelia burgdorferi	Episodische Arthritis, oft Monarthritis, zu ca., 25 % Oligoarthritis	Serologie, PCR
Systemische JIA	Autoinflammation	zirkadian rhythmisches Fieber, flüchtiges Exanthem	in Zweifelsfällen Gelenkpunktion Biomarker (S100 Proteine, MRP8/14)
Systemischer Lupus erythematodes	Autoimmunerkrankung	Hautbefall (Schmetterlingserythem), Multiorganbefall. Wenn Gelenkbeteiligung i. d. R. symmetrisch und polyartikulär	ANA, anti-DNA, weitere Autoantikörper, Komplementverbrauch, oft Lymphopenie
IgA-Vaskulitis/Purpura Schönlein Henoch	Autoimmune Vaskulitis	Palpable Purpura, Bauchschmerzen, periartikuläre Schwellungen, genitale Blutungen	bei typischer Präsentation unproblematisch. I. d. R. keine exsudative Arthritis.
Morbus Kawasaki	wahrscheinlich postinfektiös	Fieber, zervikale, nicht eitrige Lymphadenopathie, Palmar- und Plantarerythem mit nachfolgender lamellärer Schuppung an Fingern und Zehen, polymorphes Exanthem, Konjunktivitis und hochrote rissige Lippen mit Enanthem und Himbeerzunge	Kawasaki-Kriterien mit Haut- und Schleimhautbefall
Arthritis bei Chronisch-entzündlichen Darmerkrankungen (M. Crohn und Colitis ulcerosa)	Autoimmun-/autoinflammatorische Erkrankung	Blutige Durchfälle bei Colitis ulcerosa, bei M. Crohn Fieber, Bauchschmerzen, Durchfälle, Gewichtsverlust, Appetitlosigkeit, Übelkeit und Erbrechen, Ulzera, Druckschmerz rechter Unterbauch (Ileitis terminalis), Erythema nodosum	Arthritiden bei M. Crohn können septisch sein (Infektionsneigung) in Zweifelsfällen Gelenkpunktion
PAPA-Syndrom	Genetisch, Mutationen im *PSTPIP1* Gen	Aseptische Arthritis mit hoher Pleozytose, Akne, ulzerierende Hauterscheinungen (Pyoderma gangraenosum) – nicht obligat zeitgleich	Genetik
Cryopyrin-assoziiertes periodisches Syndrom (CAPS)	genetisch	Fieberschübe, urtikarieller Hautausschlag, neurologische Symptomatik, Uveitis, Innenohrschwerhörigkeit	wiederholte oft gleiche Schübe, Genetik

Tab. 11.4: (fortgesetzt)

	Ursache	Leitsymptome	Unterscheidung
Nicht-bakterielle Osteitis/ Chronisch rekurrierende Osteomyelitis (CRMO)	unklar, genetisch?	chronischer und multifokaler Befall, oft Achsenskelett (und Clavicula) mit betroffen; in einigen Fällen palmoplantare Pustulose	Bildgebung, ggf. Ganzkörper-MRT
Kristallarthropathie (Gicht, Pseudogicht)	Gicht: erhöhter Harnsäurespiegel Pseudogicht: Ablagerungen aus Kalziumpyrophosphat	akute Arthritis (klassisch Großzehengrundgelenk), starke Schmerzen, Gichttophi (subkutane Urateinlagerungen). Bei chronischer Gicht Tophi. Bei Pseudogicht ebenso akute Arthritiden, weniger schwer.	erhöhter Harnsäurespiegel im Blut Harnsäure, Kristalle im Gelenkpunktat; bei Pseudogicht sind Röntgenuntersuchungen wegweisend
Hämophilie A und B	Genetisch, Faktor VIII- bzw. IX-Mangel	akute Blutung, dabei starke Schmerzen und auch Überwärmung des Gelenkes; typisch Ellenbogen, Knie, Sprunggelenke betroffen; selten kleine Gelenke	Gerinnung, Einzelfaktoranalyse
Leukämie	Maligne Erkrankung	Verminderung einer oder mehrerer Zellreihen (selten Hyperleukozytose), Fieber, Knochenschmerzen	Knochenmarkuntersuchung

*Zellzahl, Differenzierung, Laktat, Mikroskopie, Kultur.

Differenzierung septische versus nicht-septische Arthritis nach [2]:
– Fieber > 38,5° C
– Verweigerung Aufzutreten (Gewicht tragen) bzw. heftige Schmerzen bei passiver Bewegung
– BSG > 40 mm/h
– Leukozytenzahl im Blut > 12.000/µl
– Hohe Zellzahl in der synovialen Flüssigkeit (i. d. R. > 50.000/µl)

11.2.7 Therapie und Überwachung

11.2.7.1 Kausale Therapie
Empirische Antibiotikatherapie nach zu erwartenden Erregern:
– Neonaten: Oxacillin + Gentamicin
– Säuglinge und Kleinkinder: Cefuroxim, Cefotaxim
– Schulkinder: Cefazolin
– Adoleszenten: Ceftriaxon or Cefixim + Azithromycin

Gelenkdrainage und -waschung sind zu erwägen. Auch eine Synovektomie ist gerechtfertigt, ihre Notwendigkeit wissenschaftlich nicht abgesichert.

11.2.7.2 Adjuvante Therapie

- Eine Schmerztherapie soll mit NSAR erfolgen.
- Adjuvant ist Dexamethason (z. B. 0,5–0,6 mg/kg in 3–4 ED über 4 Tage) nach 2 Doppelblindstudien wirksam zur Beschleunigung der Verbesserung (auch Entlassung) und Verhinderung von Schäden (Kontrakturen) [3,4].
- Ruhigstellung solange das Schmerzbild dies erfordert. Keine unnötige Immobilisierung.
- Thromboseprophylaxe nur bei Risikofällen (Anamnese, Begleiterkrankungen, längere Immobilisierung).
- Frühe Physiotherapie zur Kontrakturprophylaxe.

11.2.8 Prognose

Gut, wenn Diagnose und Therapie nicht verzögert erfolgen.

11.3 Reaktive Arthritis

11.3.1 Hintergrund/Definition

Eine reaktive Arthritis ist eine Gelenkentzündung, die in zeitlichem Zusammenhang nach einer gelenkfernen Infektion auftritt. Im Kindesalter auslösend sind häufiger bakterielle Infektionen des Darmes als der Harn- und Geschlechtsorgane oder der Atemwege. Der auslösende Infekt muss nicht symptomatisch gewesen sein.

11.3.2 Epidemiologie

Bis zu 5 % erkranken nach entsprechenden Infektionen. Die Inzidenz ist demnach vom Auftreten der Infektionen abhängig.

11.3.3 Pathogenese/Ätiologie

Die zur reaktiven Arthritis führenden Mechanismen sind je nach auslösendem Erreger verschieden und sind z. T. noch unklar. Bakterielle Antigene ließen sich in Gelenkflüssigkeit oder Synovialmembran nachzuweisen und könnten die Entzündungsreaktion unterhalten (sog. molekulare Mimikry). Genetische Merkmale des Patienten

Tab. 11.5: HLA-Assoziation der verschiedenen Erreger einer reaktiven Arthritis.

HLA-B27-assoziiert	HLA-B27-unabhängig
Yersinien (Y. enterocolitica und Y. pseudotuberculosis)	β-hämolysierende Streptokokken
Salmonellen (Spezies der Gruppen B, C u. D)	Staphylokokken
Shigellen (S. flexneri und S. dysenteriae)	Neisseria gonorrhoeae
Campylobacter jejuni/coli	Ureaplasma urealyticum
Chlamydia trachomatis (Serotyp D – K)	Brucella abortus/mellitensis
Chlamydia (Chlamydophila) pneumoniae	Borrelia burgdorferi/afzelli
Clostridium difficile	Mycobacterium tuberculosis
	Gardnerella vaginalis
	Mycoplasma hominis
	Pilze
	Viren (Röteln, Hepatitis B, Mumps, Adenoviren, EBV)

sind z. B. durch die Häufung von HLA-B27 erkennbar. Dies gilt aber nur für ausgewählte Erreger (Tab. 11.5).

11.3.4 Klinik

Eine reaktive Arthritis kann in jedem Alter auftreten. Ein Intervall von 7–10 Tagen nach symptomatischer Infektion ist typisch.

Periphere Arthritis: Die periphere Arthritis umfasst typischerweise große Gelenke der unteren Extremitäten (Knie, Sprunggelenk, Hüfte) und neigt dazu, asymmetrisch zu sein. Die Beteiligung der Hüfte ist bei Kindern häufiger als bei Erwachsenen. Auch eine Tarsitis wie bei juveniler Spondylarthritis (s. Kap. 8) ist typisch. Zum Teil bestehen auch eine Beteiligung der Wirbelsäule sowie der Sehnen und Bänder.

Gastrointestinale Entzündung: Bei allen Formen der Spondylarthritis besteht ein starker Zusammenhang zwischen Darmentzündung und Arthritis [5]. Periphere und axiale Arthritis treten bei bis zu 30 % der Patienten mit chronisch entzündlichen Darmerkrankungen auf. Umgekehrt haben Patienten mit einer Spondylarthritis zu fast 60 % eine subklinische gastrointestinale Entzündung.

Uveitis: Das Auftreten einer akuten anterioren Uveitis (Iridozyklitis) ist typisch. Die Trias aus Arthritis, Konjunktivitis und Urethritis/Zervizitis wird Reiter-Syndrom genannt.

Akute Phase-Reaktanten (CRP, BSG) sind oft erhöht, Blut- und Gelenkkulturen bleiben negativ. Autoantikörper sind nicht assoziiert.

Diagnosekriterien für die reaktive Arthritis:

1. Typischer Gelenkbefall (peripher, asymmetrisch, oligoartikulär, untere Extremität, insbesondere Knie-, Sprunggelenke)

2. Typische Anamnese (Diarrhoe, Urethritis) und/oder klinische Manifestation der Infektion in der Eintrittspforte
3. Erregerdirektnachweis an der Eintrittspforte (z. B. Urethralabstrich auf Chlamydien)
4. Nachweis spezifischer agglutinierender Antikörper mit signifikantem Titeranstieg (z. B. gegenüber enteropathischen Erregern)
5. Vorliegen des HLA-B27-Antigens
6. Nachweis von Erregermaterial mittels Polymerase-Kettenreaktion oder spezifischen monoklonalen Antikörpern

Eine *sichere* reaktive Arthritis liegt vor bei den Kriterien 1 plus 3 oder 4 oder 6.

Eine *wahrscheinliche* reaktive Arthritis besteht bei den Kriterien 1 plus 2 und/oder plus 5.

Eine *mögliche* reaktive Arthritis wird bei Vorliegen des Kriteriums 1 angenommen.

11.3.5 Diagnostik

Die Reaktive Arthritis ist ein akutes Erkrankungsbild. Diagnosekriterien sind im vorhergehenden Abschnitt dargestellt. Alle mit einer Arthritis einhergehenden Differentialdiagnosen sind zu bedenken. Eine Empfehlung zur akuten Diagnostik gibt Tab. 11.6.

Tab. 11.6: Sinnvolle Diagnostik bei reaktiver Arthritis.

Blut	CRP, BSG
	HLA B27
	Serologie Salmonellen, Shigellen, Yersinien, Campylobacter, Streptokokken
Stuhl	Salmonellen, Shigellen, Yersinien, Campylobacter
Gelenkflüssigkeit	Zellzahl, Zelldifferenzierung, Gramfärbung, Kultur
Rachen	Abstrich, Streptokokken der Gruppe A
Weitere	ggf. Abstrich Gonokokken, Chlamydien

11.3.6 Therapie und Überwachung

Therapeutisch sind symptomatisch NSAR oft ausreichend. Physikalische (Kühlung) und physiotherapeutische Maßnahmen sind je nach Bedarf (Kontraktur, Fehlhaltung) angezeigt. In schweren, auf NSAR nicht ausreichend ansprechenden Verläufen kann eine kurzzeitige Therapie mit Kortikosteroiden hilfreich sein. In therapierefraktären Fällen oder bei sich entwickelnder Kontraktur sind intraartikuläre Kortikosteroide zu empfehlen. Die Gabe von Antibiotika ist nach Studien an Erwachsenen nicht wirksam. Eine Ausnahme kann die Chlamydien-assoziierte reaktive Arthritis darstellen [6].

Bei Übergang in eine chronische Gelenkerkrankung erfolgt die Therapie wie bei EAA-JIA oder Spondylarthritis.

11.3.7 Prognose

In ca. 80 % Abklingen der Arthritis in Wochen bis Monaten. Insbesondere bei HLA-B27 positiven Individuen ist der Übergang in eine klassische Spondylarthritis häufig.

11.4 Akutes Rheumatisches Fieber und Poststreptokokken-reaktive Arthritis

11.4.1 Akutes Rheumatisches Fieber

11.4.1.1 Hintergrund/Definition

Das akute rheumatische Fieber (ARF) ist ein der frühesten beschriebenen rheumatischen Erkrankungen und namensgebend für das gesamte Fachgebiet. Es ist eine 2–4 Wochen nach einer Streptokokkeninfektion auftretende akute systemische entzündliche Erkrankung mit variablem klinischem Bild und Rezidivneigung. Die typische zeitliche Abfolge ist in Abb. 11.2 dargestellt. Seine Bedeutung hat das ARF nicht nur wegen der akuten Erkrankung, sondern v. a. wegen der schwerwiegenden Folgeschäden an den Herzklappen, wobei diese Gefahr bei jüngeren Kindern am höchsten ist [7].

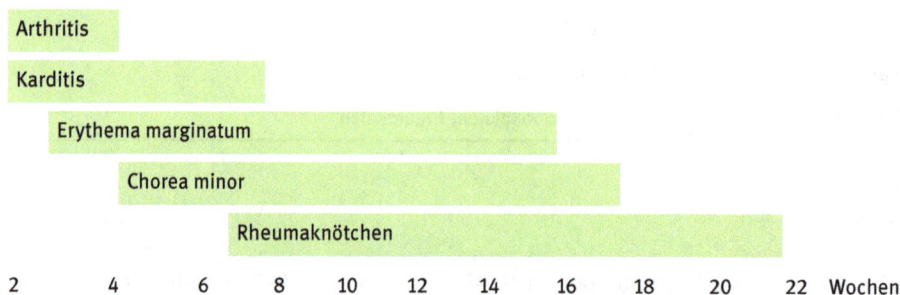

Abb. 11.2: Zeitliche Abfolge klinischer Manifestationen (Bildquelle: G. Horneff).

11.4.1.2 Epidemiologie

Es tritt bevorzugt jenseits des 4. Lebensjahres auf mit einem Häufigkeitsgipfel um das 10. Lebensjahr. Erkrankungen im jüngeren Kleinkindes- oder Erwachsenenalter sind Raritäten. Mit einer Inzidenz von ca. 1–5/100.000 ist die Erkrankung in industrialisierten Ländern selten, in Entwicklungsländern aber sehr viel häufiger. Bei früheren Epidemien folgte auf bis zu 3 % der Streptokokkeninfektionen ein ARF.

11.4.1.3 Pathogenese/Ätiologie

Fast immer ist eine Tonsillopharyngitis mit „rheumatogenen" Serotypen β-hämolysierender Streptokokken der Gruppe A vorausgehend. Wichtige Virulenzfaktoren sind M-Proteine der Oberfläche der Streptokokken [8], Wirtsfaktoren z. B. HLA-Antigene DR-3, DR-4 und DR-7. Bei Vorliegend es Genotyps HLA-DRB1*16 erhöht sich das Risiko der Herzbeteiligung auf das Dreifache [9]. Während die Polyarthritis gut im Sinne einer Immunkomplexmanifestation am Gelenk verstanden werden kann, müssen Herzerkrankung und Chorea als Folge des Auftretens von kreuzreagierenden Antikörpern zwischen Streptokokken-M-Proteinen und Herzmuskel (in erster Linie Myosin, aber auch Tropomyosin, Vimentin, Sarkolemm-Membran) bzw. Streptokokken und Nervenzellen im ZNS verstanden werden [10].

11.4.1.4 Klinik/Symptome

Karditis: Die bedeutsamste Manifestation des RF kommt als Endo-, Myo- und Perikarditis vor. Die Mitralinsuffizienz ist am häufigsten, gefolgt von Mitralstenose und Aortenklappenfehler. Klinisch sind wechselnde Herzgeräusche charakteristisch. Die reine Karditis dominiert bei ca. 25–30 % der Kinder, weitere 25–40 % leiden gleichzeitig an einer Polyarthritis und Karditis, während nur ca. jedes 10. Kind neben einer Karditis auch eine Chorea minor aufweist.

Die Echokardiografie dient der Bestätigung der klinischen Befunde und ermöglicht die Beurteilung der (1) Schwere der Klappenbeteiligung, (2) Kammergröße und Ventrikelfunktion, und (3) Größe des Perikardergusses.

Polyarthritis mit asymmetrischem Befall der großen Gelenke und rasch wechselnder Lokalisation mit migratorischem oder additiven Charakter. Beginnend an der unteren Extremität sind dann auch große Gelenke der oberen Extremität und in 25 % der Fälle kleine Gelenke betroffen. Auffällig ist die große Diskrepanz zwischen einer nur geringen Schwellung und Ergussbildung und den heftigen Schmerzen, die unmittelbar auf NSAR reagieren, der Bewegungseinschränkung, oft mit Berührungsempfindlichkeit, Rötung und Überwärmung. Die Gelenkmanifestation dominiert bei ca. 25–40 % der betroffenen Patienten, bei weiteren ca. 25–40 % in Verbindung mit einer Karditis.

Chorea minor (Chorea Sydenham) ist eine durch antineuronale Antikörper vermittelte neuropsychiatrische Erkrankung mit schleichendem Beginn erst spät, Wochen bis Monate nach der Streptokokkeninfektion. Mädchen sind häufiger betroffen [11]. Neben innerer Unruhe und emotionaler Labilität finden sich choreatische (schnelle unwillkürliche) Bewegungsstörungen der Extremitäten, des Rumpfes und der Gesichtsmuskulatur. Eine Chorea kann auch isoliert auftreten.

Erythema anulare marginatum: Blassrötliche, flüchtige ring- und girlandenförmige Erytheme mit Bevorzugung des Rumpfes (Abb. 11.3). Die Manifestation ist selten (< 4 %).

Rheumatische Knötchen: Selten! An Sehnenscheiden, Periost und Gelenkkapseln.

Nebenkriterien: Fieber (> 39° C, oft als Kontinua), Arthralgien, verlängertes PR-Intervall im EKG, Entzündungszeichen (erhöhte BSG, erhöhtes CRP, Leukozytose) oder ein rheumatisches Fieber in der Anamnese.

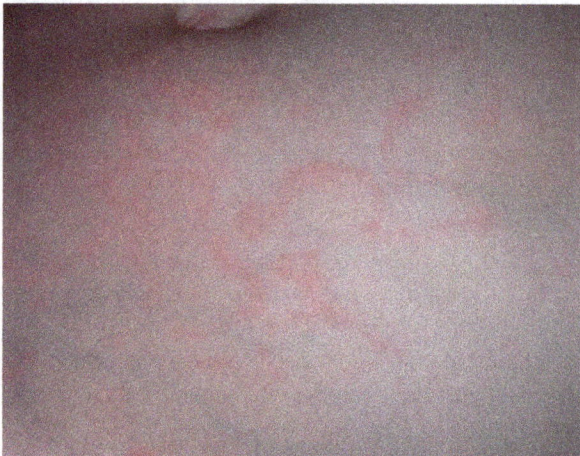

Abb. 11.3: Erythema marginatum (anulare) (Bildquelle: G. Horneff).

11.4.1.5 Diagnose

Zur Diagnose sollten die modifizierten Richtlinien der *American Heart Association* herangezogen werden (Tab. 11.7). Der Nachweis von Streptokokken im Rachenabstrich und/oder der Nachweis streptokokkenspezifischer Antikörper (Titeranstieg) erhärtet die Diagnose, beweist sie aber nicht. Auch viele Kinder mit z. B. einer systemischen JIA erfüllen formal die Kriterien.

Tab. 11.7: Modifizierte Jones-Kriterien [12].

Hauptkriterien	Karditis (*), Polyarthritis, Chorea, Erythema marginatum, subkutane Knötchen
Nebenkriterien	Fieber, Arthralgien (**), BSG + CRP Erhöhung, PR-Intervallverlängerung

Die Diagnose ist hochwahrscheinlich bei:
Variante 1: 2 Hauptkriterien oder
Variante 2: 1 Hauptkriterium + 2 Nebenkriterien.
Zusätzlich wird der Nachweis einer **Streptokokkeninfektion** gefordert!

Ausnahmen der Jones Kriterien: (= Diagnose auch ohne o. g. Kriterien)
1. Chorea minor bedarf keiner weiteren Kriterien, lediglich Ausschluss anderer Ursachen.
2. Larvierte Karditis (sog. chronische Verlaufsform des RF), die Monate nach der akuten Erkrankung über kardiologische Symptome zur Diagnose führt (Fehlen einer anderen plausiblen Erklärung).
3. Rezidive: 1 Hauptkriterium oder Arthralgien oder unkl. Fieber oder unkl. CRP – Erhöhung jeweils im Zusammenhang mit Hinweisen für Streptokokkeninfektion lassen die Diagnose eines Rezidivs zu. Für die Ausnahmen 1 + 2 werden die Hinweise auf Streptokokkeninfektion *nicht* gefordert!

(*) Die Diagnose ist ausschließlich nach klinischen Kriterien definiert – echokardiografische Befunde sind nicht einzubeziehen.
(**) Nur gültig, wenn Arthritis nicht als Hauptkriterium verwendet wird.

11.4.1.6 Therapie

Der therapeutische Algorithmus ist in Abb. 11.4 dargestellt. Initiale Ziele sind die Eradizierung der Streptokokkeninfektion und die Vermeidung der Herzschädigung durch eine antientzündliche Therapie. Die Antibiotikaprophylaxe dient der Vorbeugung von Rezidiven mit hohem Risiko der Herzbeteiligung.

Antibiotika: Die Streptokokkeneradikation gelingt in erster Linie durch Penicillin über 10 Tage oral in einer Dosis von 100.000 IE/kg KG/Tag (maximal $3 \times 1.200.000$ E/die). Danach schließt sich eine Dauerprophylaxe (s. unten) an. Bei Penicillinallergie empfehlen sich Erythromycin (20–40 mg/kg in 2–3 ED) oder Cephalosporine.

Antiphlogistische Therapie: Von der *American Heart Association* wird weiterhin Acetylsalicylsäure in einer Dosis zwischen 60 und 100 mg/kg KG/Tag empfohlen. Bei diesen hohen Dosen müssen die vielfältigen Nebenwirkungen bedacht werden (s. Kap. 7). Alterativen sind Naproxen in einer Dosis von 10–20 mg/kg in 2 ED oder Ibuprofen in einer Dosis von 20–40 mg/kg in 3 ED. Bei effektiver Behandlung fällt das Fieber rasch und die Gelenkschmerzen klingen dramatisch ab. Antiphlogistika sollten so lange gegeben werden, bis BSG und CRP eine weitgehende Kontrolle der entzündlichen Aktivität anzeigen.

```
┌─────────────────┐        ┌─────────────────────┐
│  Diagnose ARF   │───────▶│  Antibiotika 10 Tage│
│  siehe Tab. 11.7│        │  (Penicillin)       │
└─────────────────┘        └─────────────────────┘
         │
         ▼
┌─────────────────┐
│ Herzbeteiligung │
└─────────────────┘
   nein │                        │ ja
        │
┌──────────────────────────┐
│ ASS/alternative NSAR bis zur │
│ Resolution der Entzündung    │
└──────────────────────────┘
        │                        │
        ▼                        ▼
┌──────────────────────────┐  ┌──────────────────────────┐
│ Kortikosteroide ca. 6 Wochen │ Antibiotikaprophylaxe    │
│ bis zur Resolution der Entzündung │ siehe Tab. 11.8     │
│ ggf. Diuretika/β-Blocker     │  Dauer nach Tab. 11.9    │
└──────────────────────────┘  └──────────────────────────┘
```

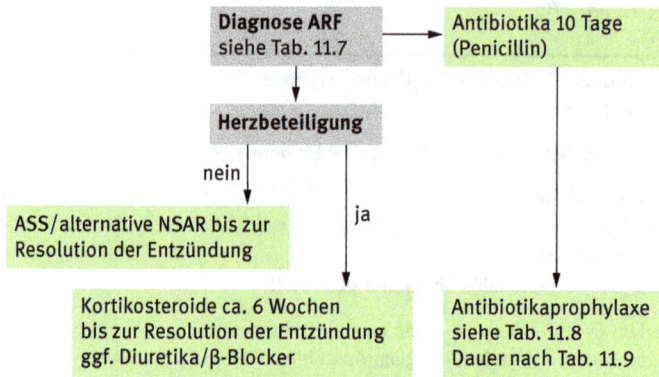

Abb. 11.4: Therapeutischer Algorithmus [15].

Kortikosteroide. Bei Vorliegen einer nur leichten Karditis ohne Insuffizienzzeichen (keine Pankarditis) kann eine alleinige Therapie mit nichtsteroidalen Antiphlogistika ausreichen. Bei schwerer Karditis sind Glukokortikoide, z. B. 2 mg/kg Prednison oder Prednisolon, etabliert. Dauer und Dosierung richten sich auch hier neben dem klinischen Zustand nach der labormedizinischen Entzündungsaktivität. Bei Erreichen einer weitgehenden Remission (frühestens nach ca. 2–4 Wochen) wird die Steroiddosis reduziert. Die Gabe kann in der Regel nach ca. 6 Wochen beendet werden. Zuvor sollte eine überlappende Therapie mit nichtsteroidalen Antiphlogistika begonnen werden, die in Abhängigkeit vom klinischen Verlauf und von Entzündungsparametern noch einige Wochen über diesen Zeitpunkt hinaus verabreicht werden.

Therapie der Chorea minor: Auch bei Chorea minor muss eine Penicillinbehandlung erfolgen. Neben leichten Verläufen mit geringer Beeinträchtigung der Feinmotorik sind auch schwere Verläufe mit Befall aller Muskelgruppen von teilweise monatelanger Dauer möglich. Bettruhe und Abschirmungen von äußeren Reizen werden empfohlen. Abpolsterungen im Bett sollen Selbstverletzungen vorbeugen. Bei stark erregten Kindern können Sedativa, Phenobarbital, Phenothiazine, Diazepam oder Neuroleptika eingesetzt werden. Benzodiazepine und Valproat verstärken die hemmende Wirkung von körpereigener γ-Amino-Buttersäure (GABA). Von den Dopamin Rezeptorantagonisten ist Haloperidol effektiv, muss aber einschleichend eindosiert werden. In einer vergleichenden Studie waren die Wirksamkeit von Carbamazepin (15 mg/kg/Tag) und Valproat (20–25 mg/kg/Tag) hinsichtlich der Zeit bis zur klinischen Besserung, Zeit zur Remission oder Rezidivraten nicht unterschiedlich [13]. NSAR oder Kortikosteroide sind i. d. R. nicht notwendig. Mit Steroiden konnte eine kürzere Symptomdauer, nicht aber eine Minderung der Rezidivrate erreicht werden [14]. Evidenzen für eine immunologische Therapie, hochdosierte Immunglobuline,

Apherese, sind schwach. Die Prognose der Chorea ist in der Regel gut. Meist dauert die Chorea ca. 6 Monate mit Rezidiven über bis zu 2 Jahren, selten persistiert sie.

Adjuvante Therapie: Bis zur endgültigen Klärung von Diagnose, Differentialdiagnose und Organmanifestation ist beim schwerkranken Kind eine Krankenhausaufnahme unerlässlich, bis zur kardiologischen Untersuchung ist Bettruhe anzuraten. Eine manifeste Herzinsuffizienz wird kinderkardiologisch fachärztlich nach den üblichen Regeln mit Flüssigkeitsrestriktion, Diuretika, ACE-Hemmern und β-Blockern behandelt.

11.4.1.7 Rezidivprophylaxe

Primärprophylaxe erfolgt durch die konsequente antibiotische Behandlung der Streptokokken-Angina. Zwar ist bezüglich der *Streptokokkeneradikation* eine 5-tägige Therapie mit einem Cephalosporin oder einem Makrolid einer 10-tägigen Therapie mit Penicillin V gleichwertig, doch konnte diese Untersuchung keine Aussage über das Risiko, ein rheumatisches Fieber zu entwickeln, tätigen [16]. AHA-Empfehlungen sehen weiterhin eine 10tägige Antibiotikatherapie der Streptokokkenpharyngitis vor [17].

Sekundärprophylaxe: Eine Antibiotikaprophylaxe ist obligat, weil eine Streptokokken A-Infektion nicht symptomatisch sein muss, um ein Rezidiv des ARF zu induzieren! Art und Dauer sind in Tabellen 11.8 und 11.9 dargestellt [18]. Nach einem durchgemachten rheumatischen Fieber ist zumindest bei Kindern mit einem hohen Rezidivrisiko (Herzbeteiligung, nicht folgenlos ausgeheilt) eine lebenslange orale Penicillinprophylaxe mit 2mal/Tag unabhängig vom Körpergewicht indiziert. Die intramuskuläre Injektion von 1,2 Mio. IE Benzathinpenicillin alle 4 Wochen (ausreichende Spiegel in den Tonsillen nur 3 Wochen) ist effektiver und sollte bei mangelhafter Compliance auf jeden Fall gewählt werden. Im Falle einer Penicillinallergie können Erythromycin (2 × 250 mg/Tag) oder Sulfonamide eingesetzt werden. Bei Patienten mit einem erkennbar niedrigen Rezidivrisiko kann die Rezidivprophylaxe unter bestimmten Voraussetzungen vorzeitig beendet werden, ohne die Patienten zu gefähr-

Tab. 11.8: Sekundärprophylaxe des ARF.

Medikament	Dosierung	Applikation
Benzathin-Penicillin G	600.000 U für Kinder < 27 kg bzw. 1,2 Mio. U für Kinder > 27 kg alle 3–4 Wochen	i. m.
Penicillin V	2 × 250 mg/Tag oder 2 × 200.000 IE/Tag	Oral
Sulfadiazin	500 mg/Tag für Kinder < 27 kg 1 g/Tag für Kinder > 27 kg	Oral
Makrolide	variabel	Oral

Tab. 11.9: Empfehlungen zur Prophylaxedauer.

Kategorie	Dauer der Prophylaxe
RF mit Karditis und bleibendem Herzklappenfehler*	Mindestens 10 Jahre nach letzter RF-Episode und mindestens bis zum 40. Lebensjahr, manchmal lebenslang
RF mit Karditis, aber ohne bleibende Herzerkrankung*	10 Jahre oder bis zum 21. Lebensjahr, je nachdem welcher Zeitraum länger ist
RF ohne Karditis	5 Jahre oder bis zum 21. Lebensjahr, je nachdem welcher Zeitraum länger ist

*Diagnose klinisch oder echokardiografisch

den, so etwa bei Patienten ohne Karditis nach 5 Jahren oder im Alter von 21 Jahren, je nach dem was länger dauert, bei Patienten mit milder Mitralinsuffizienz oder ausgeheilter Karditis nach 10 Jahren. Bei extrem geringer Patienten-Compliance sollte, auch noch im Erwachsenenalter, zumindest jeder bakterielle Infekt mit einem streptokokkenwirksamen Antibiotikum behandelt werden.

11.4.1.8 Prognose

Das Outcome wird hauptsächlich durch die kardiale Beteiligung definiert. Herzklappenläsionen bilden sich unter antiphlogistischer Therapie oftmals zurück. Die meisten Rezidive treten im ersten Jahr nach Erkrankungsbeginn auf. Je schwerer die initiale Manifestation am Herzen, umso wahrscheinlicher sind Dauerschäden. Mit jedem Rezidiv steigt das Risiko für eine kardiale Manifestation.

11.4.2 Poststreptokokken-reaktive Arthritis (PSRA)

11.4.2.1 Hintergrund/Definition und Epidemiologie

Die PSAR gilt als ein eigenständiges Krankheitsbild [19].

Kriterien für die Diagnose der Poststreptokokken reaktiven Arthritis:
a) Charakteristika der Arthritis
   1. akuter Beginn, symmetrisch oder asymmetrisch, nicht migratorisch, jedes Gelenk kann betroffen sein.
   2. persistierend oder rekurrierend
   3. schlechtes Ansprechen auf eine Therapie mit nichtsteroidalen Antirheumatika
b) vorausgehende Infektion mit Streptokokken der Gruppe (a)
c) Patient erfüllt die Diagnosekriterien für das rheumatische Fieber nicht

Hinweise zur Differenzierung der PSAR vom ARF gibt Tab. 11.10.

Tab. 11.10: Unterschiede ARF und PSRA.

	ARF	PSRA
Latenzzeit	2–3 Wochen	3–< 10 Tage
Alter	4–9 Jahre	zwei Peaks, 8–14 und 21–37
Geschlecht	wbl. > ml.	wbl. = ml.
Arthritis	nicht obligatorisch, Inzidenz ↑ mit dem Alter, flüchtig, wandernd, schwer für ca. 1 Woche, binnen 3 Wo. ausgeheilt	obligatorisch, additiv, chronisch, mittlere Dauer 2 Monate
Haut	Erythema marginatum	Erythema nodosum
Ansprechen auf NSAR	prompter und guter Effekt	Moderate Reaktion

Die Patienten sind bei Ersterkrankung älter als bei ARF. Das Intervall zum Streptokokkeninfekt (3–14 Tage) ist kürzer, meist < 10 Tage. Die Inzidenz steigt auch in entwickelten Ländern. Das männliche Geschlecht überwiegt leicht. Die Arthritis kann große und kleine Gelenke betreffen, ist *nicht* migratorisch, sondern chronisch lokalisiert und spricht nicht so schnell auf NSAR an wie beim ARF. Erythema nodosum und Erythema exsudativum multiforme können begleitend vorkommen. 6–15 % aller Patienten mit PSRA entwickelten in der Folgezeit valvuläre Läsionen, eine „silente Karditis" [20,21]. Eine Assoziation zum HLA-B27 besteht im Gegensatz zur reaktiven Arthritis nach Infektion mit darmpathogenen Erregern nicht [22]. Der Streptokokkennachweis mit immunologischen Schnelltests oder Kultur gelingt zum Zeitpunkt der Arthritis häufiger (> 50 %) als beim ARF (30 %). Streptokokkenantikörper (ASO, Anti-DNase B) sind bei allen Patienten nachweisbar.

11.4.2.2 Therapie

Die Therapie erfolgt mit nichtsteroidalen Antirheumatika, ggf. mit intraartikulären Kortikosteroiden. Nach derzeitigen Richtlinien der *American Heart Association* wird zusätzlich eine Penicillinprophylaxe für 1 Jahr empfohlen, die beim Ausbleiben einer Herzbeteiligung beendet werden kann. Kommt zu einer typischen Herzmanifestation (Valvulitis!) so gelten die Kriterien der Antibiotikaprophylaxe wie bei akutem rheumatischem Fieber.

11.4.2.3 Prognose

Die Arthritis dauert länger als bei ARF und neigt zu Rezidiven. Strukturelle Schäden sind nicht zu erwarten. Auf eine renale Beteiligung (Poststreptokokkenglomerulonephritis) ist zu achten.

Literatur

[1] Fink CW, Nelson JD. Septic arthritis and osteomyelitis in children. Clin Rheum Dis. 1986;12 (2):423-435.

[2] Kocher MS, Zurakowski D, Kasser JR. Differentiating between septic arthritis and transient synovitis of the hip in children: an evidence-based clinical prediction algorithm. J Bone Joint Surg Am. 1999;81(12):1662-1670.

[3] Harel L, Prais D, et al. Dexamethasone therapy for septic arthritis in children: results of a randomized double-blind placebo-controlled study. J Pediatr Orthop. 2011;31(2):211-215.

[4] Odio C M, Ramirez T, et al. Double blind, randomized, placebo-controlled study of dexamethasone therapy for hematogenous septic arthritis in children. Pediatr Infect Dis J. 2003;22 (10):883-888.

[5] Hannu T, Mattila L, Nuorti JP, et al. Reactive arthritis after an outbreak of Yersinia pseudotuberculosis serotype O:3 infection. Ann Rheum Dis. 2003;62(9):866-869.

[6] Carter JD, Espinoza LR, Inman RD, et al. Combination Antibiotics as a Treatment for Chronic Chlamydia-Induced Reactive Arthritis. Arthritis Rheum. 2010;62(5):1298–1307.

[7] Ayoub EM, Ahmed S. Update on complications of Group A streptococcal infection. Curr Probl Pediatr. 1997;27:90-101.

[8] Bessen D, Jones KF, Fischetti VA. Evidence for two distinct classes of streptococcal M protein and their relationship to rheumatic fever. J Exp Med. 1989;169:269-283.

[9] Anastasiou-Nana MI, Anderson JL, Carlquist JF, Nanas JN. HLA-DR typing and lymphocyte subset evaluation in rheumatic heart disease: a seach for immune response factors. Am Heart J. 1986; 112:992-997.

[10] Gibofski A, Kerwar S, Zabriskie JE: Rheumatic fever. The relationships between host, microbe, and genetics. Rheum Dis North Am. 1998;24:237-259.

[11] Cardoso F, Vargas AP, Oliveira LD, Guerra AA, Amaral SV. Persistent Sydenham`s chorea. Mov Disord. 1999;14:805-807.

[12] Gewitz MH, Baltimore RS, Tani LY, et al. Revision of the Jones Criteria for the diagnosis of acute rheumatic fever in the era of Doppler echocardiography: a scientific statement from the American Heart Association. Circulation. 2015;131:1806-1818.

[13] Genel F, Arslanoglu S, Uran N, Saylan B. Sydenham's chorea: clinical findings and comparison of the efficacies of sodium valproate and carbamazepine regimens. Brain Develop. 2002;24:73–76.

[14] Paz JA, Silva CAA, Marques-Dias MJ. Randomized double-blind study with prednisone in Sydenham's chorea. Pediatr Neurol. 2006;34:264–269.

[15] Dajani A, Taubert K, Ferrieri P, et al. Treatment of acute streptococcal pharyngitis and prevention of rheumatic fever: a statement for health professionals. Committee on Rheumatic Fever, Endocarditis, and Kawasaki Disease of the Council on Cardiovascular Disease in the Young, the American Heart Association. Pediatrics. 1995;96:758-764.

[16] Scholz H, Adam D, Helmerking M. Kurzzeittherapie der Streptokokken-Tonsilleopharyngitis. Deutsches Ärzteblatt. 2001;98:1399-1402.

[17] Gerber MA, Baltimore RS, Eaton CB, et al. Prevention of rheumatic fever and diagnosis and treatment of acute Streptococcal pharyngitis: a scientific statement from the American Heart Association Rheumatic Fever, Endocarditis, and Kawasaki Disease Committee of the Council on Cardiovascular Disease in the Young, the Interdisciplinary Council on Functional Genomics and Translational Biology, and the Interdisciplinary Council on Quality of Care and Outcomes Research: endorsed by the American Academy of Pediatrics. Circulation. 2009;119:1541-1551.

[18] Thatai D, Turi ZG. Current guidelines for the treatment of patients with rheumatic fever. Drugs. 1999;57:545–555.

[19] van der Helm-van Mil AH. Acute rheumatic fever and poststreptococcal reactive arthritis reconsi-
      dered. Curr Opin Rheumatol. 2010;22:437-442.
[20] Schaffer FM, Agarwal R, Helm J, et al. Poststreptococcal reactive arthritis and silent carditis: a
      case report and review of the literature. Pediatrics. 1994;93:837-839.
[21] Moon RY, Greene MG, Rehe GT, Katona IM. Poststreptococcal reactive arthritis in children: A
      potential predecessor of rheumatic heart disease. J Rheumatol. 1995;22:529-532.
[22] Ahmed S, Ayoub EM, Scornik JC, Wang CY, She JX. Poststreptococcal reactive arthritis: clinical
      characteristics and association with HLA-DR alleles. Arthritis Rheum. 1998;41:1096-1102.

12 Vaskulitiden

Toni Hospach

12.1 Kawasaki Syndrom

12.1.1 Hintergrund/Definitionen

Das Kawasaki Syndrom (KS) ist eine systemische Vaskulitis mit Fieber, Konjunktivitis, (Schleim-)Hautveränderungen und zervikaler Lymphadenopathie. Grundsätzlich können die Gefäße aller Körperregionen betroffen sein, Prädilektionsstellen sind allerdings die Koronarien (koronararterielle Aneurysmen, KAA). Hierbei kann es zu bleibenden Aneurysmen mit entsprechenden Folgeschäden kommen. Das KS gilt mittlerweile als die häufigste im Kindes- und Jugendalter erworbene Herzerkrankung.

Klinische Kriterien (und Häufigkeit) für die Diagnose klassisches Kawasaki Syndrom:

Fieber für ≥ 5 Tage sowie mindestens 4 der folgenden klinischen Kriterien:
1. Bilaterale Konjunktivitis (80–90 %)
2. Schleimhautrötung mit rissigen oder injizierten Lippen, Erdbeerzunge und Enanthem (80–90 %)
3. Palmo-, Plantarerythem oder periunguale Schuppung (Erholungsphase) (80 %)
4. Polymorphes Exanthem hauptsächlich stammbetont (> 90 %)
5. Zervikale Lymphknotenschwellung (> 1,5 cm) (50 %)

Bis zu 36 % der Erkrankten werden durch diese Definition nicht erfasst (inkomplettes KS). Fatalerweise haben Patienten mit der Diagnose „inkomplettes KS" ein hohes Risiko für die Entwicklung von KAA.

12.1.2 Epidemiologie

Die Inzidenz ist mit 240/100.000/Jahr bei Kindern < 5 Jahren in Japan am höchsten [1]. In den USA war z. B. die Inzidenz 17/100.000. 85 % der Patienten waren < 5 Jahre mit einem durchschnittlichen Alter von ca. 2 Jahren. Gerade bei den jüngsten Patienten (< 12 Monate) zeigte sich – mit bis zu 60 % – eine hohe Rate an KAA.

12.1.3 Pathogenese/Ätiologie

Die Ätiologie der Erkrankung ist nicht bekannt. Die familiäre Häufung bei Geschwistern verweist auf eine genetische Komponente. Allerdings weisen zeitliche und örtliche Cluster (Einfluss der Windströmung in Japan) auf exogene Trigger hin.

https://doi.org/10.1515/9783110493801-012

12.1.4 Klinik

Die Krankheit beginnt akut mit hohem Fieber, reduziertem Allgemeinbefinden und mit abwehrigem Verhalten (Misslaunigkeit). Das Symptomenspektrum umfasst neben den in den Diagnosekriterien gelisteten Manifestationen eine anteriore Uveitis in bis zu 80 %, Arthritis meist der kleinen Fingergelenke in bis zu 15 % und im Verlauf von einigen Wochen periunguale und perianale Schuppung sowie gelegentlich im Bereich der Fingernägel sog. Beau'sche Linien.

Die schwerwiegendsten Folgeschäden betreffen das Herz. Initial kann eine klinisch inapparente Myokarditis bestehen; Galopprhythmus oder Herzinsuffizienz sind selten. Weitere Manifestationsformen können eine Pankreatitis, Urethritis, Fazialisparese oder auch das gefürchtete Makrophagenaktivierungssyndrom sein. Ubiquitäre Symptome wie Erbrechen, Diarrhoe, Bauchschmerzen oder auch Husten und Rhinorrhoe lassen eher an banale Infekte des Gastrointestinal- oder Atemwegstraktes denken, werden allerdings in bis zu 61 % resp. 35 % beim KS gefunden.

12.1.5 Diagnostik (Labor, Bildgebung)

Typisch sind auffallend erhöhte Inflammationsparameter. Innerhalb der ersten 10 Tage zeigen 80 % ein erhöhtes CRP (≥ 3 mg/dl) und eine erhöhte BSG (≥ 40 mm/h), vergleichsweise seltener findet sich eine Erhöhung der GGT ≥ 40 U/l, ALT ≥ 50 U/l, Thrombozyten ≥ 450.000/µl oder der Leukozyten ≥ 15.000/µl und eine Anämie. Eine Liquorpleozytose tritt bei mehr als ⅓ der Patienten auf. Die Bestimmung des Serumkreatinins, Bilirubins, der Serumelektrolyte und des Urinstatus ist empfehlenswert.
–   Weitere Laboruntersuchungen (Abstriche, Blutkultur, Infektionsserologie, ANA, ANCA, Urinstatus).
–   Eine augenärztliche Untersuchung soll erfolgen.
–   Eine Echokardiografie und ein EKG sind obligat. Auch wenn sich die typischen Koronaraneurysmen (KAA) erst innerhalb der ersten Wochen ausbilden sind in der Frühphase echoangehobene Koronarien sowie eine perikardiale Ergussbildung erkennbar.
–   Sonografisch kann Aszites oder ein Gallenblasenhydrops erkennbar sein.

12.1.6 Differentialdiagnosen

Bei jedem länger fiebernden Kleinkind ohne klaren Fokus soll die Diagnose KS erwogen werden. Zu beachten ist, dass weit mehr Symptome und Befunde auftreten können und auch inkomplette Verlaufsformen zu berücksichtigen sind.

Häufige Differenzialdiagnosen sind:

- Virusinfektionen (Adeno-, Entero-, Parvo-, Masern-, Herpesviren, CMV, EBV)
- Bakterielle Infektionen (Scharlach, *Staphylococcal Scaled Skin Syndrome*, *Toxic shock Syndrome*, Mykoplasmen, Leptospirosen)
- Rheumatische Erkrankungen (rheumatisches Fieber, systemische JIA – Still-Syndrom, Panarteriitis nodosa, Systemischer Lupus erythematodes, Morbus Crohn)

Bei Masern können Exanthem und Enanthem und Konjunktivitis ähnlich aussehen. Koplik -Flecken und Impfanamnese können hilfreich sein. Bei Scharlach finden sich Exanthem, Enanthem, zervikale Lymphknotenschwellungen, stippchenbelegte Tonsillen, aber es fehlt die Konjunktivitis. Während die Schuppung beim KS wie auch beim toxischen Schocksyndrom vor allem Hände und Füße betrifft, beginnt sie beim KS typischerweise periungual. Bei Scharlach und bei den Masern ist die Schuppung meist diffus – teilweise kleieförmig –, während sie beim KS flächig ist. Bei der systemischen juvenilen Arthritis ist in der Regel eine zirkadiane Fieberrhythmik nachweisbar und fehlt die Konjunktivitis.

12.1.7 Therapie und Überwachung

- Nach Diagnosestellung ist die Gabe von intravenösen Immunglobulinen (IVIG 2 g/kg/KG) vor dem 10. Krankheitstag indiziert. Hierdurch sinkt das Risiko für KAA von 25 auf ca. 5 %
- Zusätzlich Acetylsalizylsäure 50 mg/kg in 4 Gaben. Die Dosis wird auf 3–5 mg/kg nach Entfieberung reduziert.

Die bis zu 30 % der Patienten, die auf diese Therapie (Persistenz oder Wiederauftreten des Fiebers nach 48 Std) nicht ansprechen, haben ein erhöhtes Risiko für die Ausbildung von KAA. Zur Identifizierung dieser Risikopatienten wurde der Kobayashi Score entwickelt:

- Hyponatriämie: 2 Punkte
- Erhöhung der GPT (> 100/µl):   2 Punkte
- ≤ 4 Tage Fieber bei initialer Therapie: 2 Punkte
- Neutrophile (> 80 %):   2 Punkte
- Alter < 1 Jahr: 1 Punkt
- CRP > 10 mg/dl: 1 Punkt
- Thrombozyten < 300.000/µl: 1 Punkt

Bei einem Score von ≥ 5 besteht zumindest für japanische Hochrisikokinder eine Korrelation sowohl für die IVIG Nonresponse als auch für die Ausbildung von KAA. Für asiatische Patienten haben die Scores eine Sensitivität zwischen 77–86 % und eine Spezifität von 67–86 % für die Detektion einer IVIG Nonresponse. Für andere Ethnien wurden die Ergebnisse nicht bestätigt.

Mit einer zusätzlichen mehrtägigen Gabe von Prednisolon – bis zur CRP Normalisierung – lässt sich das Auftreten von KAA bei diesen Risikopatienten signifikant
senken. Dieser positive Effekt wurde auch durch eine Metaanalyse weiterer Studien
attestiert ohne wesentliche unerwünschte Arzneimittelwirkungen [2]. Dieser positive
Steroideffekt konnte allerdings bei nur einmaliger Applikation eines Methylpredni-
solonpulses nicht beobachtet werden (Abb. 12.1). Als Alternative bei erhöhtem Risiko
für ein Therapieversagen ist auch eine kombinierte Primärtherapie mit Ciclosporin
als effektiv untersucht.

Liegen bei Diagnosestellung bereits koronare Auffälligkeiten vor, ist eine primäre Kombination von Immunglobulinen mit Kortikosteroiden oder mit Infliximab protektiv gegenüber einer Progression der Aneurysmen.

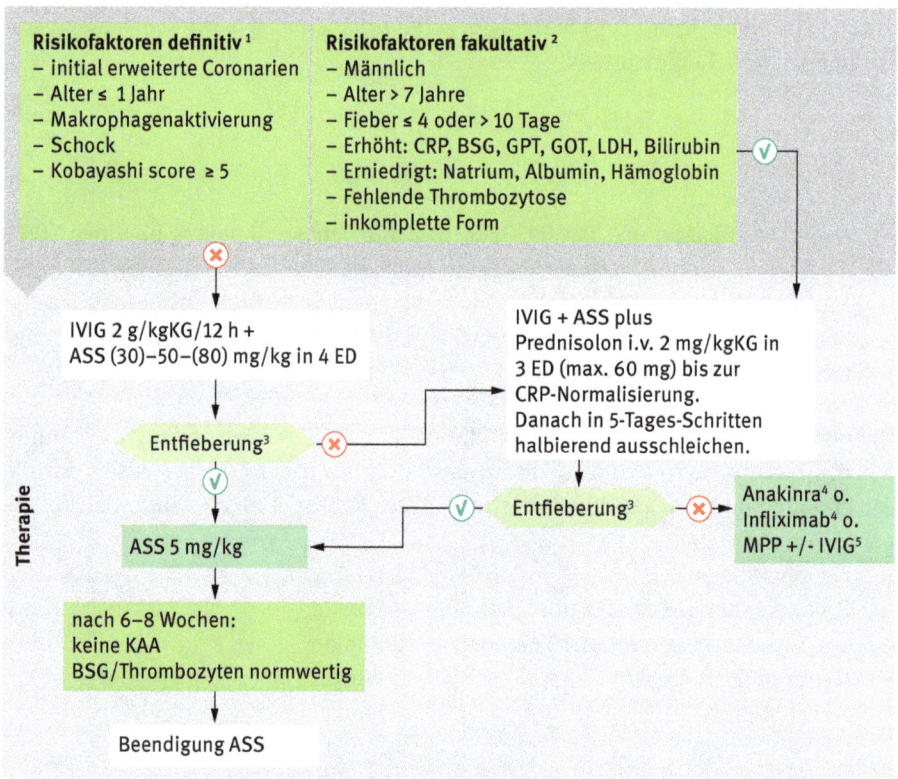

Abb. 12.1: Therapiealgorithmus Kawasaki Syndroms. [1] Adjuvante Steroidtherapie bei Vorliegen eines
einzelnen Kriteriums empfohlen. [2] Adjuvante Steroidtherapie bei Vorliegen eines oder mehrerer Kriterien erwägen. [3] 36 Stunden nach Ende der IVIG-Gabe. [4] ASS und Prednisolon jeweils fortführen.
[5] ASS fortführen, orales Prednisolon pausieren während der MPP Infusion. IVIG: intravenöse Immun-
globulintherapie, ASS: Acetylsalicylsäure, CAA: Koronararterienaneurysmen, MPP: Metylprednisolon-
pulstherapie. (Mod. nach: Neudorf, Lilienthal, Hospach. Handlungsempfehlung nach der Leitlinie
„Vaskulitiden-Kawasaki-Syndrom". Monatsschr Kinderheilk 2014;162:435–437).

12.1.7.1 Therapierefraktäre Fälle

Für therapierefraktäre Fälle wurden verschiedene Therapieoptionen vorgeschlagen: erneute IVIG Gaben, Kortikosteroide, Cyclosporin A, Biologika. Allerdings birgt der verzögerte Einsatz einer effektiven Therapie grundsätzlich das Risiko einer prolongierten Inflammation mit einem erhöhten Risiko für die Ausbildung von KAA.

Neben dem Einsatz von Glukokortikoiden war auch die Gabe einer zweiten IVIG Infusion effektiv. Allerdings wurde dies nie in einer randomisierten Studie untersucht.

TNF Blocker (Infliximab) zeigten sich in einer prospektiv randomisierten Studie im Vergleich zu einer zweiten IVIG Gabe gleich sicher und effektiv. Infliximab ist in Japan beim KS zugelassen. Wenngleich auch in Einzelfällen über die Resolution von KAA nach Infliximab berichtet wurde [3,4] konnten zwei anderen Studien keinen Vorteil bei der Prävention von KAA zeigen. Auch im Hinblick auf eine Primärtherapie mit additiv verabreichtem Infliximab ließ sich in einer randomisierten Studie keine Reduktion der KAA zu Woche 5 zeigen. Somit ist bislang kein überzeugender Effekt der TNF Blockade mit Hinblick auf die KAA Prävention feststellbar. Die Rolle der Interleukin-1 Blocker ist noch nicht abschließend geklärt:

Calcineurininhibitoren (CSA, Tacrolimus) wurden in kleineren unkontrollierten Studien (10 bzw. 28 Patienten) untersucht und schließlich auch in einer kontrollierten Studie aus Japan und führten bei einem Teil der therapierefraktären Patienten zu Fieberfreiheit und teilweise auch zu einem Rückgang zuvor ausgebildete KAA. Statine (Simvastatin) zeigten in einer sehr kleinen Studie eine Reduktion des CRP und der durchflussbedingten Koronardilatation. In refraktären Einzelfällen wurde auch über den erfolgreichen Einsatz von Cyclophosphamid und Plasmapherese berichtet.

12.1.8 Prävention

Die Gabe von Low dose ASS (3–5 mg/kg) ist bis zur Normalisierung von BSG und Thrombozyten anzuraten. Bei Nachweis von echokardiografischen Koronarauffälligkeiten empfiehlt es sich das ASS bis zur Normalisierung fortzuführen. Bei großen Aneurysmen ist eine Antikoagulation indiziert. Hierzu wurden spezielle Empfehlungen publiziert.

12.1.9 Überwachung

Da sich die KAA zwischen der 2. und 8. Krankheitswoche ausbilden sind in diesem Zeitraum klinische und bildgebende Kontrollen zu empfehlen. Nach der initialen Echokardiografie ist eine Kontrolle nach 6–8 Wochen ratsam. Andere Autoren sehen in der veränderten Endothelzellfunktion einen Risikofaktor für spätere Koronararterienerkrankungen und empfehlen eine „life-style" Beratung im Hinblick auf Risikofaktoren für eine Atherosklerose und empfehlen eine Echokardiografie bei Kindern in 5 Jahresabständen [5].

12.1.10 Prognose

Unter adäquater und zeitgerechter Therapie mit IVIG und ASS entwickeln ca. 5 % der Kinder KAA. Die Mortalität wird aktuell mit 0,1 % angegeben. Die Rezidivrate für japanische Kinder beträgt 2,9 % [6].

Literatur

[1] Nakamura Y, Yashiro M, Uehara R, et al. Epidemiologic features of Kawasaki disease in Japan: results of the 2009–2010 nationwide survey. Journal of epidemiology. 2012;22(3):216–221. Epub 2012/03/27.
[2] Chen S, Dong Y, Yin Y, Krucoff MW. Intravenous immunoglobulin plus corticosteroid to prevent coronary artery abnormalities in Kawasaki disease: a meta-analysis. Heart. 2013;99(2):76–82. Epub 2012/08/08.
[3] Oishi T, Fujieda M, Shiraishi T, et al. Infliximab treatment for refractory Kawasaki disease with coronary artery aneurysm. Circulation journal : official journal of the Japanese Circulation Society. 2008;72(5):850–852. Epub 2008/04/29.
[4] Brogan RJ, Eleftheriou D, Gnanapragasam J, Klein NJ, Brogan PA. Infliximab for the treatment of intravenous immunoglobulin resistant Kawasaki disease complicated by coronary artery aneurysms: a case report. Pediatric rheumatology online journal. 2009;7:3. Epub 2009/01/23.
[5] Cheung YF, Yung TC, Tam SC, Ho MH, Chau AK. Novel and traditional cardiovascular risk factors in children after Kawasaki disease: implications for premature atherosclerosis. Journal of the American College of Cardiology. 2004;43(1):120–124. Epub 2004/01/13.
[6] Inoue Y, Okada Y, Shinohara M, et al. A multicenter prospective randomized trial of corticosteroids in primary therapy for Kawasaki disease: clinical course and coronary artery outcome. The Journal of pediatrics. 2006;149(3):336–341. Epub 2006/08/31.

12.2 IgA-Vaskulitis (früher: Purpura Schönlein-Henoch)

12.2.1 Hintergrund/Definitionen

Die Purpura Schönlein-Henoch (PSH) ist eine Vaskulitis mit Befall der kleinen Gefäße vor allem der Haut, des Gastrointestinaltrakts und der Glomeruli mit überwiegend IgA-haltigen Immunablagerungen. Klinisch manifestiert sich die Erkrankung an der Haut mit einer palpablen Purpura, mit Bauchschmerzen, Invagination, Nephritis, Gelenkschwellungen oder -schmerzen.

Diagnose: Die 1990 veröffentlichten Klassifikationskriterien des *American College of Rheumatology* wurden mittlerweile durch die *Chapel Hill Consensus Criteria* 2012 ergänzt und als Vaskulitis mit überwiegend IgA1-haltigen Ablagerungen definiert. Für das Kindes- und Jugendalter wurden eigene Kriterien formuliert (Tab. 12.1 [1,2]). Für die Anwendung dieser Kriterien wurde eine Sensitivität von 100 % und eine Spezifität von 87 % errechnet.

Tab. 12.1: Klassifikationskriterien für die Purpura Schönlein Henoch [1].

Kriterium	Definition
Purpura (obligat)	Palpable Purpura oder Petechien mit Prädominanz an der unteren Extremität
Sowie mindestens eines der nachfolgenden vier Kriterien:	
Bauchschmerz	diffuser, akuter, kolikartiger Schmerz; Invagination und Hämatochezie möglich
Histopathologie	Leukozytoklastische Vaskulitis mit überwiegend IgA-haltigen Ablagerungen oder proliferative Glomerulonephritis mit überwiegend IgA-Ablagerungen
Arthritis oder Arthralgien	akute Gelenkschwellung oder Schmerz bei Bewegung oder akuter Gelenkschmerz ohne Schwellung oder Bewegungseinschränkung
Nierenbeteiligung	Proteinurie > 0,3 g/24 h, oder Albumin/Kreatinin Ratio > 30 mg/g im Morgenurin; Hämaturie oder Nachweis von Erythrozytenzylindern > 5 Erythrozyten/Gesichtsfeld oder ≥ 2 beim Urinstix

12.2.2 Epidemiologie

Das Prädilektionsalter erstreckt sich von 3–10 Jahren, wobei die häufigsten Fälle zwischen dem 4. und 6. Lebensjahr beobachtet werden. 90 % der Patienten sind unter 10 Jahren alt. Mit einer Inzidenz von 10–20/100.000 gilt die PSH als häufigste Vaskulitis im Kindes- und Jugendalter. Für Erwachsene wurde hingegen eine Neuerkrankungsrate von nur 0,1/100.000 Personen ermittelt. Häufig gehen der akuten Manifestation Luftwegsinfekte voraus.

12.2.3 Pathogenese/Ätiologie

Eine ätiologische Zuordnung ist bis heute nicht gelungen; familiäre Häufungen sind beschrieben, die für eine genetische Prädisposition sprechen. Als pathogenetisch relevant wurde die initiale intramurale Präzipitation von Immunglobulinen und Komplement (IgG, IgM, IgA, C3, C4, C1q) mit Aktivierung von Adhäsionsmolekülen und Zytokinen identifiziert. Im Gefolge kommt es zu einer Neutrophilenmigration mit Freisetzung proteolytischer Enzyme und Schädigung der Gefäßwand. Dem nachfolgenden granulozytären Zellzerfall unter Hinterlassung von „Kernstaub" (Leukozytoklasie) folgt eine Invasion von Lymphozyten.

12.2.4 Klinik

Typischerweise bestehen palpable Purpura teilweise auch mit urtikariellen Effloreszenzen im Bereich der lageabhängigen Extremitäten oder des Gesäßes (Abb. 12.2). Im Verlauf sind oftmals nur Petechien oder Ekchymosen zu sehen. In ca. 2 % aller Fälle zeigen sich auch hämorrhagische Bullae (Abb. 12.3). Die Kinder und Jugendlichen sind a- oder subfebril bei meist gutem Allgemeinbefinden. Allerdings kann eine extrakutane Organbeteiligung in Form von Bauch- oder Gelenkschmerzen schmerzhaft und beeinträchtigend sein. Gelenkschmerzen und (periartikuläre) Schwellungen treten in 60–84 % auf. Arthritiden mit Synovialitis und Erguss sind

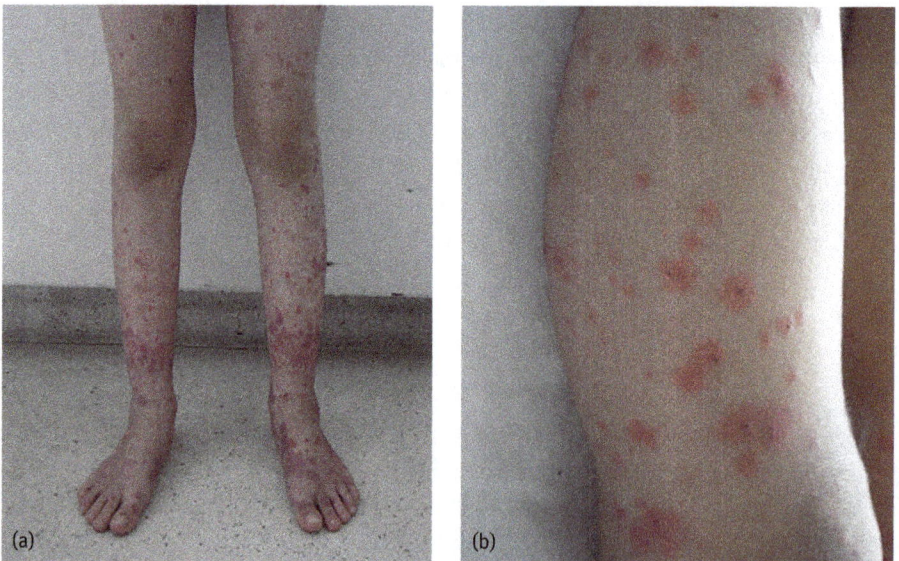

Abb. 12.2: (a) flächige und (b) palpable Einblutungen im Bereich der lageabhängigen Extremitäten (Bildquelle: T. Hospach).

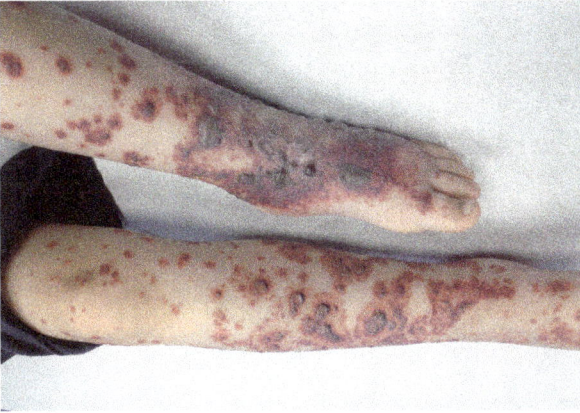

Abb. 12.3: Hämorrhagische Bullae bei PSH (Bildquelle: G. Horneff).

untypisch. In bis zu 76 % treten kolikartige Bauchschmerzen, Übelkeit, Erbrechen, Pankreatitis, Gallenblasenhydrops und blutige Stühle auf. Gefürchtet ist dabei die ileoileale Invagination (Abb. 12.4). Abdominelle Symptome können in ca. 40 % der Hautmanifestation vorangehen. Auch ein Skrotalödem kann auftreten, und muss von einer Hodentorsion unterschieden werden.

In 34–60 % wird eine Nierenbeteiligung beschrieben, die oft erst in der 2–3. Krankheitswoche beginnt. Von diesen Patienten weisen ca. 80 % eine geringe renale Symptomatik mit Hämaturie und/oder geringer Proteinurie auf. Bei ca. 20 % kommt es zu einer schweren renalen Beteiligung im Sinne eines nephritischen und/oder nephrotischen Syndroms mit einem Risiko von 15–50 % für die Entwicklung einer chronischen terminalen Niereninsuffizienz innerhalb von 5–10 Jahren.

Für die Entwicklung einer Nephritis wurden die Risikofaktoren (1) Alter von über 8 Jahren (2) Bauchschmerzen und (3) Rezidiv der PSH ermittelt. Patienten mit 2 bzw. 3 Risikofaktoren entwickelten zu 63 % bzw. 87 % eine Nephritis [3].

Ein akut auftretendes hämorrhagisches Ödem im Säuglingsalter wird auch als Finkelstein-Seidlmayer Syndrom oder Seidlmayer Purpura bezeichnet und betrifft Kinder unter 2–3 Jahren (Abb. 12.5). Von einigen Autoren wird es als Variante der PSH aufgefasst. Hierbei treten die urtikariellen-makulösen, auch kokardenartigen Effloreszenzen vor allem im Bereich der Gesichtshaut, aber auch am ganzen Integument auf; die Nieren und Bauchorgane sind seltener betroffen. Der trotz Akuität der Hautveränderungen gute Allgemeinzustand lässt eine Abgrenzung gegenüber septischen Geschehen und anderen Vaskulitiden zu. Üblicherweise tritt eine spontane Remission ohne Folgeschäden ein.

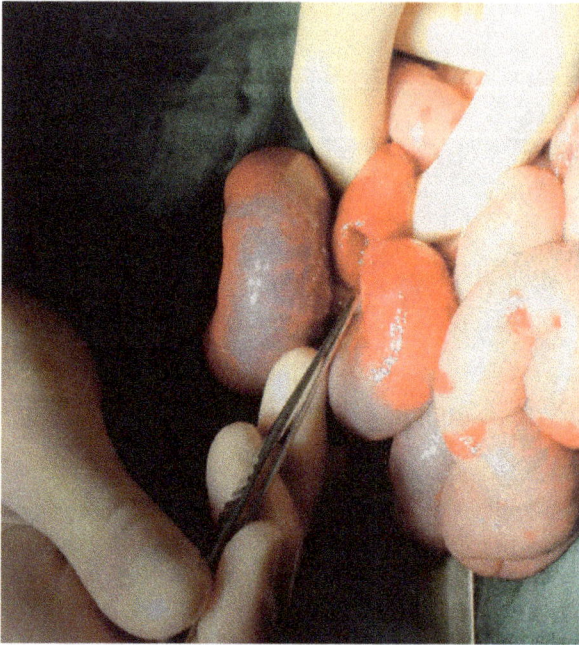

Abb. 12.4: Invagination (Bildquelle: T. Hospach).

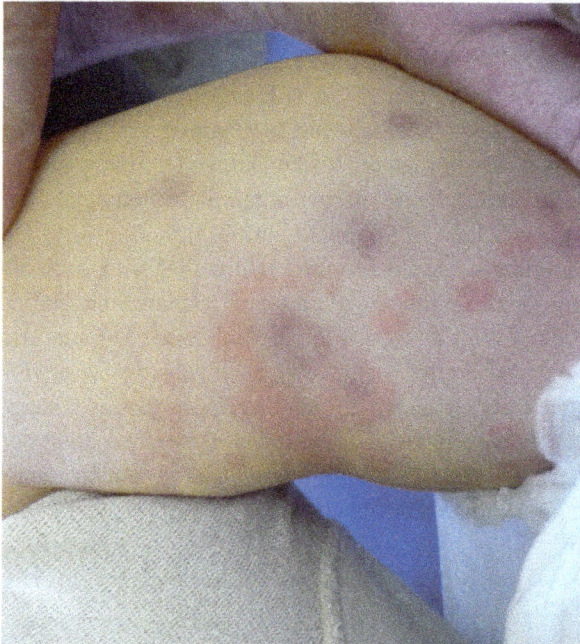

Abb. 12.5: Kokardenbildung bei Hämorrhagischem Ödem bei einem 3-jährigen Kleinkind (Bildquelle: T. Hospach).

12.2.5 Diagnostik (Labor, Bildgebung)

Die Diagnose wird klinisch gestellt. Es gibt keine beweisenden labormedizinischen Parameter. Bei einer typisch verlaufenden, milden Erkrankung sind meist wenige Laboruntersuchungen notwendig (siehe Tab. 12.2).

Bei ca. 50 % der Patienten ist das Serum IgA erhöht und als Risikofaktor für eine Nierenbeteiligung beschrieben. Antinukleäre Antikörper (ANA, ENA, ds-DNA), Komplementspiegel C3, C4 und antineutrophile zytoplasmatische Antikörper (ANCA) dienen der Differenzierung gegenüber anderen Vaskulitiden. Bei ausgeprägter abdomineller Manifestation kann der Gerinnungsfaktor XIII erniedrigt sein.

Bei Bauchschmerzen soll eine Sonografie des Abdomens erfolgen, um eine Darmwandblutung und/oder eine Invagination zu erfassen. Bei Verdacht auf eine Darmperforation sollte eine Röntgenuntersuchung des Abdomens durchgeführt werden. Bei der nicht seltenen Hodenschwellung erfolgt zur Abgrenzung der Hodentorsion eine frühzeitige Hodensonografie (inklusive Doppler). Weitergehende Diagnostik, Nierensonografie, Röntgen Thorax/-CT bei V. a. pulmonale Hämorrhagie, EEG, MRT bei V. a. ZNS Mitbeteiligung sowie eine Echokardiografie bei V. a. eine Perikarditis erfolgen bei möglicher Organbeteiligung.

Die Indikation für eine Nierenbiopsie besteht bei einer großen Proteinurie, einer eingeschränkten glomerulären Filtrationsrate oder bei nephritisch-nephrotischem Syndrom in Kooperation mit einem pädiatrischen Nephrologen. Der histologische Befund wird entsprechend den Kriterien der *International Study of Kidney Diseases in Children* (ISKDC) eingeteilt.

Eine Biopsie der Haut ist initial in Fällen mit schwerer Organbeteiligung indiziert, bei atypischen Hautbefunden wie Knoten, Nekrosen sowie dem laborche-

Tab. 12.2: Initiale Labordiagnostik.

Untersuchung	Indikation	Fragestellung
Blutbild	alle	Zytopenie
BSG, CRP	falls febril/subfebril	DD Sepsis
Quick, PTT	flächenhafte Blutungen	DD Gerinnungsstörung
Urinstatus	alle	Hämaturie, Proteinurie
Urinmikroskopie	Erythrozyturie	glomeruläre Beteiligung
24 Std. Sammelurin	Proteinurie	Quantifizierung der Proteinurie
Serumkreatinin, Albumin	pathologischer Urinbefund	Einschränkung der glomerulären Filtrationsrate, Hypalbuminämie
Blutdruckmessung	alle	renale Hypertonie
Hämoccult	Bauchschmerzen	Hämatochezie

mischen Nachweis von ANCAs, bei denen eine Abgrenzung zu einer anderen Vaskulitis notwendig ist. Bei der Planung der Biopsie ist darauf zu achten, dass eine relativ
frische Effloreszenz (< 48 Stunden alt, gerötet, überhäutet) untersucht wird, da die
initiale typische granulozytäre Leukozytoklasie im Verlauf einer lymphozytären Invasion weicht.

Die histopathologischen Differenzialdiagnosen der leukozytoklastischen Vaskulitis umfassen neben der Purpura Schönlein-Henoch auch Vaskulitiden im Rahmen
von Kollagenosen, Infektionen, Malignomen, Urtikaria, sowie die ANCA assoziierten
Vaskulitiden. Benötigt wird eine 4 mm Stanze sowie eine lokale Analgesie mit EMLA
und/oder Midazolam. Kältesprays sollten wegen möglicher Beeinträchtigung des zu
entnehmenden Gewebes nicht verwendet werden. Das Präparat wird in gepuffertem
Formalin 5 % versandt. Falls eine spezielle IgA Immunfluoreszenzfärbung durchgeführt werden soll, ist eine separate Biopsie erforderlich, die dann in speziellen
Transportmedien (z. B. Michel-Puffer) versandt wird.

Bei einer isolierten Mikrohämaturie und/oder kleinen Proteinurie sind histologisch meist minimale glomeruläre Abnormalitäten (Klasse I der PSH-Nephritis) nachweisbar, so dass weder eine Nierenbiopsie noch eine spezifische Therapie erforderlich sind (siehe Tab. 12.4).

12.2.6 Differentialdiagnostik

- Hypersensitivitätsangiitis nach Medikamenteneinnahme
- kutane Polyarteriitis
- ANCA assoziierte Vaskulitis
- Vaskulitis bei Kollagenosen
- bakteriell oder viral getriggerte Vaskulitis

12.2.7 Therapie und Überwachung

Bei leichtem Verlauf ist eine ambulante Betreuung möglich. Erforderlich ist die Aufklärung über im Verlauf mögliche Organbeteiligungen und der notwendigen regelmäßig klinischen, Blutdruck- und Urinuntersuchungen. Die Indikation für eine stationäre Aufnahme ist abhängig vom jeweiligen lokalen medizinischen Versorgungs-
setting und wurde zuletzt in einer israelischen Kohorte diskutiert.

Die stationäre Aufnahme ist zu empfehlen bei:
- reduziertem Allgemeinzustand
- atypischer Präsentation
- Fieber > 38,5° C
- Bauchschmerzen
- schmerzhafter Arthritis/periartikulärer Schwellung

- Nierenbeteiligung (Proteinurie, Makrohämaturie, Ödeme, erhöhtes Serumkreatinin, arterielle Hypertonie)
- weiteren Organmanifestationen (Herz, Lunge, ZNS u. a.)

Wegen der relativen Seltenheit bei Kindern < 2 Jahren und wegen des ausgeprägten Verlaufs bei Adoleszenten ist in diesen Fällen ebenfalls eine stationäre Aufnahme zu prüfen.

Bei blandem Verlauf ist eine Immobilisierung nicht notwendig. Bei ausgeprägter Organbeteiligung kann diese Maßnahme empfehlenswert sein (Tab. 12.3).

Bei starken Bauchschmerzen erfolgt die Gabe von Prednison (1–2 mg/kg für die Dauer von 1 Woche mit anschließendem Ausschleichen über einen Zeitraum von max. 1–2 Wochen). Eine Wirksamkeit im Hinblick auf die Dauer der Schmerzen ist nachgewiesen; darüber ein Trend im Hinblick auf die Verhinderung einer Invaginati-

Tab. 12.3: Evidenzbasierte Maßnahmen bei der PSH.

Maßnahme	Indikation
Immobilisierung	bei ausgeprägter Organbeteiligung
Paracetamol, nichtsteroidale Antiphlogistika	muskuloskelettale Schmerzen
Kortikosteroide	anhaltende Bauchschmerzen
Angiotensin-Converting-Enzyme Hemmer Angiotensin-II-Rezeptorantagonisten (AT1-Blocker, Sartane)	renale Beteiligung, günstige Histologie (Klasse I-II)
Methylprednisolonpulstherapie	nephrotisches, nephritisches, nephrotisch-nephritisches Syndrom
Methylprednisolonpulstherapie plus Cyclophosphamid, ggf. Azathioprin, Ciclosporin A, Plasmapherese	renale Beteiligung mit > 75 % glomerulärer Halbmondbildung in der Nierenhistologie

Tab. 12.4: Morphologische Klassifikation der PSH-Nephritis nach den Kriterien *der International Study of Kidney Diseases in Children* (ISKDC) [4].

Klasse	Beschreibung
I	minimale glomeruläre Abnormalitäten
II	isolierte mesangiale Proliferation
III	Halbmonde / segmentale Läsionen < 50 %
IV	Halbmonde/ segmentale Läsionen 50–75 %
V	Halbmonde/ segmentale Läsionen > 75 %
VI	Pseudomesangiokapilläre Läsionen

on. Eine frühzeitige Steroidgabe vermindert abdominelle, nicht aber renale Risiken. Für Colchicin, Dapson, Heparin, Immunglobuline existieren für das Kindesalter keine ausreichenden Erfahrungen, so dass ein primärer Einsatz nicht empfehlenswert ist. Wenngleich die Prognose ausgezeichnet ist, sollte dennoch eine regelmäßige Überwachung durchgeführt werden (siehe Nachbeobachtung).

12.2.7.1 Therapie der Nephritis

Bei Nierenbeteiligung erfolgte eine Kooperation mit einem Nephrologen. Die Indikation zur Nierenbiopsie ist oben aufgeführt.

Im Fall einer günstigen Histologie (Klasse I–II) ist eine Therapie mit einem ACE-Hemmer oder einem Angiotensin 1-(AT-1) Rezeptorantagonisten ausreichend.

Bei einem nephrotischen, nephritischen oder nephrotisch-nephritischen Syndrom ist in 30–50 % mit der Entwicklung einer chronischen Niereninsuffizienz zu rechnen und eine Therapie indiziert. Methylprednisolonpulse (750 mg/mm² KOF) in den Monaten 1, 3 und 5 in Kombination mit oralen Steroiden führt bei 30 % zu einer Remission. Das Risiko einer chronischen Niereninsuffizienz wird von 38 % in der historischen Kontrolle auf ca. 10 % gesenkt.

Bei ausgeprägter Halbmondbildung (> 75 %) ist der Einsatz von Cyclophosphamid zu empfehlen. Azathioprin, Cyclosporin A und die Plasmapherese sind Alternativen.

12.2.7.2 Nachbeobachtung

Nach PSH ist es ratsam – auch ohne Zeichen einer Nephritis – den Urin über ca. 6 Monate zu kontrollieren, da innerhalb dieses Zeitraumes 97 % aller Nephritiden auftreten (Evidenzlevel IIA) [5].

Bei persistierender kleiner Proteinurie und bei allen schwereren Formen der renalen Beteiligung sind Verlaufskontrollen entsprechend der Klinik erforderlich, selbst bei Remission aber für mindestens 5 Jahre. Da Frauen nach durchgemachter PSH-Nephritis in der Schwangerschaft ein hohes Risiko für eine Aktivierung der Nephritis haben, sollte für diese Patientengruppe ein adäquates Monitoring durchgeführt werden.

Prophylaxe der renalen Beteiligung

Steroide zur Prophylaxe einer renalen Beteiligung werden kontrovers diskutiert. Von 5 systematischen Übersichtsarbeiten zeigt eine, dass eine Steroidprophylaxe zu einer Reduzierung einer persistierenden renalen Beteiligung führt, während sich in den vier anderen Übersichten kein Effekt nachweisen ließ. Letzteres wurde auch in einer randomisierten Studie bestätigt.

12.2.8 Prognose

Die Krankheit ist in der Regel über den Verlauf von einigen Wochen selbstlimitierend und die Prognose ausgezeichnet. Rezidive sind zu 33 % zu erwarten. Gelenk- und abdominelle Manifestation sind Risikofaktoren für ein Rezidiv, nicht aber der Schweregrad der Hautläsionen. Die Langzeitmorbidität ist mit der renalen Beteiligung assoziiert. Die Entwicklung eine nephritisch-nephrotischen Syndroms, eine arterielle Hypertonie, initiales Nierenversagen, erniedrigte Faktor XIII Aktivität und > 50 % an glomerulären Halbmonden, Makrophageninfiltration und tubulointerstitielle Nephritis in der Biopsie zeigt eine eingeschränkte Prognose für die Nierenfunktion an.

Literatur

[1]   Ozen S, Pistorio A, Iusan SM, et al. EULAR/PRINTO/PRES criteria for Henoch-Schonlein purpura, childhood polyarteritis nodosa, childhood Wegener granulomatosis and childhood Takayasu arteritis: Ankara 2008. Part II: Final classification criteria. Annals of the rheumatic diseases. 2010;69(5):798–806. Epub 2010/04/24.

[2]   Ruperto N, Ozen S, Pistorio A, et al. EULAR/PRINTO/PRES criteria for Henoch-Schonlein purpura, childhood polyarteritis nodosa, childhood Wegener granulomatosis and childhood Takayasu arteritis: Ankara 2008. Part I: Overall methodology and clinical characterisation. Annals of the rheumatic diseases. 2010;69(5):790–797. Epub 2010/04/15.

[3]   Jauhola O, Ronkainen J, Koskimies O, et al. Renal manifestations of Henoch-Schonlein purpura in a 6-month prospective study of 223 children. Archives of disease in childhood. 2010;95 (11):877–882. Epub 2010/09/21.

[4]   White RH. Henoch-Schonlein nephritis. A disease with significant late sequelae. Nephron. 1994;68(1):1–9. Epub 1994/01/01.

[5]   Narchi H. Risk of long term renal impairment and duration of follow up recommended for Henoch-Schonlein purpura with normal or minimal urinary findings: a systematic review. Archives of disease in childhood. 2005;90(9):916–920. Epub 2005/05/06.

12.3 Takayasu Arteriitis

12.3.1 Hintergrund/Definitionen

Die Takayasu Arteriitis (TA) ist eine idiopathische granulomatöse Vaskulitis der großen Gefäße wie der Aorta und deren Hauptäste. Nach den aktuellen PRES/EULAR Kriterien für Kinder und Jugendliche soll neben angiografisch nachweisbaren Veränderungen mindestens eines von fünf weiteren Kriterien vorliegen [1]:

1. reduzierter arterieller Puls oder Claudicatio der Extremitäten
2. Blutdruckdifferenz zwischen den Extremitäten um > 10 mmHg
3. Auskultationsgeräusch über der Aorta oder deren Aufzweigungen
4. systolische/diastolische Hypertension (> 95. Perzentile)
5. BSG > 20 oder CRP über dem Normbereich

12.3.2 Epidemiologie

Die Inzidenz für das Erwachsenenalter wird mit 0,26–0,64 auf 100.000 angegeben. Im Kindes- und Jugendalter tritt die Krankheit meist in der Adoleszenz auf mit Prädominanz für das weibliche Geschlecht.

12.3.3 Pathogenese/Ätiologie

Eine ätiologische Zuordnung ist nicht bekannt. Ein pathogenetischer Zusammenhang zu Mykobakterieninfektionen ist spekulativ. Eine Assoziation mit der anderer Autoimmunerkrankungen wurde beschrieben [2].

12.3.4 Klinik [3]

- Initial (prästenotische Phase):
  - Fieber, Malaise, Fatigue Gewichtsverlust, Arthralgien, Myalgien in 42–83 %
  - Kopfschmerzen (80 %)
- Im Verlauf abhängig von Lokalisation und Ausmaß der zugrundeliegenden Gefäßbeteiligung:
  - Schlaganfall (16–35 %)
  - Synkopen (16 %)
  - Krampfanfälle, Thorax-, Bauchschmerzen (teilweise mit Hämatochezie), Herzbeteiligung (Thoraxschmerz, Palpitationen, Kardiomyopathie, Klappenerkrankungen), Blutdruckunterschiede zwischen den Extremitäten, und Claudicatio
  - Pulmonale Hypertension
  - Niere: Renaler Hochdruck, Nierenversagen, Amyloidose, Glomerulonephritis
  - Hauterscheinungen: Erythema nodosum
  - Auge: retinale Hämorrhagien, Mikroaneurysmen, Amaurosis, Optikusatrophie

12.3.5 Diagnostik (Labor, Bildgebung)

Da die Erkrankung bei ²/₃ aller Patienten sowohl supra- als auch infradiaphragmal auftritt, sind häufig abdominale Strömungsgeräusche und ein hoher Blutdruck nachweisbar. Eine hypertensionsverursachende Nierenarterienstenose tritt bei 66–93 % der Kinder auf und ist über eine Angiografie nachweisbar (Abb. 12.6). Hierbei kann mit der MRT sowohl die Gefäßwanddicke als auch eine Signalanhebung i. S. e. Ödems nachweisbar sein, wie auch anatomische Veränderungen. Flussveränderun-

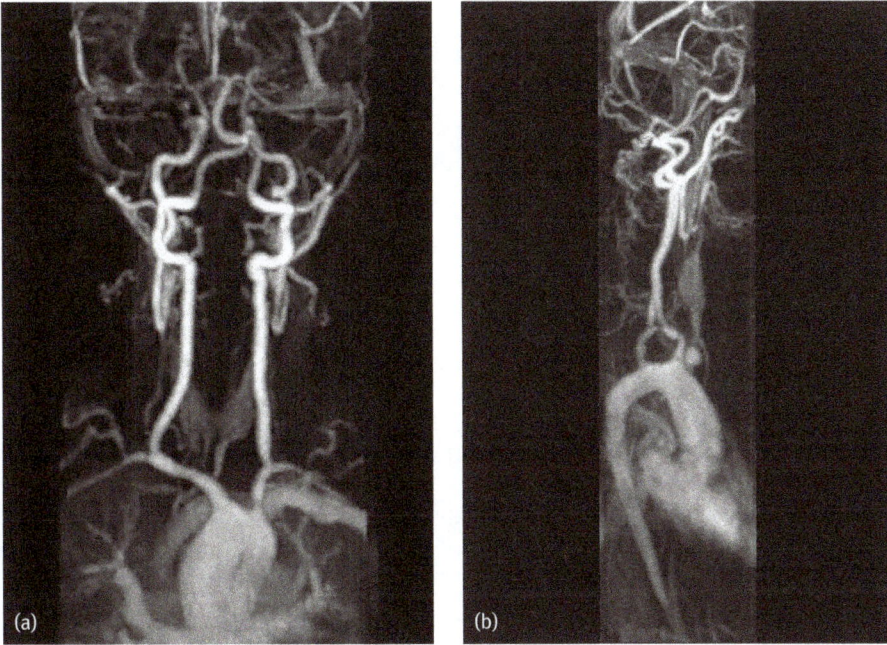

Abb. 12.6: MR-Angiografie. (a) Frontale und (b) sagittale Darstellung MR-Angiografie: Beidseitiger Verschluss der Aa carotides. Versorgung der cerebralen Durchblutung über die Aa vertebraes. Klinisch bestanden transitorisch-ischämische Attacken und eine BSG-Beschleunigung (Bildquelle: G. Horneff).

gen können auch dopplersonografisch nachgewiesen werden. Die Entzündung ist durch Anreichung in der PET-Untersuchung erkennbar (s. Abb. 12.7).

Während sich erhöhte Inflammationsparameter regelmäßig in der Akutphase finden, können diese Laborparameter im Verlauf normal sein; auch erhöhte von Willebrandfaktor-Antigen Spiegel sind beschrieben. Eine Hypergammaglobulinämie kann bestehen. Weitere (Labor)Manifestation im Rahmen des Organbefalls (→ Niere).

Histologisch besteht eine granulomatöse Entzündung aller Schichten großer Gefäße. Die Intimahyperplasie führt zur stenotischen Gefäßeinengung. Die Zerstörung der elastischen Fasern bedingt Gefäßdilatation und Aneurysmen.

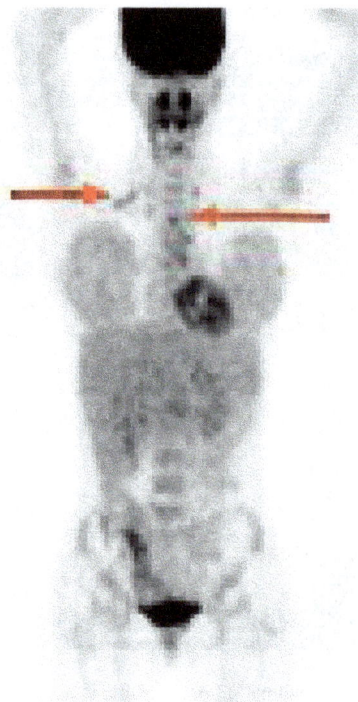

Abb. 12.7: PET CT Pathologische FDG-Speicherung in der Gefäßwand der Aorta und supraaortalen Ästen – rote Pfeile (Bildquelle: T. Hospach).

12.3.6 Differentialdiagnostik

Differentialdiagnostisch sollten andere Vaskulitiden erwogen werden, allerdings sind diese aufgrund der relativen Spezifität des Gefäßkalibers für die Takayasu Arteriitis im Kindesalter rar.

12.3.7 Therapie und Überwachung

– immunsuppressive Therapie:
  – Kortikosteroide in ausreichend hoher Dosierung [4]
  – Kombination mit MTX
  – Alternativen: Mykophenolatmofetil, Azathioprin.
  – bei schweren Verläufen Cyclophosphamid [5]
  – in therapierefraktären Fällen Biologika, insbesondere Tocilizumab [6], alternativ TNF Blocker, Anakinra oder Rituximab [7]
– Hemmung der Blutplättchenaggregation
– bei inaktiver Erkrankung und relevanten Stenosen ist eine chirurgische oder gefäßinterventionelle Therapie indiziert

12.3.8 Prognose

- 5 Jahresüberlebensrate von 70–90 % für das Erwachsenalter
- Mortalität im Kindesalter gering, allerdings sind Rezidive häufig

Literatur

[1] Ozen S, PistorioA et al. EULAR/PRINTO/PRES criteria for Henoch-Schonlein purpura, childhood polyarteritis nodosa, childhood Wegener granulomatosis and childhood Takayasu arteritis: Ankara 2008. Part II: Final classification criteria. Ann Rheum Dis. 2010;69:798–806.

[2] Aggarwal A, Chag M, et al. Takayasu's arteritis: role of Mycobacterium tuberculosis and its 65 kDa heat shock protein. Int J Cardiol. 1996;55:49–55.

[3] Szugye HS, Zeft AS, et al. Takayasu Arteritis in the pediatric population: a contemporary United States-based single center cohort. Pediatr Rheumatol Online J. 2014;12:21.

[4] Kotter I, Henes JC, et al. Does glucocorticosteroid-resistant large-vessel vasculitis (giant cell arteritis and Takayasu arteritis) exist and how can remission be achieved? A critical review of the literature. Clin Exp Rheumatol. 2012;30(1 Suppl 70):114-129.

[5] Ozen S, Duzova A, et al. Takayasu arteritis in children: preliminary experience with cyclophosphamide in-duction and corticosteroids followed by methotrexate. J Pediatr. 2007;150:72–76.

[6] Batu ED, Sönmez HE, Hazırolan T, et al. Tocilizumab treatment in childhood Takaya-su arteritis: Case series of four patients and systematic review of the literature. Semin Arthritis Rheum. 2017;46(4):529–535.

[7] Stern S, Clemente G, et al. Treatment of Pediatric Takayasu arteritis with infliximab and cyclophosphamide: experience from an American-Brazilian cohort study. J Clin Rheumatol. 2014;20:183–188.

12.4 Polyarteriitis nodosa

12.4.1 Hintergrund/Definitionen

Die Polyarteriitis nodosa (PAN) ist eine nekrotisierende Vaskulitis der mittleren und kleinen Gefäße, die sämtliche Organe befallen kann [1]. Für das Kindes- und Jugend-alter wurden folgende Klassifikationskriterien formuliert [2].

Tab. 12.5: PRES/PRINTO Kriterien für Polyarteriitis nodosa.

Histopathologie*	Nachweis nekrotisierender Vaskulitis in mittleren oder kleinen Arterien
Angiografische Anomalien*	Die Angiografie zeigt Aneurysma, Stenosen oder Okklusion mittlerer oder kleiner Arterien, nicht aufgrund von fibro-muskulärer Dysplasie oder anderen nicht entzündlichen Ursachen. Die konventionelle Angiografie ist die bevorzugte Abbil-dungsmodalität.
Hautbeteiligung	Livedo reticularis: violett, netzförmig konfiguriert, meist unregelmäßig verteilt schmerzhafte subkutane Knoten oberflächliche Hautinfarkte tiefe Hautinfarkte Nekrose/Gangrän digital oder an anderem peripheren Gewebe (Nase und Ohrspitzen)
Muskelschmerzen oder -empfindlichkeit	
Arterielle Hypertonie	systolischer/diastolischer Blutdruck über 95. Perzentile
Periphere Neuropathie	Sensorische periphere Neuropathie mit handschuh- oder sockenförmigem Sinnesverlust. Motorische Mononeuritis multiplex.
Nierenbeteiligung	Proteinurie > 0,3 g/24 h oder > 30 mg/g Harnalbumin/ Kreatinin-Verhältnis im Morgenurin Hämaturie > 5 Erythrozyten/Hochleistungsfeld oder Erythro-zytenzylinder im Harnsediment oder ≥ 2+ im Streifentest Eingeschränkte Nierenfunktion: gemessene oder berechnete GFR (Schwartz-Formel) < 50 % normal

*Histopathologie oder Angiografie sind zwingende Kriterien. Mind. 1 der Kriterien 1–5 für Diagnose.

12.4.2 Epidemiologie

Für das Kindesalter existieren keine genauen Daten. Bei Erwachsenen wurde eine Inzidenz von 2–9/1.000.000 Individuen/Jahr ermittelt [3].

12.4.3 Pathogenese/Ätiologie

Für die PAN im Kindes- und Jugendalter wurden Streptokokkeninfektionen als mögliche Trigger beschrieben, wie auch eine Infektion mit Hepatitis B Virus[4,5]. Ätiologisch kann das Krankheitsbild aktuell nicht zugeordnet werden, wenngleich familiäre Häufungen und Zusammenhänge zwischen PAN und familiärem Mittelmeerfieber bekannt sind [6–8]. Bei infantiler PAN ist auch an einen genetischen Defekt der Adenosin-Desaminase 2 (DADA2) zu denken (s. Kap. 15.22)

12.4.4 Klinik

Im Vordergrund steht ein unspezifisches Krankheitsgefühl (95–100 %), meist mit Fieber (57–69 %) und initial häufig unspezifischen Hautveränderungen (90 %). Weitere Symptome und Befunde können sein: Muskelschmerzen (46–71 %), Gelenk-, Bauchschmerzen (23–45 %) Hodenschmerzen, renale Beteiligungen und neurologische Zeichen (22–37 %) wie psychische Veränderungen, Hemiplegie, Gesichtsfeldstörungen, Mononeuritis multiplex. Bluthochdruck kommt zu 20–35 % vor. Hautveränderungen können sich insbesondere initial mit einer breiten Varianz zeigen, so dass der namensgebende Befund der Knoten (nodosa) nicht immer vorhanden ist (Abb. 12.8 und 12.9). Vielmehr können Petechien oder Hautnekrosen auftreten oder eine Livedo reticularis [9,10].

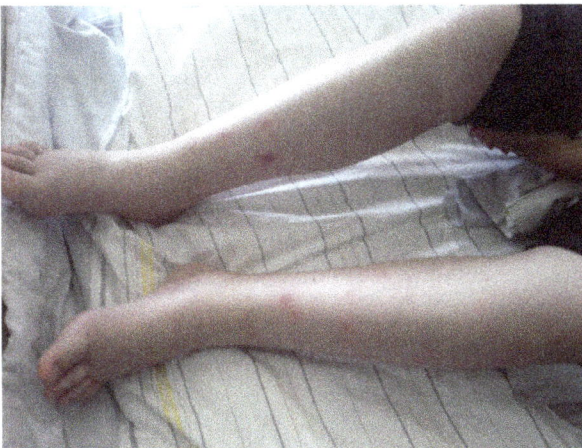

Abb. 12.8: Knoten im Bereich des Unterschenkels bei 15-jährigem Mädchen mit histologisch nachgewiesenen Periarteriitis nodosa (Bildquelle: T. Hospach).

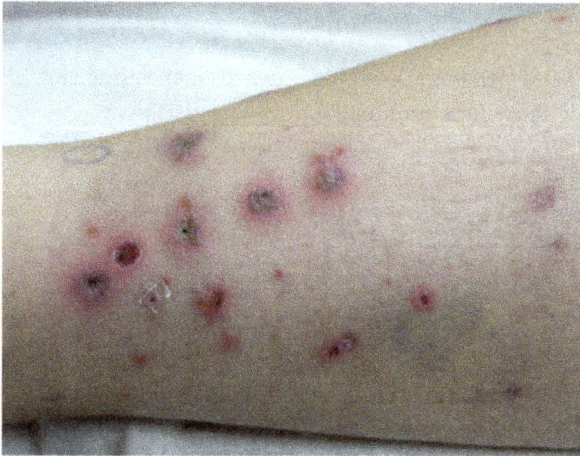

Abb. 12.9: Ulcera im Bereich der Unterschenkel bei 9-jährigem Mädchen mit Periarteriitis nodosa (Bildquelle: T. Hospach).

12.4.5 Diagnostik (Labor, Bildgebung)

Meist sind im Rahmen der akuten Erkrankung die Inflammationsparameter erhöht. Antineutrophile zytoplasmatische Antikörper (ANCA) und antinukleäre Antikörper (ANA) sind in der Regel negativ. Im Urin findet sich bei Nierenbeteiligung das entsprechende Korrelat mit Proteinurie, Hämaturie oder einer Einschränkung der Nierenfunktion [11]. Der radiologische Nachweis eines Aneurysmas hat eine hohe Spezifität. Häufig findet sich auch ein Perfusionsdefekt, Kollateralarterien oder eine verzögerte Entleerung kleiner Nierenarteriengefäße [12]. Bei Hinweisen auf eine zerebrale Beteiligung ist der Nachweis der zerebralen Vaskulitis oder Aneurysmata mit Angio-MRT oder ggf. konventioneller Angiografie anzustreben [13,14]. Die Diagnose wird mit Hilfe von Kriterien etabliert (Tab. 12.5), die letztlich nur durch den histopathologischen Nachweis der nekrotisierenden Vaskulitis oder angiografischen Veränderungen zu führen ist.

12.4.6 Differentialdiagnostik

Je nach Organmanifestation kommen andere Differenzialdiagnosen in Betracht, wie generalisierte Infektionen i. S. eines septischen Krankheitsbildes mit lokalen Keimabsiedlungen (z. B. streptokokkenassoziiert), eine Fasziitis oder Myositis. Zudem müssen andere (infektassoziierte) Vaskulitiden, eine Purpura-Schönlein Henoch oder Autoinflammationssyndrome (Kapitel 15.22) abgegrenzt werden.

12.4.7 Therapie und Überwachung

Für das Kindes- und Jugendalter existieren keine evidenzbasierten Empfehlungen. Unlängst wurden konsensbasierte Empfehlungen publiziert [21]. In der Initialphase ist eine hochdosierte Kortisontherapie zu empfehlen (1–2 mg/kg Prednison), ggf. kombiniert mit einer Methylprednisolonpulstherapie. Bei schweren Verläufen ist eine Induktionstherapie mit Cyclophosphamid für 3–6 Monate zu diskutieren. Aspirin in plättchenhemmender Dosierung wird empfohlen; bei Streptokokkenassoziation sollte eine begleitende antibiotische Therapie initiiert werden. Bei Erreichen der Remission kann das Prednison reduziert werden und eine orale Azathioprintherapie begonnen werden [15]. Allerdings sind mittlerweile erfolgreiche Therapien mit TNF Hemmern oder Rituximab beschrieben, so dass dies eine Alternative darstellt [16,17]. Die Krankheitsaktivität lässt sich mit dem *Birmingham Vasculitis Activity Score – the Paediatric Vasculitis Activity Score* (PVAS) monitoren [18]. Bei genetisch bedingter PAN (DADA-2, Kap. 15.22) ist die TNF-Inhibition offenbar Mittel der Wahl.

12.4.8 Prognose

Eine Remission ist im Kindes- und Jugendalter beschrieben, die Rezidivrate betrug in einer Studie 35 %, die Mortalität 4 % [19]. Eine rasche Therapieeinleitung ist sehr wichtig, um lebensbedrohliche Komplikationen zu vermeiden.

12.4.9 Kutane Polyarteriitis nodosa

Die kutane PAN ist eine auf die Haut beschränkte Form der PAN. Allerdings treten auch systemische Inflammationszeichen auf wie Fieber, Myalgien und Arthritis und Arthralgien. Bis auf Infarkte sind die Hautbefunde identisch zur systemischen PAN. Meist bleibt die Erkrankung auf die Haut beschränkt, allerdings sind auch Übergänge in die systemische Form beschrieben [20].

Literatur

[1] Dillon MJ, Eleftheriou D, et al. Medium-size-vessel vasculitis. Pediatr Nephrol. 2010;25:1641–1652.

[2] Ozen S, Pistorio A, et al. EULAR/PRINTO/PRES criteria for Henoch-Schonlein purpura, childhood polyarteritis nodosa, childhood Wegener granulomatosis and childhood Takayasu arteritis: Ankara 2008. Part II: Final classification criteria. Ann Rheum Dis. 2010;69:798–806.

[3] Watts RA, Scott DG, et al. Renal vasculitis in Japan and the UK–are there differences in epidemiology and clinical phenotype? Nephrol Dial Transplant. 2008;23:3928–3931.

[4] Ozen S, Anton J, et al. Juvenile polyarteritis: results of a multicenter survey of 110 children. J Pediatr. 2004;145:517–522.

[5]   Fink CW. The role of the streptococcus in poststreptococcal reactive arthritis and childhood po-
      lyarteritis nodosa. J Rheumatol Suppl. 1991;29:14–20.
[6]   Mason JC, Cowie MR, et al. Familial polyarteritis nodosa. Arthritis Rheum. 1994;37:1249–1253.
[7]   Yalcinkaya F, Ozcakar ZB, et al. Prevalence of the MEFV gene mutations in childhood polyarteri-
      tis nodosa. J Pediatr. 2007;151:675–678.
[8]   Ozen S, Ben-Chetrit E, et al. Polyarteritis nodosa in patients with Familial Mediterranean Fever
      (FMF): a concomitant disease or a feature of FMF? Semin Arthritis Rheum. 2001;30:281–287.
[9]   Mondal R, Sarkar S, et al. Childhood Polyarteritis Nodosa: a prospective multicentre study from
      eastern India. Indian J Pediatr. 2014;81:371–374.
[10] Ozen S, Ben-Chetrit E, et al. Polyarteritis nodosa in patients with Familial Mediterranean Fever
      (FMF): a concomitant disease or a feature of FMF? Semin Arthritis Rheum. 2001;30:281–287.
[11] Ozen S, Anton J, et al. Juvenile polyarteritis: results of a multicenter survey of 110 children. J
      Pediatr. 2004;145:517–522.
[12] Brogan PA, Davies R, et al. Renal angiography in children with polyarteritis nodosa. Pediatr
      Nephrol. 2002;17:277–283.
[13] Lin J, Chen B, et al. Whole-body three-dimensional contrast-enhanced magnetic resonance (MR)
      angiography with parallel imaging techniques on a multichannel MR system for the detection of
      various systemic arterial diseases. Heart Vessels. 2006;21:395–398.
[14] Ozcakar ZB, Yalcinkaya F, et al. Polyarteritis nodosa: successful diagnostic imaging utilizing
      pulsed and color Doppler ultrasonography and computed tomography angiography. Eur J Pe-
      diatr. 2006;165:120–123.
[15] Eleftheriou D, Dillon MJ, et al. Systemic polyarteritis nodosa in the young: a single-center expe-
      rience over thirty-two years. Arthritis Rheum. 2013;65:2476–2485.
[16] Campanilho-Marques R, Ramos F, et al. Remission induced by infliximab in a childhood poly-
      arteritis nodosa refractory to conventional immunosuppression and rituximab. Joint Bone Spi-
      ne. 2014;81:277–278.
[17] Eleftheriou D, Melo M, et al. Biologic therapy in primary systemic vasculitis of the young. Rheu-
      matology (Oxford). 2009;48:978–986.
[18] Dolezalova P, Price-Kuehne FE, et al. Disease activity assessment in childhood vasculitis: deve-
      lopment and preliminary validation of the Paediatric Vasculitis Activity Score (PVAS). Ann
      Rheum Dis. 2013;72:1628–1633.
[19] Eleftheriou D, Dillon MJ, et al. Systemic polyarteritis nodosa in the young: a single-center expe-
      rience over thirty-two years. Arthritis Rheum. 2013;65:2476–2485.
[20] Ball GV. Cutaneous polyarteritis nodosa. N Y State J Med. 1987;87:381.
[21] de Graeff N et al. European consensus-based recommendations for the diagnosis and treatment
      of Kawasaki disease – the SHARE initiative. Rheumatology (Oxford). 2019;58(4):672–682.

12.5 ANCA-assoziierte Vaskulitiden

12.5.1 Hintergrund/Definitionen

Die ANCA (Antineutrophile cytoplasmatische Antikörper)-assoziierten Vaskulitiden umfassen die granulomatöse Polyangiitis (früher Morbus Wegener), die mikroskopische Polyangiitis (MPA) und die eosinophile Granulomatose mit Polyangiitis (früher Churg-Strauss-Syndrom).

ANCAs werden immunfluoreszenzmikroskopisch in cytoplasmatische (c-ANCA), perinukleäre (p-ANCA) und atypische Muster unterschieden. Dabei ist das Zielantigen für die c-ANCA die Proteinase 3 (PR3) und für die p-ANCA die Myeloperoxidase (MPO).

Das Vorliegen von PR3 ANCA ist dabei hochsensitiv für die GPA, allerdings haben nur ca. 50 % der Patienten mit einer lokalisierten Erkrankung diese Antikörper, zudem wird es bei bis zu 30 % bei Patienten mit MPA gefunden [1,2]. MPO Antikörper werden in bis zu 70 % bei Patienten mit MPA nachgewiesen, allerdings auch in bis zu 10 % bei GPA [2]. Bei der EGPA findet sich in bis zu 40 % MPA Antikörper [3].

12.5.2 Granulomatose mit Polyangiitis

Die Granulomatose mit Polyangiitis (GPA) ist durch eine granulomatöse Entzündung charakterisiert, die klein- und mittelkalibrige Gefäße befällt. Insbesondere sind der obere und untere Atemwegstrakt sowie die Niere betroffen. Allerdings kann jedes Organ in Mitleidenschaft gezogen sein.

12.5.2.1 Klassifikation
Für das Kindes- und Jugendalter wurden spezielle Klassifikationskriterien ermittelt [4]. Für die GPA wurde dabei eine Sensitivität von 93 % errechnet.

EULAR/PRINTO/PRES Kriterien [4]. Nachweis einer GPA wenn 3 der folgenden 6 Kriterien vorhanden sind:
1. Obere Atemwegsbeteiligung:
   - chronisch purulente oder blutiges Nasensekret oder rezidivierende Epistaxis/Krusten/Granulome
   - Nasenseptumperforation oder Sattelnase
   - chronisch rezidivierende Nasennebenhöhlenentzündung
2. Lungenbeteiligung:
   - Röntgen-Thorax oder CT-Thorax mit Nachweis von Knoten, Rundherden oder Infiltraten

3. Nierenbeteiligung:
    – Proteinurie (> 0,3 g/24 h, oder > 30 mg/g Albumin/Crea Ration im Spontanurin).
    – Hämaturie: > 5 Erythrozyten pro Gesichtsfeld, oder Erythrozytenzylinder im Urinsediment, oder > 2+ im Urinstatus
    – Nekrotisierende pauci-immune Glomerulonephritis
4. Granulomatose Entzündung innerhalb einer Arterie oder in perivaskulärer oder extravaskulärer Lokalisation einer Arterie oder Arteriole
5. Laryngotracheale Bronchusstenose
6. ANCA Positivität nachgewiesen durch Immunfluoreszenz oder ELISA

12.5.2.2 Epidemiologie

Das Krankheitsbild ist selten im Kindes- und Jugendalter. Es wurde unlängst eine Inzidenz von 0,28–0,64 pro 100.000 pro Jahr ermittelt mit einem Überwiegen des weiblichen Geschlechts [5,6].

12.5.2.3 Pathogenese/Ätiologie

Die Ursache ist unbekannt, man geht von einem multifaktoriellen Geschehen aus [7]. Die erhöhte Expression von PR3 in Abhängigkeit von Schweregrad und Anzahl von Rezidiven legt eine pathogenetische Relevanz der ANCAs nahe [8]; dies wird auch gestützt durch Studien nach erfolgreicher Therapie nach B-Zell Depletion [9].

12.5.2.4 Klinik

Am häufigsten zeigt sich eine Entzündung der oberen und unteren Luftwege sowie ein Befall der Nieren. In der kanadischen ARChiVe Kohorte wurden 130 Patienten mit GPA berichtet. Dabei traten an Allgemeinsymptomen eine Fatigue (87 %), Fieber (55 %) und Gewichtsverlust (46 %) auf. Die Lunge war bei 81 % betroffen mit pulmonalen Knötchen bei 54 % (s. Abb. 12.10), abnormer Lungenfunktion bei 61 %, ein erhöhtes Serumkreatinin war bei 36 %, eine HNO Beteiligung bei 79 % und eine Nasennebenhöhlenaffektion bei 52 % nachweisbar. Die Augen waren bei 30 % betroffen (rotes Auge, Konjunktivitis, Skleritis). Eine Hautbeteiligung war bei 55 % vorhanden (29 % davon mit einer palpablen Purpura); eine gastrointestinale Beteiligung war bei 39 %, (Bauchschmerzen, Übelkeit) vorhanden, muskuloskelettale Schmerzen und Arthritis bei 64 % und eine Beteiligung des Nervensystems bei 27 % (Kopfschmerzen, Benommenheit) [10].

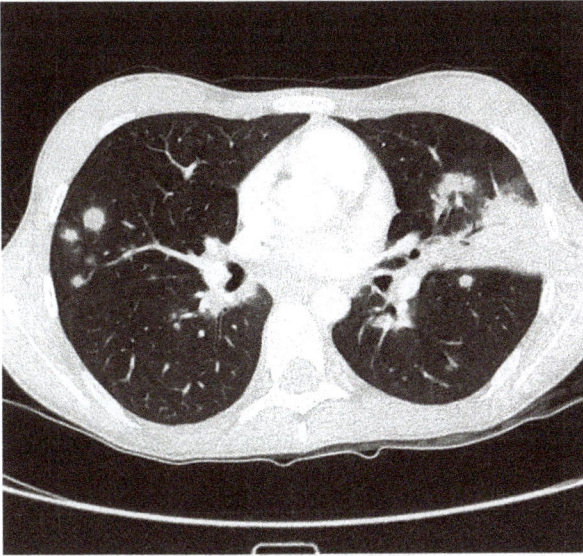

Abb. 12.10: Multiple pulmonale Granulome bei einem 15-jährigen Mädchen (Bildquelle: G. Horneff).

12.5.2.5 Diagnostik (Labor, Bildgebung)

Die Diagnose wird klinisch in Kombination mit den c-ANCA bzw. PR3-ANCA gestellt. Histologisch findet sich eine pauci-immune granulomatöse Entzündung kleiner und mittlerer Arterien, Kapillaren oder kleiner Venen, oder eine pauci-immune Glomerulonephritis. Dabei ist auf eine sorgfältige und komplette Diagnostik zu achten, selbst bei asymptomatischer Konstellation (Urin, Lungenfunktion und Röntgen, Diffusionskapazität der Lunge [DLCO]).

Aufgrund der Schwere der Erkrankung ist eine histologische Sicherung zu empfehlen (Abb. 12.11)

In Abhängigkeit des Organbefalls ist eine Kooperation mit einem Experten (Nephrologie, Pulmonologie, HNO-Arzt) sehr hilfreich.

Bei aktiver Erkrankung zeigt das Inflammationslabor erhöhte Werte, initial kann dies allerdings normal sein. Bei Nierenbefall kann es zur Hämaturie, Proteinurie oder Erythrozytenzylinder kommen oder zu einer Einschränkung der Nierenfunktion. Der Rheumafaktor ist bei bis zu 50 % der Patienten erhöht. Es wurden auch Thrombosen beschrieben, die durch die Anwesenheit von Antiphoshpolipidantikörpern bedingt waren [11]. Wenngleich c und PR3 ANCA mit 73 % am häufigsten positiv sind, fanden sich bei 29 % auch erhöhte p- und MPO-ANCA [10].

Wenngleich größere pulmonale Veränderungen auch im Röntgen-Thorax zu sehen sind, ist die Sensitivität des High Resolution CT insbesondere im Nachweis kleiner Knötchen überlegen [12,13]. Eine MRT im Kopf-Halsbereich kann pathologische Veränderungen in Nasennebenhöhlen, Orbitae, Mastoid und den oberen Atemwegen darstellen [13].

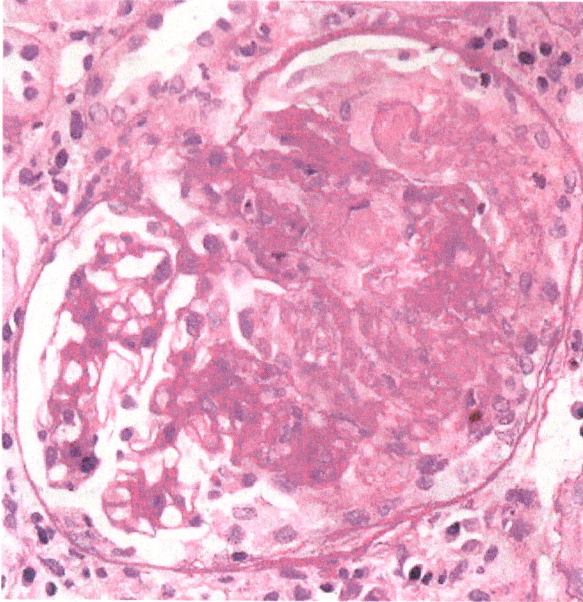

Abb. 12.11: Nierenbiopsie bei Patienten mit GPA. Lymphozytäre Infiltration des Glomerulums mit angedeuteter Halbmondbildung (Bildquelle: T. Hospach).

12.5.2.6 Differentialdiagnostik

Differentialidagnostisch müssen andere Vaskulitiden, Infektionen (Mykobakterien, Pilze), maligne Erfragungen ausgeschlossen werden.

12.5.2.7 Therapie und Überwachung

Mit dem Ziel eine Unter- oder Überbehandlung zu vermeiden wurden Subklassifikations- bzw. „Staging" Kriterien publiziert [14,15] (s. Tab. 12.6).

Da für das Kindes- und Jugendalter keine randomisierten Studien vorliegen, werden randomisierten Studien an erwachsenen Patienten als Behandlungsgrundlage genutzt [17,18]. Die letztpublizierten EULAR Empfehlungen stammen aus dem Jahre 2009 [18]. Hier wird für die Induktion bei lebens- oder organbedrohlichem generalisierten Verlauf intravenöses Cyclophosphamid (15 mg/kg, max. 1,2 g) alle 2 Wochen für 3 Pulse gefolgt von 3–6 Pulsen über 3 Wochen kombiniert mit hochdosierten Glukokortikosteroiden empfohlen. Ein Plasmaaustauch für Patienten mit rapid progressiver schwerer Nephritis. Für die Remissionsinduktion von nicht organ- oder lebensbedrohlichen Verläufen wird Methotrexat kombiniert mit Glukokortikosteroiden angeraten, für die Erhaltungstherapie eine Kombination mit low-dose Kortison mit entweder Azathioprin, Leflunomid oder Methotrexat. Eine Prophylaxe gegen Pneumocystis jirovecii Infektionen mit Trimethoprim Sulfamethoxazol in alternierender Dosierung wird für Patienten mit Cyclophosphamidtherapie empfohlen. Für refraktäre Verläufe kann Rituximab (375 mg/mq/Woche für 4 Wochen, alternativ 500 mg/mq/ Dosis im 2 Wochenabstand für 2 Dosen [max. 1 g/Dosis]) verabreicht werden. Alter-

Tab. 12.6: Klassifikationsschemata zur Stadieneinteilung der granulomatösen Polyangiitis.

European Vasculitis Network (EUVAS) [14]

lokalisiert	auf oberen und/oder unteren Atemtrakt beschränkt
frühsystemisch	jedes Organ außer Niere und kein drohendes Organversagen
generalisiert	Nierenbeteiligung mit Serumkreatinin > 500 µmol/l und/oder drohendes Organversagen
schwere renale Beteiligung	Serumkreatinin > 500 µmol/l
refraktär	Progress trotz Standardtherapie mit Steroiden und Cyclophosphamid

Vasculitis clinical research consortium (VCRC) Schema [15]

limitiert	keine Erythrozytenzylinder im Urin Bei Hämaturie: Serumkreatinin ≤ 1,4 mg/dl und der Serumkreatininanstieg ist < 25 % des Normwertebereichs bei Lungenbeteiligung: pO_2 in der Raumluft > 70 mmHg und O_2 Sättigung > 92 % Lungenhämorrhagie möglich ohne Progression keine andere kritische Organbeteiligung, die einer sofortigen Therapie bedarf
schwer	alle anderen Patienten, die nicht o. g. Kriterien erfüllen

Tab. 12.7: Einfache Klassifikationskriterien der Granulomatose mit Polyangiitis [16].

Histopathologie	Granulomatöse Entzündung in der Wand einer Arterie oder im perivaskulären Bereich oder extravaskulären Bereich
Beteiligung der oberen Atemwege	chronischer eitriger oder blutiger Nasenausfluss oder wiederkehrende Epistaxis/Krusten/Granulome Nasenseptumperforation oder Sattelnase chronische oder rezidivierende Sinusitis
Laryngo-Tracheo-Bronchial-Beteiligung	subglottische, tracheale oder bronchiale Stenosen
Lungenbeteiligung	Röntgen oder CT, die das Vorhandensein von Knoten, Kavernen oder festen Infiltraten zeigen
ANCA	ANCA-Positivität durch Immunfluoreszenz oder durch ELISA (Myeloperoxidase (MPO) / p oder Proteinase (PR)3 / c-ANCA)
Nierenbeteiligung	Proteinurie > 0,3 g/24 h oder > 30 mg/g Albumin/Kreatinin-Verhältnis in Morgenurin Hämaturie: > 5 Erythrozyten/Hochleistungsfeld oder Erythrozytenzylinder im Harnsediment oder ≥ 2+ im Streifentest Nekrotisierende Pauci-Immun-Glomerulonephritis

Mindestens drei der sechs Kriterien müssen erfüllt sein.

nativ Infliximab 5–10 mg/kg IV alle 1–2 Monate oder Intravenöse Immunglobuline 2 g/kg monatlich und Mykophenolatmofetil (300–600 mg/mq zweimal täglich [max. 3 g/Tag]). In der größten Studie zu pädiatrischen ANCA assoziierten Vaskulitiden (ARChiVe) zeigte sich, dass der Großteil der nordamerikanischen Kinderrheumatologen als Alternative zum CYC MTX einsetzt [19]. Weiter werden erfolgreiche Behandlungen mit Plasmaaustausch und Rituximab beschrieben [20].

12.5.2.8 Prognose

Die Prognose hängt vom Ausmaß der Organbeteiligung ab. Die 5 Jahresmortalität hat folglich einen breiten Streuungsbereich von 10–25 %, dabei sind die Todesursachen Infektionen (29 %), Herzerkrankung, Nierenversagen und Malignome [21–23].

12.5.3 Mikroskopische Polyangiitis

12.5.3.1 Hintergrund/Definition

Bei der mikroskopischen Polyangiitis (MPA) sind überwiegend die kleinen Gefäße der Lunge und der Niere involviert. In der Regel findet sich eine Assoziation zu den anti-MPO-ANCA. Gemäß den vorläufigen PRES Kriterien von 2006 und der *Chapel Hill Consensus conference on nomenclature of vasculitides* wurde die MPA als nekrotisierende Vaskulitis überwiegend der kleinen Gefäße mit wenig oder gar keinen Immunablagerungen definiert [24]. Allerdings gibt es klassifikatorische Unschärfen und Überlappungen mit den anderen ANCA assoziierten Vaskulitiden und in der aktuellen EULAR/PRINTO/PRES Kriterien ist die MPA nicht inkludiert [4].

12.5.3.2 Epidemiologie

Bei Erwachsenen wird eine geschätzte Inzidenz von 3,6/1.000.000 Fälle angegeben [25]. Im pädiatrischen nordamerikanischen Vaskulitisregister ARChiVe mit über 250 Fällen sind 22 Patienten mit MPA berichtet und 130 mit GPA; das mittlere Erkrankungsalter beträgt 9–12 Jahre, überwiegend ist das weibliche Geschlecht betroffen [10].

12.5.3.3 Klinische Manifestation

Die Symptomatik überschneidet sich sehr mit anderen ANCA assoziierten Vaskulitiden. Im ARChiVe Register werden Allgemeinsymptome (Fieber, Gewichtsverlust, Myalgien und Arthralgien) in 86 % angegeben. Eine Nierenbeteiligung mit Hypertension, Hämaturie, Proteinurie und Einschränkung der Nierenfunktion in 82 %, eine Lungenbeteiligung treten in bis zu 62 % auf. Gefürchtet ist dabei die pulmonale Hämorrhagie, die potenziell letal verlaufen kann. Häufig treten diese beiden Manifestationen als pulmo-renales Syndrom auf. Eine Hautmanifestation kann sich sehr variabel präsentieren, von einer palpablen Purpura, Livedo reticularis, Urtikaria bis hin zu Hautulcera [26].

Weiterhin kann sich die Erkrankung mit Krampfanfällen oder Kopfschmerzen, Bauchschmerzen oder Hämatochezien oder mit einer Episkleritis oder Konjunktivitis manifestieren [27].

12.5.3.4 Diagnostik (Labor/Bildgebung)

Differentialdiagnostisch sollte eine Nephritis mit antiglomerulären Basalmembran Antikörpern (anti-GBM) über eine Nierenbiopsie ausgeschlossen werden. Der histologische Nachweis von Granulomen findet sich bei der MPA nicht im Gegensatz zur GPA, zudem finden sich hier typischerweise PR3-ANCA in bis zu 75 % [28]. Diese Antikörper sind bei der Periarteriitis nodosa in der Regel nicht zu finden [29]. Die Inflammationsparameter sind – wie bei den anderen ANCA assoziierten Vaskulitiden – meist erhöht.

12.5.3.5 Therapie

Für das Kindesalter existieren keine randomisierten Studien. Die Behandlung richtet sich im Wesentlichen nach den Richtlinien für die GPA (s. o.). In Beschreibungen von pädiatrischen Patienten wurden meist Steroide und/oder Cyclophosphamid (CYC) eingesetzt, auch Plasmapherese und Rituximab [10]. Bei limitierten oder weniger aggressiven Verläufen waren Behandlungenschemata ohne CYC oft ausreichend (s. Therapie für GPA).

12.5.3.6 Prognose

Eine pulmonale Hämorrhagie ist ein schlechter prognostischer Parameter quoad vitam. In einer Fallserie mit 26 Patienten verstarben 9 [30]. Ein terminales Nierenversagen wurde bei 25 von 64 Patienten berichtet. Dabei zeigte sich, dass die Prognose bei früher Diagnose besser war [27].

12.5.4 Eosinophile Granulomatose mit Polyangiitis

Die eosinophile Granulomatose mit Polyangiitis (EGPA), früher Churg-Strauss Syndrom (CSS), ist eine nekrotisierende Vaskulitis der kleinen, geringer auch der mittelkalibrigen Gefäße, die gekennzeichnet ist durch den Nachweis von extravaskulären Granulomen und eosinophilen Infiltraten [31].

Die Patienten leiden oft an einem Asthma bronchiale, einer allergischen Rhinitis oder Hauterkrankung. Die Vaskulitis befällt häufig das Herz-, Kreislaufsystem, die Nieren, das ZNS und den Gastrointestinaltrakt. Häufig sind die ANCA (anti-MPO-ANCA) nachweisbar.

12.5.4.1 Hintergrund/Definition

Für diese Erkrankung existieren keine pädiatrischen Klassifikationskriterien. Die aktuellen Chapel Hill Kriterien für die Nomenklatur der Vaskulitiden fordert den Nachweis einer eosinophilen granulomatösen Inflammation, üblicherweise aus dem Bereich des Atemtraktes und eine nekrotisierende Vaskulitis hauptsächlich der kleinen und mittleren Gefäße assoziiert mit Asthma und Eosinophilie [32]. Die ACR Klassifikationskriterien (nicht: *Diagnosekriterien*) grenzen die EGPA von anderen Vaskulitiden ab bei Vorhandensein von Asthma, Eosinophilie, Allergieanamnese, Mono- oder Polyneuropathie, Lungeninfiltraten, Nasennebenhöhlenauffälligkeiten, extravaskulärer Eosinophilie [33].

12.5.4.2 Epidemiologie

Die Erkrankung gilt im Kindesalter als sehr selten, Es sind nur 47 Fälle publiziert, dabei zeigte sich ein medianes Erkrankungsalter von 12 Jahren mit Überwiegen des weiblichen Geschlechts [34].

12.5.4.3 Pathogenese/Ätiologie

Eine Ursache der Erkrankung ist nicht bekannt. Es wird eine pathogenetische Relevanz für Eosinophile und Interleukin 5 angenommen [35]. Auch den ANCA wird eine pathogenetische Rolle zugeschrieben [34]. Die Rolle von Montelukast ist letztlich nicht geklärt [36].

12.5.4.4 Klinik

In den zwei publizierten pädiatrischen Serien mit 47 Patienten hatten 91 % Asthma, 83 % Lungeninfiltrate, sowie 75 % eine Beteiligung der Nasennebenhöhlen, 67 % der Haut, 45 % des Herzens, 47 % des Gastrointestinaltrakt und 40 % der peripheren Nerven (Neuropathie). 27 % klagten über Arthralgien und 22 % über Myalgien. Eine Nierenbeteiligung war bei 13 % nachweisbar [34,37].

Dabei ist ein schweres Asthma der entscheidende Kofaktor; hierbei ist in der Regel eine Steroidtherapie notwendig. Die Hautbeteiligung ist eine Kleingefäßvaskulitis mit der entsprechenden klinischen Ausprägung einer palpablen Purpura, Knoten, Ischämien, Livedo oder auch Blasen und Ulzera [38]. Die kardiale Beteiligung manifestiert sich meist als Herzinsuffizienz und ist eine entscheidende Ursache für die Mortalität [34,37]. Die Nierenbeteiligung ist meist mild [39]. Die periphere Neuropathie findet sich meist im Bereich der unteren Extremität und kann lange anhalten [40]. Die gastrointestinale Beteiligung äußerst sich meist mit Bauchschmerzen, Hämatochezien, Erbrechen und Diarrhö [41].

12.5.4.5 Diagnose

Das Vorliegen von mindestens vier von sechs Kriterien macht das Vorliegen eines Churg-Strauss-Syndroms wahrscheinlich.

Tab. 12.8: Diagnosekriterien für die Eosinophile Granulomatose mit Polyangiitis (Churg-Strauss-Syndrom) [33].

1.	Asthmatische Beschwerden in der Anamnese oder diffuse feinblasige exspiratorische Rasselgeräusche über der Lunge
2.	Eosinophilie von mehr als 10 % im Differentialblutbild
3.	Polyneuropathie, Mononeuropathie multiplex oder mit einer systemischen Vaskulitis assoziierte Polyneuropathie
4.	Wandernde oder vorübergehende radiologisch nachweisbare pulmonale Infiltrationen assoziiert mit einer systemischen Vaskulitis
5.	Akute oder chronisch-rezidivierende Sinusitiden der Nasennebenhöhlen oder radiologische Veränderungen im Sinne einer chronischen Sinusitis
6.	Bioptische Sicherung einer Vaskulitis mit dem Nachweis einer eosinophilen Infiltration im extravaskulären Gewebe

12.5.4.6 Differentialdiagnostik

Die Diagnose sollte erwogen werden bei Asthma, Fieber und reduziertem Allgemeinbefinden und einer Eosinophilie. Dabei kann letzterer Befund als mit dem Asthma assoziiert interpretiert werden und zu einer jahrelangen Diagnoseverzögerung führen. Die Diagnose sollte möglichst histologisch gesichert werden. Dabei sind die Hauptdifferenzialdiagnose das „bunte" eosinophile Syndrom sowie andere Vaskulitiden [34]. Andere Diagnosen mit Eosinophilie sind auszuschließen, wenn extrapulmonale Zeichen nicht vorhanden sind wie Medikamentenreaktionen, Parasiteninfektionen, allergische bronchopulmonale Aspergillose. Zur Differenzialdiagnose zwischen hypereosinophilem Asthma mit systemischer Manifestation (ohne Vaskulitis!) und EGPA wurden diagnostische Kriterien publiziert [42].

In der Akutphase sind die Inflammationsparameter erhöht, dabei sind eine Eosinophilie und eine IgE Erhöhung typisch. Die Serum IgG4 Spiegel können mit der Krankheitsaktivität korrelieren [43]. Die Röntgenaufnahme der Lunge oder das CT-Thorax zeigen pulmonale Infiltrate und die Lungenfunktion ist reduziert [44,45]. Eine bronchoalveoläre Lavage ist nützlich in der eosinophilen Inflammation [46]. Eine Echokardiografie und eine EKG sind obligate Untersuchungen.

Bei Verdacht auf ein EGPA ist es ratsam – wie bei allen (ANCA-assoziierten) Vaskulitiden – nicht das Vollbild der Klassifikationskriterien abzuwarten, sondern die Kooperation mit einem erfahrenen Rheumatologen zu suchen um weitere Diagnoseverzögerungen zu vermeiden.

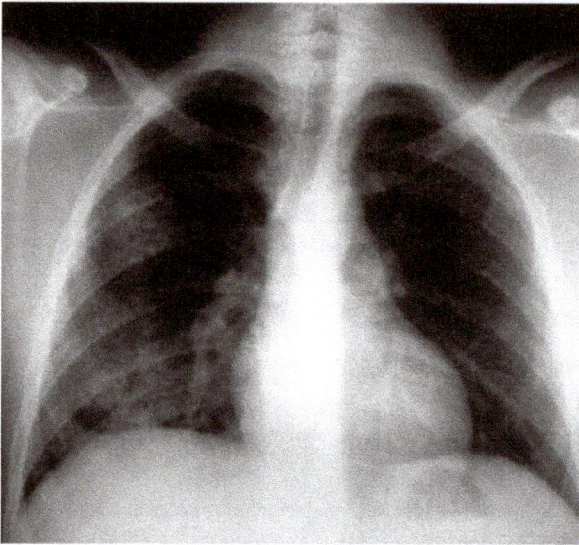

Abb. 12.12: Infiltrate und Überblähung bei einem 15-jährigen Jungen mit EGPA (Bildquelle: T. Hospach).

12.5.4.7 Therapie

Auch für die EGPA gibt es keine pädiatrischen Therapiestudien. Es ist empfehlens-wert sich bei der Behandlung an die Empfehlungen für die GPA anzulehnen. Auch bei der EGPA sind die Steroide der Hauptpfeiler der Behandlung und Immunsuppres-siva sollten von der Schwere des Krankheitsbildes abhängig gemacht werden. Eine Therapie mit Cyclophosphamid ist zu erwägen bei einer organ- oder lebensbedrohli-chen Erkrankung oder beim Vorhandensein von Risikofaktoren wie Niereninsuffi-zienz, Proteinurie > 1 g/Tag, Kardiomyopathie, ZNS oder Gastrointestinaltraktbetei-ligung [46]. Es gibt allerdings auch Berichte über erfolgreiche (auch Induktions-)The-rapie mit Methotrexat, Azathioprin, Mykophenolatmofetil, Interferon-alpha und in-travenösen Immunglobulinen [47–51]. Zudem wird über die erfolgreiche Behandlung mit Rituximab berichtet [52–54]. Aktuell werden Studien zur IL-5 Blockade mit Me-polizumab durchgeführt [55,56]. Als Monitoring-Parameter kann der klinische Be-fund, Inflammationsparameter sowie die Eosinophilenzahl im peripheren Blut he-rangezogen werden. Auf eine Therapie der pulmonalen Obstruktion mit Asthmaspray ist weiterhin zu achten.

12.5.4.8 Prognose

Die Mortalität im pädiatrischen Krankengut wird mit 13 % angegeben [34]. Die Mor-talität bei Erwachsenen ist in der Regel mit o. g. Risikofaktoren assoziiert, wobei meist die Herzbeteiligung ausschlaggebend ist.

Literatur

[1] Hauschild S, Schmitt WH, Csernok E, et al. ANCA in systemic vasculitides, collagen vascular diseases, rheumatic disorders and inflammatory bowel diseases. Advances in experimental medicine and biology. 1993;336:245–251. Epub 1993/01/01.

[2] Guillevin L, Durand-Gasselin B, Cevallos R, et al. Microscopic polyangiitis: clinical and laboratory findings in eighty-five patients. Arthritis and rheumatism. 1999;42(3):421–430. Epub 1999/03/24.

[3] Guillevin L, Cohen P, Gayraud M, et al. Churg-Strauss syndrome. Clinical study and long-term follow-up of 96 patients. Medicine. 1999;78(1):26–37. Epub 1999/02/17.

[4] Ruperto N, Ozen S, Pistorio A, et al. EULAR/PRINTO/PRES criteria for Henoch-Schonlein purpura, childhood polyarteritis nodosa, childhood Wegener granulomatosis and childhood Takayasu arteritis: Ankara 2008. Part I: Overall methodology and clinical characterisation. Ann Rheum Dis. 2010;69(5):790–797. Epub 2010/04/15.

[5] Belostotsky VM, Shah V, Dillon MJ. Clinical features in 17 paediatric patients with Wegener granulomatosis. Pediatr Nephrol. 2002;17(9):754–761. Epub 2002/09/07.

[6] Grisaru S, Yuen GW, Miettunen PM, Hamiwka LA. Incidence of Wegener's granulomatosis in children. The Journal of rheumatology. 2010;37(2):440–442. Epub 2009/12/25.

[7] Kallenberg CG. Pathogenesis of PR3-ANCA associated vasculitis. Journal of autoimmunity. 2008;30(1–2):29–36. Epub 2007/12/29.

[8] Rarok AA, Stegeman CA, Limburg PC, Kallenberg CG. Neutrophil membrane expression of proteinase 3 (PR3) is related to relapse in PR3-ANCA-associated vasculitis. Journal of the American Society of Nephrology : JASN. 2002;13(9):2232–2238. Epub 2002/08/23.

[9] Stone JH, Merkel PA, Spiera R, et al. Rituximab versus cyclophosphamide for ANCA-associated vasculitis. The New England journal of medicine. 2010;363(3):221–232. Epub 2010/07/22.

[10] Cabral DA, Canter DL, Muscal E, et al. Comparing Presenting Clinical Features in 48 Children With Microscopic Polyangiitis to 183 Children Who Have Granulomatosis With Polyangiitis (Wegener's): An ARChiVe Cohort Study. Arthritis Rheumatol. 2016;68(10):2514–2526. Epub 2016/04/26.

[11] Fauci AS, Haynes BF, Katz P, Wolff SM. Wegener's granulomatosis: prospective clinical and therapeutic experience with 85 patients for 21 years. Annals of internal medicine. 1983;98(1):76–85. Epub 1983/01/01.

[12] Cordier JF, Valeyre D, Guillevin L, Loire R, Brechot JM. Pulmonary Wegener's granulomatosis. A clinical and imaging study of 77 cases. Chest. 1990;97(4):906–912. Epub 1990/04/01.

[13] Allen SD, Harvey CJ. Imaging of Wegener's granulomatosis. The British journal of radiology. 2007;80(957):757–765. Epub 2006/05/27.

[14] Jayne DR, Rasmussen N. Treatment of antineutrophil cytoplasm autoantibody-associated systemic vasculitis: initiatives of the European Community Systemic Vasculitis Clinical Trials Study Group. Mayo Clinic proceedings. 1997;72(8):737–747. Epub 1997/08/01.

[15] Design of the Wegener's Granulomatosis Etanercept Trial (WGET). Controlled clinical trials. 2002;23(4):450–468. Epub 2002/08/06.

[16] Lightfoot RW Jr, Michel BA, Bloch DA, et al. The American College of Rheumatology 1990 criteria for the classification of polyarteritis nodosa. Arthritis Rheum. 1990;33:1088–1093.

[17] Jayne D, Rasmussen N, Andrassy K, et al. A randomized trial of maintenance therapy for vasculitis associated with antineutrophil cytoplasmic autoantibodies. The New England journal of medicine. 2003;349(1):36–44. Epub 2003/07/04.

[18] Mukhtyar C, Guillevin L, Cid MC, et al. EULAR recommendations for the management of primary small and medium vessel vasculitis. Annals of the rheumatic diseases. 2009;68(3):310–317. Epub 2008/04/17.

[19] Cabral DA, Uribe AG, Benseler S, et al. Classification, presentation, and initial treatment of Wegener's granulomatosis in childhood. Arthritis and rheumatism. 2009;60(11):3413–3424. Epub 2009/10/31.

[20] Gianviti A, Trompeter RS, Barratt TM, Lythgoe MF, Dillon MJ. Retrospective study of plasma exchange in patients with idiopathic rapidly progressive glomerulonephritis and vasculitis. Archives of disease in childhood. 1996;75(3):186–190. Epub 1996/09/01.

[21] Booth AD, Almond MK, Burns A, et al. Outcome of ANCA-associated renal vasculitis: a 5-year retrospective study. American journal of kidney diseases : the official journal of the National Kidney Foundation. 2003;41(4):776–784. Epub 2003/04/01.

[22] Reinhold-Keller E, Beuge N, Latza U, et al. An interdisciplinary approach to the care of patients with Wegener's granulomatosis: long-term outcome in 155 patients. Arthritis and rheumatism. 2000;43(5):1021–1032. Epub 2000/05/19.

[23] Hoffman GS, Kerr GS, Leavitt RY, et al. Wegener granulomatosis: an analysis of 158 patients. Annals of internal medicine. 1992;116(6):488–498. Epub 1992/03/15.

[24] Ozen S, Ruperto N, Dillon MJ, et al. EULAR/PReS endorsed consensus criteria for the classification of childhood vasculitides. Annals of the rheumatic diseases. 2006;65(7):936–941. Epub 2005/12/03.

[25] Watts RA, Jolliffe VA, Carruthers DM, Lockwood M, Scott DG. Effect of classification on the incidence of polyarteritis nodosa and microscopic polyangiitis. Arthritis and rheumatism. 1996;39 (7):1208–1212. Epub 1996/07/01.

[26] Nagai Y, Hasegawa M, Igarashi N, et al. Cutaneous manifestations and histological features of microscopic polyangiitis. European journal of dermatology : EJD. 2009;19(1):57–60. Epub 2008/ 12/09.

[27] Peco-Antic A, Bonaci-Nikolic B, Basta-Jovanovic G, et al. Childhood microscopic polyangiitis associated with MPO-ANCA. Pediatric nephrology. 2006;21(1):46–53. Epub 2005/10/28.

[28] Jennette JC, Falk RJ, Andrassy K, et al. Nomenclature of systemic vasculitides. Proposal of an international consensus conference. Arthritis and rheumatism. 1994;37(2):187–192. Epub 1994/ 02/01.

[29] Hattori M, Kurayama H, Koitabashi Y, Japanese Society for Pediatric N. Antineutrophil cytoplasmic autoantibody-associated glomerulonephritis in children. Journal of the American Society of Nephrology : JASN. 2001;12(7):1493–1500. Epub 2001/06/26.

[30] Besbas N, Ozen S, Saatci U, et al. Renal involvement in polyarteritis nodosa: evaluation of 26 Turkish children. Pediatric nephrology. 2000;14(4):325–327. Epub 2000/04/25.

[31] Guillevin L, Visser H, Noel LH, et al. Antineutrophil cytoplasm antibodies in systemic polyarteritis nodosa with and without hepatitis B virus infection and Churg-Strauss syndrome–62 patients. The Journal of rheumatology. 1993;20(8):1345–1349. Epub 1993/08/01.

[32] Jennette JC. Overview of the 2012 revised International Chapel Hill Consensus Conference nomenclature of vasculitides. Clinical and experimental nephrology. 2013;17(5):603–606. Epub 2013/09/28.

[33] Masi AT, Hunder GG, Lie JT, et al. The American College of Rheumatology 1990 criteria for the classification of Churg-Strauss syndrome (allergic granulomatosis and angiitis). Arthritis and rheumatism. 1990;33(8):1094–1100. Epub 1990/08/01.

[34] Gendelman S, Zeft A, Spalding SJ. Childhood-onset eosinophilic granulomatosis with polyangiitis (formerly Churg-Strauss syndrome): a contemporary single-center cohort. The Journal of rheumatology. 2013;40(6):929–935. Epub 2013/05/03.

[35] Hellmich B, Csernok E, Gross WL. Proinflammatory cytokines and autoimmunity in Churg-Strauss syndrome. Annals of the New York Academy of Sciences. 2005;1051:121–131. Epub 2005/08/30.

[36] Weller PF, Plaut M, Taggart V, Trontell A. The relationship of asthma therapy and Churg-Strauss syndrome: NIH workshop summary report. The Journal of allergy and clinical immunology. 2001;108(2):175–183. Epub 2001/08/10.

[37] Zwerina J, Eger G, Englbrecht M, Manger B, Schett G. Churg-Strauss syndrome in childhood: a systematic literature review and clinical comparison with adult patients. Seminars in arthritis and rheumatism. 2009;39(2):108–115. Epub 2008/07/22.

[38] Barry C, Davis S, Garrard P, Ferguson IT. Churg-Strauss disease: deterioration in a twin pregnancy. Successful outcome following treatment with corticosteroids and cyclophosphamide. British journal of obstetrics and gynaecology. 1997;104(6):746–747. Epub 1997/06/01.

[39] Lanham JG, Elkon KB, Pusey CD, Hughes GR. Systemic vasculitis with asthma and eosinophilia: a clinical approach to the Churg-Strauss syndrome. Medicine. 1984;63(2):65–81. Epub 1984/03/01.

[40] Sehgal M, Swanson JW, DeRemee RA, Colby TV. Neurologic manifestations of Churg-Strauss syndrome. Mayo Clinic proceedings. 1995;70(4):337–341. Epub 1995/04/01.

[41] Pagnoux C, Mahr A, Cohen P, Guillevin L. Presentation and outcome of gastrointestinal involvement in systemic necrotizing vasculitides: analysis of 62 patients with polyarteritis nodosa, microscopic polyangiitis, Wegener granulomatosis, Churg-Strauss syndrome, or rheumatoid arthritis-associated vasculitis. Medicine. 2005;84(2):115–128. Epub 2005/03/11.

[42] Cordier JF, Cottin V, Guillevin L, et al. L5. Eosinophilic granulomatosis with polyangiitis (Churg-Strauss). Presse Med. 2013;42(4 Pt 2):507–510. Epub 2013/03/16.

[43] Vaglio A, Strehl JD, Manger B, et al. IgG4 immune response in Churg-Strauss syndrome. Annals of the rheumatic diseases. 2012;71(3):390–393. Epub 2011/11/29.

[44] Zwerina J, Axmann R, Manger B, Schett G. The emergence of antineutrophil cytoplasmic antibodies may precede the clinical onset of Churg-Strauss syndrome. Arthritis and rheumatism. 2009;60(2):626–627. Epub 2009/01/31.

[45] Schnabel A, Csernok E, Braun J, Gross WL. Inflammatory cells and cellular activation in the lower respiratory tract in Churg-Strauss syndrome. Thorax. 1999;54(9):771–778. Epub 1999/08/24.

[46] Guillevin L, Lhote F, Gayraud M, et al. Prognostic factors in polyarteritis nodosa and Churg-Strauss syndrome. A prospective study in 342 patients. Medicine. 1996;75(1):17–28. Epub 1996/01/01.

[47] Assaf C, Mewis G, Orfanos CE, Geilen CC. Churg-Strauss syndrome: successful treatment with mycophenolate mofetil. The British journal of dermatology. 2004;150(3):598–600. Epub 2004/03/20.

[48] Della Rossa A, Baldini C, Tavoni A, et al. Churg-Strauss syndrome: clinical and serological features of 19 patients from a single Italian centre. Rheumatology (Oxford). 2002;41(11):1286–1294. Epub 2002/11/08.

[49] Metzler C, Hellmich B, Gause A, Gross WL, de Groot K. Churg Strauss syndrome–successful induction of remission with methotrexate and unexpected high cardiac and pulmonary relapse ratio during maintenance treatment. Clinical and experimental rheumatology. 2004;22(6 Suppl 36):52-61. Epub 2005/01/29.

[50] Tatsis E, Schnabel A, Gross WL. Interferon-alpha treatment of four patients with the Churg-Strauss syndrome. Annals of internal medicine. 1998;129(5):370–374. Epub 1998/09/12.

[51] Danieli MG, Cappelli M, Malcangi G, et al. Long term effectiveness of intravenous immunoglobulin in Churg-Strauss syndrome. Annals of the rheumatic diseases. 2004;63(12):1649–1654. Epub 2004/11/18.

[52] Koukoulaki M, Smith KG, Jayne DR. Rituximab in Churg-Strauss syndrome. Annals of the rheumatic diseases. 2006;65(4):557–559. Epub 2006/03/15.

[53] Thiel J, Hassler F, Salzer U, Voll RE, Venhoff N. Rituximab in the treatment of refractory or relapsing eosinophilic granulomatosis with polyangiitis (Churg-Strauss syndrome). Arthritis research & therapy. 2013;15(5):R133. Epub 2013/11/30.

[54] Jones RB, Ferraro AJ, Chaudhry AN, et al. A multicenter survey of rituximab therapy for refractory antineutrophil cytoplasmic antibody-associated vasculitis. Arthritis and rheumatism. 2009;60(7):2156–2168. Epub 2009/07/01.

[55] Moosig F, Gross WL, Herrmann K, Bremer JP, Hellmich B. Targeting interleukin-5 in refractory and relapsing Churg-Strauss syndrome. Annals of internal medicine. 2011;155(5):341–343. Epub 2011/09/07.

[56] Kim S, Marigowda G, Oren E, Israel E, Wechsler ME. Mepolizumab as a steroid-sparing treatment option in patients with Churg-Strauss syndrome. The Journal of allergy and clinical immunology. 2010;125(6):1336–1343. Epub 2010/06/02.

13 Kollagenosen (systemische Autoimmunerkrankungen)

Gerd Horneff

13.1 Systemischer Lupus erythematodes

13.1.1 Hintergrund/Definition

Der systemische Lupus erythematodes (SLE) ist eine episodische multisystemische Autoimmunerkrankung mit nachweisbaren Autoantikörpern. Sein klinisches Bild und seine Prognose sind extrem variabel, mild bis akut lebensbedrohlich. Er hat für den Pädiater bereits dann eine Bedeutung, wenn die Mutter eines Neugeborenen an einem SLE leidet. Frühsymptome können uncharakteristisch sein.

13.1.2 Epidemiologie

Die Inzidenz wird mit 0,3–0,9/100.000 Kinder angegeben. Etwa 15–20 % der Erkrankungen beginnen in Kindheit oder Jugend. Besonders Mädchen sind betroffen (wbl. zu ml 8:1), wobei die Geschlechtswendigkeit im präpubertären Alter noch nicht ausgeprägt ist. Die frühesten Fälle von eigenständigem SLE treten in Einzelfällen sogar bei Säuglingen auf, die Häufigkeit steigt dann bis zum 20.–30. Lebensjahr weiter an (Abb. 13.1).

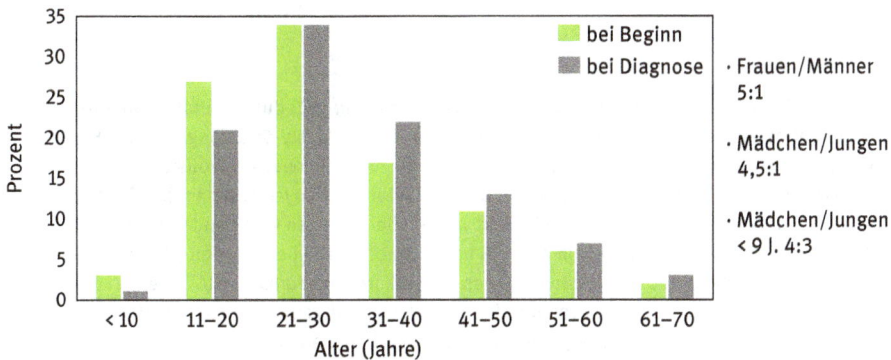

15–20 % der Erkrankungen beginnen bereits in Kindheit oder Jugend.

Geschlechtswendigkeit im frühen Kindesalter noch nicht so ausgeprägt wie bei Erwachsenen.

Abb. 13.1: Altersverteilung von 1000 SLE-Patienten [1].

https://doi.org/10.1515/9783110493801-013

13.1.3 Pathogenese/Ätiologie

Offenbar ist eine Vielzahl von Faktoren pathogenetisch bedeutsam: Immundysregulationen auf T- und B-Zellebene, die Immunkomplexformation, gestörte Apoptose, Sexualhormone, Infektionen, UV-Strahlung, Chemikalien und Medikamente. Genetische Assoziationen bestehen offenbar vor allem zu HLA-Antigenen (DR-2 und DR-3), Polymorphismen in Komplementgenen (C2, C3, C4 null), Tumor-Nekrose-Faktor, STAT4, PTPN22 und Fc-γ-Rezeptorgenen (Abb. 13.2).

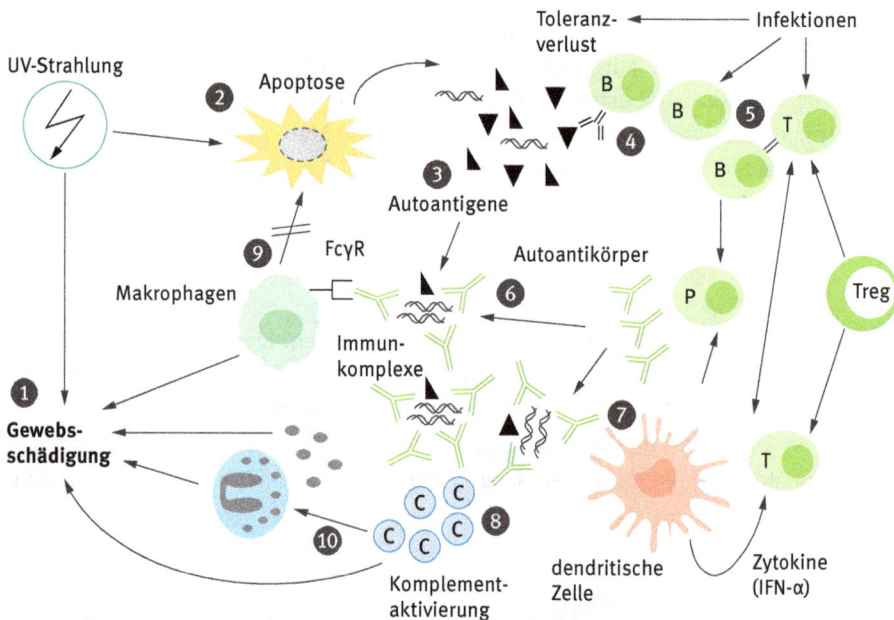

Abb. 13.2: Immunpathogenese bei SLE. Eine Gewebeschädigung (1) durch proinflammatorische Mediatoren, Prostaglandine, Komplement, Enzyme, Infektionen oder UV-Strahlung führt zur Freisetzung von Autoantigenen. Zellen treten in Apoptose (2) ein, die möglicherweise unvollständig abläuft. Autoantigene, Ribonukleinsäuren und Desoxyribonukleinsäuren werden freigesetzt (3). B-Zellen erkennen Autoantigene (4). Bei Interaktion mit autoreaktiven T-Zellen erfolgen via Stimulation über CD40/CD40-Ligand ein Isotypenwechsel hin zum IgG und somatischer Hypermutation (5). Plasmazellen sezernieren Autoantikörper, die mit Autoantigenen Immunkomplexe formieren (6). Diese aktivieren dendritische Zellen zur Produktion von Interferon-α (7) und anderen Zytokinen mit stimulierender Wirkung auf T-Zellen. Durch Bindung und Aktivierung von Komplement kommt es nicht zur raschen und vollständigen Eliminierung von Immunkomplexen (8). Monozyten/Makrophagen reagieren via Fc-γ-Rezeptoren (FcγR) mit Immunkomplexen, zeigen aber eine gestörte Eliminierung von apoptotischen Zellen (9). Komplementspaltprodukte wirken chemotaktisch und rekrutieren weitere Entzündungszellen (10), wodurch eine fortwährende Gewebsschädigung resultiert [1].

Einfluss der Genetik in der Pathogenese eines systemischen Lupus erythematodes:

- Geschwister haben ein 10–12fach erhöhtes Erkrankungsrisiko.
- Monozygote Zwillinge haben eine Konkordanzrate von 24 %, dizygote von 2 %.
- Autoimmunerkrankungen in der Familie erhöhen das SLE Risiko (4,1-fach bei einem, 11,2-fach für ≥ 2 betroffene Familienangehörige).
- Höhere Inzidenzraten in nicht-kaukasischen Rassen (Afrikaner, Asiaten).
- Komplementdefekte:
  - C1q, C1s und C1r Mängel selten, aber Penetranz für SLE bei Defekt: C1q 93 % und C1s/r 66 %
  - C4-Mangel, Penetranz für SLE bei ca.75 %
  - C2-Mangel, häufigster Gendefekt (1/10.000–30.000 bei Kaukasiern), Penetranz für SLE nur 10 bis 30 %

13.1.4 Klinik/Symptome

Die klinische Präsentation ist extrem variabel. Der Beginn kann schleichend mit Arthralgien und Hauterscheinungen über Jahre, aber auch akut hochfieberhaft oder initial schon mit schwerer Nephritis erfolgen. Fieber, Krankheitsgefühl, Anorexie und Gewichtsverlust werden von mono- oder multisystemischen Organmanifestationen begleitet. Im Gegensatz zu Erwachsenen ist bei juvenilen SLE eine Organbeteiligung häufiger und dann zumeist auch schwerer. Schon bei Präsentation bestehen häufiger eine Nephritis (37 %) und ein ZNS-Lupus (16 %). Im Verlauf nimmt die Häufigkeit der Nephritis auf 50–80 % und ZNS-Lupus auf 27 % zu.

Hauterscheinungen sind häufig, doch besteht ein klassisches Schmetterlingserythem nur bei einem Drittel der Kinder (Abb. 13.3). Andere Hauterscheinungen sind thrombozytopenische oder vaskulitische Petechien und palpable Purpura, Livedo reticularis, Urtikaria, Raynaud-Phänomen, periunguale Autoimmunerytheme, Alopezie, diskoider oder bullöser Lupus erythematodes und eine Photosensitivität.

Ein Mukosabefall zeigt sich durch schmerzfreie Ulzerationen an der Mundschleimhaut, typischerweise am harten Gaumen (Abb. 13.3b), aber auch nasal oder in Form einer Stomatitis aphthosa.

Der Gelenkbefall zeigt sich durch Arthralgien oder durch zeitlich limitierte, z. T. migratorische Arthritiden sowohl an kleinen, als auch an großen Gelenken. Die Synovitis ist üblicherweise wenig ausgeprägt und nicht erosiv. Neben Myalgien werden auch Myositiden und in wenigen Fällen eine Myasthenia gravis beobachtet. Im Verlauf auftretende aseptische Knochennekrosen sind möglicherweise therapieassoziiert (Kortikosteroide).

Lupusnephritis

Klinische Manifestationen der Lupusnephritis:
- Proteinurie
- (Mikro)hämaturie
- Nephrotisches Syndrom
- Arterielle Hypertonie
- Niereninsuffizienz

Die Lupusnephritis ist im Verlauf mit 50–80 % aller Patienten eine der häufigsten Manifestationen und die hauptsächliche, die Prognose des jSLE bestimmende Manifestation. Schon initial erfasst das Spektrum der Nierenbeteiligung Mikrohämaturie, Proteinurie, nephrotisches Syndrom, Niereninsuffizienz, Hypertonus arteriosus und selten akutes Nierenversagen. Bei klinischem Hinweis ist eine Nierenbiopsie indiziert. Eine Kooperation mit Kindernephrologen ist obligat. In der Histologie erfolgt eine Klassifizierung nach WHO mit Einschätzung von Aktivität und Chronizität (Tab. 13.1).

Aus klinischen und serologischen Befunden kann nicht zuverlässig auf die Histopathologie geschlossen werden. Die WHO Klasse IV Nephritis ist sowohl bei adul-

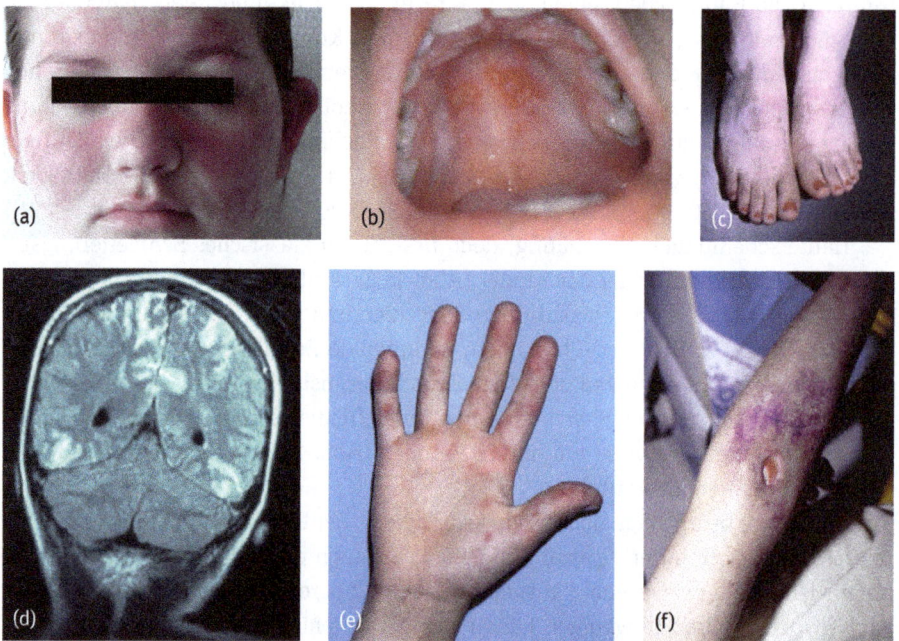

Abb. 13.3: Klinische Manifestationen beim systemischen Lupus erythematodes: (a) Schmetterlingserythem nach Sonnenlichtexposition, (b) schmerzlose orale Ulzeration am harten Gaumen, (c) makulöser Ausschlag auf dem Fußrücken nach Sonnenlichtexposition mit Aussparung der, von Sandalen bedeckten Fläche, (d) Magnetresonanztomografie mit multiplen Hyperintensitäten in T1 Wichtung bei Lupusenzephalitis, (e) palmare vaskulitische Effloreszenzen, (f) Ulzeration bei kutaner Vaskulitis am Ellenbogen (Bildquelle: G. Horneff).

Tab. 13.1: Klassifikation der Lupusnephritis. A: aktiv; C: chronisch; S: segmental; G = generalisiert.

I	Normale Glomerula
	a) normal in allen Techniken
	b) normal in Lichtmikroskopie, aber Ablagerungen durch Elektronen- oder Immunfluoreszenz-mikroskopie (Komplement, Immunglobuline)
II	Rein mesangiale Veränderungen (Mesangiopathie)
	a) Mesangiale Verbreiterung und/oder leichte Hyperzellularität (+)
	b) mäßige Hyperzellularität (++)
III	Fokale/segmentale Glomerulonephritis (assoziiert mit milden oder mäßig-mesangialen Veränderungen) A/C
	a) mit aktiven nekrotisierenden Läsionen
	b) mit aktiven und sklerosierenden Läsionen
	c) mit sklerosierenden Läsionen
IV	Diffuse Glomerulonephritis (schwere mesangiale, endokapillare oder mesangiokapillare Proliferation und/oder ausgedehnte subendotheliale Ablagerungen) A/C/S/G
	a) ohne segmentale Läsionen
	b) mit aktiven nekrotisierenden Läsionen
	c) mit aktiven und sklerosierenden Läsionen
	d) nur mit sklerosierenden Läsionen
V	Membranöse Glomerulonephritis
	a) reine membranöse Glomerulonephritis
	b) assoziiert mit Läsionen der Klasse II
	c) assoziiert mit Läsionen der Klasse III
	d) assoziiert mit Läsionen der Klasse IV
VI	Sklerosierende Glomerulonephritis ohne Restaktivität

ten wie bei jSLE mit erhöhter Morbidität und Mortalität verbunden. In der neuen Klassifikation wurde die WHO Kl. IV in IVS (segmentaler Befall) und IVG (globaler Befall) unterteilt und um den Aktivitätsgrad A (aktiv), C (chronisch inaktiv) und A/C (aktiv und chronisch) ergänzt. Aus einer Population von 39 jSLE-Patienten mit Lupusnephritis waren 2 % WHO-Klasse I, 13 % WHO Klasse II, 15 % WHO-Klasse III, 50 % WHO-Klasse IV und 20 % WHO-Klasse V. Keine Fälle konnten als WHO-Klasse VI klassifiziert werden. In der neuen WHO Klasse IV wurden 17 als IVG und 7 als IVS klassifiziert. 6 erhielten das Suffix A, 15 A/C und 3 C. Zum Biopsiezeitpunkt hatten Patienten mit WHO Klasse IVG eine signifikant höhere Proteinurie, niedrigere Albuminspiegel, und höhere Kreatininspiegel und eine Tendenz zu niedrigeren Komplementspiegeln und höheren anti-DNS-Antikörperspiegeln. Bei allen Klasse IV Patienten bestand eine Hypertonie. Nephrose und Hypertonie waren mit der Schwere der Histopathologie assoziiert. 83 % aller Patienten mit einem Hypertonus hatten eine Klasse IV-Histologie. Im Median von 5,5 Jahren trat bei 10 % eine terminale Niereninsuffizienz ein, bei der Hälfte bestand eine WHO Klasse IV Nephritis. 8 % verstarben.

Merke: Bei Verdacht auf eine Lupusnephritis sind Urinuntersuchungen (Urinstix, Protein/Kreatinratio), Blutuntersuchungen (Kreatinin, Kreatinin-Clearance, Komplement, dsDNS-Titer), 24H Blutdruckmessung, Sonografie der Nieren und der A. renalis durchzuführen. Eine Nierenbiopsie soll erfolgen bei anhaltender Proteinurie > 500 mg/die, sich verschlechternder Nierenfunktion, arterieller Hypertonie. Bei Nierenbeteiligung soll eine konsiliarische Mitbehandlung durch einen Kindernephrologen erfolgen.

Lupusenzephalitis

Manifestationen im Zentralnervensystem sind ebenso von großer Variabilität und treten in 20–40 % der betroffenen Kinder auf. Kopfschmerzen, Krampfanfälle, Paresen, zerebralvenöse Thrombosen und Infarkte, hypertensive Enzephalopathie, neuropsychiatrische Manifestationen von emotionaler Labilität bis zu Psychosen und extrapyramidalen Bewegungsstörungen werden beobachtet. Das posteriore reversible Enzephalopathiesyndrom (PRES) bei Kindern ist eine der weniger bekannten Manifestationen. Es ist charakterisiert durch symmetrische radiologisch nachweisbare Veränderungen in der weißen Substanz assoziiert mit schwerer arterieller Hypertension. Die typische Klinik besteht aus mentaler Beeinträchtigung, Kopfschmerzen, Sehstörungen und Krampfanfällen. Sie wird auch bei arterieller Hypertension aufgrund anderer Ursachen beobachtet.

Die Beteiligung weiterer innerer Organe betrifft
– Herz: Perikarditis, Myokarditis, Endokarditis, Herzrhythmusstörungen, Herzinfarkte,
– Lungen und Atemwege: nur apparativ messbare Lungenfunktionsstörung, interstitielle Pneumonitis, Lungenfibrose, Lungeninfiltrate, Atelektasen, Pleuritis, Pneumothorax, Lungenblutung, pulmonale Hypertonie und Phrenikusparese),
– Augen: retinale Vaskulitis, subretinale Ödeme und Blutungen, Episkleritis, Uveitis, zentralvenöse Thrombose und eine dem sekundären Sjögren-Syndrom entsprechende Keratokonjunktivitis sicca,
– Gastrointestinaltrakt: Hepatomegalie, Splenomegalie, Autoimmunhepatitis, Pankreatitis,
– endokrine Organe: Autoimmunthyreoiditis, Hypoparathyreoidismus, juveniler Diabetes, Addison (auch Infertilität durch Antikörper)
– Blut: autoimmunhämolytische Anämie, Thrombozytopenie und Leukopenie mit sowohl Autoimmunneutropenie als auch Lymphopenie und im Rahmen eines Antiphospholipidantikörpersyndroms auftretender Thrombophilie.

Zudem besteht ein erhöhtes Infektionsrisiko, bedingt durch Antikörpermangel und -dysregulation, funktionelle Asplenie und nicht zuletzt aufgrund der immunsupprimierenden Therapie, sodass zusätzliche Impfungen empfohlen werden.

Die ovarielle Insuffizienz mit nachfolgender Kinderlosigkeit ist eine wesentliche Herausforderung beim SLE. Eine Amenorrhoe entwickelten junge Frauen mit Lupusnephritis zu 56 % mit 6 monatlichen Cyclophosphamidinfusionen und 14 % mit Myco-phenolatmofetil. Eine persistierende Amenorrhoe hatten 51 % nach Cyclophosphamid und nur 1 Patientin nach MMF. Die Fertilität ist zudem durch das Vorliegen von Anti-phospholipidantikörpern beeinträchtigt. Bei Jungen ist nach i. v. Applikation von Cy-clophosphamid in der Regel mit einer Azoospermie für wenige Wochen zu rechnen.

Ein Makrophagen-Aktivierungs-Syndrom ist auch mit SLE assoziiert (siehe Kapi-tel 10). Klinische und Laborbefunde überlappen (z. B. Fieber, Lymphadenopathie, Leukopenie und Thrombozytopenie). Im Labor sind Hyperferritinämie, erhöhte LDH, Hypertriglyzeridämie und Hypofibrinogenämie zur Differenzierung hilfreich.

13.1.5 Diagnostik und Überwachung (Labor, Bildgebung)

Die Diagnose des SLE wird klinisch gestellt, wobei spezielle, aber nicht spezifische Laborbefunde die Diagnose unterstützen. Der Nachweisbarkeit von Autoantikörpern, insbesondere von antinukleären Antikörpern (ANA) und Antikörpern gegen Doppel-strang-DNS kommt eine wichtige Bedeutung zu. Der Schlüssel zur rechtzeitigen Diag-nose liegt aber so eindeutig wie bei kaum einer anderen systemischen Erkrankung in der anamnestisch sorgfältigen und systematischen Aufarbeitung der Organbetei-ligungen.

Zur Diagnose des SLE werden auch für das Kindes- und Jugendalter meist die Klassifikationskriterien der ACR (*American College of Rheumatology*)-Kriterien für den adulten SLE herangezogen (Tab. 13.2). Die Kriterien wurden auch für das Kindesalter evaluiert und es ergab sich eine Sensitivität von 96 % und eine Spezifität von 100 %.

Die ACR/EULAR Kriterien von 2017 haben bei erwachsenen Patienten eine höhe-re Sensitivität und Spezifität, sind für Kinder und Jugendliche aber noch nicht vali-diert (Tab. 13.3.) [2].

Tab. 13.2: ACR Klassifikationskriterien des systemischen Lupus erythematodes (adaptiert). Zur Diag-nose eines SLE sollten mindestens 4 der 11 Kriterien entweder gleichzeitig oder im Verlauf der Er-krankung erfüllt sein.

Befund/Organ	Manifestation	Definition, Beschreibung
Haut	1. Schmetterlingserythem im Gesicht	flach oder erhaben, nasale Brückenbildung, Naso-labialfalten ausgespart
	2. diskoider Lupus	rötlich, keratotisch, schuppend, hinterlässt atro-phische Narben
	3. Photosensibilität (an-amnestisch oder Befund)	Hautrötungen, infolge einer ungewöhnlichen Reak-tion auf Sonnenlicht
Schleimhaut	4. orale oder nasale Ulzera-tionen (meist schmerzlos)	oral, pharyngeal, nasal, i. d. R. schmerzlos

Tab. 13.2: (fortgesetzt)

Befund/Organ	Manifestation	Definition, Beschreibung
Gelenke	5. nicht erosive Arthritis	zumindest 2 Gelenke betroffen, charakterisiert durch Steifigkeit Schwellung oder Gelenkerguss
Seröse Häute	6. Pleuritis, Perikarditis	Klinisch mit Pleuraschmerz, Reiben oder sonografisch/echokardiografischer Ergussnachweis
Niere	7. Nephritis	a) Persistierende Proteinurie > 0,5 g/Tag oder > 3+, wenn eine Quantifizierung nicht durchgeführt wurde oder b) zelluläre Zylinder im Urin, Erythrozyten-, Hämoglobin-, granuläre, tubuläre oder gemischte Zylinder
ZNS	8. Krampfanfälle, Psychose	bei beiden Ausschluss einer medikamentösen Induktion oder einer metabolischen Stoffwechselstörung, z. B. Urämie, Ketoazidose oder Elektrolytentgleisung
Hämatopoese	9. Zytopenien	a) Coombs-Test-positive hämolytische Anämie mit Retikulozytose oder b) Leukopenie < 4000 Leukozyten/µl (zwei- oder mehrmaliger Nachweis) oder c) Lymphopenie < 1500/µl (zwei- oder mehrmaliger Nachweis) oder d) Thrombozytopenie < 100 000/µl, nicht durch Medikamente induziert
Autoimmunphänomene	10. Autoantikörper	a) Positiver LE-Zell-Test oder b) Anti-dsDNA-Antikörper oder c) Anti-Sm-AK positiv oder d) falsch-positive Luesserologie bzw. positiver Nachweis von Antiphospholipidantikörpern durch IgG- oder IgM-anti-Cardiolipin-Antikörper, oder Lupus Antikoagulanz, oder falsch positive Luesserologie für > 6 Monate (TPHA oder IFT)
Antinukleäre Antikörper	11. ANA, mit homogenem oder peripherem Fluoreszenzmuster	

Obligat ist das Vorliegen von ANA mit einem Titer von mindestens 1 : 80 (bzw. oberhalb des Normalbereiches des Labors). Eine Gesamtpunktzahl von mindestens 10 ist für die Klassifikation als SLE erforderlich. Es zählt jeweils der höchste in den Kategorien erreichte Punktwert.

Tab. 13.3: ACR/EULAR Klassifikationskriterien des systemischen Lupus erythematodes (adaptiert).

klinische Domänen und Kriterien		Wichtung
Konstitutionell	Fieber	2
Haut	nicht vernarbende Alopezie	2
	orale Ulzera	2
	subakut-kutaner oder diskoider LE	4
	akuter kutaner LE	6
Arthritis	Synovitis in ≥ 2 Gelenken oder Druckschmerz in ≥ 2 Gelenken mit Morgensteife ≥ 30 Minuten	6
Neurologie	Delirium	2
	Psychose	3
	Anfälle	5
Serositis	Pleura- oder Perikarderguss	5
	akute Perikarditis	6
Hämatologie	Leukopenie	3
	Thrombopenie	4
	Autoimmunhämolyse	4
Nieren	Proteinurie > 0,5 g/24 h	4
	Lupusnephritis (histol.) Typ II, V	8
	Lupusnephritis (histol.) Typ III, IV	10
immunologische Kriterien		
Antiphospholipid-Ak	aCL > 40 GPL oder aβ2GPI > 40 GPL oder LA+	2
Complement	C3 oder C4 vermindert	3
	C3 und C4 vermindert	4
hochspezifische	a-ds-DNS-Ak	6
Auto-Ak	a-Sm-Ak	

Untersuchungen der Diagnostik sind auch in der Überwachung zu wiederholen und dienen der Bestimmung der Aktivität wie auch des Schadens (Damage) und der Lebensqualität.

Die SLE-Aktivität kann mit verschiedenen Tools überwacht werden.

SLEDAI (Punktzahl 0–105: Leichte bis mäßige Erkrankung entspricht ≤ 10 SLE-DAI-Punktzahlen; > 10 stärkere Krankheitsaktivität. Ein dauerhaft hoher Wert, nicht aber ein hoher Anfangswert oder ein hoher Maximalwert, ist mit erhöhter Letalität assoziiert (Tab. 13.4).

Tab. 13.4: Aktivitätsbestimmung beim systemischen Lupus erythematodes mit dem systemischen Lupus erythematodes-Disease Activitiy-Index (SLEDAI).

	Punkte		Punkte		Punkte
Anfall	8	Arthritis	4	Schleimhautulzera	2
Psychose	8	Myositis	4	Pleuritis	2
Psychoorganisches Syndrom	8	Harnzylinder	4	Perikarditis	2
Sehstörung	8	Hämaturie > 5 Erythrozyten/Feld	4	Komplementverminderung	2
Hirnnervenstörung	8	Proteinurie > 0,5 g/24 h (neu oder zunehmend)	4	Erhöhte anti-dsDNS-Antikörper	2
Lupus-Kopfschmerz	8	Leukozyturie > 5/Feld	4	Fieber > 38° C	1
Zerebrovaskulärer Insult	8	Erythem	2	Thrombozytopenie < 100.000/µl	1
Vaskulitis	8	Alopezie	2	Leukozytopenie < 3.000/µl	1

13.1.6 Therapie

Ziel der Therapie ist die klinische Remission der Erkrankung und die Abwehr von Schäden.

Therapieprinzip: Aufgrund der Chronizität und der ungewissen Prognose ist neben der medikamentösen Therapie die Führung und Schulung von Patient und Familie ein bedeutender Bestandteil der Behandlung.

13.1.6.1 Lichtschutz

Auf die Gefahr durch Sonnenlichtexposition ist hinzuweisen. Durch Beeinflussung der Lebensführung und Gebrauch von z. B. Sonnenschutzfaktor-50-Protektiva gegen UV-Strahlen, wann immer das Kind sich im Freien aufhält, ist ihr zu begegnen.

13.1.6.2 Ausreichende Versorgung mit Vitamin D und Kalzium

Vitamin D hat über seine Auswirkungen auf das Skelett hinaus als Immunmodulator anerkannte Auswirkungen auf Antigen-präsentierende Zellen. Ein Vitamin-D-Mangel ist mit dunkler Hautfarbe, Wintersaison, nördlicher Breite, Alter und weiblichem Geschlecht assoziiert. Die Hydroxylierung von 25(OH)D3 in die aktive Form, 1,25-Dihydroxyvitamin D erfolgt in der Niere, einem beim SLE häufig betroffenen Organ. In

Tiermodellen konnte Vitamin D die Lupusaktivität bessern und es gibt Hinweise auf einen Zusammenhang zwischen Lupusnephritis und Vitamin-D-Status. Bei Patienten mit SLE korrelierten die Krankheitsaktivität im ärztlichen Globalurteil und im SLEDAI und die Proteinurie unabhängig invers mit dem 25(OH)D-Serumspiegel. Eine Vitamin-D-Supplementation (800 IE täglich) führt zu einer mittleren Erhöhung der D3-Spiegel um 10 ng/mL (95 % CI, 3,2–16,8).

13.1.6.3 Infektionen

Infektionen sind ein wesentlicher Morbiditätsfaktor [3]. Vakzinierungen müssen deshalb nach den Empfehlungen aus Kap. 5 erfolgen, ggf. komplettiert werden. Antibiotika sollten trotzdem nicht unkritisch und prophylaktisch, sondern nach Indikation und vorheriger mikrobiologischer Diagnostik verabreicht werden. Eine funktionelle Asplenie mit Auftreten von Howell-Jolly-Körpern wird beobachtet und erhöht das Risiko für Pneumokokkeninfektionen. Neben regelmäßigen Influenzaimpfungen sind Pneumokokkenimpfungen deshalb zu empfehlen.

13.1.6.4 Nichtsteroidale Antiphlogistika

Naproxen, Diclofenac, Indometacin und Ibuprofen können zur Behandlung muskuloskelettaler Schmerzen oder einer Arthritis zum Einsatz kommen. Auf Acetylsalicylsäure in antiphlogistischer Dosierung sollte verzichtet werden.

13.1.6.5 Antimalariamittel

Hydroxychloroquin (Initial 6–8 mg/kg, Dauerdosis ≤ 5 mg/kg, maximal 400 mg) soll bei allen Patienten ohne Kontraindikationen (z. B. bekannte Überempfindlichkeit, Retinopathie, Glukose-6-Phosphat-Dehydrogenasemangel) eingesetzt werden. Bei milden SLE, z. B. mit Hauterscheinungen, Arthralgien, Photosensibilität, Alopezie können sie auch alleinig eingesetzt werden. Die klinische Effektivität von Hydroxychloroquin wurde bei Erwachsenen nachgewiesen. Zudem ist die Überlebenszeit mit SLE mit Antimalarika verlängert. Hydroxychloroquin und Chloroquin vermindern auch das Risiko von Krankheitsschüben inklusive einer neuen Nierenbeteiligung und werden prophylaktisch, bei guter Verträglichkeit, eingesetzt.

13.1.6.6 Kortikosteroide

Schwere Erkrankungen mit Beteiligung innerer Organe erfordern eine effektive antiphlogistische Therapie mit Kortikosteroiden. Prednison oder Prednisolon kommt in Dosierungen von initial 2 mg/kgKG/Tag (bis zu 60 mg/Tag), aufgeteilt auf 3 Dosen, zum Einsatz. Bei schweren Fällen, manifester Niereninsuffizienz, akuter Hämolyse, akuter Lungenblutung oder Lupus-Krise, kann initial eine Methylprednisolon-Pulstherapie, 10–30 mg/kgKG an 3 Tagen innerhalb von jeweils 1–3 h i. v., erfolgen. Anschließend wird mit Prednison 2 mg/kgKG weiterbehandelt.

Mit Steroiden soll eine klinische und serologische Remission erreicht werden. Nach 2–4 Wochen wird die Dosis reduziert. Oberhalb einer Tagesdosis von 20 mg kann in Schritten von 5 mg/Woche, zwischen 10 und 20 mg in Schritten von bis zu 2,5 mg/Woche und unterhalb 10 mg in Schritten von 1 mg/Woche reduziert werden (siehe Kapitel 8). Unterhalb einer Dosis von 1 mg/kgKG sollte eine morgendliche Gabe in 1 Dosis erfolgen. Bei ca. 0,5 mg/kgKG kann auf alternierende Gaben alle 2 Tage übergegangen werden. Gelingt die Reduktion unter die Cushing-Schwelle ohne Exazerbation der Erkrankung, kann die Dauertherapie mit niedrig dosierten, alternierend gegebenen Steroiden fortgeführt werden.

13.1.6.7 Immunsuppressiva

Die Indikation für den Einsatz von Immunsuppressiva wird bei jSLE frühzeitig gestellt, z. B. bei einer Organbeteiligung. Sie dient auch der Einsparung von Kortikosteroiden. Initial wird Azathioprin in einer Dosis von 1–3 mg/kgKG eingesetzt. Sein Einsatz kann auch auf die Lupusnephritis ohne WHO-Klasse-III oder -IV-Befall ausgedehnt werden. Die Bestimmung der Aktivität der Thiopurinmethyltransferase (TPMT) ist von nicht gesichertem Nutzen. Zur Überwachung können Medikamentenspiegel (Thiopurinmetabolite in Erythrozyten) dienen.

Methotrexat (Dosis 10–15 mg/qm Körperoberfläche/Woche, maximal 25 mg) ist eine steroidsparende Alternative bei Arthritiden und Hautbefall, bei eingeschränkter Nierenfunktion oder Lupushepatitis aber kontraindiziert.

Mycophenolat-Mofetil erwies sich bei Lupusnephritis effektiver als Azathioprin. Vergleichende Studien mit Cyclophosphamid bei Lupusnephritis zeigen zumindest eine Gleichwertigkeit, möglicherweise aber eine höhere Rückfallrate. Erfahrungen im Kindesalter sind auf offene Studien beschränkt. In einer Dosis von 20–30 mg/kgKG/Tag in 2 ED, maximal 2 × 1 g (bzw. 2 × 600 mg/qm) ist die Verträglichkeit gut. Spiegelbestimmungen sind möglich [4].

Voclosporin, ein neuartiger Calcineurininhibitor wurde bei der Lupusnephritis untersucht. Im Vergleich zu Cyclosporin A ist die Hemmung von Calcineurin ausgeprägter. In der add-on Therapie im Vergleich zum Standard mit Plazebo konnte eine signifikante Besserung der Lupusnephritis mit schnellerem und häufigerem Erreichen einer partiellen Remission oder Vollremission der Lupusnephritis erreicht werden [5].

13.1.6.8 Zytostatika

Cyclophosphamid ist ein sehr effektives Immunsuppressivum, auch bei der Lupusenzephalitis und bei der schweren Lupusnephritis. Es wird wegen seines Risikoprofils nicht bei weniger schweren Erkrankungen eingesetzt. Kontrollierte Studien stehen im Kindesalter nicht zur Verfügung. Es wird in monatlichen i.v.-Pulsen von 500–1000 mg/m² Körperoberfläche in Kombination mit Steroiden verabreicht [6]. Bei der Pulstherapie erfolgen heute verkürzte Schemata von 3–6 Infusionen in monatlichen

Abständen oder eine reduzierte Dosis (Euro-Lupus-Schema 6 × 500 mg i. v. in 2-wöchigen Abständen). Auf eine gute Hydrierung ist zu achten (spezifisches Uringewicht < 1,015). Die Prophylaxe der hämorrhagischen Zystitis kann mit Mesna erfolgen. Bei oraler Cyclophosphamidtherapie ist die tägliche Dosis von bis zu 2 mg/kgKG (maximal 100 mg) ist nur in begründeten Ausnahmefällen zu wählen.

Das Risiko der Sterilität kann möglicherweise durch Gonadotropin-Releasing-Hormone gesenkt werden. Auch die Kryopräservierung von Sperma vor Beginn der Therapie wird propagiert.

13.1.6.9 Biologika

Rituximab, ein chimärer Maus-Mensch Antikörper, ist gegen CD20 auf B-Zellen gerichtet. Die Bindung bewirkt über eine Komplementaktivierung, über Apoptoseinduktion oder über ADCC eine selektive Depletion von B-Zellen, die für wenige Monate im peripheren Blut nicht mehr nachweisbar sind. Auch Autoantikörpertiter und anti-DNS-Titer fallen zumeist ab. Bei Erwachsenen mit SLE ohne Nierenbeteiligung konnte kein Vorteil hinsichtlich einer Remission oder Teilremission gezeigt werden. Auf das Risiko einer progressiven multifokalen Leukenzephalopathie (PML) und der Entwicklung eines Antikörpermangelsyndroms ist zu achten. Immunglobulinspiegel verringerten sich von normalen Werten vor Therapie nach 6 Monaten für IgG bei 9 %, IgM bei 48 % und IgA bei 18 % [7]. Auch eine verlängerte CD20 Depletion von über 12 Monaten ist zu beachten [8]. Das Risiko für einen Antikörpermangel ist bei Kindern mit teilweise sehr lang anhaltender B-Zell-Depletion offenbar höher. Rituximab ist auch im Kindesalter in Einzelfällen eine therapeutische Option [9].

Obinutuzumab ist als humanisierter anti-CD20 in klinischen Studien erfolgreich.

Benlysta ist indiziert als Zusatztherapie bei Patienten ab 5 Jahren mit aktivem, Autoantikörper-positivem systemischem Lupus erythematodes (SLE), die trotz Standardtherapie eine hohe Krankheitsaktivität (z. B. positiver Test auf Anti-dsDNA-Antikörper und niedriges Komplement) aufweisen. Es ist indiziert als Zusatztherapie bei Patienten ab 5 Jahren mit aktivem, Autoantikörper-positivem SLE, wenn trotz Standardtherapie eine hohe Krankheitsaktivität (z. B. positiver Test auf Anti-dsDNA-Antikörper und niedriges Komplement) vorliegen.

Belimumab ist ein monoklonaler Antikörper gegen den B-Lymphozyten-Stimulator (BLyS), der an verschiedenen Rezeptoren auf B-Zellen bindet (TACI, BCMA und BAFF-Rezeptor) und Zellreifung fördert und Apoptose hemmt. Belimumab erwies sich in mehreren kontrollierten Studien bei SLE ohne Nieren- oder ZNS-Beteiligung als effektiv, die Zulassung auch für pädiatrische SLE Patienten liegt für die intravenöse Applikation vor. Darüber hinaus war Belimumab zum Erhalt der Remission bei Lupusnephritis in einer Studie erfolgreich.

Telitacicept führt ebenfalls zur Hemmung der B-Zellaktivierung, blockiert aber auch langlebige Plasmazellen. In einer ersten Plazebo-kontrollierten Studie mit 3 verschiedenen Dosierungen zeigte sich bei allen Dosierungen versus Plazebo signifikant häufiger ein Ansprechen nach dem SRI-4 begleitet von einer Verminderung der Anzahl der B-Zellen, der Immunglobulinspiegel aber auch der Doppelstrangantikörper und einem Anstieg der Komplementfaktoren.

Andere B-Zelltherapien nutzen Epratuzumab, einen Antikörper gegen CD22 auf B-Zellen oder das B-Zell-Tolerogen Abetimus, das selektiv B-Zellen eliminiert, die Anti-DNS-Antikörper bilden durch Bindung an anti-ds-DNS Antikörper auf der Zelloberfläche.

Dapirolizumab-Pegol ist ein pegyliertes anti-CD40Ligand-Fab-Fragment ohne Fc-Teil, das in einer randomisierten Plazebo-kontrollierten Studie an erwachsenen SLE-Patienten nach 48 Wochen zu einer deutlichen Verbesserung klinischer und immunologischer Parameter im Vergleich zu Plazebo führte.

Die Blockade der Komplementaktivierung mit Eculizumab, einem anti-C5b monoklonalen Antikörper, war in Mausmodellen wirksam bei experimentellem Lupus. Beim Menschen stehen erste Daten zur Tolerabilität zur Verfügung. Die Blockade von Interferon-α mit dem monoklonalen Antikörper Sifalimumab ist nach einer kontrollierten Studie ein pathogenetisch attraktiver Ansatz. Anifrolumab, ein humaner monoklonaler Antikörper, der den Interferon-α/β-Rezeptor blockiert und dadurch die Wirkung von Typ-I-Interferonen, wurde bereits in 2 Studien erfolgreich geprüft. In der TULIP 2 Studie zeigte sich eine signifikante Überlegenheit bei Therapie mit 300 mg/4 Wochen als add-on Therapie versus Plazebo in mehreren Outcome-Kriterien, in der Möglichkeit zur Reduktion der Steroiddosis und in der Verminderung der Schubrate [10].

13.1.6.10 Antiphospholipidantikörpersyndrom
Bei anhaltend nachweisbaren Antiphospholipidantikörpern (Lupusantikoagulanz, Cardiolipinantikörpern, β2-Glykoproteinantikörpern) ist eine Prophylaxe mit ASS zu erwägen.

13.1.6.11 Dyslipidämie
Eine Hyperlipidämie soll primär diätetisch (Hypertriglyceridämie, Hypercholesterinämie) behandelt werden. Der Einsatz von Statinen ist bei ausgeprägter Hypercholesterinämie zu erwägen.

13.1.6.12 Weitere Maßnahmen
Ein wirksamer Sonnenschutz (Cremes mit mind. Protektion Faktor 50, lange Kleidung, Kopfbedeckung sind notwendig).

Intravenöse Immunglobuline können bei therapierefraktärer Thrombozytopenie oder erworbenem Faktor-VIII-Mangel mit Blutungszeichen sinnvoll sein. In therapierefraktären Fällen ist eine Splenektomie zu erwägen. Eine Plasmapherese kann nur in Ausnahmefällen, z. B. bei thrombotisch-thrombozytopenischer Purpura oder als Ultima Ratio bei schwerem Organbefall empfohlen werden.

ACE-Inhibitoren oder Angiotensinrezeptorblocker haben einen protektiven Effekt auf die Entwicklung einer Nierenbeteiligung.

Möglichkeiten zum Erhalt der Gonadenfunktion und der Fertilität bei Mädchen und Jungen bestehen in der Vermeidung von Cyclophosphamid. Ansonsten stehen Kryopräservierung von Spermien und eine spätere in vitro Fertilisierung zur Verfügung. Die Spermarche setzt in der Mitte der Pubertät ein. Die Gewinnung von Spermien ist aber eine Herausforderung. In einer Studie waren nur 4 von 62 Versuchen von Adoleszenten erfolgreich. Weitere Optionen sind die Kryopräservierung von Hodengewebe oder Keimzellen zur autologen Retransplantation [11,12].

Für pubertäre Mädchen steht mit der Applikation von Gonadotropin-Releasinghormonen (GnRH) eine therapeutische Option zur Verfügung [13]. Dies ist bereits ein etablierter Standard bei onkologischen Patienten. Durch eine Inhibition der Hypothalamus-Hypophysen-Achse wird eine Situation vergleichbar mit der vor Einsetzen der Pubertät erreicht. Wie bei der Behandlung der Pubertas praecox ist die kontinuierliche Applikation eines Retardpräparates in Abständen von maximal 4 Wochen wichtig, beginnend 4 Wochen vor Cyclophosphamidapplikation. Die Verträglichkeit ist hervorragend. Allerdings wurde kasuistisch über Schübe eines SLE berichtet. Andererseits führt die Suppression der Gonadotropine zu einem Abfall des Östrogens und somit theoretisch zu geringerer Krankheitsaktivität bzw. Schubhäufigkeit. Alternativen sind GnRH-Antagonisten, Oozytenkryopräservierung und Kryopräservierung von Ovargewebe.

Eine konsequente Überwachung der Patienten ist erforderlich (Tab. 13.5).

Konventionelle Therapie bei hämatologischen oder dermatologischen Manifestationen bei SLE

Glukokortikoide: oral Prednisolon/Prednison (0,2–2 mg/kg KG/Tag, 2–3 ED)
- Hydroxychloroquin initial 6–8 mg/kg, Dauerdosis ≤ 5 mg/kg, max. 400 mg als 1 ED
- Mycophenolatmofetil 500–1200 mg/m2 KO/Tag in 2 ED, oder 20–30 mg/kg KG/Tag in 2 ED (max. 2 × 1 g) oder
- Azathioprin 1–3 mg/kg KG/Tag, 1–2 ED

Konventionelle Therapie der Glomerulonephritis [14]

- Hydroxychloroquin (initial 6–8 mg/kg, Dauerdosis ≤ 5 mg/kg, max. 400 mg als 1 ED) als Basistherapie
- Glukokortikoide *Induktions- und Erhaltungstherapie*
- oral Prednisolon-Prednison 0,2–2 mg/kg KG/Tag, 2–3 ED
- intravenös Methylprednisolon (MP) Puls 20–30 mg/kg/d KG/Tag, für 3 Tage

Tab. 13.5: Empfehlung zu Untersuchungsintervallen.

Blutbild und Differenzierung	I 3	Urinanalyse, Urinstatus, Protein/Kreatinin-Quotient bzw. Albumin/Kreatinin-Quotient	I 3	Komplement, C3, C4, CH50	I 3
Blutsenkung	I 3	Klinisch chemisches Profil inkl. Lipase und Lipidprofil	I 3	ANA (Immunfluoreszenz) und Muster	I J
dsDNA-Antikörper quantitativ (EIA) und Critidien-IF	I 3	ENA-Blot (zumindest Ro, La, Sm)	I J	TSH, fT4, Schilddrüsenautoantikörper	I J
Quick, PTT, Fibrinogen	I J	Antiphospholipidantikörper – Cardiolipin IgG/IgM, ß2 Glykoprotein IgG/IgM	I J	25 (OH) Vitamin-D3	I J
Immunglobuline IgG, IgA, IgM	I J	Impfantikörper Masern, VZV, Pneumokokken	I	Sonografie, Abdomen (Nieren)	I J
Augenärztliche Untersuchung	I J	EKG, Echokardiografie	I J	Knochendichtemessung	J

Initiale Untersuchung (I), 3 Monatliche Untersuchung (3) und jährliche Untersuchung (J). Bei Organbefall sind weitere Untersuchungen zu indizieren (24 h Sammelurin, Kreatinclearence, 24H-Blutdruckmessung. Nierenbiopsie, Endoskopie, EEG, MRT, Angiografie, infektiologische Diagnostik.

- Cyclophosphamid (Cyc) *Induktions- und Erhaltungstherapie*
  - für 3–6 Monate Cyc 500–1000 mg/m2 KO/Monat, Supportivtherapie mit Mesna, Antiemese, Flüssigkeit oder
  - „*Euro Lupus*": Cyc (6 × 500 mg iv alle 14 d) gefolgt von einer Erhaltungstherapie
- Erhaltungstherapie
  - Mycophenolatmofetil 500–1600 mg/m2 KO/Tag, oder 17–42 mg/kg KG/Tag oder
  - Azathioprin 1–3 mg/kg KG/Tag, 1–2 ED

13.1.7 Prophylaxe

Kontrolle der Lupusaktivität: Neben Klinik und Nierenfunktion erweisen sich quantitativ bestimmt anti-DNS-Antikörper (EIA oder ELISA) und Komplement (C3, C4, ggf. CH 50) als wichtige Verlaufsparameter. Eine frühzeitige Erhöhung der Steroiddosis (30 mg/Tag für 3 Wochen) bei signifikant ansteigenden DNS-Antikörpern (Farr-Assay) *und* Komplementabfall verhindert Rezidive bei langfristig geringerem Gesamtverbrauch an Steroiden im Vergleich zur Behandlung des Rezidives.

13.1.8 Prognose

Der SLE zeigt einen chronischen Verlauf, mit Phasen der Remission und Krankheits-
exazerbationen. Die Morbidität ist nicht nur von Krankheitsmanifestationen, sondern
auch von therapieinduzierten Komplikationen und Infektionen, auch klassischen op-
portunistischen Infektionserkrankungen, geprägt. Die 5-Jahres Lebenserwartung von
Kindern mit SLE hat sich deutlich gebessert von 60–90 % in der 1980er Jahren auf
95 % in aktuelleren Analysen. Die Prognose ist ernster bei diffuser proliferativer Glomerulonephritis und bei persistierender Enzephalitis. Eine deutlich erhöhte Arterio-
skleroserate führt bei erwachsenen SLE-Patienten zu Häufung und früherem Auftreten einer koronaren Herzkrankheit oder anderer vaskulärer Manifestationen.

Wachstums- und Pubertätsverzögerungen mit Endlängenverminderung (invers
proportional zum Diagnosealter) sind ebenso bedeutsam.

Folgeschäden (Damage) können standardisiert z. B. mit dem SLICC/ACR-Dama-
ge-Index erfasst werden. Am häufigsten werden nach mindestens 5 Jahren Krankheitsdauer renale, neuropsychiatrische, muskuloskelettale und kardiovaskuläre
Schädigungen beobachtet.

Tab. 13.6: SLICC/ACR-Damage-Index.

Art der Schädigung	Score
Katarakt: neu aufgetretene Linsentrübung, primär oder sekundär nach Steroid-Therapie	1
Netzhautschädigung: nachgewiesen durch ophthalmoskopische Untersuchung; Gesichts-feld-Defekt, Visusminderung, Optikus-Atrophie	1
Kognitive Beeinträchtigung: Gedächtnisschwäche; Schwierigkeiten beim Rechnen, schlechtes Konzentrationsvermögen; Schwierigkeiten mit gesprochener oder geschriebener Sprache; beeinträchtigtes Leistungsniveau; festgestellt durch klinische Untersuchung oder formale neurokognitive Tests	1
Schwere Psychose: die Fähigkeit, normale Aktivitäten auszuführen, ist aus psychiatrischen Gründen verändert; schwer gestörte Realitätswahrnehmung, charakterisiert durch folgende Merkmale: Wahnvorstellungen, Halluzinationen (akustisch, visuell), Inkohärenz, ausgeprägt lockeres Assoziieren, verarmter Gedankeninhalt, ausgeprägt unlogisches Denken, bizarres, desorganisiertes oder katatones Verhalten	1
Anfälle: nur Anfälle, die 6 Monate Therapie erfordern, werden als Schädigung gerechnet	1
Zerebrovaskulärer Insult (Score 2 wenn mehrere): wenn mit fokalen Befunden z. B. Parese, Schwäche etc. einhergehend, oder chirurgische Resektion aus anderen Gründen als Vorliegen eines Malignoms	1 / 2
Neuropathie: Schädigung entweder kranialer oder peripherer Nerven, ausgenommen N. opticus, die zu motorischer oder sensorischer Dysfunktion führt	1
Transverse Myelitis: Schwäche oder sensorischer Verlust in der unteren Extremität, mit Verlust der Kontrolle der Schließmuskeln von Anus und Harnblase	1

Tab. 13.6: (fortgesetzt)

Art der Schädigung	Score
Renal: geschätzte oder gemessene glomeruläre Filtrationsrate (GFR) < 50 %,	1
Proteinurie ≥ 3,5 g pro 24 Stunden	1
Nierenerkrankung im Endstadium (unabhängig von Dialyse oder Transplantation)	3
Pulmonal: pulmonale Hypertonie;	1
Lungenfibrose;	1
schrumpfende Lungen (Röntgen);	1
Pleurafibrose (Röntgen);	1
Lungeninfarkt (Röntgen)	1
Kardiovaskulär: Koronararterien-Bypass oder Angina pectoris;	1
Herzinfarkt (Score 2, wenn mehrere)	1 / 2
Kardiomyopathie (ventrikuläre Dysfunktion klinisch festgestellt); Herzklappenerkrankung;	1
Perikarditis für 6 Monate oder Perikardektomie	1
Peripher vaskulär: Claudicatio über 6 Monate;	1
neu aufgetretener geringfügiger Gewebeverlust	1
neu aufgetretener deutlicher Gewebeverlust, etwa Verlust eines Fingers oder eines Körpergliedes oder Resektion; (2 bei > 1 Verlust)	1 /2
Venenthrombose mit Schwellung, Ulzeration oder klinisch nachgewiesener venöser Stase	1
Gastrointestinal: Infarkt oder Resektion des Darms unterhalb des Duodenums; Resektion von Leber, Milz oder Gallenblase (Score 2 bei > 1 Lokalisation)	1 / 2
Angina abdominalis mit diffusem Bauchschmerz;	1
chronische Peritonitis mit anhaltendem Bauchschmerz und peritonealer Reizung; Ösophagus-Striktur (durch Endoskopie); chirurgischer Eingriff im oberen gastrointestinalen Trakt,	1
Pankreasinsuffizienz, die Enzymersatz erfordert oder mit Pseudozyste	1
Muskuloskeletal: Muskelatrophie oder -schwäche,	1
deformierende oder erosive Arthritis,	1
Osteoporose mit Fraktur oder vertebralem Kollaps (ausgenommen avaskuläre Nekrose)	1
avaskuläre Nekrose, (2, wenn > 1 Lokus)	1 / 2
Osteomyelitis, klinisch und bestätigt mittels mikrobiologischer Kulturen; Sehnenruptur	1
Haut: narbenbildende Alopezie	1
Narbenbildung außerhalb Scalpbereich	1
Haut-Ulzeration (mit Ausnahme von Thrombose) über mehr als 6 Monate	1
Vorzeitige Gonadeninsuffizienz: sekundäre Amenorrhoe vor dem Alter von 40 Jahren	1
Diabetes: Therapie erfordernder Diabetes	1
Malignom, Score 2, wenn < 1 Lokus	1 / 2

SLICC/ACR-Damage-Index (Tab. 13.6): Schädigung = irreversibel, seit der Diagnosestellung des SLE aufgetretene Veränderung ohne Zusammenhang zu aktiver Entzündung; ermittelt durch klinischen Befund und bestehend seit mindestens 6 Monaten, wenn nicht anders angegeben; Wiederholungs-Episoden müssen mindestens

6 Monate auseinanderliegen, um als zwei Episoden zu gelten; dieselbe Läsion kann nicht zweimal gewertet werden.

13.1.9 Neonataler SLE

Der neonatale SLE wird durch diaplazentar übertragene Antikörper verursacht. Wichtigster Befund bei Neugeborenen von Müttern mit SLE ist der angeborene AV-Block III. Grades, gelegentlich begleitet vom transitorischen kutanen LE, hämatologischen Manifestationen oder einer Lupushepatitis (Tab. 13.7). Offenbar können bestimmte mütterliche Autoantikörper (anti-SS-A, SS-B) gerichtet gegen das Autoantigen RoRNP, das im Herzreizleitungssystem zwischen der 14. und 16. Schwangerschaftswoche in einer besonderen Splicing-Variante vorkommt, die Embryogenese des Erregungsleitungssystems des Herzens schädigen. Feten mit einer Herzfrequenz < 60/min. haben ein erhöhtes Abortrisiko. Selten wird der AV-Block von anderen kardialen Manifestationen (Peri-/Myokarditis) begleitet. Im Zusammenhang mit den mütterlichen Antikörpern sind die Hautmanifestationen leicht zu interpretieren. In unklaren Fällen kann eine Hautbiopsie helfen.

Tab. 13.7: Manifestationen beim neonatalem LE.

Transient	Persistierend
photosensitive Erytheme, Teleangiektasie	Kongenitaler Herzblock (insb. SSA/SSB)
positive Lupus-Serologie	Endomyokardiale Fibroelastose
AIHA, Leukopenie, Thrombopenie	
Kardiomyopathie	
Hepatopathie, Cholestase	

13.1.9.1 Therapie der Schwangeren/des Fetus

Für Risikoschwangerschaften wird eine engmaschige Untersuchung mit Kontrolle der Herzfrequenz empfohlen. Bei fetaler Bradykardie erfolgt umgehend eine fetale Echokardiografie. Bei guter ventrikulärer Funktion ohne Pleura- oder Perikarderguss kann auf eine fetale Intervention verzichtet werden. Die antiinflammatorische Behandlung der Mutter mit plazentagängigem Betamethason oder Dexamethason (z. B. 4 mg/Tag) ist teilweise in der Lage den Herzblock zu mindern. Bei fetalem Hydrops oder schlechter Herzfunktion besteht zudem eine Indikation für eine inotrope Therapie. Auch fetale Herzschrittmacher wurden erfolgreich implantiert. In der Prophylaxe wurde die Kombination von hochdosierten Immunglobulinen und oraler Dexamethasongabe versucht, insbesondere bei einer vorausgehenden Schwangerschaft mit kongenitalem Herzblock. Bei nur geringem Wiederholungsrisiko bestehen hierfür aber nur schwache Evidenzen.

Die photosensitiven Hauterscheinungen beim neonatalen SLE treten erst nach einigen Wochen auf und verschwinden spontan. Eine Therapie ist selten erforderlich und kann aus Cremes mit gering potenten Glukokortikoiden bestehen.

Hämatologische Manifestationen, Thrombozytopenie, Thrombose, aplastische Anämie, erfordern selten eine Therapie mit Glukokortikoide oder i. v. Immunglobulinen.

13.2 Antiphospholipidantikörpersyndrom (APS)

13.2.1 Hintergrund/Definition

Das Antiphospholipidsyndrom ist durch eine Kombination von Laborbefunden (d. h. das Vorhandensein mindestens eines Antiphospholipidantikörpers) und klinischen Manifestationen (arterielle und/oder venöse Thrombose, geburtshilfliche Komplikationen) gekennzeichnet. Pathogenetisch scheinen Endothelschädigung, Thrombozytenaktivierung, Aktivierung prothrombotischer Faktoren oder Inhibierung antithrombotischer Mediatoren (Thrombomodulin, Protein C, AT III, Präkallikrein) bedeutsam [15,16]. Die klinischen Manifestationen sind zahlreich und sehr variabel (s. Kap. 13.2.4) [17]. Das APS kann primär oder sekundär, im Rahmen von autoimmunen Systemerkrankungen (i. d. R. eines systemischen Lupus erythematodes) auftreten [18].

Antiphospholipidantikörper binden an β2GP1 (β2-Glykoprotein 1) oder β2GP1/Phospholipid-Komplexe, wodurch die Antikoagulationswirkung teilweise neutralisiert wird und eine Hyperkoagulabilität entsteht. Eine andere Erklärung ist die Bindung an Heparin-ähnliche Moleküle. Weiter kann auch die Reaktion der Antikörper mit Endothelien eine Rolle spielen, wo die Produktion von Prostacyclin (gehört zu den wichtigen gefäßerweiternden Substanzen und hemmt Plättchenaggregation), die Freisetzung von Plasminogen-Aktivator oder die Thrombomodulin-abhängige Aktivierung von Protein C beeinträchtigt wird. Die Interferenz mit Protein S als Kofaktor oder AT III dürfte analoge Effekte haben. Die Bindung an Membran-Phospholipide der Plättchen könnte deren Aktivierung und Aggregation bewirken.

13.2.2 Diagnose

Die thrombembolischen Komplikationen müssen bildgebend (oder histologisch) gesichert werden, um als klinische Klassifikationskriterien zu gelten. Bei Schwangerschaftskomplikationen sind andere Ursachen auszuschließen.

Die Diagnose wird mit klinischen Kriterien und Laborkriterien gestellt (Tab. 13.8.).

Tab. 13.8: Kriterien für die Klassifikation des Antiphospholipidantikörper-Syndrom [19].

Klinisch	Serologisch
– eine oder mehrere in Bildgebung oder Histologie eindeutige venöse oder arterielle Thrombosen	– mittelhohe (> 40 I. E.) bzw. hohe (> 99. Perzentile des Labortests) Titer von IgG- oder IgM-anti-Cardiolipin
– Schwangerschaftskomplikationen	– IgG- oder IgM-Antikörper gegen β2-Glycoprotein (> 99. Percentile des Labortests)
– ansonsten ungeklärter Tod eines normal entwickelten Feten > 10. SSW	– positiver Lupus-Antikoagulanz-Test nach internationalen Richtlinien (z. B. Bestätigungstest)
– Frühgeburten vor der 34. SSW durch Eklampsie, Präeklampsie oder Plazentainsuffizienz	
– > 2 Aborte vor der 10. SSW ohne chromosomale, anatomische oder hormonelle Ursachen	

Für die APS-Diagnose mindestens ein klinisches und ein serologisches Kriterium erforderlich
Serologie muss mindestens 2x im Abstand von mindestens 3 Monaten eindeutig positiv sein.

Zur Diagnosestellung gehören Antiphospholipidantikörper in zumindest einem Nachweisverfahren zweimal im Abstand von zumindest zwölf Wochen

1. Anticardiolipinantikörper
2. Antikörper gegen Apolipoprotein H = β2-Glykoprotein-1
3. verlängerte aPTT/Lupusantikoagulans.

Eine wesentliche Ursache für Thrombosen ist das Lupusantikoagulans, ein Autoantikörper, der die Kalzium-abhängige Bindung von Prothrombin und Faktor Xa an Phospholipide hemmt, wodurch es zu einer Hemmung der Umwandlung von Prothrombin in Thrombin kommt. Das Thromboplastin kann kompensatorisch ansteigen, was in Verbindung mit niedrigen Spiegeln von Antithrombin III (AT III) Thrombembolien begünstigt. Daneben wurden Autoantikörper gegen die Faktoren VIII, IX, XI, XII und XIII beschrieben.

13.2.3 Differentialdiagnosen

Differenzialdiagnostisch sind die hereditären Thrombophilien abzugrenzen. Unterschieden werden muss auch die postinfektiöse Genese von Antiphospholipidantikörpern ohne Klinik.

13.2.4 Klinik/Symptome

Die Manifestationen bei Antiphospholipidsyndrom sind vielfältig:
- Thrombose, Thrombophlebitis
- Arterieller Verschluss/Embolie (Hirn-, Organ- und Extremitäteninfarkte, transitorisch-ischämische Attacken, Amaurose)
- Pulmonale Hypertonie
- kutane Ulzerationen, Ulcus cruris
- Livedo reticularis,
- Raynaud-Syndrom, Akrozyanose
- Transverse Myelitis
- Autoimmunhämolytische Anämie, Thrombozytopenie
- Migräne, Psychose
- Zerebrale Anfälle
- Periphere Neuropathie
- Aborte jenseits der 10. SSW
- Wachstumsretardierung, Präeklampsie, Frühgeburt

13.2.4.1 APS und Schwangerschaft
Der Nachweis einer sog. Triple-aPL-Positivität (aCL, aβ2-GPI und LA) ist „das" serologische Risikoprofil für Schwangerschaftskomplikationen. Eine einzelne aPL-Positivität ist nicht als Risikofaktor einzustufen, da Studien selbst für den isolierten Nachweis eines Lupusantikoagulans (LA) widersprüchlich waren.

13.2.4.2 Katastrophales Antiphospholipidsyndrom
Das Katastrophale Antiphospholipidsyndroms (CAPS) ist eine seltene Variante des APS, die bei < 1 % der Patienten auftritt. Sie ist durch Thrombosen mit Verschlüssen kleiner Gefäße in mehreren Organen über einen kurzen Zeitraum gekennzeichnet.

Die Pathogenese der CAPS ist noch immer wenig verstanden. Infektionen gelten als Trigger. Die klinischen Manifestationen hängen von den betroffenen Organen ab sowie vom Ausmaß der Thrombose und der systemischen Entzündungsreaktion.

Die differentialdiagnostische Abgrenzung zum hämolytisch-urämischen Syndrom (HUS) und zu den thrombotisch-thrombozytopenischen Purpura (TTP) kann schwierig sein.

13.2.5 Diagnostik

13.2.5.1 Labor

Zu den serologischen Kriterien des APS gehören IgG- und IgM-Antikörper gegen Cardiolipin und β2-Glykoprotein-1 in hoher Titerstufe (> 40 U/ml, > 99. Percentile) sowie der Nachweis eines Lupusantikoagulans in der Gerinnungsdiagnostik. Antikörper gegen Annexin V, Prothrombin, Phosphatidylserin, Phosphatidylcholin, Phosphatidsäure oder Phosphatidylethanolamin haben verglichen mit Anti-Cardiolipin oder Anti-beta-2-Glycoprotein I nur eine eingeschränkte diagnostische Aussagekraft.

Der Nachweis des Lupusantikoagulans sollte in einem erfahrenen hämostaseologischen Labor erfolgen, das etablierte internationale Standards verwendet. Grundsätzlich stehen 3 verschiedene Textsysteme (dRVVT, Mischversuch, Plättchen-Neutralisationstest) zur Verfügung.

Die korrekte Durchführung und Interpretation eines Tests auf ein Lupusantikoagulans ist entscheidend für die Diagnose des Antiphospholipidsyndroms und insbesondere erschwert bzw. oft falsch positiv unter laufender Antikoagulation mit Vitamin-K-Antagonisten, Heparin und den direkten oralen Antikoagulantien (DOACs)

Ein Hoch-Risiko-Profil [20] ist definiert als das Vorhandensein (zu 2 oder mehr Zeitpunkten über > 12 Wochen) von
– Doppelpositivität (je 2 von) Anti-Cardiolipin/Lupusantikoagulans/β2-Glykoprotein-Antikörper
– Dreifachpositivität (Anti-Cardiolipin/Lupusantikoagulans/β2-Glykoprotein-Antikörper)

13.2.5.2 Bildgebung

Notwendig zur Darstellung der Thrombosen: Sonografie, Duplexsonografie, konventionelle Angiografie; MR-Angiografie.

13.2.6 Therapie

Therapeutisch (und sekundär-prophylaktisch) finden Strategien der Antikoagulation (Thrombozytenaggregationshemmung, niedermolekulare Heparine, Cumarine) Anwendung [21]. Der Einsatz von Kortikosteroiden oder Immunsuppressiva beim primären Antiphospholipidsyndrom ist umstritten, dient aber der Behandlung der Grunderkrankung beim sekundären Antiphospholipidsyndrom. Immunglobuline waren in Einzelfällen, bei schwerer hämolytischer Anämie, hilfreich und können bei Thrombozytopenie, z. B. vor operativen Eingriffen, oder in der Schwangerschaft erwogen werden [22–24]. Bei akuten arteriellen Verschlüssen ist eine Lysetherapie zu erwägen. Der Wert einer Rezidivprophylaxe von Thrombosen mit ASS konnte nicht nachgewiesen werden.

Primärprophlyaxe

Bei Hoch-Risiko-Antiphospholipidantikörperprofil soll eine Prophylaxe mit niedrig dosiertem ASS (75–100 mg) erfolgen. Bei SLE-Patienten soll auch bei Niedrig-Risiko-Antiphospholipidantikörperprofil eine ASS-Prophylaxe erwogen werden.

Sekundärprophlyaxe

Nach einem thrombotischen Ereignis muss eine effektivere gerinnungshemmende Therapie über einen längeren Zeitraum aufrechterhalten werden. Ein langfristiger oraler Gerinnungshemmer wird empfohlen, um ein Wiederauftreten sowohl der arteriellen als auch der venösen Thrombose zu verhindern, während (niedermolekulares) Heparin plus Acetylsalizylsäure die Behandlung der Wahl ist, um weitere geburtshilfliche Komplikationen zu verhindern.

- Die langfristige orale Antikoagulation mit Vitamin-K-Antagonisten ist die Hauptgrundlage der Behandlung, um das Wiederauftreten sowohl arterieller als auch venöser Thrombosen zu verhindern. Nach der ersten Episode einer Venenthrombose wird eine orale Antikoagulation niedriger Intensität (mit einem PT INR zwischen 2,0 und 3,0) empfohlen.
- Nach spontaner (nicht provozierter) Venenthrombose soll die Antikoagulation langfristig erfolgen.
- Nach „konditionierter" (provozierter) Venenthrombose erfolgt die Antikoagulation wie bei nicht APS-Patienten. Die Zeitdauer soll nach dem Risikoprofil angepasst werden.
- Nach einem arteriellen Ereignis wird eine orale Antikoagulation mit höherer Intensität (angestrebter PT INR 3,0–4,0) oder eine Kombinationstherapie mit ASS empfohlen.
- Im Falle eines Rezidivs trotz einer adäquaten oralen Antikoagulation (bei einem PT INR 2,0–3,0) wird empfohlen, die Intensität zu erhöhen, um einen PT INR 3,0–4,0 zu erreichen, oder auf alternative Therapien umzusteigen.

Vor kurzem wurden evidenzbasierte Empfehlungen zur Prävention und Behandlung von Thrombosen veröffentlicht [25].

Die orale Antikoagulation mit Cumarinen ist wirksamer in hoher Dosis mit einem INR über 3 [26], wobei ein deutliches Blutungsrisiko besteht. Eine INR von 2,5 ist als Zielwert deutlich protektiver als eine von 1,9 [27]. Eine andere Therapiestrategie sieht nach initialer Heparinisierung eine Antikoagulation mit Cumarinen mit einem INR > 2,5 für 6 Monate und anschließender niedrigdosierter Prophylaxe mit einem INR zwischen 1,5 und 2 vor, wobei die Wirksamkeit dieses Vorgehens bisher ungeprüft bleibt. Nach internationalem Konsensus sollte eine Antikoagulation beim APS als Prophylaxe lebenslang erfolgen [28].

Das Risiko für Rezidivthrombosen scheint unter direkten oralen Antikoagulanzien (DOAC) (Rivaroxaban, Apixaban, Dabigatran) höher als bei orale Antikoagulation mit Cumarinen, insbesondere bei Triple-Positivität. DOACs sind deshalb bei APS nicht indiziert [29].

Neuere nicht-antithrombotische Behandlungen des Antiphospholipidsyndroms sind Rituximab, autologe Stammzelltransplantation oder Hydroxychloroquin. Bei SLE-Patienten bietet Hydroxychloroquin einen Schutz vor Thrombosen.

Beim Katastrophalen Antihospolipidantikörper-Syndrom besteht die Erstlinientherapie aus einer Kombination von Glukokortikoiden, Heparin und Plasmaaustausch oder hochdosierten i. v. Immunglobulinen. Zusätzlich werden auslösende Faktoren behandelt (Infektion, Gangrän, Malignom). Auch eine Kombination mit Rituximab erscheint erfolgversprechend [30]. In refraktären Fällen kann eine Komplementhemmung mit Eculizumab erwogen werden.

Heparin plus hochdosierte Kortikosteroide plus Plasmaaustausch ist mit der höchsten Heilungsrate assoziiert. Eine alternative Therapie ist Heparin plus hochdosierte Kortikosteroide plus Infusion von Immunglobulinen (69 % Heilungsrate) [31].

13.2.7 APS und Schwangerschaft

Bei Planung einer Schwangerschaft bei einer Frau mit Triple-aPL-Positivität oder am Beginn der Schwangerschaft, sollte eine (prophylaktische) Behandlung erfolgen. Eine doppelte Positivität scheint nur ein intermediäres Risiko darzustellen, bei der Studien die evtl. Rolle einer zusätzlichen Behandlung klären müssen.

- Bei Frauen mit Hoch-Risiko-Profil aber ohne vorangehende Thrombosen oder Schwangerschaftskomplikationen ist während der Schwangerschaft eine Prophylaxe mit ASS zu empfehlen (75–100 mg tgl.).
- Bei Frauen mit Schwangerschaftskomplikationen (3 oder mehr Aborte vor der 10. SSW oder mindestens eine Fehlgeburt nach er 10. SSW) ist eine Kombination von ASS mit und Heparin zu empfehlen.
- Bei Eklampsie oder schwerer Präeklampsie ist ASS oder eine Kombination mit Heparin nach individuellem Risikoprofil zu erwägen.
- Bei APS-Patientinnen mit Thromboembolie in der Vorgeschichte wird die Kombination aus ASS und Heparin in therapeutischer Dosierung während der Schwangerschaft empfohlen.
- Nach Prophylaxe mit Heparin in der Schwangerschaft soll diese für 6 Wochen nach der Geburt fortgeführt werden.

In der PROMISSE-Studie (*Predictors of Pregnancy Outcome*: *Biomarkers in APS and SLE*) war das Auftreten eines kongenitalen AV-Blocks bei SSA (Ro) Antiköper-positiven Müttern bei Therapie mit Hydroxychloroquin mit unter 1 % nur noch sehr gering.

13.2.8 Prognose

Die zerebrale Beteiligung (aufgrund eines Schlaganfalls, einer Hirnblutung oder einer Enzephalopathie) ist die Haupttodesursache, gefolgt von einer kardialen Beteiligung und Infektionen. Der koexistente SLE ist der einzige anerkannte negative prognostische Faktor einer höheren Sterblichkeitsrate. Dieser dramatisch positive Effekt aus einer Beobachtungsstudie wurde in einer prospektiven Studie mit Hochrisikomüttern, bei denen in vorangegangener Schwangerschaft schon ein AV-Block auftrat, bestätigt. Mit Hydroxychloroquin reduziert sich die Rate von Kindern mit AV-Block signifikant von 18 % auf 7,4 %. Die Anwendung von Hydroxychloroquin ist in solchen Schwangerschaften demnach zu empfehlen.

13.3 Juvenile Dermatomyositis

13.3.1 Hintergrund/Definition

Die juvenile Dermatomyositis (jDM) ist eine idiopathische entzündliche Multisystemerkrankung, charakterisiert durch eine chronische Entzündung der Skelettmuskulatur, kutane und gastrointestinale vaskulitische Manifestationen. Klinisch imponieren symmetrische proximale Muskelschwäche und typische Hautveränderungen (Abb. 13.4). Pathognomonisch sind vaskulitische Infiltrate über den Streckseiten der Gelenke, Verkalkungen von Kutis, Subkutis und Muskulatur (Abb. 13.5), Gottron-Papeln und lilafarbene bzw. heliotrope Erytheme an den oberen Augenlidern. Die Erkrankung kann rasch oder langsam progredient verlaufend beginnen. Selten gibt es amyopathische Verläufe der jDM [32]. Auch vielfältige andere Organe, wie Lunge, Herz und Darm können betroffen sein [33].

13.3.2 Diagnose

Zur Diagnosestellung werden meist die Klassifikationskriterien von Bohan und Peter verwendet [34]. Diese sind in Tab. 13.9 dargestellt. Laborbefunde umfassen erhöhte Serumkonzentrationen muskel-assoziierter Enzyme. Da die Kreatinkinase nur in zwei Drittel der Fälle erhöht ist, sind weitere muskel-assoziierte Enzyme zu untersuchen (Laktatdehydrogenase (LDH), Aspartat-Aminotransferase (ASAT), Alanin-Aminotransferase (ALAT), Aldolase). Typische Veränderungen des Elektromyogramms (EMG) demonstrieren eine Myopathie. Histologisch zeigen sich ein perivaskuläres entzündliches Infiltrat und eine perifaszikuläre Atrophie in der Muskelbiopsie. Die Diagnose wird angenommen bei Vorliegen von Hauterscheinungen plus 2 weiteren der oben genannten Kriterien. EMG und Biopsie werden nicht mehr häufig durchgeführt. Stattdessen kommt vermehrt die Magnetresonanztomografie (MRT) zur Diag-

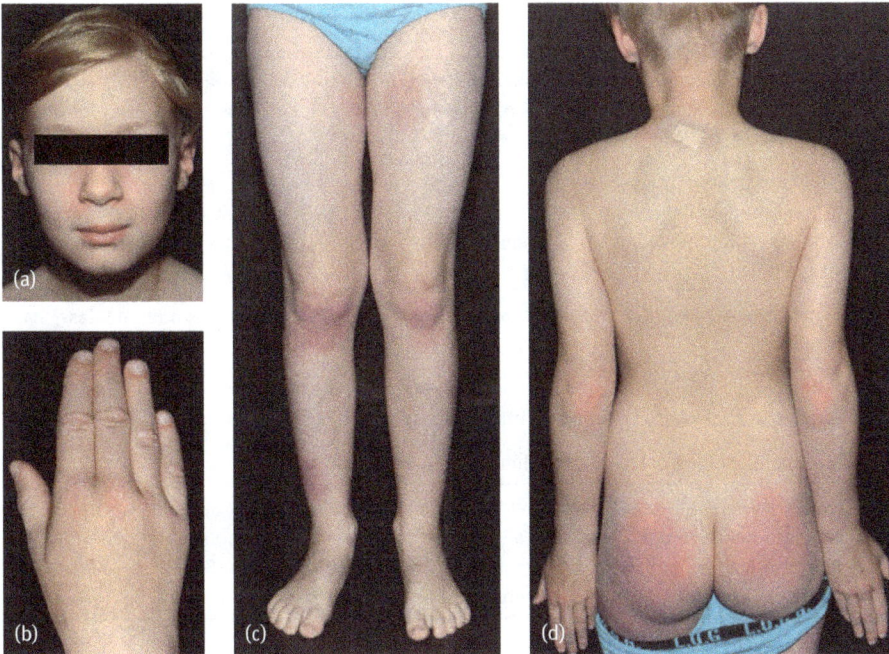

Abb. 13.4: Livides „heliotrophes" Gesichtserythem (a), vaskulitische Effloreszenzen über den Streckseiten der Gelenke (b), Gottron Papeln (c), Befall auch der Haut des Nackens (so genanntes „V-sign") (d) (Bildquelle: G. Horneff).

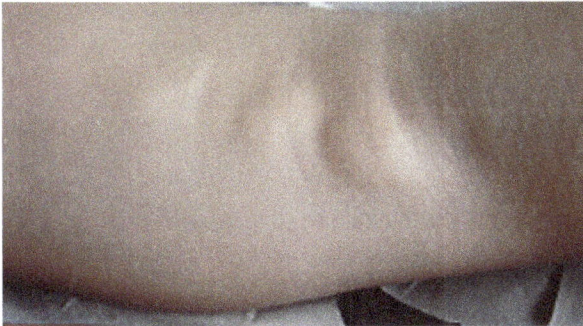

Abb. 13.5: Unzureichend therapierte JDM, Verkalkungen vom „tumorösen Typ" bei einer NXP2-Antikörper positiven Patientin (Bildquelle: G. Horneff).

nosestellung zum Einsatz [35]. Neue *European League Against Rheumatism/American College of Rheumatology*-Klassifikationskriterien wurden kürzlich von einer Konsensusgruppe vorgeschlagen [36] (s. Kap. 1.2). Eine amyopathische jDM besteht bei typischen Hauteffloreszenzen ohne erkennbare klinische und laborchemische Muskelbeteiligung (keine Muskelschwäche und keine erhöhten Muskelenzyme).

Tab. 13.9: Diagnosekriterien für die juvenile Dermatomyositis (nach Bohan u. Peter) [34].

1. Symmetrische, proximal betonte Muskelschwäche (Schulter- und Beckengürtel, Halsflexoren), über Wochen bis Monate fortschreitend, mit oder ohne Dysphagie oder Beteiligung der Atemmuskulatur.

2. Charakteristische Hauterscheinungen: Heliotrope Verfärbung der Lider mit periorbitalem Ödem, rötliche, schuppende, erythematöse Dermatitis der Handrücken und insbesondere der MCP- und PIP-Gelenke (Gottron-Zeichen), daneben Knie, Ellenbogen, mediale Malleoli, Gesicht, Nacken, oberer Rumpf.

3. Erhöhung der Aktivität der Muskelenzyme (Kreatinkinase, ASAT, ALAT, LDH oder Aldolase) im Serum.

4. Elektromyografische Befunde (kurze, kleine, polyphasische Aktionspotenziale, Fibrillationen, positive scharfe Wellen, insertionale Irritabilität, bizarre hochfrequente repetitive Entladung).

5. Muskelhistologie mit entzündlichem Infiltrat und Nekrosen.

Eine Dermatomyositis gilt als gesichert bei Vorliegen von mindestens drei der Kriterien 1 bis 4 (als wahrscheinlich bei zwei und als möglich bei einem der Kriterien) in Verbindung mit den unter 2. genannten Hautmanifestationen In typischen Fällen kann eine Bildgebung (Sonografie, Kernspintomografie) Kriterium 4 oder 5 ersetzen.

13.3.3 Differentialdiagnosen

– Polymyositis (PM)
– Nekrotisierende Myositis (NM)
– Einschlusskörpermyositis (*inclusion body myositis*, IBM)
– Myositiden im Rahmen anderer Systemerkrankungen (systemischer Lupus erythematodes, *Overlap Syndrome*, undifferenzierte (UCTD) und Mischkollagenose (MCTD), Sjögren-Syndrom
– Begleitmyositis bei systemischen Vaskulitiden
– Erregerbedingte Myositiden (viral, parasitär, bakteriell, mykotisch)
– Sonderformen (eosinophile Myositis, granulomatöse Myositis etc.)
– Muskeldystrophien und andere Stoffwechselerkrankungen mit Muskelbeteiligung

13.3.4 Epidemiologie

Die Erkrankung ist selten, zeigt sich bevorzugt bei Jungen um das 6. Lebensjahr und bei Mädchen von 6–10 Jahren. Die Inzidenz liegt bei 2 bis 3/1.000.000 Kindern [37,38]. Die jDM macht mit etwa 80 % die größte Gruppe der juvenilen idiopathischen entzündlichen Myopathien aus, gefolgt von den Overlap-Syndromen mit einhergehender entzündlicher Myopathie mit 6–11 %. Am seltensten kommt mit 4–8 % die juvenile Polymyositis vor [33,39].

13.3.5 Pathogenese/Ätiologie

Die JDM des Kindes ist eine klassische Autoimmunerkrankung. Der Entzündungsprozess ist durch eine Interferonsignatur und Infiltration von Immunzellen, wie T-Zellen und plasmazytoiden dendritischen Zellen, in die betroffenen Organe gekennzeichnet. Eine „Triggerung" durch virale Infektionen (Coxsackieviren) ist beschrieben. Im Gegensatz zur Dermatomyositis bei Erwachsenen ist die jDM nicht mit einem vermehrten Auftreten von malignen Erkrankungen assoziiert [40].

13.3.6 Klinik/Symptome

Die Dermatomyositis (jDM) ist klinisch charakterisiert durch typische Hautveränderungen und eine proximal betonte Muskelschwäche. Die Muskelschwäche soll wie in Tab. 13.10 dargestellt in verschiedenen Muskelgruppen untersucht und graduiert werden.

Tab. 13.10: Graduierung der Muskelkraft bei Dermatomyositis mit dem *Manual Muscle Testing 8* (MMT-8) – Untersuchung von 8 Muskelgruppen [41].

		rechts	links	Axial
1	Nackenbeuger			0–10
2	M. deltoideus	0–10	0–10	
3	M. biceps	0–10	0–10	
4	Streckung im Handgelenk	0–10	0–10	
5	M. gluteus maximus	0–10	0–10	
6	M. gluteus medius	0–10	0–10	
7	M. quadriceps	0–10	0–10	
8	Dorsalflexion im Fußgelenk	0–10	0–10	
	Summe maximal 150			

Bewertung nach Kendall:
- 0 = keine Kontraktionen im Muskel spürbar, keine Bewegung,
- 1 = Spur Bewegung in der horizontalen Ebene in Teilen des Bewegungsbereiches
- 2 = Bewegung in der horizontalen Ebene im gesamten Bewegungsbereich
- 3 = Bewegung gegen Schwerkraft in Teilen des Bewegungsbereiches
- 4 = Bewegung aus der Testposition heraus
- 5 = Halten einer Testposition ohne Gegendruck
- 6 = Halten einer Testposition gegen leichten Druck

- 7 = Halten einer Testposition gegen leichten bis moderaten Druck
- 8 = Halten einer Testposition gegen moderaten Druck
- 9 = Halten einer Testposition gegen moderaten bis starken Druck
- 10 = Halten einer Testposition gegen starken Druck

Unspezifische Allgemeinsymptome sind Fieber, Krankheitsgefühl, rasche Ermüdbarkeit und Gewichtsabnahme. Symmetrische, proximal betonte Muskelschwäche und -schmerzen mit Gangunsicherheit weisen auf eine Myositis hin. Betroffen sind v. a. der Beckengürtel und die Nacken- und Rückenmuskulatur, sodass die Kinder Probleme bekommen, den Kopf gerade zu halten oder zu sitzen, zu gehen oder Treppen zu steigen. Gower-Zeichen und Trendelenburg- Zeichen können beobachtet werden. Muskeleigenreflexe bleiben erhalten. Eine Graduierung der Schwere der Muskelschwäche erlaubt Tab. 13.10. Ein distaler Befall tritt nur selten hinzu. In schwersten Fällen sind auch Pharynx, Hypopharynx und Ösophagus betroffen. Hauterscheinungen, Lidschwellungen, lila Verfärbung und Telangiektasien zeigen ¾ aller Patienten. Typisch sind livide Verfärbung im Gesicht (*lilac disease*, Abb. 13.4), rot-livide vaskulitische Hauterscheinungen über den Streckseiten von Gelenken, Gottron-Papeln und Nagelwallödem mit Telangiektasien. Haut- und Schleimhautulzerationen und Hautverkalkungen können hinzutreten. Arthralgien und Arthritiden und eine Vaskulitis mit Befall von Herz, Gastrointestinaltrakt, Pankreas, Niere, Lunge, Augen und ZNS kommen vor und können lebensbedrohlich werden. Extraossäre Verkalkungen können tief in der Muskulatur auftreten (Abb. 13.5) oder oberflächlich in der Haut liegen und perforieren. Die Untersuchung der Nagelfalzkapillaren zeigt die Aktivität der Erkrankung (Abb. 13.6). Die Dichte der Kapillaren ist ein Marker der Krankheitsaktivität und korreliert mit verschiedenen anderen klinischen Parametern.

Die juvenile Dermatomyositis ist eine chronische Erkrankung, die die Entwicklung des Kindes bedroht. Untersuchung vor Therapiebeginn und im Verlauf sollten Körperlänge, Gewicht, BMI, Tanner-Stadium und eine vollständige körperlich internistische Untersuchung einschließen. Zur Bestimmung der Krankheitsaktivität stehen verschiedenen Messinstrumente zur Verfügung wie der JDM-Disease-Activity-Score (DAS), der Childhood Myositis Assessment Score (CMAS) (> 4 Jahre) und der MMT (8 Muskelgruppen, siehe Tab. 13.10).

Patienten mit einer juvenilen Dermatomyositis können Myositis-assoziierte (MAA) und Myositis-spezifische (MSA) Autoantikörper aufweisen. Die Heterogenität der Erkrankung, die Schwere der Muskel- und Hautbeteiligung, Herz- und Lungenbeteiligung, Kalzinose und Prognose sind mit dem Vorliegen von Autoantikörpern assoziiert [42]. Der häufige Nachweis von spezifischen Antikörpern und die gute Korrelation mit dem Phänotyp zeigen, dass die Bestimmung von MSA ein wichtiges diagnostisches Hilfsmittel ist, um Verlauf, Komplikationen und Outcome abzuschätzen und frühzeitig eine adäquate Therapie einzuleiten (Tab. 13.11). MAA sind im Gegensatz zu den MSA nicht für die idiopathischen entzündlichen Myopathien spezifisch, sie lassen sich auch bei anderen Erkrankungen nachweisen. MAA sollten aber aus

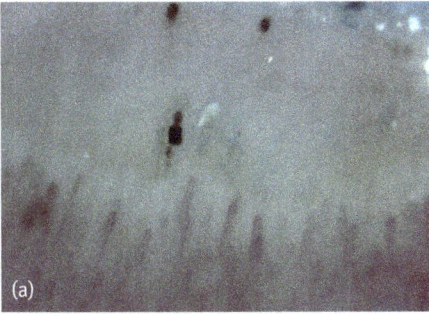

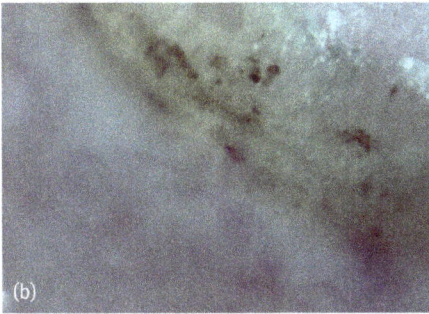

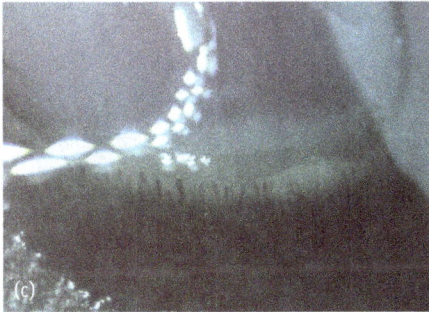

Abb. 13.6: (a) Kapillarmikroskopie mit mehreren typischen punktförmigen Blutungen. Haarnadelförmige Kapillarschlingen sind noch erkennbar, aber fokal rarefiziert. (b) Kapillarmikroskopie bei 4-jährigem Jungen mit neu aufgetretener JDM. Es zeigen sich Ödem, fehlender Kapillardurchblutung und punktförmigen Blutungen. (c) Kapillarmikroskopie des gleichen Fingers wie in (b). Nach 2-jähriger Therapie und Erreichen einer klinischen Remission sind Kapillaren gut sichtbar (Bildquelle: G. Horneff).

differenzial-diagnostischen Gründen bestimmt werden. Auch Patienten ohne MAA oder MSA können eine klassische Symptomatik einer Dermatomyositis mit lila Gesichts-/Liderythem und Myositis mit proximaler Muskelschwäche sowie typischen Gottron-Papeln und streckseitigen vaskulitischen Infiltraten aufweisen.

Jo-1-Antikörper, Histidyl-tRNA-Synthetase-Autoantikörper zählen mit einer Prävalenz von ca. 20 % zu den häufigsten Myositis-spezifischen Autoantikörpern bei Erwachsenen und kennzeichnen das Antisynthetasesyndrom, charakterisiert typischerweise durch das Vorliegen von Myositis, interstitieller Pneumonie, Polyarthritis, Raynaud-Phänomen und Hyperkeratosen an den Händen („Mechanikerhände") [43].

Mi-2-Antikörper richten sich gegen einen Teil eines Nukleosomen-Remodellierungs- und Deacetylase-Komplexes, welcher eine Rolle in der Gentranskription spielt

Tab. 13.11: Dermatomyositis-assoziierte Autoantikörper (mod. nach Betteridge et al. [55], Shah et al. [57] und Tansley et al. [56]).

Myositisspezifische Antikörper	Phänotyp/Klinik	Häufigkeit bei juveniler Myositis (%)
Anti-Mi-2	Klassische DM-Hauterscheinungen, milder Krankheitsverlauf, gutes Ansprechen auf Steroide, relativ gute Prognose.	4–10
Anti-TIF1γ	Moderate bis schwere Muskelschwäche, erhebliche Hautbeteiligung, Hautulzera, generalisierte Lipodystrophie, assoziiert mit chronischem Verlauf.	22–29
Anti-MDA5	Amyopathische DM, ILD, schlechte Prognose bei ostasiatischer Population, leichte Myositis, ILD, Geschwüre, oft ausgeprägte Polyarthritis.	7
Anti-NXP2	Monozyklisch, Kalzinose, schwere DM, bei Erwachsenen Malignität.	23–25
Anti-SAE1	Dermatopathie, hypomyopathische Myositis, selten bei jDM.	< 1
Anti-SRP	Schwerere, therapieresistente akute oder subakute Myositiden mit teils ausgeprägten Myonekrosen, Herzbeteiligung, Dysphagie.	< 3
Jo-1, PL-7, PL-12, EJ, OJ	Antisynthetasesyndrom, Mechanikerhände, ILD.	1–3

DM: Dermatomyositis; ILD: *interstitial lung disease*, interstitielle Lungenerkrankung; MDA5: *melanoma differentiation-associated gene 5*; NXP2: *nuclear matrix protein 2*; SAE: *small ubiquitin-like modifier activating enzyme*; SRP: *signal recognition particle*; TIF1γ: *transcriptional intermediary factor 1 gamma*.

[44]. In der Literatur wird die Häufigkeit von Mi-2-Antikörpern bei der juvenilen Dermatomyositis mit 4–10 % angegeben [45,46]. Patienten mit Mi-2-Antikörpern zeigen in erster Linie Hautmanifestationen im Sinne von Gottron-Papeln, heliotropem Exanthem, Nagelwallödem sowie Exanthem von Nacken und Schultern („V-sign" und „shawl-sign"). Die Muskelbeteiligung ist meist mild, und die Patienten zeigen ein gutes Therapieansprechen [47].

Der Signalerkennungspartikel (SRP) ist ein zytoplasmatischer Ribonukleoproteinkomplex aus 6 (9, 14, 19, 54, 68, 72 kDa) Polypeptiden und einer hochgradig basengepaarten 7SL-RNA [48]. Er erkennt Signalsequenzen sekretorischer oder membrangebundener Proteine und reguliert die Translokation der Proteine in das endoplasmatische Retikulum. Patienten mit Antikörpern gegen SRP zeigen oft einen schwereren, therapieresistenten Verlauf mit eher akuten Myositiden mit teils ausgeprägten Myonekrosen. Die Prävalenz der SRP-Antikörper bei Myositiden beträgt etwa 5 % [43].

TIF-1γ-Antikörper charakterisieren Patienten mit einer moderaten bis schweren Muskelschwäche mit erheblichen Hautbeteiligungen im Sinne von Gottron-Papeln, Ulzerationen und Ödemen [49]. Sie sind bei 22–29 % der jDM-Patienten nachzuweisen [50].

NXP2-Antikörper werden bei 12–25 % der jDM-Patienten gefunden. Es wird angenommen, dass es sich bei dem Autoantigen um ein Matrixprotein handelt, welches in die Transkription involviert ist [51]. Das Vorliegen von NXP-2-Antikörpern bei jDM ist häufig mit dem Auftreten einer Kalzinose assoziiert [52,53].

MDA5-Antikörpern in hohen Titern (z. B. > 200 Einheiten) sind mit einer Arthritis (oft Polyarthritis) und nicht selten fatalen rapid progressiven interstitiellen Lungenerkrankung assoziiert [54].

MAA (Anti-PMScl, Anti-Ku, Anti-U1RNP, Anti-U3RNP) werden in der Regel bei Patienten mit Overlap-Syndromen gefunden. Nicht alle Patienten mit Nachweis eines MAA weisen auch eine entzündliche Myopathie auf [55,56].

13.3.7 Diagnostik

13.3.7.1 Labor
Aus differentialdiagnostischen Gründen, zur Darstellung der Muskelentzündung und zur Therapiesicherheit sollen bestimmt werden: Blutbild inklusive Differenzierung, BSG, CRP, CK, ASAT, LDH, Aldolase (fakultativ), Lipase, Alkalische Phosphatase, Na, K, Ca, Kreatinin, Immunglobuline G, A, M sowie TSH und fT4 und Urinstatus. Die Bestimmung des von Willebrand-Antigen dient der Einschätzung der vaskulitischen Aktivität und ist fakultativ.

ANA, ENA (zumindest PMScl, Scl70, Ro, La, U1SnRNP, Jo-1, Mi2), ausführlicher Myositisblot (s. Tab. 13.11).

13.3.7.2 Bildgebung
Die Kernspintomografie (MRT) kann die invasiven Maßnahmen der Biopsie oder der Elektromyografie ersetzen. In der MRT mit STIR-Sequenz können ausgeprägte entzündliche Veränderungen mit „gefiederter" Signalerhöhung in der Muskulatur dargestellt werden (Abb. 13.7). Oft sind nur einzelne Muskeln oder Muskelgruppen betroffen, sodass eine Sonografie der Glutealmuskulatur nicht immer das genaue Ausmaß anzeigt. Ebenso sollte die Bildgebung mittels MRT vor Planung und Leitung einer Muskelbiopsie (indiziert nur in unklaren Fällen) erfolgen. Die entzündliche Beteiligung des Unterhautgewebes wurde als negativer Prognoseparameter beschrieben (Abb. 13.8). Eine Osteoporose (Kap. 4, Abb. 4.4) oder Verkalkungen (Abb. 13.9) können radiologisch mittels konventioneller Röntgendiagnostik darstellbar sein. Die Quantifizierung der Osteoporose sollte mittels quantitativer Computertomografie (QCT) oder Dual X-Ray Absorptiometry (DXA) erfolgen.

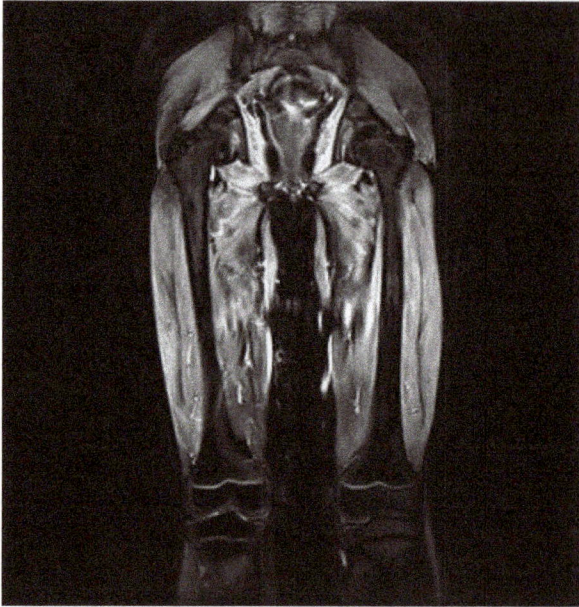

Abb. 13.7: Diffus ödematös entzündliche Muskelveränderungen der Oberschenkel, vereinzelt auch der Glutealmuskulatur. (MRT in STIR Technik, koronare Schichtung) (Bildquelle: G. Horneff).

13.3.7.3 Kapillarmikroskopie

Ausmaß und Aktivität der Vaskulopathie lassen sich durch die Kapillarmikroskopie am Nagelbett gut abschätzen (Abb. 13.6).

13.3.7.4 Biopsie

Nur in unklaren Fällen soll eine Biopsie erwogen werden. Die Entnahmestelle soll durch vorherige MRT-Diagnostik bestimmt werden (i. d. R. Oberschenkelmuskulatur). Histologisch hinweisend für eine DM sind perivaskuläre Infiltrate, bei der Polymyositis Infiltrate die in die Muskelfasern eindringen. Immunhistologisch sind lymphozytäre Marker (CD3+ und CD68+) hilfreich. Atrophien und ein Nebeneinander von Regeneration, Degeneration und Nekrosen sind je nach Akuität der Entzündung vorhanden.

13.3.7.5 Elektrophysiologie

Nur in unklaren Fällen ist eine (schmerzhafte) Elektromyografie angezeigt. Diese zeigt ein myopathisches, unspezifisches Muster.

13.3.7.6 Organdiagnostik

Weitere apparative Untersuchungen sind Sonografie Abdomen, Sonografie der Muskulatur (fakultativ), EKG/Echokardiografie zum Ausschluss einer kardialen Beteiligung, Spirometrie bei Kindern ab 6 Jahre, CO-Diffusion zur Erkennung einer Pneu-

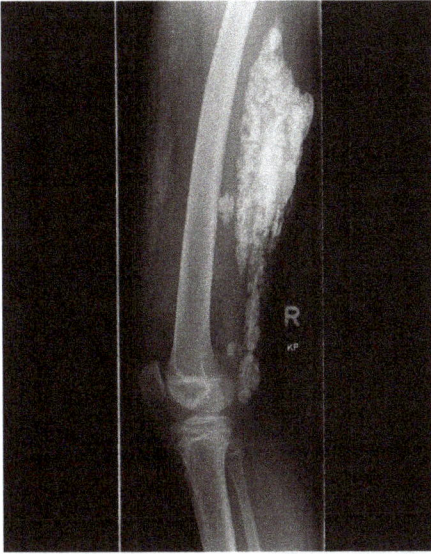

Abb. 13.8: Ausgedehnte Verkalkung von Muskulatur und Unterhautgeweben (Bildquelle: G. Horneff).

monitis und Röntgen-Thorax bzw. Thorax CT bei Lungenbefall. Verkalkungen sind sonografisch oder radiologisch darstellbar (Abb. 13.8). Eine augenärztliche Konsiliaruntersuchung erfolgt zur Untersuchung eines Kataraktes. Bei Darmbefall sind ggf. Stuhldiagnostik oder Endoskopie indiziert.

Bei Lungenbeteiligung sind klassische Röntgenaufnahmen, ggf. CT, bei gastrointestinaler Beteiligung (Ösophagusmotilitätsstörung, Darmperforation) Ultraschalluntersuchungen, pH-Metrie mit Ösophagusmanometrie und Endoskopie hilfreich.

13.3.8 Therapie

Therapieziel ist die klinische Remission mit normaler Muskelkraft, Fehlen von Muskelschmerzen und Vaskulitisfolgen sowie die Vermeidung von Spätfolgen, z. B. Muskelatrophie, Lipodystrophie, Kontrakturen und Verkalkungen.

Das heutige therapeutische Vorgehen wird durch Evidenzen aus einer klinischen doppelblindkontrollierten Studie geleitet [58]. Diese zeigt einen eindeutigen Vorteil einer frühen und intensiven Kombinationstherapie aus Kortikosteroiden mit einem Immunsuppressivum. Neben Glukokortikoiden werden primär Immunsuppressiva und hier zunächst Methotrexat oder Cyclosporin A eingesetzt, um Steroidnebenwirkungen zu vermeiden und Schäden vorzubeugen. Dieses Vorgehen ist einer alleinigen Steroidtherapie überlegen. Hauterscheinungen sprechen teilweise gut auf Hydroxychloroquin an.

Die Therapie von Patienten mit einer juvenilen Dermatomyositis sollte an einem Zentrum erfolgen. Ein standardisiertes dreiteiligen Protokoll besteht aus

1. einer hoch dosierten parenteralen Kortikosteroidpulstherapie, initial im Abstand von 2 Wochen, gefolgt von bis zu 12 monatlichen Infusionen, begleitet von einer
2. niedrig dosierten oralen Kortikosteroidtherapie von 0,2 mg/kg Körpergewicht für 12 Monate, gefolgt von einer 12-monatigen Therapie in einer Dosis von 0,1 mg/kg Körpergewicht und
3. einer begleitenden Immunsuppression mit Methotrexat in einer Dosis von 0,5 mg/kg Körpergewicht subkutan (maximal 25 mg) für insgesamt 36 Monate.

Im Falle eines unzureichenden Ansprechens initial wird der Abstand zwischen den intravenösen Kortikosteroidpulsen vermindert oder die tägliche orale Kortikosteroiddosierung erhöht. Im Fall eines unzureichenden Ansprechens oder bei schlechter Verträglichkeit von Methotrexat erfolgt ein Wechsel der Immunsuppression zu Cyclosporin A.

Alternativ kann eine orale Therapie mit Glukokortikoiden (Initialdosis 2 mg/kg für 2–4 Wochen mit langsamer Dosisreduktion über 2 Jahre) erfolgen. Die Kortikosteroidpulstherapie ist zur Vermeidung eines Cushingoids zu bevorzugen, allerdings kann der Abstand der Infusionen aufgrund der Muskelschwäche nicht immer auf alle 4 Wochen gestreckt werden. Die bereits initial begonnene begleitende Immunsuppression verbessert Outcome und Steroidverbrauch und hat in offenen Untersuchungen einen günstigen Einfluss auf die Vorbeugung von Verkalkungen.

Bei Besserung der Muskelkraft sollten Serumenzyme oder Hauterscheinungen nicht zur Übertherapie verleiten.

Kontrollierte Studien an erwachsenen Patienten mit steroidrefraktären Erkrankungen ergaben einen signifikanten Therapieeffekt einer hochdosierten i.v.-Immunglobulintherapie (Dosis: 1×2 g/kgKG) [59]. Biologika (Rituximab, TNF-Hemmer, Abatacept) haben sich in der Therapie der jDM bislang nicht etabliert. Möglicherweise stellen JAK-Inhibitoren (Baricitinib und Tofacitinib) pathogenetisch sinnvolle Therapieansätze dar.

13.3.8.1 Adjuvante Therapie
Physiotherapie ist begleitend durchzuführen, um die Entwicklung von Fehlstellungen und Kontrakturen zu verhindern. Traumata sind zu vermeiden. Den Patienten sollte ein effektiver UV-Schutz empfohlen werden, um eine Aktivierung der Inflammation durch Insolation zu vermeiden

13.3.8.2 Therapie der Kalzinose
Aluminiumhydroxid, Bisphosphonate, Calciumantagonisten, i.v.-EDTA, Methotrexat, Colchicin und TNF-Inhibitoren wurden eingesetzt – ohne sichere Wirksamkeit. Colchicin kann aufgrund der Inhibition der Leukozytenmigration die entzündliche Reak-

tion an den Verkalkungen mindern. Eine chirurgische Entfernung ist bei mechanischer Behinderung angezeigt. Eine frühzeitige Kombination von Kortikosteroiden und Methotrexat vermindert Häufigkeit und Schwere der Kalzinosen.

13.3.9 Prognose

Bei rechtzeitiger Diagnose und Therapie nimmt die Erkrankung in der Regel einen günstigen Verlauf. Eine frühe Kombination von Kortikoiden mit Methotrexat erhöht die Effektivität. Insbesondere die Steroidpulstherapie scheint Verkalkungen zu verhindern.

Die Muskelkraft ist der wesentliche klinische Parameter zur Therapiesteuerung. Eine extensive Steroidtherapie kann aber wiederum zur Steroidmyopathie (Muskelatrophie, keine Enzymerhöhung) führen, die nicht immer von der Krankheitsaktivität abgegrenzt werden kann. Ca. $2/3$ der Erkrankungen verlaufen chronisch. Muskelatrophie, Gelenkkontrakturen und extraossäre Kalzifikationen und ein Organbefall, insbesondere der Lunge, zählen zu den langfristigen Problemen.

13.4 „Mixed connective tissue disease" (MCTD, Sharp-Syndrom)

13.4.1 Hintergrund/Definition

Das Sharp-Syndrom/MCTD ist eine chronische systemische Autoimmunerkrankung mit überlappenden Symptomen anderer „Kollagenosen", insbesondere SLE, Sklerodermie, Dermatomyositis und/oder Sjögren-Syndrom [60]. Kennzeichen sind sehr hohe ANA-Titer und spezifische Antikörper gegen U1snRNP, ein extrahierbares nukleäres Antigen (ENA). Die Abgrenzung vor allem gegen einen SLE ist aufgrund der unterschiedlichen Organbeteiligung und der anderen Prognose besonders wichtig, teilweise aber schwierig, weil auch beim SLE Antikörper gegen U1snRNP vorliegen können. Der typische Komplementverbrauch beim SLE kann hier wegweisend sein. Das Vorliegen anderer spezifischer ANA, z. B. gegen Doppelstrang-DNS, macht eine MCTD unwahrscheinlich. Die von Alarcon-Segovia und Villarreal veröffentlichten Kriterien zeigten eine Sensitivität von mehr als 90 % und eine Spezifität von mehr als 98 %, wenn drei oder mehr klinische Kriterien zusammen mit dem Vorhandensein von Anti-RNP-Antikörpern berücksichtigt wurden.

Diagnosekriterien für *Mixed connective tissue disease* (Sharp Syndrom) [1]:
1. hochtitrige U1snRNP-Antikörper (> 1:1600)
2. diffuse Hand- und Fingerschwellung
3. Synovitis
4. Myositis
5. Raynaud-Phänomen
6. Akrosklerose

13.4.2 Epidemiologie

Die Erkrankung ist selten, in der deutschen Kinderkerndokumentation wiesen weniger als 0,1 % der in kinderrheumatologischen Einrichtungen betreuten Patienten ein Sharp-Syndrom auf. Die Inzidenz wird auf 0,2/100.000 Kinder < 16 J. geschätzt mit einem Überwiegen von Mädchen im Adoleszentenalter im Verhältnis von 4,5:1.

13.4.3 Pathogenese/Ätiologie

Die Ursache ist nicht bekannt. Neoantigene, die während der Apoptose oder anderen Modifikationen von Eigenantigenen auftreten, führen zu einem Autoantigen-gesteuerten Immunprozess mit Immunaktivierung von B-Zellen mit Überproduktion von Immunglobulin G und Autoantikörpern gegen ausgewählte Komponenten des Spleißosoms unter Beteiligung von CD4- und CD8-T-Lymphozyten [60].

HLA-Assoziationen zu z. B. HLA-DR4 ergaben sich nach einigen Untersuchungen, wurde aber nicht immer bestätigt [60,61].

13.4.4 Klinik/Symptome

Typisch sind diffuse Hand- und Fingerschwellungen mit Akrozyanose oder auch ein Raynaud-Phänomen. In einigen Fällen ist eine proximale Muskelschwäche wie bei der Dermatomyositis führend, in anderen Fällen eine symmetrische Polyarthritis. Gelenkkontrakturen können aus dem Gelenkbefall oder dem Hautbefall resultieren. Hauterscheinungen können denen der Dermatomyositis entsprechen, inklusive heliotropem Gesichtserythem und Gottronpapeln. In abnehmender Häufigkeit finden sich Krankheitsgefühl, Malaise, Arthritis, Tenosynovitis, Fieber, sklerodermieartig verdickte Haut, SLE- oder Dermatomyositis-ähnliche Hauterscheinungen (Abb. 13.9), Muskelschmerzen oder Muskelschwäche, Ösophagusdysmotilität mit Schluckstörung und Reflux, Befall weiterer Organe inklusiver interstitieller Lungenerkrankung, pulmonaler Hypertonie, Serositis, oder des blutbildenden Systems mit Immunzytopenien. Sklerodaktylie und Teleangiektasien (Abb. 13.10) der Haut kommen vor. Ein Raynaud-Syndrom (Abb. 13.11) kann zu Nekrosen der Fingerbeeren führen. Die klinischen und labormedizinischen Befunde bei Präsentation sind nach einer Fallserie im Kindesalter in Tab. 13.12 aufgeführt. Der Verlauf ist i. d. R. milder als beim SLE und oft ohne eine majore Organbeteiligung.

Tab. 13.12: Initiale klinische Manifestationen bei 19 Kindern und Jugendlichen nach [62].

Klinik		Labor	
mukokutane Manifestationen	100 %	Anämie (Hb < 12 g/dl)	42 %
Raynaud-Phänomen	84 %	Lymphopenie (< 1500/µl)	21 %
geschwollene Finger	68 %	BSG (Mittelwert)	50 mm/h
Sklerodaktylie	42 %	CRP (Mittelwert)	19,8 mg/l
Zervikale Lymphadenopathie	21 %	Hypergammaglobulinämie	42 %
Schmetterlingserythem	16 %	ANA ≥ 1:280	100 %
Sicca-Syndrom (Xerophthalmie Xerostomie)	16 %	ANA ≥ 1:1280	79 %
Ulzeration	16 %	Anti-U1-RNP	100 %
Lidschwellung	11 %	Anti-dsDNA	21 %
Heliotropes Gesichtserythem	5 %	Anti-Sm	47 %
Arthralgie	100 %	Anti-SSA	21 %
Arthritis	68 %	Anti-SSB	5 %
Müdigkeit	84 %	Anti-SCL70	16 %
Fieber	42 %	Rheumafaktor	37 %
Proximale Muskelschwäche	63 %	Lupusantikoagulans	16 %
erhöhte Muskelenzyme	63 %	Anti-Cardiolipin-Antikörper	16 %
Restriktive Ventilationsstörung/ DLCO < 70 %	37 %	Anti-beta2GP	11 %
Pleuritis	11 %	Niedriges C3	21 %
Interstitielle Lungenerkrankung	5 %	Niedriges C4	32 %
Proteinurie	16 %	Niedriger CH50	21 %
Kopfschmerz (MRT normal)	16 %		
Sensorisch-motorische Polyneuritis	5 %		
gastrointestinale Manifestationen	21 %		
Dysphagie	21 %		
Achalasie (Ösophagusmanometrie)	10 %		
Urtikaria	5 %		
Hepatitis	10 %		
Perikarditis	5 %		
Autoimmunthyreoiditis	5 %		
MRT: Magnetresonanztomografie.			

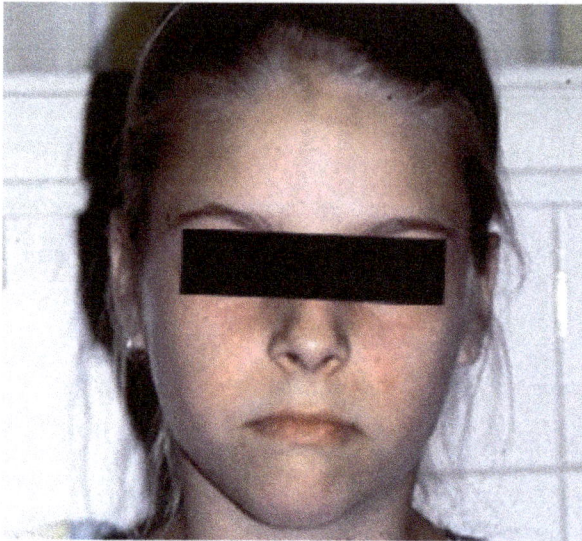

Abb. 13.9: Heliotropes Gesichtserythem mit myopathischer Fazies (Bildquelle: G. Horneff).

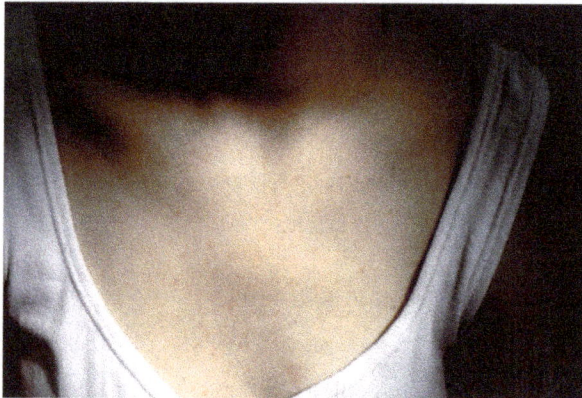

Abb. 13.10: Multiple Teleangiektasien im Dekolletee (Bildquelle: G. Horneff).

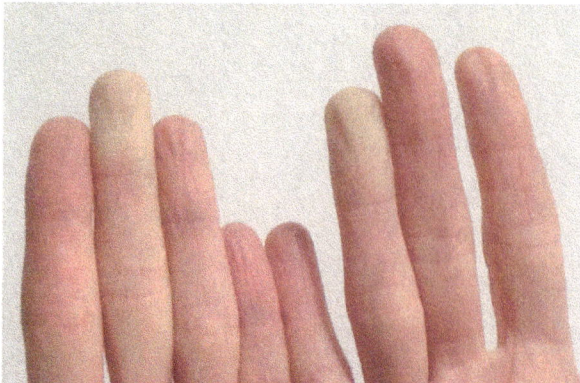

Abb. 13.11: Raynaud-Phänomen mit „weißer" Phase (Bildquelle: G. Horneff).

13.4.5 Diagnostik (Labor, Bildgebung)

Serologisch finden sich hochtitrige antinukleäre Antikörper, Antikörper gegen extrahierbare (pufferlösliche) Kernantigene (anti-ENA) mit Spezifität für U1-Ribonukleoprotein bei fehlender Spezifität für Sm. Antikörper gegen native Doppelstrang-DNS finden sich nicht. Niedrigtitrige U1snRNP können dagegen auch beim SLE beobachtet werden. Im Gegensatz zum SLE ist ein Komplementverbrauch (Verminderung von C3- und C4-Komplement) untypisch, labormedizinisch weisen CRP-Erhöhung und BSG-Beschleunigung auf eine höhere Krankheitsaktivität hin. Rheumafaktoren sind vorhanden.

Initial muss eine ausführliche Untersuchung der Organfunktionen erfolgen (Lunge, Herz, Niere, Ösophagus). Die Befunde der Nagelfalz-Kapillaroskopie werden als normal, unspezifisch oder sklerodermieähnlich eingestuft.

13.4.6 Differentialdiagnostik

Insbesondere SLE, Dermatomyositis und andere Overlap-Syndrome, wie das Jo-1 Syndrom und das PmScl-Syndrom, sind zu erwägen. Antikörper gegen die ribonukleaseresistente Sm-Komponente von extrahierbarem nukleären Antigen (Anti-Sm-Antikörper) und gegen doppelsträngige DNA sind bei MCTD per Definition negativ.

13.4.7 Therapie und Überwachung

13.4.7.1 Kausale Therapie

In Ermangelung von randomisierten Studien stützt sich die Therapie auf Extrapolation der Behandlung bei SLE, Sklerodermie und rheumatoider Arthritis. Die Behandlung hängt von der Schwere der Erkrankung und Organbeteiligung ab. Therapeutisch werden meist niedrig dosierte orale Kortikosteroide, NSAR bei Bedarf und (Hydroxy)Chloroquin eingesetzt. Bei schwerer erkrankten Kindern finden je nach Befallsmuster Immunsuppressiva, Methotrexat bei Arthritis/Myositis, Azathioprin bei SLE-ähnlicher Klinik Einsatz. In Ausnahmefällen kann eine Therapie mit Cyclophosphamid erwogen werden. Eine retrospektive Studie mit 161 erwachsenen Patienten mit MCTD zeigte, dass 58 % eine aggressive Immunsuppression benötigten [63]. Bei Polyarthritis bestehen Erfahrungen mit TNF-α-Inhibitoren (off label).

13.4.7.2 Adjuvante Therapie

Bei längerer Einnahme von Kortikosteroiden besteht das Risiko einer Osteoporose, die begleitende Verordnung von Vitamin D und Kalzium-Präparaten, bei Bedarf von

Bisphosphonaten ist zu erwägen. Vor langfristiger Immunsuppression sind Impfungen (auch HPV) zu vervollständigen, unter Immunsuppression ggf. eine PjP-Prophylaxe. Die Behandlung von pulmonalarterieller Hypertonie besteht aus Sauerstoffversorgung, Diuretika, ggf. Endothelin-Rezeptor-Antagonisten und Phosphodiesterase-5-Inhibitoren mit dem Ziel den Lungenfunktionsstatus zu verbessern. Ein Raynaud-Syndrom wird, wie in Kap. 14 beschrieben, behandelt.

13.4.7.3 Überwachung

Die Patienten benötigen regelmäßige Organuntersuchungen, Nierenfunktion, Blutdruck, Lungenfunktion, Diffusionskapazität, Ösophagusmotilität, Reflux, Blutbild.

13.4.8 Prognose

In der Regel besteht eine vom Patienten tolerierbare und medikamentös kontrollierbare Krankheitsaktivität. Die Prognose der Erkrankung kann aber durch Befall von Niere, Lunge, ZNS oder thrombozytopenische Blutungen beeinträchtigt sein. Eine schwere Nephritis oder Enzephalitis wie beim SLE ist offenbar selten, wobei Todesfälle durch eine schwere Nierenbeteiligung, pulmonalen Hochdruck, Myokarditis und Sepsis beschrieben wurden [64].

13.5 Sjögren-Syndrom (SS)

13.5.1 Hintergrund/Definition

Das SS ist eine chronische Autoimmunerkrankung mit entzündlich bedingter Unterfunktion exokriner Drüsen, insbesondere der Speichel- und Tränendrüsen, mit Xerostomie, Xerophthalmie und/oder Keratokonjunktivitis sicca [65]. Das primäre Sjögren-Syndrom (pSS) unterscheidet sich von der sekundären Form (sSS), die im Zusammenhang mit einer anderen Autoimmunerkrankung auftritt.

13.5.2 Epidemiologie

Das pSS ist im Kindesalter sehr selten. Bei Erwachsenen wurde über eine Prävalenz von 61 pro 100.000 Einwohner berichtet [66]. Das weibliche Geschlecht ist deutlich häufiger betroffen. Ein sSS besteht insbesondere beim systemischen Lupus erythematodes, der rheumatoiden Arthritis und der systemischen Sklerose.

13.5.3 Pathogenese/Ätiologie

Das pSS gilt als multifaktorielle Erkrankung mit zugrundeliegenden genetischen, epigenetischen und Umweltfaktoren. Genetisch fanden sich Assoziationen zu HLA-Genen, *Interferon Regulatory Factor 5* (IRF5) und STAT4. DNA-Methylierung, Histon-Modifikationen und nicht-kodierende RNAs zählen zu den epigenetischen Mechanismen. Die Aktivierung des Interferonsystems zeigt sich durch eine sogenannte „Typ-I-IFN-Signatur", die vermehrte Expression IFN-α/β induzierter Gene. Ro/SSA und La/SSB finden sich auf der Oberfläche von apoptotischen Zellen und initiieren so ggf. eine Autoimmunreaktion an der T- und B-Zellen beteiligt sind.

13.5.4 Klinik/Symptome

Die lokale Beteiligung exokriner Drüsen mit Keratokonjunktivitis sicca und Xerostomie sind die wegweisenden Symptome. Alle Schleimhäute (Konjunktiven, Nase, Pharynx, Bronchien, Vagina) können betroffen sein. Folgen der Sicca-Symptomatik sind u. a. Geruchs- und Geschmackstörungen, Foetor ex ore, Karies, rezidivierender Mundsoor, Nasenbluten. Die Speicheldrüsen und Tränendrüsen (Mikulicz-Syndrom) können rezidivierend schmerzhaft oder schmerzfrei anschwellen [67]. Neben der Sicca-Symptomatik sind die häufigsten extraglandulären Manifestationen auch beim primären SS Arthritis, Raynaud-Phänomen, Purpura, chronische Lungenerkrankungen, interstitielle Lungenerkrankung oder follikuläre Bronchiolitis. Auch Gastrointestinalsymptome, tubulointerstitielle Nephritis, Myositis und hämatologische Veränderungen können auftreten. Hautveränderungen bestehen gelegentlich in Form einer Vaskulitis mit Beteiligung von kleinen und mittleren Gefäßen der unteren Extremitäten. Allgemeinsymptome wie Müdigkeit verschlechtern die Lebensqualität der Patienten deutlich [68].

13.5.5 Diagnostik (Labor, Bildgebung)

Bei Siccasymptomen für mehr als 3 Monate sollte das SS erwogen werden. ANA-Titer > 1:160 mit feinkörnigem ANA-Muster und im ENA-Blot nachweisbare Anti-Ro/SSA- und/oder Anti-La/SSB-Antikörper sowie eine abnormale labiale Speicheldrüsenbiopsie weisen die höchste diagnostische Sicherheit auf. Eine verminderte unstimulierte Speichelsekretion, ein pathologischer Schirmer-Test und die Anfärbung von „trockenen Stellen" der Bindehaut mit Lissamingrün, Bengalrosa oder Fluoreszein quantifizieren die Sicca-Symptomatik. Weitere Untersuchungen dienen der Verifizierung extraglandulärer Beteiligung. Zur Diagnose wurden verschiedene Kriterien vorgeschlagen, die auch für Kinder gelten. Fehlende Autoantikörper schließen ein SS nicht aus. Zur Quantifizierung der Tränendrüsenfunktionsstörung wird teilweise noch ein Schirmer-Test empfohlen. Bildgebende Verfahren sind differentialdiagnostisch von Bedeutung. Histologisches Kennzeichen der Erkrankung ist die fokale lymphozytäre Infiltration meistens von CD4+ T-Zellen, weniger CD8+ T-Zellen und CD19+ B-Zellen, Plasmazellen und dendritische Zellen in ansonsten normal erscheinenden Drüsenacini.

Eine interstitielle Lungenerkrankung darf beim Sjögren-Syndrom nicht übersehen werden. Regelmäßige Untersuchungen der Lungenfunktion inklusive DLCO sind empfehlenswert.

Die aktuelle Klassifikation des pSS-Syndroms der Fachgesellschaften ACR (*American College of Rheumatology*) und EULAR (*European League Against Rheumatism*) basiert bei subjektiver Sicca-Symptomatik von mindestens 3 Monaten auf weiteren Funktionstests (z. B. dem Schirmer-Test) bzw. serologischen (Anti-Ro/SSA) und histologischen Untersuchungen (Lippendrüsenbiopsie). Die höchste Spezifität haben die Anti-Ro/SSA-Antikörper und eine pathologische Lippendrüsenbiopsie, sodass diese auch die höchste Wertigkeit unter den Kriterien erhalten. Ein Score von mindestens 4 erlaubt die Klassifikation (Tab. 13.13). Klinisch einfacher sind die früheren ACR-Kriterien.

Tab. 13.13: ACR-EULAR-Klassifizierungskriterien für das primäre Sjögren-Syndrom (pSS) nach [69].

	Score
Histologie (bioptische Entnahme von 3–5 kleinen Speicheldrüsen der Unterlippe) – fokale lymphozytäre Sialadenitis, Fokus-Score ≥ 1 Fokus/4 mm², 1 Fokus = 50 Lymphozyten/4 mm²	3
Autoantikörper-Nachweis: Anti-Ro/SSA	3
Pathologischer Befund in der Lissamingrün- oder Fluorescein-Färbung (≥ 5 im *Ocular Staining Score* oder ≥ 4 im van Bijsterfeld-Score) an mindestens einem Auge	1
Schirmer-Test pathologisch (≤ 5 mm in 5 min an mindestens einem Auge)	1
nicht stimulierte Speichelfließgeschwindigkeit ≤ 0,1 ml/min	1

Erforderlich ist ein Score von ≥ 4 unter Beachtung nachfolgender Ein- und Ausschlusskriterien:

Einschlusskriterien für Patienten mit mindestens Trockenheit des Auges oder der Mundschleimhaut (definiert als positive Antwort auf mindestens eine Frage):

1. Hatten Sie tägliche, anhaltende, störend trockene Augen für mindestens 3 Monate?
2. Haben Sie ein wiederkehrendes Gefühl von Sand in den Augen?
3. Verwenden Sie mehr als dreimal täglich Tränenersatzmittel?
4. Haben Sie täglich ein trockenes Mundgefühl seit mehr als 3 Monaten?

5. Trinken Sie häufig Flüssigkeiten, um das Schlucken von trockenen Mahlzeiten zu verbessern?

oder Verdacht auf SS im EULAR *Sjögren's syndrome disease activity index* (ESSDAI)-Fragebogen (mindestens eine Domäne mit positiver Antwort).

Ausschlusskriterien (falls Symptomatik hierdurch erklärbar): Z. n. Bestrahlung von Kopf und Hals, aktive Hepatitis-C-Infektion (mit positiver PCR), HIV-Infektion, Sarkoidose, Amyloidose, GvHD, IgG4-assoziierte Erkrankung.

Einfache ACR-Klassifikationskriterien für das Sjögren's Syndrom [70]:

1. Anti-SSA/Ro- und/oder Anti-SSB/La-AK oder (Rheumafaktor und ANA mit einem Titer ≥ 1:320).
2. Biopsie labialer Speicheldrüsen mit Nachweis einer fokalen lymphozytären Sialadenitis mit einem Fokusscore ≥ 1 Fokus/4 mm^2.
3. Keratokonjunktivitis sicca mit okulärem Färbungsscore ≥ 3 (ausgenommen sind Personen, die täglich Augentropfen zur Glaukombehandlung benötigen oder in den letzten 5 Jahren eine Kornea- oder kosmetische Augenlidoperation erhalten haben.)

Von einem Sjögren-Syndrom ist auszugehen, wenn mindesten 2 der objektiven Kriterien zutreffen: Sensitivität: 93 %; Spezifität: 95 %.

Ausschlusskriterien sind vorherige Radiatio der Kopf- und Nacken-Region, Hepatitis-C-Infektion, Aids, Sarkoidose, Amyloidose, Graft-versus-host-Reaktion, IgG4-vermittelte Erkrankung.

13.5.6 Differentialdiagnostik

Speicheldrüsenschwellung aufgrund viraler Infektionen (früher Mumps, heute HCV, HIV), Sialolithiasis, Sarkoidose, Hyper-IgG-4-Syndrom, Amyloidose, Lymphom. Sekundäres SS bei Bestehen anderer Autoimmunerkrankungen.

13.5.7 Therapie und Überwachung

13.5.7.1 Kausale Therapie

Eine krankheitsmodifizierende Therapie ist Patienten mit systemischer Beteiligung vorbehalten. Es gibt nur begrenzte Belege für eine Wirksamkeit. Die Therapie des pSS wird insbesondere bei systemischen Krankheitserscheinungen kurzfristig mit Glukokortikoiden durchgeführt, bei schweren Fällen mit Immunsuppressiva [71]. Schmerzhafte Schwelllungen der Speicheldrüsen können kurzfristig mit oralen Steroiden behandelt werden. Bei Arthritiden werden NSAR, intraartikuläre Steroide oder Hydroxychloroquin eingesetzt, ggf. auch MTX [72]. Möglicherweise können Cyclosporin-A-haltige Augentropfen die Tränensekretion verbessern. In einer randomisierten,

Plazebo-kontrollierten Studie zeigte Hydroxychloroquin keine Verbesserung von Sicca-Symptomen, Schmerzen oder Müdigkeit. Ebenso zeigte Rituximab keine signifikante Wirkung [73]. Auch Epratuzumab (humanisierter anti-CD22 Antikörper) war bislang nur in einer Pilotstudie vielversprechend.

EULAR-Empfehlungen für die Behandlung des Sjögren-Syndroms mit topischen und systemischen Therapien [74].

– Der erste therapeutische Ansatz sollte die symptomatische Linderung der Trockenheit durch topische Therapien sein.

– Systemische Therapien können bei aktiver systemischer Beteiligung erwogen werden:

1. Mundtrockenheit:
   a) Nicht-pharmakologische Stimulation bei leichter Dysfunktion
   b) Pharmakologische Stimulation bei mäßiger Dysfunktion
   c) Speichelsubstitution bei schwerer Dysfunktion
2. Der erste therapeutische Ansatz bei Augentrockenheit umfasst die Verwendung von künstlichen Tränen und Augengele/-salbe.
3. Bei refraktärer/starker Augentrockenheit kann mit topischen immunosuppressiven Tropfen (Cyclosporin A) und autologen Serum-Augentropfen behandelt werden.
4. Analgetika oder NSAR sind für Schmerzen des Bewegungsapparats in Betracht zu ziehen.
5. Die Behandlung von Systemerkrankungen sollte auf den organspezifischen Schweregrad zugeschnitten sein.
6. Glukokortikoide sollten in der Mindestdosis und für die erforderliche Dauer zur Kontrolle der aktiven systemischen Erkrankung eingesetzt werden.
7. Immunsuppressiva sollten hauptsächlich als GC-schonende Mittel eingesetzt werden. Belege für die Bevorzugung eines Mittels gibt es nicht.
8. B-Zell-Therapien können bei schwerer, refraktärer Systemerkrankung in Betracht gezogen werden.
9. Der systemische organspezifische therapeutische Ansatz kann in der Regel der sequenziellen (oder kombinierten) Anwendung von Steroiden, Immunsuppressiva und Biologika folgen.
10. Die Behandlung eines B-Zell-Lymphoms erfolgt entsprechend dem histologischen Subtyp.

13.5.7.2 Adjuvante Therapie

Um die Entwicklung von Hornhautvaskularisation, -narben und -ulzera am Auge zu vermeiden, sind „künstliche Tränen" indiziert. Die Sekretion kann mit Pilocarpin verbessert werden. Eingesetzt werden auch 0,1 % Cyclosporin A-Augentropfen und nur kurzfristig topische Kortikosteroide. Zur Kariesprävention sind neben „künstlichem Speichel" und Zuckerreduktion in der Nahrung, zuckerfreier Kaugummi, Elektrostimulation der Speicheldrüsen und regelmäßige Plaquesanierung und Zahnfluoridierung anzuraten. Pilocarpin oral kann die Symptomatik bessern unter Inkaufnahme von parasympathomimetischen Nebenwirkungen [75]. Nasal kann Nasenöl angewandt werden, vasokonstriktive Nasentropfen/-sprays sind zu vermeiden.

13.5.8 Prognose

Die Prognose ist günstig und die Mortalität nicht erhöht, die Lebensqualität aber durch die verschiedenen Krankheitsmanifestationen eingeschränkt. Bei Erwachsenen erhöht die Erkrankung das Risiko eines Non-Hodgkin-Lymphoms, das bei etwa 5 % der Patienten auftritt.

Bei geplanter Schwangerschaft kommt Anti-Ro/SSA- und Anti-La/SSB-Antikörpern aufgrund diaplazentarer Übertragung eine besondere Bedeutung zu. Diese Antikörper können mittels Entzündung eine Sklerose des Atrioventrikularknotens (AV-Knotens) verursachen, mit dem Risiko eines fetalen angeborenen kompletten Grad 3 Herzblocks. Dieser ist in 80 % irreversibel, die fetale Mortalität dann signifikant erhöht. Wöchentliche Ultraschalluntersuchungen zur Früherkennung zwischen der 16. und 31. Schwangerschaftswoche werden empfohlen [76].

13.6 IgG4-assoziierte Autoimmunerkrankung

13.6.1 Hintergrund/Definition

Die Immunoglobulin-G4 (IgG4) assoziierte Autoimmunerkrankung (IgG4) ist charakterisiert durch eine systemische fibrös-immunologische Entzündung mit einem unklaren pathophysiologischen Mechanismus [77]. Immunhistologisch zeigen sich Infiltrate aus Lymphozyten und IgG4-positiven Plasmazellen, im Verlauf entwickeln sich eine Fibrose und eine Obliteration von Blutgefäßen, die zu Organschäden führen. Die IgG4-assoziierte Erkrankung wurde 2003 als eigenständiges Krankheitsbild definiert, zunächst wurde die Diagnose häufig von Pathologen gestellt, ohne dass ein klinischer Verdacht auf die Krankheit bestand. Die IgG4-assoziierte Autoimmunerkrankung ist keine neue Krankheit, sondern fasst zuvor beschriebene Erkrankungen mit histopathologischen Gemeinsamkeiten zusammen.

13.6.2 Epidemiologie

Die Erkrankung ist selten. Verlässliche Zahlen stehen für die pädiatrische Altersgruppe nicht zur Verfügung. Die IgG4-assoziierte Autoimmunerkrankung wird oft verzögert diagnostiziert oder gar nicht erkannt.

13.6.3 Pathogenese/Ätiologie

Die genaue Funktion von IgG4 ist unklar, ebenso die Ätiologie des Hyger-IgG4-Syndroms. Auf der Gewebeseite ist IgG4 die dominante Immunglobulinsubklasse, die von Plasmazellen an betroffenen Krankheitsherden exprimiert wird [78]. Assoziationen zu HLA-Klasse II Antigenen, Polymorphismen in Nuclear-factor-κB-Gen und CTLA-4 Gen sind beschrieben. Auch Infektionen werden als Auslöser vermutet. Eine B-Zellstimulation vermittelt über B-cell Activating Factor (BAFF) und die vermehrte Produktion des pro-fibrotischen Zytokins IL-13 sind pathogenetisch bedeutsam. Im T-Zellsystem kommt es zu einer Verschiebung der TH1/TH2-Ratio zugunsten TH2, den Zytokinen IL-4, IL-5, IL-10 und TGF-β wird eine Bedeutung zugeschrieben. IL-5 könnte für die z. T. begleitende Eosinophilie verantwortlich sein. In der B-Zellpopulation sind die Plasmablasten (CD19+ /CD20−/CD27−/CD38+-Zellen) vermehrt [79].

13.6.4 Klinik/Symptome

Die IgG4-assoziierte Autoimmunerkrankung ist eine systemische Multiorganerkrankung mit heterogenen klinischen Merkmalen, aber unterschiedlichen Erscheinungsformen. Die Läsionen werden im Allgemeinen entweder bei der körperlichen Untersuchung (z. B. Speicheldrüsenvergrößerung) oder bei der Bildgebung identifiziert. In Abhängigkeit des Organbefalls ist die Klinik unterschiedlich. Bislang wurden als häufigste Organmanifestation bei Kindern Orbitalerkrankung (44 %), gefolgt von Pankreatitis/Autoimmunpankreatitis Typ 1 (AIP 1) (12 %), Cholangitis (8 %), Lungenerkrankungen (8 %) beschrieben. Weitere (28 %) betrafen Fälle von Riedel-Thyreoiditis/IgG4-bedingter Schilddrüsenerkrankung, Sialadenitis, Mesenteritis, Lymphadenopathie, Dakryoadenitis, sinonasaler Erkrankung, Lebertumor. In drei Fällen wurde eine Nierenbeteiligung beschrieben. Eine systemische IgG4-assoziierte Autoimmunerkrankungen (zwei oder mehr Organmanifestationen) trat in 40 % der Fälle auf. Das breite Spektrum des möglichen Organbefalls ist in Tab. 13.14 dargestellt.

Tab. 13.14: Organmanifestationen der IgG4-assoziierten Autoimmunerkrankungen im Kindesalter nach [80].

Gastrointestinal-trakt	Autoimmunpankreatitis Typ 1, sklerosierende Cholangitis, Cholecystitis, Hepatopathie, Retroperitonealfibrose, Verschlussileus, gastrale Ulzera, Ösophagitis, inflammatorischer Pseudotumor
Niere/Urogenital-trakt	Interstitielle Nephritis, Glomerulonephritis, membranöse Nephropathie, Prostatitis, Orchitis
Lunge	Interstitielle Lungenerkrankung, interstitielle Pneumonie, Asthma-ähnliche obstruktive Lungenerkrankung, *Pulmonary arterial hypertension*
Haut	Erythematöse, subkutane Papeln und Knoten
Orbita	Inflammatorischer Pseudotumor, Skleritis, Retinopathie, Trigeminus und orbitale Nervenkompression, Obstruktion des Tränennasengangs, Mikulicz-Syndrom,
Herz/Kreislauf	Periaortitis, Aortitis, Perikarditis, Koronariitis
Nervensystem	Hypophysitis, hypertrophe Pachymeningitis, Pseudotumor cerebri, periphere Neuropathie
Weitere	Lymphadenopathie, Sinusitis, Thyreoiditis, fibrosierende Mediastinitis, Myositis

13.6.5 Diagnostik (Labor, Bildgebung)

Die Diagnose wird bei klinischen Manifestationen und dem Nachweis eines erhöhten IgG4 vermutet (cut off von 135 mg/dl zeigt bei Erwachsenen eine Spezifität von 60 % und eine Sensitivität von 90 %). IgG4 ist i. d. R. die geringste IgG-Subklasse, bei kleinen Kindern im Alter von unter 3 Jahren kann es völlig fehlen. Ein erhöhtes Serum-IgG4 ist nur in 70 % der Fälle zu erwarten. Blutsenkungsgeschwindigkeit und C-reaktives Protein können erhöht sein. Möglicherweise ist die Anzahl der Plasmablasten ein sinnvoller Biomarker zur Therapieüberwachung [81].

Bei einem Teil der Patienten besteht eine Hypokomplementämie mit Verminderung von C3 und auch C4 mit einer Assoziation zur IgG4-bedingten Nierenerkrankung.

Die Histologie zählt als Goldstandard. Typisch sind ein dichtes lymphoplasmazelluläres Infiltrat, eine Fibrose und eine obliterative Phlebitis. Das Verhältnis von IgG4/IgG-positiven Plasmazellen in Geweben sollte größer als 0,4 sein mit vielen IgG4-positiven Plasmazellen pro Hochleistungsfeld (HPF). Klassifikationskriterien stehen zur Verfügung (Tab. 13.15).

Tab. 13.15: ACR/EULAR Klassifikationskriterien für Hyper-IgG4-Syndrom [82].

		Punkte
Eingangskriterium	charakteristische Organbeteiligung, klinisch oder bildgebend an Pankreas, Speicheldrüsen, Gallenwegen, Orbita, Niere, Lunge, Aorta, Retroperitoneum, Hirnhäute, Schilddrüse (Riedel Thyreoiditis)	
Ausschlusskriterien	– Fieber	
	– mangelhaftes Ansprechen auf Kortikosteroide	
	– Leukopenie, Thrombozytopenie, Eosinophilie	
	– Nachweis von Autoantikörpern: ANCA, anti-SSA, anti-SSB, anti-ds-DNS, RNP oder Sm	
	– andere organspezifische Autoantikörper	
	– Malignome	
	Histologie:	
	– Prominente neutrophile Infiltrate	
	– Nekrotisiereende Vaskulitis	
	– Prominente Nekrose	
	– Granulomatöse Infiltrate	
	Bekannte Erkrankungen:	
	– Castleman-Syndrom	
	– Morbus Crohn oder Colitis ulcerosa	
	– Hashimoto-Thyreoiditis	
Einschlusskriterien	Histopathologie nicht informativ	0
	dichte lymphozytäre Infiltrate	4
	dichte lymphozytäre Infiltrate und obliterative Phlebitis	6
	dichte lymphozytäre Infiltrate, storiforme Fibrose ohne und obliterative Phlebitis	13
	Immunhistologie	
	IgG4/IgG$_{gesamt}$ 0–40 % und 0–9 IgG4+ Zellen mikroskopisch	0
	IgG4/IgG$_{gesamt}$ ≥ 41 % und 0–9 IgG4+ Zellen mikroskopisch	7
	IgG4/IgG$_{gesamt}$ 0–40 % und > 10 IgG4+ Zellen mikroskopisch	7
	IgG4/IgG$_{gesamt}$ ≥ 41–70 % und > 10 IgG4+ Zellen mikroskopisch	14
	IgG4/IgG$_{gesamt}$ ≥ 71 % und 10–50 IgG4+ Zellen mikroskopisch	14
	IgG4/IgG$_{gesamt}$ ≥ 71 % und ≥ 51 IgG4+ Zellen mikroskopisch	16
	Serum IgG4	
	normal oder nicht untersucht	0
	> normal aber < 2-facher Normwert	4
	> 2–5-facher Normwert	6
	> 5-facher Normwert	11
	bilaterale Tränendrüsen-, Parotis- oder sublinguale oder submandibuläre Speicheldrüsenentzündung	
	keine	0
	1 Entität	6
	≥ 2 Entitäten	14

	Punkte
Thorax	
keine Veränderungen oder nicht untersucht	0
peribronchiovaskuläre und septale Verdickung	4
paravertebrale bandförmige Verdichtung	10
Pankreas und Gallengänge	
normal oder nicht untersucht	0
diffuse Pankreasvergrößerung (Verlust der Lobulierung)	8
diffuse Pankreasvergrößerung und Kapselverdickung mit erhöhter	11
Anreicherung	19
Pankreas und Gallengangbeteiligung	
Niere	
normal oder nicht untersucht	0
Hypokomplementämie	6
Nierenbeckenverdickung	8
bilaterale *low density* Areale	10
Retroperitoneum	
normal oder nicht untersucht	0
diffuse Verdickung der Aortenwand	4
Weichteilverdickung gesamte Zirkumferenz der Aorta	8

Die Klassifikationskriterien sind erfüllt, wenn das Eingangskriterium und keine Ausschlusskriterien erfüllt sind und ≥ 20 Punkte erreicht werden.

13.6.5.1 Differentialdiagnostik

Wichtig ist die Abgrenzung anderer Erkrankungen, z. B. von Malignomen/Lymphomen, Granulomatose mit Polyangiitis (M. Wegener), Sarkoidose, Sjögren-Syndrom, Takayasu-Arteriitis, organeigenen Autoimmunerkrankungen wie Hashimoto-Thyreoiditis, primär sklerosierender Cholangitis und weiteren.

13.6.6 Therapie und Überwachung

13.6.6.1 Kausale Therapie

Bei pädiatrischen Fällen ist der (erfolgreiche) Einsatz von Prednisolon (initial 1– 2 mg/kg, Dosisreduktion über 2–4 Wochen) Azathioprin, Mycophenolatmofetil und Rituximab beschrieben, in Einzelfällen auch von Adalimumab und Cyclophosphamid. Ein gutes Ansprechen auf die initiale Steroidtherapie kann erwartet werden, Relapse nach Steroidreduktion sind aber nicht selten [81]. Offenbar ist Rituximab aufgrund positiver Erfahrungen bei Erwachsen Mittel der Wahl bei Resistenz oder Rezidiv nach Steroidtherapie.

13.6.7 Prognose

Die Prognose ergibt sich aus dem Organbefall (Fibrosen) und den (irreversiblen) Schäden.

Literatur

[1]   Cervera R, Khamashta MA, Font J, et al. Morbidity and mortality in systemic lupus erythemato-sus during a 5-year period. A multicenter prospective study of 1,000 patients. European Working Party on Systemic Lupus Erythematosus. Medicine (Baltimore). 1999;78(3):167–175.

[2]   Tedeschi SK, Johnson SR, Boumpas D, et al. Arthritis Care Res (Hoboken). 2018;70(4):571–581. doi: 10.1002/acr.23317

[3]   Faco MM, Leone C, Campos LM, et al. Risk factors associated with the death of patients hospita-lized for juvenile systemic lupus erythematosus. Braz J Med Biol Res. 2007;40(7):993–1002.

[4]   Kazyra I, Pilkington C, Marks SD, Tullus K. Mycophenolate mofetil treatment in children and adolescents with lupus. Arch Dis Child. 2010;95(12):1059–1061. Epub 2010 Aug 31.

[5]   Rovin BH, Solomons N, Pendergraft WF 3 rd, et al. A randomized, controlled double-blind study comparing the efficacy and safety of dose-ranging voclosporin with placebo in achieving remis-sion in patients with active lupus nephritis. Kidney Int. 2019;95(1):219–231

[6]   Petri M, Brodsky RA, Jones RJ, et al. High-dose cyclophosphamide versus monthly intravenous cyclophosphamide for systemic lupus erythematosus: a prospective randomized trial. Arthritis Rheum. 2010;62:1487–1493.

[7]   Jansson AF, Sengler C, Kuemmerle-Deschner J, et al. B cell depletion for autoimmune diseases in paediatric patients. Clin Rheumatol. 2010;30(1):87–97.

[8]   El-Hallak M, Binstadt BA, Leichtner AM, et al. Clinical effects and safety of rituximab for treat-ment of refractory pediatric autoimmune diseases. J Pediatr. 2007;150(4):376–382.

[9]   Marks SD, Patey S, Brogan PA, et al. B lymphocyte depletion therapy in children with refractory systemic lupus erythematosus. Arthritis Rheum. 2005;52(10):3168–3174.

[10] Morand EF, Furie R, Tanaka Y, et al. Trial of Anifrolumab in Active Systemic Lupus Erythemato-sus. N Engl J Med. 2020;382(3):211–221.

[11] Silva CA, Hilário MO, Febrônio MV, et al. Risk factors for amenorrhea in juvenile systemic lupus erythematosus (JSLE): a Brazilian multicentre cohort study. Lupus. 2007;16(7):531–536.

[12] Silva CA, Brunner HI. Gonadal functioning and preservation of reproductive fitness with juvenile systemic lupus erythematosus. Lupus. 2007;16(8):593–599.

[13] Laskari K, Zintzaras E, Tzioufas AG. Ovarian function is preserved in women with severe system-ic lupus erythematosus after a 6-month course of cyclophosphamide followed by mycophenola-te mofetil. Clin Exp Rheumatol. 2010;28:83–86.

[14] Mina R, von Scheven E, Ardoin SP, et al. Consensus treatment plans for induction therapy of newly diagnosed proliferative lupus nephritis in juvenile systemic lupus erythematosus. Arthri-tis Care Res (Hoboken). 2012;64(3):375–383.

[15] Greaves M. Thrombosis series: Antiphospholipid antibodies and thrombosis. Lancet. 1999;353:1348–1353.

[16] Rauch J, Janoff AS. The nature of antiphospholipid antibodies. J Rheumatol. 1992;19:1782–1785.

[17] Bick R, Baker WF. Antiphospholipid and thrombosis syndromes. Semin Thromb Hemost. 1994;20:3–15.

[18] Love PE, Santoro SA. Antiphospholipid antibodies: anticardiolipin and the lupus anticoagulant in systemic lupus erythematosus (SLE) and in Non-SLE-disorders. Ann Intern Med. 1990;112:682–698.

[19] Miyakis S, Lockshin MD, Atsumi T, et al. International consensus statement on an update of the classification criteria for definite antiphospholipid syndrome (APS). J Thromb Haemost. 2006;4:295–306.

[20] Tektonidou MG, Andreoli L, Limper M, et al. EULAR recommendations for the management of antiphospholipid syndrome in adults. Ann Rheum Dis. 2019;78(10):1296–1304.

[21] Nahass GT. Antiphospholipid antibodies and the antiphospholipid antibody syndrome. J Am Acad Dermatol. 1997;36:149–168.

[22] Pattison NS, Chamley LW, Birdsall M, et al. Does aspirin have a role in improving pregnancy outcome for women with the antiphospholipid syndrome? A randomized controlled trial. Am J Obstet Gynecol. 2000;183(4):1008–1012.

[23] Branh DW, Peaceman AM, Druzin M, et al. A multicenter, placebo-controlled pilot study of intravenous immune globulin treatment of antiphospholipid syndrome during pregnancy. Am J Obstet Gynecol. 2000;182:122–127.

[24] Kaaja R, Julkunen H, Ammala P, Palosuo T, Kurki P. Intravenous immunoglobulin treatment of pregnant patients with recurrent pregnancy losses associated with antiphospholipid antibodies. Acta Obstet Gynecol Scand. 1993;72:63–66.

[25] Ruiz-Irastorza G, Cuadrado MJ, Ruiz-Arruza I, et al. Evidence-based recommendations for the prevention and long-term management of thrombosis in antiphospholipid antibody-positive patients: report of a task force at the 13th International Congress on antiphospholipid antibodies. Lupus. 2011;20:206–218.

[26] Khamashta MA, Cuadrado MJ, Mujic F, et al. The management of thrombosis in the antiphospholipid-antibody syndrome. N Eng J Med. 1995;322:993–997.

[27] Turrent A, Hernandez-Molina G, Cabral AR. Sustained Moderate Intensity Levels of Oral Anticoagulant Therapy and the Rate of Recurrent Thrombosis in Patients with Primary Antiphospholipid Syndrome. Arthritis Rheumatol. 2014;66(11):5. Abstr. #11.

[28] Ruiz-Irastorza G, Cuadrado MJ, Ruiz-Arruza I, et al. Evidence-based recommendations for the prevention and long-term management of thrombosis in antiphospholipid antibody-positive patients: report of a task force at the 13th International Congress on antiphospholipid antibodies. Lupus. 2011;20(2):206–218.

[29] Win K, Rodgers GM. New oral anticoagulants may not be effective to prevent venous thromboembolism in patients with antiphospholipid syndrome. Am J Hematol. 2014;89(10):101.

[30] Berman H, Rodriguez-Pintò I, Cervera R, et al. Rituximab use in the catastrophic antiphospholipid syndrome: descriptive analysis of the CAPS registry patients receiving rituximab. Autoimmun Rev. 2013;12:1085–1090.

[31] Bucciarelli S, Espinosa G, Cervera R, et al. Mortality in the catastrophic antiphospholipid syndrome: causes of death and prognostic factors in a series of 250 patients. Arthr Rheum. 2006;54:2568–2576.

[32] Oberle EJ, Bayer ML, Chiu YE, Co DO. How often are pediatric patients with clinically amyopathic dermatomyositis truly amyopathic? Pediatr Dermatol. 2017;34:50–57.

[33] Feldmann BM, Rider LG, Reed AM, Pachmann LM. Juvenile dermatomyositis and other idiopathic inflammatory myopathies of childhood. Lancet. 2008;371:2201–2212.

[34] Bohan A, Peter JB. Polymyositis and dermatomyositis (first of two parts). N Engl JMed. 1975;292:344–347.

[35] Brown VE, et al. An international consensus survey of the diagnostic criteria for juvenile dermatomyositis (JDM). Rheumatology (Oxford). 2006;45:990–993.

[36] Lundberg IE, et al. 2017 European League Against Rheumatism/American College of Rheumatology classification criteria for adult and juvenile idiopathic inflammatory myopathies and their major subgroups. Arthritis Rheumatol. 2017. https://doi.org/10.1002/art.40320

[37] Mendez EP, et al. US incidence of juvenile dermatomyositis, 1995–1998: results from the National Institute of Arthritis and Musculoskeletal and Skin Diseases Registry. Arthritis Rheum. 2003;49:300–305.

[38] Symmons DP, Sills JA, Davis SM. The incidence of juvenile dermatomyositis: results from a nation-wide study. Br J Rheumatol. 1995;34:732–736.

[39] Rider LG, Nistala K. The juvenile idiopathic inflammatory myopathies: pathogenesis, clinical and autoantibody phenotypes, and outcomes. J InternMed. 2016;280:24–38.

[40] Morris P, Dare J. Juvenile dermatomyositis as a paraneoplastic phenomenon: an update. JPediatrHematolOncol. 2010;32:189–191.

[41] Rider LG, Koziol D, Giannini EH, et al. Validation of manual muscle testing and a subset of eight muscles for adult and juvenile idiopathic inflammatory myopathies. Arthritis Care Res (Hoboken). 2010;62(4):465–472. doi: 10.1002/acr.20035.

[42] Rider LG, Shah M, Mamyrova G, et al. The myositis autoantibody phenotypes of the juvenile idiopathic inflammatory myopathies. Medicine (Baltimore). 2013;92(4):223–243.

[43] Gunawardena H, Betteridge Z, McHugh NJ. Myositis-specific autoantibodies: their clinical and pathogenic significance in desease expression. Rheumatology(Oxford). 2009;48:607–612.

[44] Wang HB, Zhang Y. Mi2, an auto-antigen for dermatomyositis, is an ATP-dependent nucleosome remodeling factor. Nucleic Acids Res. 2001;29:2517–2521.

[45] Feldman BM, Reichlin M, Laxer RM, et al. Clinical significance of specific autoantibodies in juvenile dermatomyositis. JRheumatol. 1996;23:1794–1797.

[46] Wedderburn LR, McHugh NJ, Chinoy H, et al. HLA class II haplotype and autoantibody associations in children with juvenile dermatomyositis and juvenile dermatomyositis-scleroderma overlap. Rheumatology (Oxford). 2007;46:1786–1791.

[47] Rider LG, Miller FW, Targoff IN, et al. A broadened spectrum of juvenile myositis. Myositis-specific autoantibodies in children. Arthritis Rheum. 1994;37:1534–1538.

[48] Reeves WH, Nigam SK, Blobel G. Human autoantibodies reactive with signal-recognition particle. Proc Natl Acad Sci Usa. 1986;83:9507–9570.

[49] Gunarwardena H,Wedderburn LR, North J, et al. Clinical associations of autoantibodies to a p155/140 kDa doublet protein in juvenile dermatomyositis. Rheumatology (Oxford). 2008;47:324–328.

[50] Mammen AL. Autoimmune myopathies: autoantibodies, phenotypes and pathogenesis. NatRev Neurol. 2011;7:343–354.

[51] Kimura Y, Sakai F, Nakano O, et al. The newly identifiedhuman nuclearprotein NXP-2 possesses three distinct domains, the nuclear matrix-binding, RNA-binding and coiled-coil domains. J Biol Chem. 2002;277:20611–20617.

[52] Gunawardena H, Wedderburn LR, Chinoy H, et al. Juvenile Dermatomyositis Research Group, UK and Ireland: autoantibodies to a 140-kd protein in juvenile dermatomyositis are associated with calcinosis. Arthritis Rheum. 2009;60:1807–1814.

[53] Tansley S, Betteridge Z, Gunawardena H, et al. Clinical differences between adult and juvenile dermatomyositis associated with anti-NXP2 autoantibodies. ACR, Atlanta. 2012, (abstract).

[54] Kobayashi N, Takezaki S, Kobayashi I, et al. Clinical and laboratory features of fatal rapidly progressive interstitial lung disease associated with juvenile dermatomyositis. Rheumatology (Oxford). 2015;54(5):784–791.

[55] Betteridge ZE, Gunawardena H, McHugh NJ. Novel autoantibodies and clinical phenotypes in adult and juvenile myositis. Arthritis Res Ther. 2011;13:209.

[56] Tansley SL, McHugh NJ. Myositis specific and associated autoantibodies in the diagnosis and management of juvenile and adult idiopathic inflammatory myopathies. Curr Rheumatol Rep. 2014;16:464.

[57] Shah M, Mamyrova G, Targoff IN, et al. The clinical phenotypes of the juvenile idiopathic inflammatory myopathies. Medicine (Baltimore). 2013;92:25–41.

[58] Ruperto N, Pistorio A, Oliveira S, et al. Prednisone versus prednisone plus ciclosporin versus prednisone plus methotrexate in new-onset juvenile dermatomyositis: a randomised trial. Lancet. 2016;387(10019):671–678.

[59] Dalakas MC, Dambrosia JM, et al. A controlled trial of high-dose intravenous immune globulin infusions as treatment for dermatomyositis. N Engl J Med. 1993;329:1993–2000.

[60] Hoffman RW, Maldonado ME. Immune pathogenesis of Mixed Connective Tissue Disease: a short analytical review. Clin Immunol. 2008;128(1):8–17. doi: 10.1016/j.clim.2008.03.461

[61] Genth E, Zarnowski H, Mierau R, Wohltmann D, Hart PW. IHLA-DR4 and Gm(1,3;5,21) are associated with U1-nRNP antibody positive connective tissue disease Ann. Rheum. Dis. 1987; 46:189–196.

[62] Tellier S, Bader-Meunier B, Quartier P, et al. Initial presentation and outcome of pediatric-onset mixed connective tissue disease: A French multicenter retrospective study. Joint Bone Spine. 2016;83(3):369–371. doi: 10.1016/j.jbspin.2015.05.013.

[63] Cappelli S, Bellando Randone S, Martinović D, et al. "To be or not to be," ten years after: evidence for mixed connective tissue disease as a distinct entity. Semin Arthritis Rheum. 2012;41:589–598.

[64] Hajas A, Szodoray P, Nakken B, et al. Clinical course, prognosis, and causes of death in mixed connective tissue disease. J Rheumatol. 2013;40:1134–1142.

[65] Mizuno Y, Hara, Hatae K, et al. Recurrent parotid gland enlargement as an initital manifestation of Sjögren's syndrome in children. Eur J Pediat. 1989;148:414–416.

[66] Qin B, Wang J, Yang Z, et al. Epidemiology of primary Sjögren's syndrome: a systematic review and meta-analysis. Ann Rheum Dis. 2015;74:1983–1989.

[67] Chudwin DS, Daniels TE, Wara DW, et al. Spectrum of Sjögren's syndrome in children. J Pediat. 1981;98:213–217.

[68] Talal N. Sjogren's syndrome: historical overview and clinical spectrum of disease. Rheum Dis Clin North Am. 1992;18(3):507–515.

[69] Shiboski CH, Shiboski SC, Seror R, et al. 2016 American College of Rheumatology/European League Against Rheumatism classification criteria for primary Sjögren's syndrome: a consensus and data-driven methodology involving three international patient cohorts. Arthritis Rheumatol. 2017;69:35–45.

[70] Shiboski SC, et al. American College of Rheumatology classification criteria for Sjögren's syndrome: a data-driven, expert consensus approach in the Sjögren's International Collaborative Clinical Alliance Cohort. Arthritis Care Res. 2012;64:475–487.

[71] Stefanski AL, Tomiak C, Pleyer U, et al. The Diagnosis and Treatment of Sjögren's Syndrome. Dtsch Arztebl Int. 2017;114(20):354–361. doi: 10.3238/arztebl.2017.0354

[72] Gottenberg JE, Ravaud P, Puechal X, et al. Effects of hydroxychloroquine on symptomatic improvement in primary Sjögren syndrome: the JOQUER randomized clinical trial. JAMA. 2014;312:249–258.

[73] Bowman S, Everett C, Bombardieri M, et al. Preliminary results of a double-blind randomised trial of rituximab anti-B-cell therapy in patients with primary Sjogrens syndrome. Arthritis Rheumatol. 2015;67:3955–3957.

[74] Ramos-Casals M, Brito-Zerón P, Bombardieri S, et al. EULAR recommendations for the management of Sjögren's syndrome with topical and systemic therapies. Ann Rheum Dis. 2020;79(1):3–18.

[75] Vivino FB, Al-Hashimi I, Khan Z, et al. Pilocarpine tablets for the treatment of dry mouth and dry eye symptoms in patients with Sjogren syndrome: a randomized, placebo-controlled, fixed-dose, multicenter trial. P92-01 Study Group. Arch Intern Med. 1999;159(2):174–181.

[76] Brito-Zeron P, Izmirly PM, Ramos-Casals M, Buyon JP, Khamashta MA. The clinical spectrum of autoimmune congenital heart block. Nat Rev Rheumatol. 2015;11:301–312.

[77] Kamisawa T, Zen Y, Pillai S, Stone JH. IgG4-related disease. Lancet. 2015;385(9976):1460–1471. doi: 10.1016/S0140-6736(14)60720-0

[78] Perugino CA, Mattoo H, Mahajan VS, et al. IgG4-Related Disease: Insights into human immunology and targeted therapies Arthritis Rheumatol. Author manuscript; available in PMC 2018 Sep 1. Published in final edited form as: Arthritis Rheumatol. 2017;69(9):1722–1732. Published online 2017 Aug 8. doi: 10.1002/art.40168

[79] Wallace ZS, Mattoo H, Carruthers M, et al. Plasmablasts as a biomarker for IgG4-related disease, independent of serum IgG4 concentrations. Ann Rheum Dis. 2015;74(1):190–195. doi: 10.1136/annrheumdis-2014-205233

[80] Karim F, Loeffen J, Bramer W, et al. IgG4-related disease: a systematic review of this unrecognized disease in pediatrics. Pediatr Rheumatol Online J. 2016;14(1):18. doi: 10.1186/s12969-016-0079-3.

[81] Wallace ZS, Deshpande V, Mattoo H, et al. IgG4-Related Disease: Clinical and Laboratory Features in One Hundred Twenty-Five Patients. Arthritis Rheumatol. 2015;67(9):2466–2475. doi: 10.1002/art.39205

[82] Wallace ZS, Naden RP, Chari S, et al. The 2019 American College of Rheumatology/European League Against Rheumatism classification criteria for IgG4-related disease. Ann Rheum Dis. 2020;79(1):77–87.

14 Juvenile systemische und lokalisierte Sklerodermie

Ivan Foeldvari

14.1 Einleitung

Die juvenile Sklerodermie ist eine seltene Erkrankung. Sie tritt in zwei Haupterkrankungsformen auf, juvenile systemische Sklerodermie (systemische Sklerose) und juvenile lokalisierte Sklerodermie. Die beiden Formen sind hinsichtlich der Pathophysiologie der Entstehung der Fibrose verwandt, aber die klinische Präsentation ist sehr unterschiedlich. Deswegen werden die beiden Formen der Erkrankung in getrennten Kapiteln beschrieben. Ein Übergang von der lokalisierten Form zu der systemischen Form wird nicht erwartet.

14.2 Juvenile lokalisierte Sklerodermie

14.2.1 Hintergrund/Definitionen

Die juvenile lokalisierte Sklerodermie (JLS) ist eine chronische entzündliche Erkrankung, welche zu einer lokalen Gewebefibrose führt, hauptsächlich in der Haut, aber auch der Faszien, der Muskulatur. Es kann auch zu Veränderungen der darunterliegenden Knochenstrukturen kommen. Es treten extrakutane Manifestation in den Gelenken, Muskeln, Auge und im zentralen Nervensystem auf. Es bestehen sonst keine inneren Organbeteiligungen.

Es werden verschiedene Subtypen der lokalisierten Sklerodermie definiert [1]. Die Dermatologen benennen die Erkrankung als Morphea und die Kinder- und Jugendrheumatologen als lokalisierte Sklerodermie.

14.2.2 Klassifikation der lokalisierten Sklerodermie

Die vorläufige Klassifikation der juvenilen lokalisierten Sklerodermie [1] spricht über 5 Subtypen (Table 14.1.).

Im Kindesalter tritt am häufigsten der lineare Subtyp auf mit 65 %, gefolgt von der pansklerotischen Morphea mit 26 %. (Abb. 14.1) Seltener tritt eine generalisierte Morphea mit 7 % auf und mit 2 % der tiefe Morphea 2. Nach europäischem Konsens wird die eosinophile Fasciitis (s. Kap. 18.3) zu den Formen der lokalisierten Sklerodermie gezählt.

https://doi.org/10.1515/9783110493801-014

Tab. 14.1: Einteilung der Zirkumskripten Sklerodermie.

Hauptgruppe	Subgruppe	Beschreibung
umschriebene Morphea	oberflächlich	Ovale oder runde umschriebene Bereiche der Verhärtung, die auf Epidermis und Dermis beschränkt sind, häufig mit veränderter Pigmentierung und violettem, erythematösen Halo („Fliederring"). Sie können einzeln oder multiple sein.
	tief	Ovale oder runde umschriebene tiefe Induration der Haut mit subkutanem Gewebe, die sich bis zur Faszie erstreckt, kann den darunterliegenden Muskel betreffen. Die Läsionen können einzeln oder mehrfach sein. Befall des Unterhautgewebes ohne Beteiligung der Haut möglich.
lineare Morphea	Stamm/Gliedmaßen	Lineare Verhärtung von Dermis, subkutanem Gewebe und manchmal Muskel und darunterliegendem Knochen sowie Auswirkungen auf die Gliedmaßen und den Rumpf.
	Kopf	En coup de sabre (ECDS) = Lineare Verhärtung, die das Gesicht und die Kopfhaut betrifft und ggf. darunterliegende Muskeln und Knochen.
		Parry-Romberg-Syndrom oder progressive hemifaziale Atrophie: Verlust des Gewebes auf einer Gesichtsseite, kann Dermis, Unterhautgewebe, Muskel und Knochen betreffen. Die Haut ist mobil.
generalisierte Morphea		Verhärtung der Haut, beginnend mit einzelnen Plaques (vier oder mehr und größer als 3 cm), konfluierend im Verlauf und mindestens zwei von sieben anatomischen Stellen (Kopf/Hals, rechte obere Extremität, linke obere Extremität, rechte untere Extremität, linke untere Extremität, vorderer Rumpf, hinterer Rumpf) betreffend.
pansklerotische Morphea		Ausgedehnte Beteiligung der Haut an Gliedmaßen, Beteiligung von Unterhautgewebe, Muskeln und Knochen. Die Läsion kann auch andere Bereiche des Körpers ohne Beteiligung der inneren Organe betreffen.
gemischte Morphea		Kombination von zwei oder mehr der vorherigen Untertypen.

14.2.3 Epidemiologie

Es liegen kaum epidemiologische Daten vor. Nach eine Querschnittstudie aus Großbritannien liegt die Inzidenz bei 3,4/1.000.000 Kindern/Jahr [3]. Krankenkassendaten aus der USA zeigen eine Prävalenz von 3/10:000 Kinder [4]. Nach Daten der Kerndokumentation aus Deutschland wurden 2016 58 Kinder mit zirkumskripter Sklerodermie vorgestellt, einer Meldequote von 4:1.000.000 entsprechend. Bei Kindern- und Jugendlichen tritt bei 65 % der Betroffenen eine lineare Form auf. Das durchschnittliche Alter bei Erkrankung liegt bei 6–8 Jahren [2].

14.2.4 Pathogenese/Ätiologie

Die juvenile lokalisierte Sklerodermie ist eine chronische entzündliche Erkrankung, welche zu einer subkutanen Fibrose führt. Eine große Anzahl von inflammatorischen und profibrotischen Mechanismen ist bekannt in der Pathogenese von Erkrankungen, die mit einer Sklerose einhergehen, jedoch erscheint die genaue Ätiopathogenese komplex und weiterhin unklar. Umweltfaktoren, ein genetisches „Mosaik", die Präsenz mütterlicher Zellen, Fehlregulierung in der angeborenen und adaptiven Immunität und Dysbalance pro- und antifibrotischer Mechanismen werden diskutiert [5].

14.2.5 Klinik

Die typische Präsentation der juvenilen lokalisierten Sklerodermie ist zu Beginn ein Erythem innerhalb oder am Rand der Läsion, gefolgt von einer Verhärtung der Haut, Atrophie der Cutis und Subcutis, Dyspigmentation und Fibrose. Die verschiedenen Subtypen unterscheiden sich hinsichtlich der Hautbeteiligung, des Verteilungsmusters und der Form der Hautbeteiligung.

Bei der linearen Form ist die Läsion eher länglich und tritt häufig an den Extremitäten auf, manchmal im Schulterbereich oder am Gesäß beginnend und häufig den Blaschko-Linien entlang ziehend. Im Gesichtsbereich manifestiert sich die lineare Form wie ein „en coup de sabre" (Säbelhieb-Läsion). Diese Läsion betrifft oft den darunterliegenden Knochen und ist mit einer Uveitis oder Kiefergelenksentzündung assoziiert. Es gibt lineare Läsionen, die kaum zu oberflächlichen Hautveränderungen führen und eher in der Subkutis einen deutlichen Strang bilden. Eine besondere Form der linearen Veränderungen ist das Parry Romberg Syndrom (progressive hemifaziale Atrophie), welche die Dermis, die Subdermis, manchmal auch darunterliegende Muskeln und Knochen involviert, eine Hautverhärtung ist jedoch nicht tastbar.

Die Morphea entspricht rundlichen Veränderungen und beschränkt sich auf die Dermis und Epidermis. Wenn die Morphea sich bis zur Faszie erstreckt, spricht man von einer tiefen Morphea. Je nachdem wie viele anatomische Bereiche betroffen sind, spricht man auch von einer generalisierten Morphea. Bei der generalisierten Morphea müssen mindestens 4 Morphea-Veränderungen, über 3 cm groß, in mindestens 2 von 7 anatomischen Regionen auftreten [1]. Eine der schwersten Formen ist die pansklerotische Morphea, welche den Stamm und eine oder mehrere Extremitäten völlig umgibt und Haut, Subkutis, Muskel und Knochen involviert. Bei nicht effektiver Kontrolle der Erkrankung kann diese Form zum Verlust der Extremität führen. Beim gemischten Typ der Morphea, treten mindestens 2 Subtypen gleichzeitig auf [1].

Extrakutane Manifestationen sind nicht selten, sie treten bei ungefähr 20 % der Patienten auf. Die umfassendste Publikation untersuchte 750 Patienten retrospektiv [2,6], jedoch war die Evaluierung der extrakutanen Manifestationen nicht standardisiert. Die häufigsten extrakutanen Manifestationen waren muskuloskeletale Beteiligung, ZNS- und Augenbeteiligung. Einige der beschriebenen extrakutanen Assoziationen wie gastroösophagealer Reflux und Asthma bronchiale treten auch bei Kindern ohne Sklerodermie in der gleichen Häufigkeit auf.

Die häufigste extrakutane Manifestation ist eine Arthritis [6] mit 12,1 %. Die Arthritis tritt häufig in den Gelenken auf, bei denen die Hautveränderung quert oder gelenknah ist, in 25 % der Fälle in Bereichen ohne Hautveränderung. Eine Kiefergelenkbeteiligung tritt häufig bei Hautveränderungen im Gesichtsbereich auf. In Kohorten mit 108 Patienten wurde bei 8 % eine Kiefergelenkbeteiligung gefunden, ²⁄₃ hatten Hautveränderungen am Kopf gehabt. Die Erkrankung führt wegen der subkutanen Fibrose häufig zu Kontrakturen, im Wirbelsäulenbereich zur Skoliose. Eine unkontrollierte Arthritis kann zur Entstehung von Kontrakturen beitragen. Die Hautveränderungen können zu lokalen Wachstumsverzögerungen führen. Die betroffene Extremität kann kürzer und dystropher sein als die kontralateral nichtbetroffene Extremität. Gesichtsbeteiligungen können zu schweren kosmetischen Problemen führen, dies ist besonders beim „en coup de sabre" und Parry Romberg-Syndrom sehr ausgeprägt. Die Veränderungen im Gesicht verursachen auch orodentale Probleme [7].

Die nicht granulomatöse anterior Uveitis, „weiße Uveitis", ist eine andere charakteristische extrakutane Manifestation. Sie trat bei 5 von 750 Patienten in einer multinationalen Untersuchung mit nicht standardisiertem Screening-Protokoll auf [8]. In der Kohorte mit 108 Patienten mit standardisierten Screening-Intervallen bestand bei 4,2 % eine Uveitis. Da sich die „weiße" Uveitis nicht ohne gezieltes Screening-Programm findet, wurden Screening-Empfehlungen in die SHARE [9] Empfehlungen aufgenommen [10]. An den Augen können Trockenheit, Skleritis oder Episkleritis auftreten [8].

Veränderungen am Zentralnervensystem können besonders bei Patienten mit linearen Veränderungen im Gesicht und bei Patienten mit Parry Romberg-Syndrom auftreten [6,7]. Klinisch bestehen häufig Kopfschmerzen oder Krampfanfälle, seltenere fokale neurologische Ausfälle [11]. Häufig ist dies auf der Seite mit den Hautveränderungen [11,12]. Eine MR-Angiografie zeigt meistens eine Vaskulitis. Bei neurologischer Symptomatik trat bei 29 % der Patienten gleichzeitig eine Uveitis auf [11].

14.2.6 Diagnostik (Labor, Bildgebung)

Die Diagnose der juvenilen lokalisierten Sklerodermie ist klinisch und stützt sich auf Anamnese und Befund. Eine Hautbiopsie ist nur in atypischen oder unklaren Fällen zu empfehlen [13]. Diese sollte als „Punch"-Biopsie ungefähr 3–6 mm Durchmesser, bevorzugt am erythematösen Rand der Läsion, erfolgen. Bei Verdacht auf eine eosinophile Fasciitis wird eine tiefere Biopsie empfohlen, bei der auch die Subkutis erfasst wird.

Es gibt keine für die Erkrankung spezifischen Laborparameter. Etwa 40 % der Patienten [6] sind ANA positiv, häufiger handelt es sich hierbei um Patienten mit extrakutanen Manifestationen. Es gibt aber keine Korrelation zwischen ANA-Positivität und Subtyp. Blutbild, Differentialblutbild und Entzündungsparameter zeigen zumeist keine Auffälligkeiten. Die Kreatinkinase kann bei Muskelbeteiligung erhöht sein [2,14].

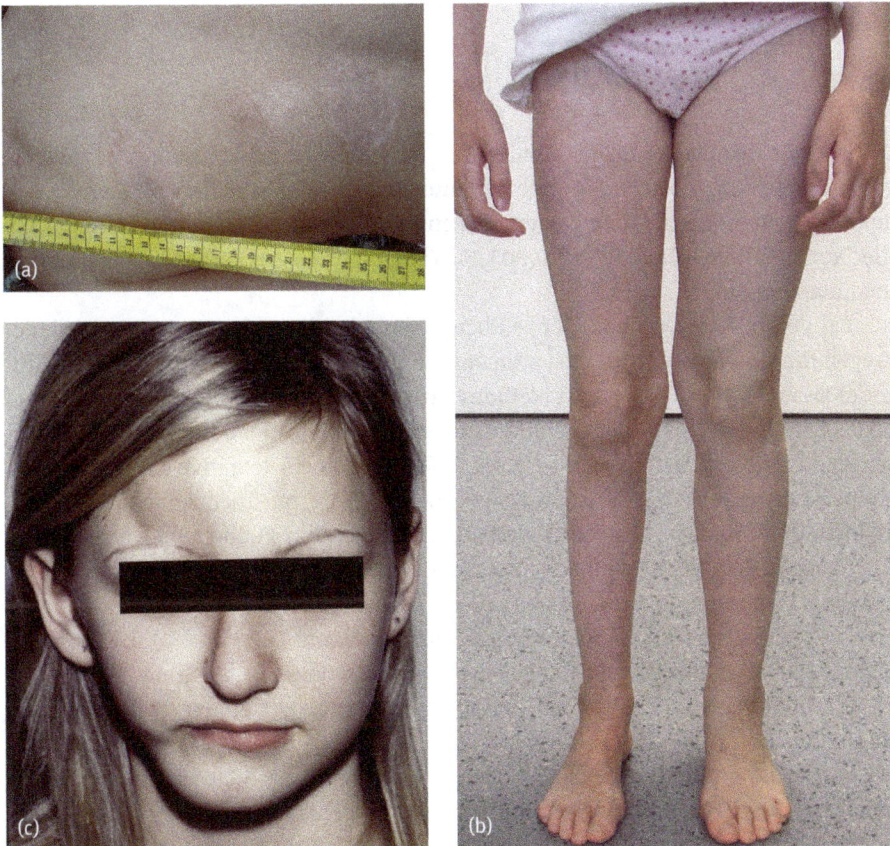

Abb. 14.1: Zirkumskripte Sklerodermie: drei Morpheaherde (a), Beinverkürzung und Verschmächtigung bei linearer Sklerodermie (b) und en coup de sabre-Form mit Gesichtsasymmetrie (c) (Bildquelle: G. Horneff).

14.2.7 Differentialdiagnostik

Sklerodermieartig kann eine frühe Borrelieninfektion mit Erythema migrans erscheinen [15,16]. Die Borreliose wird nicht als Ursache der juvenilen lokalisierten Sklerodermie betrachtet [13]. Das Muster der Hautbeteiligung, die Anamnese hinsichtlich einer Exposition gegenüber bestimmten Chemikalien oder Medikamenten, helfen die Veränderungen von der lokalisierten Sklerodermie abzugrenzen. Ähnliche Hautveränderungen treten unter anderem bei Skleromyxödem, Graft versus-host Erkrankung, Lichen sclerosus et atrophicus, Scleroedema adultorum und Lipodermatosclerosis auf.

14.2.8 Therapie und Überwachung

Die juvenile lokalisierte Sklerodermie kann funktionelle und kosmetische Probleme verursachen. Eine topische Therapie wird nur empfohlen, wenn die Veränderung keine Gelenke überquert und zu keiner kosmetischen Veränderung führen kann [10,13]. Hier kommen lokal Calcipotriol 0,005 %, Tacrolimus 0,1 %, topische Steroide und Imiquimod in Frage.

Bei Veränderungen, die Gelenke überqueren oder die zu kosmetischen Veränderungen führen können, wird eine systemische Therapie empfohlen [10,13]. Erste Stufe der systemischen Therapie ist Methotrexat 15 mg/m^2/Woche po oder s. c. mit und ohne Methylprednisolon Pulstherapie (30 mg/kg max. 1000 mg i. v.) [17,18]. Bei Unverträglichkeit von Methotrexat stellt Mycophenolat eine Alternative dar. Im Falle einer persistierenden Aktivität kann die zusätzliche Gabe von Tocilizumab [19–22], Rituximab oder Abatacept erwogen werden, hier liegen nur Fallberichte vor, meist zu Tocilizumab. Sämtliche Therapien sind nicht zugelassen.

Eine Lichttherapie wird unter dem 12. Lebensjahr nicht empfohlen und über dem 12. Lebensjahr nur als Alternative zur topischen Therapie. UVA-1 Therapie scheint laut einer aktuellen Metaanalyse Methotrexat unterlegen zu sein [23].

Physiotherapie wird zur Mobilisierung der eventuell entstandenen Kontrakturen empfohlen.

Extrakutane Manifestationen werden entsprechend der Empfehlungen zur Behandlung dieser Manifestation, z. B. Arthritis und Uveitis, therapiert.

Eine autologe Fettzellentransplantation [24,25] ist zur Behebung von kosmetischen Schäden des Gesichts früh zu erwägen, um eine Entstehung von psychologischen Problemen zu verhindern, die durch das gestörte „Selfimage" des „entstellten Gesichts" entstehen können.

Zur Beurteilung von Aktivität und Schädigung wird bei jeder Verlaufskontrolle die Erhebung des *Localized Scleroderma Cutaneous Assessment tool (LoScat) Score* empfohlen [26–28]. Dieser Score reflektiert nur die kutane Aktivität. In einem neu vorgeschlagenen Aktivitätsindex werden auch die extrakutanen Manifestationen und die Lebensqualität berücksichtigt [29]. Therapieziele sollen Inaktivität der Erkrankung und Vermeiden von Schäden sein.

14.2.9 Prognose

Die juvenile lokalisierte Sklerodermie kann bis zu 30 Jahren nach Beginn der Erkrankung noch aktiv sein [30]. Vor Therapieende soll die Erkrankung 12 Monate inaktiv gewesen sein. Auch dann sind bei 50 % der Patienten Schübe beschrieben. Der wichtigste Aspekt für eine gute Langzeitprognose ist die frühzeitige Verhinderung von Krankheitsschäden.

14.3 Juvenile Systemische Sklerose

14.3.1 Hintergrund und Definition

Die juvenile systemische Sklerose (jSSc) ist eine chronische Erkrankung, die einerseits mit einer Fibrose [31] in verschiedenen Geweben und andererseits mit einer Vaskulopathie [32] einhergeht. Hauptmerkmal und Vorläufer der jSSc ist ein sekundäres Raynaud-Phänomen mit Kapillarveränderungen am Nagelpfalz und/oder positiven ANA Titer. Die Hauptzielorgane der Fibrose sind Lunge, Herz und gastrointestinales System. Bei Kindern kommt es in 10 % der Fälle zum Auftreten einer pulmonalen Hypertension.

Es gibt vorläufige pädiatrische Klassifikationskriterien [33] und neuere Klassifikationskriterien für Erwachsene [34]. Bei den pädiatrischen Klassifikationskriterien (Tab. 14.2) ist das Hauptkriterium die proximale Hautsklerose, daneben sind zwei Nebenkriterien erforderlich, einer klassischen Präsentation der juvenilen Sklerodermie entsprechend. Bei den Erwachsenenklassifikationskriterien wurde ein Punktesystem entwickelt, wobei verschiedene Sklerodermie-spezifische Präsentationen bestimmte gewichtete Punkte erhalten, um mindestens 9 Punkte zu erreichen. Da eine proximale Hautsklerose schon mit 9 Punkten bewertet wird, erfüllen alle Patienten, die die pädiatrische Klassifikation erfüllen, automatisch die Erwachsenenkriterien.

14.3.2 Epidemiologie

Die juvenile systemische Sklerodermie ist viel seltener als die juvenile lokalisierte Sklerodermie. Es sind wenige epidemiologische Daten vorhanden. Nach einer Querschnittsstudie aus Großbritannien liegt die Inzidenzrate bei 0,27 auf 1.000.000 Kinder/Jahr [3]. In einer Erhebung aus den USA von 2010 bis 2014 wurde eine Prävalenz von 2,8 bis 4,1 per 1.000.000 Kinder beschrieben [35].

Tab. 14.2: Klassifikationskriterien der systemischen Sklerose.

Hauptkriterium (obligat)	Proximale Hautsklerose/Verhärtung der Haut	
Nebenkriterien (mindestens 2 erforderlich)	Haut	Sklerodaktylie
	periphere vaskuläre	Raynaud-Phänomen Abnormalitäten der Nagelfalzkapillaren Digitale Ulzerationen
	gastrointestinal	Dysphagie Gastroösophagealer Reflux
	Herz	Arrhythmien Herzinsuffizienz
	Niere	Renale Krise neu auftretende arterielle Hypertonie
	Atmungsorgane	Lungenfibrose (HRCT*/ Radiografie) Reduzierte DLCO* Pulmonale arterielle Hypertonie
	Neurologie	Neuropathie Karpaltunnelsyndrom
	Muskuloskelettal	Sehnenreiben Arthritis Myositis
	Serologisch	Antinukleäre Antikörper SSc-selektive Autoantikörper (Anticentromer, Anti-Topoisomerasee I [Scl-70], Antifibrillarin, Anti-PM-Scl, Antifibrillin oder Anti-RNA-Polymerase I oder III)

* HRCT: hochauflösende Computertomografie; DLCO: Diffusionskapazität für Kohlenmonoxid.

14.3.3 Pathogenese/Ätiologie

Zu Beginn der Erkrankung stehen die profibrotischen Mediatoren, produziert von infiltrierenden Leukozyten, gefolgt von degranulierten Thrombozyten, die wahrscheinlich die vorherrschenden Aktivatoren der Fibroblastenaktivität und der Kollagensynthese sind. In der Phase der Progression der Erkrankung steht die endogene Aktivierung der Fibroblasten durch die epigenetische Modifikation und biomechanische Faktoren wie Hypoxie und Versteifung der extrazellulären Matrix im Vordergrund [31].

14.3.4 Klinik

Die Erkrankung beginnt zumeist mit dem Raynaud-Phänomen. ANA-Positivität und Fingerschwellungen (*puffy fingers*) sind typische Prädiktoren für eine systemische Sklerose [36,37]. Erst im Verlauf gehen die *puffy finger* in die typische Sklerodaktylie über. Charakteristikum der Erkrankung ist die Verhärtung der Haut. Es gibt bezüglich der Verteilungsmuster der Hautbeteiligung 2 Subtypen; diffuse und limitierte Hautbeteiligung [37]. Die limitierte Hautbeteiligung betrifft nur die Hände, Füße, Unterarme und Gesicht. Die Besonderheit der juvenilen Form ist, dass 72,5 % der Kinder unter dem diffusen Subtyp leiden. Bei Erwachsenen tritt dieser bei 40 % auf. In beiden erwähnten großen Patientenerfassungen sind die meisten Patienten kaukasisch, 80 % sind weiblich [39]. Diese Patienten entwickeln im Durchschnitt im Alter von 9,4 Jahren ein Raynaud-Phänomen und im Durchschnitt von 9,9 Jahren ihre erste non-Raynaud Organbeteiligung. 78 % sind ANA positiv, 31 % davon anti-Scl 70-Antikörper positiv und 9 % Anticentromer-Antikörper positiv.

Der Durchschnitt des modifizierten Rodnan Skin Score [40] ist 15,7; 18,2 beim diffusen und 9,1 beim limitierten Subtyp (p = 0,004). Kapillarveränderungen an der Nagelpfalz haben um 60 %. Aktive Ulzerationen an den Fingerspitzen treten signifikant häufiger beim diffusen (29,4 %) als beim limitierten Subtyp auf.

Eine kardiopulmonale Beteiligung ist häufig. Eine verminderte forcierte Vitalkapazität (FVC) tritt bei 37,5 % auf und eine verminderte CO-Diffusions-Kapazität bei 53,6 %. Eine im hochauflösenden Lungen CT darstellbare interstitielle Lungenerkrankung tritt bei 47 % der Patienten auf, eine pulmonale Hypertension – im transthorakalen Herzechokardiografie dargestellt – bei 11 %. Daneben werden Arrhythmien und Perikarditis beobachtet.

Im Gegensatz zu adulten Patienten ist eine renale Beteiligung oder eine renale Krise selten, ebenso eine arterielle Hypertension.

Die meisten Patienten mit gastrointestinaler Beteiligung leiden unter einer ösophagealen Beteiligung mit um 69 %. Andere gastrointestinale Komplikationen treten nur bei 11,5 % auf.

Es dominiert die muskuloskeletale Beteiligung. Ca. 50 % der Patienten haben Kontrakturen. Muskelschwäche wurde bei ca. 20 % beobachtet. Sehnenreiben oder stenosierende Tenovaginitis treten bei ca. 10 % der Patienten auf.

14.3.5 Diagnostik (Labor, Bildgebung)

ANA, anti-Scl70-Antikörper, anti-Centromer Antikörper und anti-Polymerase Antikörper sind wegweisend. Anti-Scl 70 sind charakteristisch für den diffusen Verlauf und anti-Centromer-Antikörper für den limitierten. Das CRP ist selten erhöht. Zur Erfassung einer renalen Beteiligung sind regelmäßige Kreatininbestimmung und Urinsediment wertvoll.

Die Erfassung des modifizierten Rodnan Skin Scores (MRSS) ist wichtig, jedoch ist er bei Kindern nicht validiert [41]. Eine Progression des MRSS ist wichtig zu erfassen, da dies eine Aktivität der Grunderkrankung bedeutet. Eine Kapillarmikroskopie zur regelmäßigen Evaluierung der Nagelpfalzveränderungen bei den Verlaufskontrollen hilft die Erkrankungsaktivität besser einzuschätzen [42,43]. Eine detaillierte Beschreibung der Kapillaren und des Musters ist nur bei einer mindestens 200-fachen Vergrößerung zu beurteilen. Es ist wichtig, pädiatrische Normwerte für die Nagelpfalzkapillaren anzuwenden, da diese sich von den Erwachsenen-Normwerten hinsichtlich Anzahl der Kapillaren sowie Länge und Breite der Kapillaren unterscheiden. Diese Werte nehmen mit dem Alter zu [43]. Die Anzahl der neuen und verheilten Ulzeration ist zu dokumentieren.

Zur Evaluierung der kardiopulmonalen Funktion wird der 6 Minuten Walk Test benutzt. Normwerte für verschiedene Altersgruppen stehen zur Verfügung [45,46]. Bei Kindern mit jSSc spielen bei der möglichen Gehstrecke nicht nur die kardiopulmonale Funktion, sondern auch die Gelenkbeteiligung und Muskelstärke eine wichtige Rolle. Bei Kindern unter 6 Jahren ist die Erfassung der Gehstrecke schwierig [45].

Die sensitivste Untersuchung einer interstitiellen Lungenerkrankung/Lungenfibrose ist die hochauflösende Lungen-CT (HRCT) [47]. Bereits bei Diagnosestellung soll ein Ausgangsbefund erhoben werden, da FVC und DLCO falsch negative Ergebnisse geben können. Aufgrund der hohen Strahlenbelastung werden Kontrollen mit HRCT nur empfohlen bei Verschlechterung von DLCO oder FVC um 10 % oder anderen klinischen Zeichen, wie Verschlechterung in der Belastbarkeit oder Verminderung der 6 Minuten Gehstrecke. KL-6 ist ein Biomarker, welcher im Serum messbar ist und mit dem Grad der interstitiellen Lungenerkrankung zu korrelieren scheint [48].

Zum Screening auf eine pulmonale Hypertension wird eine Echokardiografie durchgeführt. Die Bestimmung von proBNP kann hilfreich sein [49]. Ein Algorithmus (DETECT), wie er bei Erwachsenen verwendet wird, wurde bei Kindern mit jSSc nicht evaluiert. Bislang ist der Goldstandard der Rechtsherzkatheter [50].

Eine gastrointestinale Beteiligung wird den Beschwerden entsprechend evaluiert. Zur Verlaufskontrollen gehören ebenfalls die Bestimmung der Muskelstärke und die Erhebung des Gelenkstatus.

14.3.6 Differentialdiagnostik

Verschiedene Dermatosen können „Sklerodermie-artige" Hautveränderungen verursachen [15,16]. Hierbei weist das Muster der Hautbeteiligung, das Fehlen eines Raynaud-Phänomens, das Fehlen von ANAs auf eine evtl. andere Erkrankung hin. Die Anamnese hinsichtlich einer Exposition mit Chemikalien oder Medikamenten hilft, diese Veränderungen gegen eine systemische Sklerose abzugrenzen

Ähnliche Hautveränderungen treten unter anderem bei Skleromyxödem, bei der Graft versus-host Erkrankung, dem Lichen sclerosus et atrophicus, dem Scleroedema adultorum und der Lipodermatosclerosis auf.

14.3.7 Therapie und Überwachung

Die Überwachung überlappt mit der Diagnostik und wurde bereits beschrieben. Es werden mindestens alle 6 Monate klinische Untersuchungen empfohlen, inklusive Ganzkörperuntersuchung, Gelenkstatus, Erfassung der Muskelstärke und des modifizierten Rodnan Skin Score, zusätzlich Nagelpfalzkapillaroskopie, Lungenfunktionstest, Herzecho und laborchemische Untersuchungen von Blutbild, Leberwerten, Nierenfunktion und Kreatinkinase. Alle 12 Monate werden ANA und ENA erfasst.

Spezifische Therapieempfehlungen sind für die juvenilen Patienten nicht vorhanden. Es gibt keine speziell zugelassenen Medikamente. Die Therapie folgt Empfehlungen für erwachsene Patienten, zuletzt 2017 aktualisiert [40]. Aufgrund der fehlenden Datenlage konnte im Rahmen des SHARE Projektes [9] keine Therapie-Empfehlung abgegeben werden. Die meisten heute zur Verfügung stehenden Medikamente verlangsamen den Erkrankungsprozess, wie z. B. Methotrexat, Mycophenolat-Mofetil, Tocilizumab und Rituximab. Eine autologe Knochenmarkstransplantation scheint bei bestimmten Patienten im Erwachsenenalter eine Inaktivität und sogar ein Rückgang der Fibrose zu erreichen [51,52].

14.3.8 Prognose

Es gibt wenige Daten bezüglich der Langzeitprognose. In den 2 großen multinationalen Querschnittskohorten liegt die 5-Jahres Mortalität bei 92 % [41,52] bis 95 % [42] der Patienten. In beiden Kohorten bestand bei Verstorbenen früh im Krankheitsverlauf eine Multiorganbeteiligung. Hierbei handelte es sich vor allem um kardiale, pulmonale und gastrointestinale Beteiligungen [53]. Bei juvenilen Patienten besteht aufgrund geringerer Komorbiditäten eine signifikant bessere 5-Jahres Überlebensrate als bei erwachsenen Patienten.

Interessanterweise haben Patienten mit jSSc, die im Erwachsenenalter erfasst werden, zu dem Zeitpunkt die gleiche Subtypenverteilung, wie die im jungen Erwachsenenalter erkrankten Patienten [54]. Eine Overlap-Symptomatik scheint ein Überlebensvorteil zu sein [55].

Literatur

[1]   Laxer RM, Zulian F. Localized scleroderma. Curr Opin Rheumatol. 2006;18:606–613.
[2]   Zulian F, Athreya BA, Laxer R, et al. Juvenile Localized Scleroderma: clinical and epidemiological features in 750 children. An international study. Rheumatology. 2006;45:614–620.
[3]   Herrick AL, Ennis H, Bhushan M, Silman AJ, Baildam EM. Incidence of childhood linear scleroderma and systemic sclerosis in the UK and Ireland. Arthritis Care Res (Hoboken). 2010;62:213–218.
[4]   Beukelman T, Xie F, Foeldvari I. The prevalence of localised scleroderma in childhood assessed in the administrative claims data from the United States. Journal of Scleroderma and Related Disorders. 2018;I-2.
[5]   Saracino AM, Denton CP, Orteu CH. The molecular pathogenesis of morphoea: from genetics to future treatment targets. Br J Dermatol 2017;177(1):34–46.
[6]   Zulian F, Vallongo C, Woo P, et al. Localized scleroderma in childhood is not just a skin disease. Arthritis Rheum. 2005;52:2873–2881.
[7]   Trainito S, Favero L, Martini G, et al. Odontostomatologic involvement in juvenile localised scleroderma of the face. J Paediatr Child Health. 2012;48:572–576.
[8]   Zannin ME, Martini G, Athreya BH, et al. Ocular involvement in children with localised scleroderma: a multi-centre study. Br J Ophthalmol. 2007;91:1311–1314.
[9]   Wulffraat NM, Vastert B, consortium S. Time to share. Pediatr Rheumatol Online J. 2013;11:5.
[10] Zulian F, Culpo R, Sperotto F, et al. Consensus-based recommendations for the management of juvenile localised scleroderma. Ann Rheum Dis. 2019.
[11] Kister I, Inglese M, Laxer RM, Herbert J. Neurologic manifestations of localized scleroderma: a case report and literature review. Neurology. 2008;71:1538–1545.
[12] Moko SB, Mistry Y, Blandin de Chalain TM. Parry-Romberg syndrome: intracranial MRI appearances. Journal of cranio-maxillo-facial surgery : official publication of the European Association for Cranio-Maxillo-Facial Surgery. 2003;31:321–324.
[13] Constantin T, Foeldvari I, Pain CE, et al. Development of minimum standards of care for juvenile localized scleroderma. Eur J Pediatr. 2018;177:961–977.
[14] Wu EY, Li SC, Torok KS, et al. Description of Juvenile Localised Scleroderma Subgroup of the CARRA Registry. Arthritis Rheum. 2014;66(11):43-44.
[15] Foti R, Leonardi R, Rondinone R, Di Gangi M, Leonetti C, Canova M, et al. Scleroderma-like disorders. Autoimmun Rev. 2008 Feb;7(4):331–9.
[16] Varju C, Kumanovics G, Czirjak L, et al. Scleroderma-like syndromes: The great Imitator. Clinics in Dermatology. 2019.
[17] Zulian F, Martini G, Vallongo C, et al. Methotrexate treatment in juvenile localized scleroderma: a randomized, double-blind, placebo-controlled trial. Arthritis Rheum. 2011;63:1998–2006.
[18] Li SC, Torok KS, Pope E, et al. Development of consensus treatment plans for juvenile localized scleroderma: a roadmap toward comparative effectiveness studies in juvenile localized scleroderma. Arthritis Care Res (Hoboken). 2012;64:1175–1185.
[19] Mertens JS, Marsman D, van de Kerkhof PC, et al. Use of Mycophenolate Mofetil in Patients with Severe Localized Scleroderma Resistant or Intolerant to Methotrexate. Acta Derm Venereol. 2016;96(4):510–513.
[20] Foeldvari I, Anton Lopez J, Friswell M, et al. Tocilizumab is a promising treatment option for therapy resistant juvenile localized scleroderma. Journal of Scleroderma and Related Disorders. 2017;2(3):203–207.
[21] Martini G, Campus S, Raffeiner B, et al. Tocilizumab in two children with pansclerotic morphoea: a hopeful therapy for refractory cases? Clin Exp Rheumatol. 2017;35(106):211–213.

[22] Lythgoe H, Baildam E, Beresford MW, et al. Tocilizumab as a potential therapeutic option for children with severe, refractory juvenile localized scleroderma. Rheumatology (Oxford). 2018;57:398–401.

[23] Marrani E, Foeldvari I, Lopez JA, Cimaz R, Simonini G. Comparing ultraviolet light A photo(chemo)therapy with Methotrexate protocol in childhood localized scleroderma: Evidence from systematic review and meta-analysis approach. Semin Arthritis Rheum. 2018;48:495–503.

[24] Del Papa N, Caviggioli F, Sambataro D, et al. Autologous fat grafting in the treatment of fibrotic perioral changes in patients with systemic sclerosis. Cell transplantation. 2015;24:63–72.

[25] Bogatkevich GS. Editorial: fate of fat tissue adipocytes: do they transform into myofibroblasts in scleroderma? Arthritis & rheumatology. 2015;67:860–861.

[26] Arkachaisri T, Vilaiyuk S, Torok KS, Medsger TA Jr. Development and initial validation of the localized scleroderma skin damage index and physician global assessment of disease damage: a proof-of-concept study. Rheumatology (Oxford). 2010;49:373–381.

[27] Arkachaisri T, Vilaiyuk S, Li S, et al. The localized scleroderma skin severity index and physician global assessment of disease activity: a work in progress toward development of localized scleroderma outcome measures. J Rheumatol. 2009;36:2819–2829.

[28] Kelsey CE, Torok KS. The Localized Scleroderma Cutaneous Assessment Tool: responsiveness to change in a pediatric clinical population. J Am Acad Dermatol. 2013;69:214–220.

[29] Foeldvari I, Baildam E, Blakley M, et al. Proposal of Assessment of the activity of juvenile localised scleroderma. Results of the Consensus meeting in Hamburg, Germany December 2015. Arthritis Rheum. 2016;68(10):A2390.

[30] Saxton-Daniels S, Jacobe HT. An evaluation of long-term outcomes in adults with pediatric-onset morphea. Arch Dermatol. 2010;146:1044–1045.

[31] Distler JH, Feghali-Bostwick C, Soare A, et al. Review: Frontiers of Antifibrotic Therapy in Systemic Sclerosis. Arthritis & rheumatology. 2017;69:257–267.

[32] Matucci-Cerinic M, Kahaleh B, Wigley FM. Review: evidence that systemic sclerosis is a vascular isease. Arthritis Rheum. 2013;65:1953–1962.

[33] Zulian F, Woo P, Athreya BH, et al. The Pediatric Rheumatology European Society/American College of Rheumatology/European League against Rheumatism provisional classification criteria for juvenile systemic sclerosis. Arthritis Rheum. 2007;57:203–212.

[34] van den Hoogen F, Khanna D, Fransen J, et al. 2013 classification criteria for systemic sclerosis: an American college of rheumatology/European league against rheumatism collaborative initiative. Ann Rheum Dis. 2013;72:1747–1755.

[35] Beukelman T, Xie F, Foeldvari I. Assessing the prevalence of juvenile systemic sclerosis in childhood using administrative claims data from the United States. Journal of Scleroderma and Related Disorders. 2018;3:189–190.

[36] Minier T, Guiducci S, Bellando-Randone S, et al. Preliminary analysis of the very early diagnosis of systemic sclerosis (VEDOSS) EUSTAR multicentre study: evidence for puffy fingers as a pivotal sign for suspicion of systemic sclerosis. Ann Rheum Dis. 2014;73:2087–2093.

[37] Pain CE, Constantin T, Toplak N, et al. Raynaud's syndrome in children: systematic review and development of recommendations for assessment and monitoring. Clin Exp Rheumatol. 2016;34 Suppl 100(5):200–206.

[38] LeRoy EC, Black C, Fleischmajer R, et al. Scleroderma (systemic sclerosis): classification, subsets and pathogenesis. J Rheumatol. 1988;15:202–205.

[39] Foeldvari I, Klotsche J, Torok KS, et al. CHARACTERISTICS OF THE FIRST 80 PATIENTS AT TIME-POINT OF FIRST ASSESSMENT INCLUDED IN THE JUVENILE SYSTEMIC SCLEROSIS INCEPTION COHORT. WWW.JUVENILESCLERODERMA.COM. Journal of Scleroderma and Related Disorders. 2019;4:49–61.

[40] Khanna D, Furst DE, Clements PJ, et al. Standardization of the modified Rodnan skin score for use in clinical trials of systemic sclerosis. J Scleroderma Relat Disord. 2017;2:11–18.

[41] Foeldvari I, Wierk A. Healthy children have a significantly increased skin score assessed with the modified Rodnan skin score. Rheumatology. 2006;45:76–78.

[42] Smith V, Beeckman S, Herrick AL, et al. An EULAR study group pilot study on reliability of simple capillaroscopic definitions to describe capillary morphology in rheumatic diseases. Rheumatology (Oxford). 2016;55:883–890.

[43] Smith V, Riccieri V, Pizzorni C, et al. Nailfold capillaroscopy for prediction of novel future severe organ involvement in systemic sclerosis. J Rheumatol. 2013;40:2023–2028.

[44] Piotto DP, Sekiyama J, Kayser C, et al. Nailfold videocapillaroscopy in healthy children and adolescents: description of normal patterns. Clin Exp Rheumatol. 2016;34 Suppl 100:193–199.

[45] Geiger R, Strasak A, Treml B, et al. Six-minute walk test in children and adolescents. J Pediatr. 2007;150:395–399, 9 e1-2.

[46] Foeldvari I, Himmelmann GW. Preliminary results for 6 minute walk vaules in healthy German children. Pediatr Rheumatol Online J. 2011;9:74.

[47] Suliman YA, Dobrota R, Huscher D, et al. Brief Report: Pulmonary Function Tests: High Rate of False-Negative Results in the Early Detection and Screening of Scleroderma-Related Interstitial Lung Disease. Arthritis & rheumatology. 2015;67:3256–3261.

[48] Kuwana M, Shirai Y, Takeuchi T. Elevated Serum Krebs von den Lungen-6 in Early Disease Predicts Subsequent Deterioration of Pulmonary Function in Patients with Systemic Sclerosis and Interstitial Lung Disease. J Rheumatol. 2016;43:1825–1831.

[49] Avouac J, Meune C, Chenevier-Gobeaux C, et al. Cardiac Biomarkers in Systemic Sclerosis: Contribution of High-Sensitivity Cardiac Troponin in Addition to N-Terminal Pro-Brain Natriuretic Peptide. Arthritis Care Res (Hoboken). 2015;67:1022–1030.

[50] Coghlan JG, Denton CP, Grunig E, et al. Evidence-based detection of pulmonary arterial hypertension in systemic sclerosis: the DETECT study. Ann Rheum Dis. 2014;73:1340–1349.

[51] van Laar JM, Farge D, Sont JK, et al. Autologous hematopoietic stem cell transplantation vs intravenous pulse cyclophosphamide in diffuse cutaneous systemic sclerosis: a randomized clinical trial. JAMA. 2014;311:2490–2498.

[52] Sullivan KM, Goldmuntz EA, Furst DE. Autologous Stem-Cell Transplantation for Severe Scleroderma. N Engl J Med. 2018;378:1066–1067.

[53] Martini G, Vittadello F, Kasapcopur O, et al. Factors affecting survival in juvenile systemic sclerosis. Rheumatology (Oxford). 2009;48:119–122.

[54] Foeldvari I, Tyndall A, Zulian F, et al. Juvenile and young adult-onset systemic sclerosis share the same organ involvement in adulthood: data from the EUSTAR database. Rheumatology (Oxford). 2012;51:1832–1837.

[55] Foeldvari I, Nihtyanova SI, Wierk A, Denton CP. Characteristics of Patients with Juvenile Onset Systemic Sclerosis in an Adult Single-center Cohort. J Rheumatol. 2010;37:2422–2426.

15 Autoinflammatorische Syndrome

Gerd Horneff

15.1 Einleitung

Systemische autoinflammatorische Erkrankungen sind seltene, i. d. R. monogen erbliche und nicht-erblichen Erkrankungen des angeborenen Immunsystems, gekennzeichnet durch multisystemische Entzündungsprozesse mit und ohne rekurrierende Fieberattacken. Gemeinsamkeiten sind:

- Die Entzündungen treten scheinbar grundlos, in unregelmäßigen oder regelmäßigen Zeitabständen auf mit Fieber, Manifestationen an der Haut, den Schleimhäuten, Gelenken, Knochen, Magen-Darm-Trakt aber auch Gefäßen und ZNS.
- Charakteristische Autoimmunphänomene wie Autoantikörper oder autoantigenspezifische T-Zellen werden i. d. R. nicht nachgewiesen.
- Amyloidose und andere mögliche schwere langfristige Komplikationen sind von Bedeutung.
- Die überwiegende Mehrheit dieser Erkrankungen basiert auf einer Aktivierung des Interleukin-1-Wegs, wodurch die IL-1 Inhibition sich als eine therapeutische Option anbietet.
- Weitere werden durch eine granulomatöse Entzündung oder pustulöse oder psoriatiforme Hauterscheinungen gekennzeichnet.
- Neuere autoinflammatorische Erkrankungen, *Chronic Atypical Neutrophilic Dermatosis with Lipodystrophy and Elevated temperature* (CANDLE) und *STING-Associated Vasculopathy with onset in Infancy* (SAVI) dagegen sind z. B. Interferon getrieben.

Tab. 15.1. gibt einen Überblick über genetisch identifizierte Krankheitsentitäten. Ein Score steht zur Diagnoseerleichterung zur Verfügung (Tab. 15.2). Auch für das Familiäre Mittelmeerfieber (FMF) stehen klinische Kriterien zur Verfügung (Tab. 15.3). Tab. 15.4. listet nicht-genetisch bedingte Erkrankungen, die gleichwohl aufgrund ihrer klinischen Präsentation zu den autoinflammatorischen Erkrankungen zu zählen sind. Auf die Darstellung nicht im Kindesalter auftretender autoinflammatorischer Erkrankungen wie dem Schnitzler-Syndrom oder der Gicht wird verzichtet.

https://doi.org/10.1515/9783110493801-015

Tab. 15.1: Autoinflammatorische Syndrome mit bekannter Genetik.

	Protein	Gen Genlokus	Vererbung	Dauer der Attacken	Freie Intervalle	Klinik
FMF	Pyrin	MEFV-Gen 16p13.3	AR.	1–3 Tage	3–4 Wochen	Fieber, (Mon)Arthritis, Pleuritis, Peritonitis, erysipelartige Erytheme, Purpura Schönlein Henoch
CINCA/NOMID	Cryopyrin	CIAS-1 (NLRP-3) 1q44	AD	kontinuierlich	keine	Fieber, Exanthem, chronische Meningitis, Osteo- und Arthropathie, z. T. mit chronischer Uveitis und progredienter Innenohrschwerhörigkeit
Muckle Wells Syndrom	Cryopyrin	CIAS-1 (NLRP-3) 1q44	AD	Tage/Wochen	variabel	Fieber, Urtikaria, Arthritis, Innenohrschwerhörigkeit, Nireninsuffizienz, Bauchschmerz
FCAS1	Cryopyrin	CIAS-1 (NLRP-3) 1q44	AD	Stunden/Tage selten Wochen	variabel	kälteinduzierte Fieberschübe, Urtikaria, Konjunktivitis
FCAS2	Monarch-1	NLRP12 19q13	AD	2–10 Tage	variabel	kälteinduzierte Fieberschübe, Urtikaria, Konjunktivitis
HIDS/MKD	Mevalonatkinase	MVK 12q24	AR	3–7 Tage	4–8 Wochen	Fieber, Polyarthritis, Lymphadenopathie, makulopapuläres polymorphes Exanthem
TRAPS	TNF-Rezeptor-1	TNFRSF1A 12p13	AD	Tage/Wochen	1–24 Monate	Fieber, Arthritis, Pleuritis, Konjunktivitis, schmerzhafte Erytheme, Myalgien
DIRA	IL-1 RA	IL1RN 2q14.2	AR	kontinuierlich	keine	Beginn im Neugeborenenalter, generalisierte Pustulose, Osteitis, Periostitis, kein Fieber
DITRA	IL36 Rezeptor Antagonist	IL36R 2q14	AR	kontinuierlich	keine	Fieber, palmoplantare Pustulose, Arthritis
CAMPS	CARD14	CARD14 17q25.3	AD	kontinuierlich	keine	Familiäre schwere pustulöse oder Plaque-Psoriasis, Nagelbefall, Fieberschübe

Tab. 15.1: (fortgesetzt)

	Protein	Gen Genlokus	Vererbung	Dauer der Attacken	Freie Intervalle	Klinik
CANDLE/NNS	Induzierbare β-Subunit des Proteasoms	PSMB8/ 6p21	AR	variabel	variabel	Fieber, Arthralgie, Pannikulitis, Lipodystrophie, Hypertrichose, Acanthosis nigricans, Alopecia areata, Episkleritis, Konjunktivitis, Chondritis der Nase und Ohr, aseptische Meningitis, und Basalganglienverkalkung
SAMD9L	SAMD9L-Protein	SAMD9L	AD	variabel	keine	Neutrophile Pannikulitis, interstitielle Lungenerkrankung, (Pan)-Zytopenien und variable Veränderung der weißen Substanz im MRT, Ataxie, Entwicklung einer Infektsgefährdung mit T-Lymphozytopenie und Hypogammaglobulinämie
SAVI	STING	TMEM173	AD	kontinuierlich	keine	Seit dem Neugeborenen-/frühen Säuglingsalter systemische Entzündung, orale Ulzera, Teleangiektasien, Erytheme, Pusteln, Blasen, kutane Vaskulopathie, akrale Nekrosen, interstitielle Lungenerkrankung, Hypergammaglobulinämie, Autoantikörper (ANA)
SPENCDI	Tartrat-resistente saure Phosphatase	ACP5 19p13.2	AR	kontinuierlich	keine	Immundefekt, Thrombozytopenie, hämolytische Anämie, Hypothyreose, SLE, Kleinwuchs, Kontrakturen, Platyspondylie, metaphysäre Dysplasie mit typischen Röntgenbefunden, Muskelspastizität, Ataxie, geistige Behinderung, Basalganglienverkalkung

Tab. 15.1: (fortgesetzt)

	Protein	Gen Genlokus	Vererbung	Dauer der Attacken	Freie Intervalle	Klinik
Aicardi-Goutières-Syndrome	Desoxyribonukleasen Ribonuclease, RNS-Sensor	Verschiedene: TREX1, RNA-SEH2A, RNA-SEH2B, RNA-SEH2C, ADAR1, IF1H1	AD	variabel	variabel	Neurologisch mit steriler Enzephalomeningitis, Basalganglienverkalkung, Spastik, Anfällen, an der Haut Chilblain-Lupus-ähnlich, Zytopenien
PLAID (FCAS-3)	PLCG2	PLCG2 16q23.3	AD	provozierbar	variabel	Kälte-induzierte Urtikaria, Erytheme, Immundefekt mit Hypogammaglobulinämie und Verminderung von B-Zellen
NLRC4-MAS (FCAS4)	Caspase recruitment domain containing protein 12; CARD12	NLRC4 2q22.3	AD	variabel	variabel	NLRC4 Macrophage Activation-like Syndrome (NLRC4-MAS) mit kälteinduzieret Urtikaria und früher und schwerer Enterocolitis. MAS-Schübe sind bedrohlich.
Haploinsuffizienz A20 (HA20)	TUMOR NECROSIS FACTOR-ALPHA-INDUCED PROTEIN 3	TNFAIP3 6q23	AD	variabel	variabel	Wiederkehrende schmerzhafte Ulzera an mindestens zwei Stellen: oral (100 %), genital (94 %) und/oder intestinal (66 %) Muskuloskeletale Symptome, Arthritis Darmbeteiligung, blutiger Durchfall (56 %) kutane Manifestationen (50 %): Pusteln, Follikulitis, Akne, Hautabszesse Therapierefraktäre Uveitis anterior (19 %) oder retinale Vaskulitis, chorioretinale Vernarbung und Makulafibrose

Tab. 15.1: (fortgesetzt)

	Protein	Gen Genlokus	Vererbung	Dauer der Attacken	Freie Intervalle	Klinik
Autoinflammation pannikulitis dermatosis syndrome (AIPDS)-Otulinopathie	Otulin	5p15.2	AR	variabel	variabel	Pannikulitis, Lipodystrophie, neutrophile Dermatose, Arthritis
Pyogene Arthritis, Pyoderma gangraenosum, Akne (PAPA-Syndrom)	CD2BP1	PSTPIP1 15q24-q25.2	AD	variabel	variabel	Akne, Pyoderma gangraenosum, pyogene (sterile) Arthritis, Erosionen, Hautulzerationen
Blau-Syndrom	NOD2	CARD15 16q12.1-13	AD	variabel	variabel	Arthritis, Uveitis, granulomatöse Dermatitis, Beugekontrakturen von Finger- und Zehengelenken
COPA	Cotamer-Protein Complex α-Subunit	Copa 1q23.2	AD	kontinuierlich	keine	Polyarthritis, destruierend, interstitielle Lungenerkrankung, renale Beteiligung, Labormedizinisch chronische Inflammation, Hypergammaglobulinämie, Autoantikörper (ANA, ANCA, CCP-Antikörper, Rheumafaktoren)
Majeed-Syndrom,	Lipin2/LPIN2 Komplex	LPIN 2 18p11.31	AR	variabel	variabel	Sterile Osteitis, kongenitale Dyserythropoese, palmoplantare Pustulose
Defizienz der Adenosine Deaminase 2 (DADA2)	Adenosin-Deaminase-2	CECR1	AR	variabel	variabel	Fieberschübe, Livedo reticularis, ischämische und hämorrhagische Schlaganfälle, variable Hypogammaglobulinämie, Zytopenien, Anämie

Tab. 15.1: (fortgesetzt)

	Protein	Gen Genlokus	Vererbung	Dauer der Attacken	Freie Intervalle	Klinik
PHID	hENT3	SLC29A3 10q22	AR	variabel	variabel	Fieber, Sklerodermie-ähnliche Läsionen, Hyperpigmentierungen, Hypertrichose, Insulin-abhängiger Diabetes mellitus, Pankreasinsuffizienz, Kardiomyopathie, Lipodystrophie, Kleinwuchs und verzögerte Pubertät

FMF: Familiäres Mittelmeerfieber. TRAPS: TNF-Rezeptor associated periodic fever syndrome. HIDS: Hyper-IgD-Syndrom. MKD: Mevalonatkinasedefizienz. CINCA: chronic infantile neurologic cutaneous articular syndrome. NOMID: Neonatal onset multi inflammatory Disease. FCAS: Familiäre Kälteurtikaria. CANDLE: Chronic Atypical Neutrophilic Dermatosis with Lipodystrophy and Elevated temperature. NNS: Nakajo-Nishimura syndrome. SAVI: STING-associated vasculopathy with onset in infancy. PAPA: Pyogene sterile Arthritis, Pyoderma gangraenosum und Akne. DIRA: deficiency of the interleukin-1-receptor antagonist. DITRA: deficiency of the IL-36 receptor antagonist. PHID: pigmentary hypertrichosis and nonautoimmune insulin-dependent diabetes mellitus syndrome. SPENCDI: Spondyloenchondrodysplasie. AR: autosomal rezessiv. AD: autosomal dominant.

Tab. 15.2: EUROFEVER-Score zur klinischen Diagnosefindung (nach Federici et al).

FMF	Punkte	MKD	Punkte	CAPS	Punkte	TRAPS	Punkte	PFAPA	Punkte
bei Vorliegen									
Dauer der Episoden < 2 Tage	7	schmerzhafte Lymphadenitis	13	Arthralgien	17	Periorbitales Ödem	27	Orale Aphthen	13
Brustschmerzen	11	Orale Aphthen	11	Urtikaria	34	Dauer > 6 Tage	22	Exudative Pharyngitis	10
Bauchschmerzen	9	Generalisierte Lymphadenopathie oder Splenomegalie	8			Myalgia	12	Erythematöse Pharyngitis	8
Östlich-mediterrane Ethnik	20	Beginnalter < 2 Jahre	10			Familienanamnese	8	Zervikale Lymphadenitis	11
Nördlich-mediterrane Ethnik	8	Diarrhoe (manchmal, oft)	20			Beginnalter > 3 Jahre	3		
		Diarrhoe (immer)	37						
Cut-off	≥ 65	**Cut-off**	≥ 41	**Cut-off**	≥ 65	**Cut-off**	≥ 44	**Cut-off**	≥ 69
Bei Nicht-Vorliegen									
Orale Aphthen	10	Brustschmerzen	11	Bauchschmerzen	26	Erbrechen	11	Diarrhoe	11
Exudative Pharyngitis	7			Exudative Pharyngitis	23	Orale Aphthen	16	Brustschmerzen	12
Urtikaria	13							Exanthem	10
Zervikale Lymphadenitis	8							Myalgie	10
Dauer der Episode > 6 Tage	15							Generalisierte Lymphadenopathie oder Splenomegalie	15
Cut-off	≥ 65	**Cut-off**	≥ 41	**Cut-off**	≥ 65	**Cut-off**	≥ 44	**Cut-off**	≥ 69

15.2 Familiäres Mittelmeerfieber (FMF)

15.2.1 Ätiologie

Das autosomal rezessiv vererbte FMF kommt insbesondere bei Migranten aus dem Mittelmeerraum vor.

15.2.2 Klinik

In der Mehrzahl der Fälle entwickeln die betroffenen Kinder bereits in den ersten Lebensjahren (60 % in erster Dekade) periodische, selbstlimitierende Fieberattacken mit einer Dauer von 1–3 Tagen von variabler Frequenz (Tages- bis Monatsabstände). Leitsystem ist die schmerzhafte Polyserositis, fast immer als Peritonitis (ca. 90 %) mit Bauchschmerzen, aber auch mit Pleuritis (ca. 30–45 %) mit Thoraxschmerzen, und Mon-/Oligoarthritiden (25–75 %). In 10 % entwickelt sich eine chronische, destruktive Arthritis. Weitere Symptome sind erysipelartige Erytheme, Myalgie, Perikarditis, Hodenschmerzen, gehäufte Phasen einer Purpura Schönlein-Henoch und auch eine Polyarteriitis nodosa (Abb. 15.1). Die Patienten sind z. T. durch die febrilen Schmerzattacken stark beeinträchtigt, zwischen den Attacken aber beschwerdefrei. Als Auslöser lassen sich in Einzelfällen u. a. Minimaltraumen, Kälteexposition oder auch Menstruation eruieren. Während der Attacken sind Akutphase-Parameter erhöht, im beschwerdefreien Intervall aber deutlich niedriger oder normal. Das spätere Auftreten einer Amyloidose (Urinanalysen!) ist bei unbehandelten Patienten eine häufige und gefürchtete Komplikation. Zur Risikoabschätzung trägt das Serumamyloid A bei.

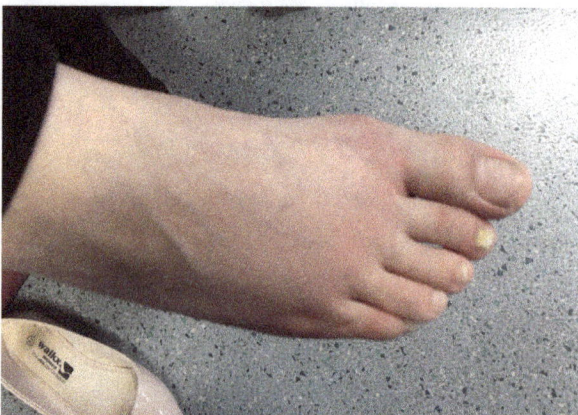

Abb. 15.1: Schmerzhaftes, erysipelartiges Erythem im Rahmen eines Krankheitsschubes bei einer FMF-Patientin (Bildquelle: G. Horneff).

Tab. 15.3: Vereinfachte Tel Hashomer Kriterien für ein FMF.

Kriterien	Beschreibung
Fieber	axilläre Temperatur von > 38° C, 6–72 h Dauer, ≥ 3 Attacken
Bauchschmerzen	6–72 h Dauer, ≥ 3 Attacken
Schmerzen in der Brust	6–72 h Dauer, ≥ 3 Attacken
Arthritis	6–72 h Dauer, > 3 Attacken, Oligoarthritis
positive Familienanamnese	
Bei Vorliegen von 2 der 5 Kriterien kann klinisch die Diagnose eines FMF angenommen werden.	

15.2.3 Diagnose

Die Verdachtsdiagnose wird klinisch gestellt. Diagnosekriterien (Tab. 15.3) sind dabei hilfreich [1]. Alternativ kann der EUROFEVER Score genutzt werden (Tab. 15.2). Durch den Mutationsnachweis im für das Protein Pyrin (Marenostrin) verantwortlichen MEFV-Gen wird die Diagnose erhärtet. Die meisten krankheitsverursachenden Mutationen sind in den Exons 10 (M680I, M694V, V726A), 2 (E148Q) und 3 (Doppelmutation P369S/R408Q) lokalisiert und liegen homozygot oder compound-heterozygot vor. Aber auch bei nur einfach heterozygoten Formen mit eindeutiger Klinik kann nach Ausschluss anderer Ursachen ein FMF bestehen [2]. Das Ansprechen auf eine probatorische Colchicintherapie ist hier hilfreich.

15.2.4 Therapie

– Akute Schübe werden symptomatisch mit NSAR behandelt, Steroide sind wenig hilfreich.
– Die dauerhafte, tägliche orale Einnahme von Colchicin verhindert das Auftreten einer Amyloidose und bessert in der Regel Häufigkeit und Schwere der Attacken. Beginn bei Kindern < 5 Jahre mit 0,5 mg Colchicin/Tag, zwischen 5 und 10 Jahren mit 1,0 mg/Tag, bei Kindern > 10 Jahren mit 1,5 mg/Tag Colchicin. Bei weiterbestehenden Attacken und/oder anhaltender Inflammation Dosiserhöhung in Schritten von 0,5 mg Colchicin/Tag bis zu 2,0 mg/Tag im Kindesalter bzw. 3,0 mg bei Erwachsenen. Nebenwirkungen sind Bauchschmerzen und Diarrhoe. S100A12 ist ein neuer Biomarker für die Überwachung der Krankheitsaktivität bei FMF-Patienten [3]. Es ist empfindlicher bei der Detektion subklinischer Inflammation als BSG, CRP oder Serumamyloid und kann zur Beurteilung der Krankheitskontrolle herangezogen werden.

- In therapierefraktären Fällen können Interleukin-1 Rezeptorantagonisten Anakinra oder der IL1-Antikörper Canakinumab eingesetzt werden.
- TNF-Inhibitoren haben keinen bzw. einen unsicheren Effekt [4].

15.3 Cryopyrin-assoziierte periodische Syndrome

15.3.1 Ätiologie

Cryopyrin-assoziierte periodische Syndrome (CAPS) sind eine Gruppe von genetischen entzündlichen Erkrankungen bestehend aus dem familiären Kälte-induzierten autoinflammatorischen Syndrom-1 (FCAS-1), dem Muckle-Wells-Syndrom (MWS) und der Neonatal-onset Multisystem-entzündlichen Erkrankung (NOMID, auch bekannt als chronisches infantiles neurologisches-, Haut-, Gelenk [CINCA]-Syndrom) [13–14]. Diese autosomal dominant vererbten Krankheiten (Familienanamnese!) sind mit heterozygoten Mutationen im NLRP3 Gen (CIAS1) assoziiert, das das Protein NALP3 oder Cryopyrin kodiert. Cryopyrin wird in Granulozyten und Monozyten exprimiert, heteropolymerisiert mit anderen Eiweißen zum Inflammason, dass letztlich die Caspase 1, das *Interleukin-1 converting enzyme* (ICE) aktiviert. Die übermäßige Produktion von IL-1β vermittelt die Entzündung. Ca. 60 % der bekannten CAPS-Patienten weisen Keimbahnmutationen im NLRP3-Gen auf. Bis zu 70 % der Keimbahnmutation-negativen mit CINCA-NOMID weisen somatische NLRP3 Mutationen. Dies unterstreicht die Bedeutung eines genetischen Mosaiks für autoinflammatorische Erkrankungen [15].

15.3.2 Klinik

Es werden drei Schweregrade mit fließendem Übergang unterschieden:

15.3.2.1 Familiäres Kälte-induziertes autoinflammatorisches Syndrom (FCAS-1), (Syn.: familiäre Kälteurtikaria)

Schmerzhafte Urtikaria mit Gelenkschwellungen und Fieberschüben seit den ersten Lebensmonaten, sowie Schüttelfrost, Kopfschmerzen und Konjunktivitis mit typisch kurzer Dauer der Attacken von einem Tag oder weniger kennzeichnen diese mildeste Form der CAPS (Abb. 15.2). Ausgelöst werden die Symptome durch Kälteexposition. Durchschnittlich beträgt die Zeit zwischen Kälteexposition und Symptombeginn etwa 2 ½ Stunden. Zwischen den Schüben sind die Patienten beschwerdefrei. Die Entwicklung einer Amyloidose ist selten.

15.3.2.2 Muckle-Wells-Syndrom (MWS)

Die Krankheit manifestiert sich mit Exanthemen, Fieberschüben und Arthralgien/Arthritiden/Osteitiden in Verbindung mit einem progredienten Hörverlust und der Entwicklung einer Amyloidose. Bereits in den ersten Lebenswochen tritt eine nicht-juckende Urtikaria, begleitet von Fieberschüben auf. CRP-Erhöhung, Blutsenkgeschwindigkeit, Leukozytose, Thrombozytose und Entzündungsanämie sind typische Laborbefunde (Abb. 15.3) [16].

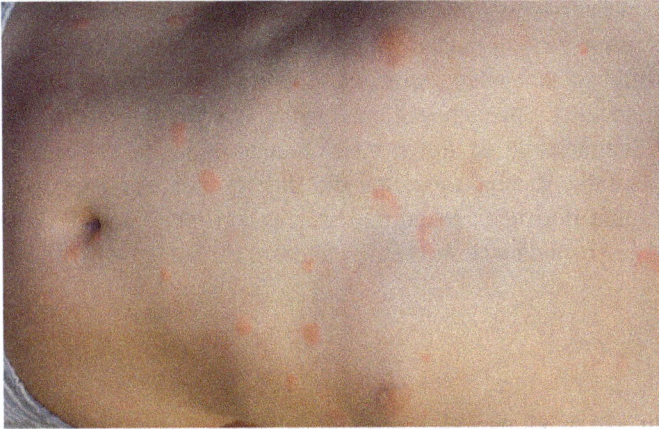

Abb. 15.2: Patient mit Muckle-Wells-Syndrom. 14-jähriger Junge mit seit früher Kindheit bestehender Urtikaria, kurzen Fieberschüben und geringer Hochtonschwerhörigkeit bei Diagnosestellung. Unter Therapie mit Anakinra wurde Erscheinungsfreiheit erreicht (Bildquelle: G. Horneff).

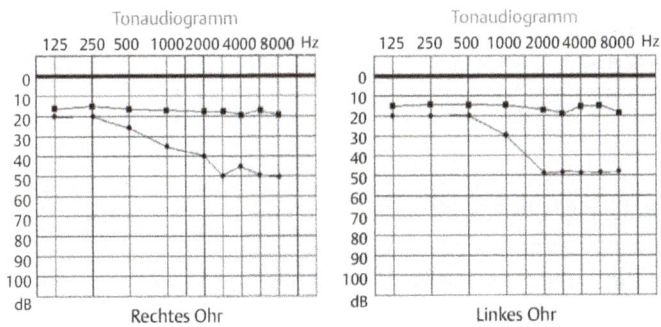

Abb. 15.3: Patientin mit Muckle-Wells-Syndrom. Eine 8-jährige Patientin mit urtikariellen Hautausschlägen seit dem 1. Lebensjahr, einer Coxitis zuerst rechts, dann links im 4. Lebensjahr, rezidivierenden Fieberschüben seit dem 4.–5. Lebensjahr, einer fieberhaften Osteomyelitis des rechten Fersenbeines im Alter von 6 Jahren. Akute Phase Reaktion mit CRP-Spiegel bis 60 mg/l, und Serumamyloid A bis 449 mg/l. Bei Diagnosestellung mit heterozygoter Mutation mit Aminosäureaustausch D303N im NLRP3-Gen bestanden bereits Innenohrschwerhörigkeit im Hochtonbereich und beidseits eine Uveitis anterior. Unter Therapie mit Anakinra 2 mg/kg war die Patientin erscheinungsfrei und die Hochtonschwerhörigkeit bildet sich zurück. Audiometrie bei Diagnose (kleine Rauten) und unter Therapie mit Anakinra (grosse Quadrate) (Bildquelle: G. Horneff).

15.3.2.3 Chronic Infantile Neurological and Articular Syndrome/Neonatal Onset Multisystem Inflammatory Disease (CINCA/NOMID)

Die unmittelbar postnatal oder innerhalb der ersten Lebenswochen mit Hauterscheinungen beginnende chronisch-multisystemische Entzündungskrankheit ist mit neurologischen Symptomen, Arthropathie und einem hohen Amyloidoserisiko assoziiert. Nicht selten führt die Erkrankung zur Frühgeburt. Fieberschübe entwickeln sich bereits im frühen Kindesalter und variieren in Dauer und Intensität. Der nicht-juckende urtikarielle Hautausschlag persistiert. Klinisch fällt oftmals eine auffällige Fazies (prominente Stirn, Sattelnase, relativ großer Kopf) und Kleinwuchs auf. Arthritiden, epiphysäre und metaphysäre Veränderungen (frühe Ossifikation und Hypertrophie der Patella, irregulär begrenzte Wachstumsfugen, vergrößerte Epiphysen) führen im weiteren Verlauf zur Immobilität. Splenomegalie und Lymphadenopathie treten hinzu. Die neurologische Symptomatik ist durch eine chronische sterile Meningitis, Kopfschmerzen, Krampfanfälle, Hemiparesen, Spastik, Hirnatrophie, Papillenödem, Optikusatrophie, Uveitis und Hörverlust gekennzeichnet. Laborchemisch sind Akutphaseproteine, Blutsenkgeschwindigkeit und Leukozytenzahl permanent erhöht.

15.3.3 Diagnose

Sie wird klinisch gestellt und durch den Nachweis von Mutationen im *CIAS1* Gen gesichert. Allerdings können in 40 % der klinisch diagnostizierten Fälle keine Veränderungen in diesem Gen nachgewiesen werden. Lokale Kälteexposition („Eiswürfeltest") führt nicht zur Ausbildung einer Urtikaria.

Merke: Zu beachten bei der Interpretation der genetischen Befunde sind zahlreiche genetische Polymorphismen, die nicht als pathogen einzustufen sind (www.infevers.com).

15.3.4 Therapie

- Vermeidung einer Kälteexposition, z. B. wärmeres Klima. Nach Manifestation einer Attacke helfen Bettruhe und Wärme.
- Nichtsteroidale Antirheumatika sind symptomatisch wirksam.
- Steroide bessern die klinischen Symptome.
- Anakinra (2–4 mg/kg KG/täglich, zugelassen ab 8 Monate) oder Canakinumab (2–4 mg/kg/8 Wochen, max. 150 mg – in begründeten Fällen höher dosiert bzw. monatlich, zugelassen ab 2 Jahre) sind bei MWS, CINCA/NOMID und schweren Formen des FCAS zugelassen.

15.4 Mevalonatkinase-Mangel (Hyperimmunglobulinämie D mit periodischem Fieber (HIDS) und Mevalonazidurie)

15.4.1 Ätiologie

Das autosomal rezessiv vererbte HIDS und die Mevalonazidurie sind durch Mutation im Mevalonatkinase-Gen bedingt.

15.4.2 Klinik

Beim HIDS besteht im Gegensatz zur Mevalonazidurie (schweres neurologisch progredientes Krankheitsbild mit febrilen Krisen) eine Restaktivität der Mevalonatkinase [5]. Bei schwer betroffenen Patienten mit kontinuierlicher massiv erhöhter Urinausscheidung von Mevalonsäure (Mevalonazidurie) besteht eine schwere, oft tödlich verlaufende Multisystemerkrankung mit Fehlbildungen, schwerer Dystrophie, Hepatopathie, Myopathie, psychomotorischer Retardierung, Ataxie, Katarakt und Retinitis pigmentosa. Besonders beeinträchtigend sind rezidivierende fieberhafte Krisen, welche bei „leichterem" Krankheitsverlauf die einzige Manifestation sein können (HIDS). Hier treten Fieberschübe mit einer Dauer von 4–6 Tagen etwa alle 2 Wochen auf, beginnend zu 90 % im ersten Lebensjahr, und werden von einer abdominellen Symptomatik mit Erbrechen, Diarrhoen, Lymphknotenschwellungen und makulopapulösen Exanthemen begleitet [6]. Traumen, Stress oder auch Impfungen können Auslöser sein. Arthralgien/Arthritiden, Konjunktivitis, periorbitale Ödeme und Aphthen wurden beschrieben. Gelenk- und Hautmanifestationen können nach Entfieberung persistieren. Es besteht ein Amyloidoserisiko. Teilweise nehmen die klinische Ausprägung der Krisen und die Fieberfrequenz mit zunehmendem Alter ab [7].

15.4.3 Diagnose

Sie wird durch den Nachweis der verminderten Aktivität der Mevalonatkinase oder genetisch bestätigt. Der namensgebende Befund erhöhter Serum-IgD- und -IgA-Spiegel ist unspezifisch. Akutphaseproteine, CRP, und die Mevalonsäure im Urin sind während der Attacken erhöht.

15.4.4 Therapie

- Attacken werden mit Kortikosteroiden (Prednisolon 2 mg/kg bis zu 60 mg/Tag) gemindert.
- Aufgrund der erhöhten IL-1β Aktivierung sind der Interleukin-1 Rezeptorantagonisten Anakinra und der IL1-Antikörper Canakinumab therapeutische Optionen (Cave: Zulassung beachten) [8].

15.5 Tumor-Nekrose-Faktor Rezeptor assoziiertes periodisches Syndrom (TRAPS)

15.5.1 Ätiologie

Für das autosomal dominant vererbte TRAPS (Familienanamnese!) ist eine Mutation im Gen für den p55 TNF-Rezeptor ursächlich, die die intrazelluläre Prozessierung des Rezeptors oder das „Shedding" beeinträchtigt. In der Folge bleibt der Rezeptor aktivierbar und die antiinflammatorischen löslichen Rezeptoren sind vermindert.

15.5.2 Klinik

Ein Charakteristikum dieser Erkrankung ist die relativ lange Dauer der Fieberschübe, die 2–4 Wochen anhalten können. Klinisch werden die Fieberschübe begleitet von Myalgien, Erythemen, Arthritiden, Bauchschmerzen, Erbrechen, Obstipation periorbitalen Ödemen und Konjunktivitis. Die Erkrankung kann in jedem Lebensalter manifest werden. Zwischen den Attacken sind die Patienten beschwerdefrei. Bei Erwachsenen kann Fieber auch fehlen. Etwa 25 % der Patienten entwickelt sich eine Amyloidose. Entsprechend ist nach Amyloidose oder Nierenversagen in der Familienanamnese zu fragen. Die genetische Variante R92Q geht mit einem milderen Verlauf oder einer verminderten Penetranz und im Langzeitverlauf mit einer spontanen Resolution einher [11].

15.5.3 Diagnose

Während der Attacken sind die Akutphaseproteine deutlich erhöht. Erniedrigte Spiegel des löslichen TNF-Rezeptors (sTNFRSF1A) sind hinweisend, die Diagnose wird molekulargenetisch (Mutation im *TNFRSF1A* Gen) gesichert [9–10].

15.5.4 Therapie

–   Symptomatisch Therapie mit Glukokortikoiden (2 mg/kg bis zu 60 mg/Tag) und/
    oder NSAR zur Linderung der Schwere der Attacken, nicht der Anfallsfrequenz.
–   Die Therapie mit Etanercept, einem löslichen TNF-Rezeptor-Immunglobulinfusi-
    onsprotein, ist bei einem Teil der Patienten wirksam (Cave: Zulassung beachten).
–   Anakinra, ein IL1-Inhibitor, ist eine weitere therapeutische Alternative (Cave: Zu-
    lassung beachten). Canakinumab ist bislang das einzig zugelassene Biologikum.
–   TNF-Antikörper können die Schübe dagegen aggravieren [12].

15.6 Defizienz des Interleukin-1-Rezeptor-Antagonisten (DIRA)

DIRA ist ein autosomal-rezessiv vererbtes autoinflammatorisches Syndrom, hervor-
gerufen durch den Mangel des Interleukin-1-Rezeptor-Antagonisten aufgrund von
Mutationen im IL1RN, dem für den Interleukin-1-Rezeptor-Antagonist kodierenden
Gen. Akute-Phase-Reaktanden (ESR und CRP) sind von Geburt an anhaltend erhöht.
Klinisch bestehen seit dem Neugeborenenalter eine sterile multifokale Osteomyelitis,
Periostitis und Pustulose. Die chronische Osteitis führt zu massiven Ballonierungen
und Deformierungen von Röhrenknochen. Fieber besteht nicht, aber deutlich erhöhte laborchemische Entzündungszeichen. Todesfälle infolge von pulmonaler Hämosi-
derose und Fibrose mit Multiorganversagen sind beschrieben. Heterozygote Genträ-
ger sind üblicherweise asymptomatisch [17].

15.6.1 Therapie

Substitution des fehlenden Il-1-Rezeptor-Antagonisten mit Anakinra (0,25–2 mg/kg
/Tag).

15.7 Defizienz des IL-36 Rezeptorantagonisten (DITRA)

Eine generalisierte Psoriasis pustulosa mit wiederholten Episoden von hohem Fieber,
Hyperleukozytose und erhöhten Serumspiegeln an C-reaktivem Protein wird durch
eine homozygote Missense-Mutation im Gen (IL36RN) für den Interleukin-36-Rezep-
torantagonisten (IL36RA) verursacht. Die ausbleibende Hemmung durch IL36RA auf
seinen Rezeptor, dem Interleukin-1-Rezeptor-like 2 (Interleukin-1-Rezeptor-verwand-
tes Protein 2) verursacht eine verstärkte Produktion von inflammatorischen Zytokinen (insbesondere Interleukin-8) durch Keratinozyten und führt klinisch zu einer generalisierten Psoriasis pustulosa [18].

15.8 Keratinozyten-spezifische CARD14-Hyperaktivität (CAMPS)

15.8.1 Ätiologie

CAMPS wird durch Gain-of-Function-Mutationen in CARD14 verursacht, dass für ein NF-kB-aktivierendes Protein kodiert. Die Expression von CARD14 erfolgt fast ausschließlich in Keratinozyten. CAMPS-Mutationen führen zu IL-8-, CCL20- und IL-36-Sekretion.

15.8.2 Klinik

CAMPS zeigt sich mit früh einsetzender generalisierter pustulöser und Plaque-Psoriasis, Pityriasis rubra pilaris mit rezidivierenden Fieberschüben.

15.8.3 Therapie

– Steroide
– IL-17 Inhibition (cave: off label)

15.9 Chronische atypische neutrophile Dermatose mit Lipodystrophie und erhöhter Temperatur (CANDLE)

15.9.1 Ätiologie

Beim CANDLE Syndrom sind Mutationen in PSMB8 Gen ursächlich [19,20]. Es ähnelt dem in Japan beschriebenen Japanischen autoinflammatory Syndrom mit Lipodystrophie (JASL) und dem Nakajo-Nishimura-Syndrom (NNS). In der Dermis zeigt sich ein atypisches neutrophiles Infiltrat und eine deutliche Erhöhung des IFN-y-induzierten Proteins (IP-10) mit einer prominenten IFN induzierten Gen-Signatur. Knock-out Tiermodelle weisen auf die Bedeutung des Proteasoms und der Aufrechterhaltung der Zellhomöostase mit defekter Ausschleusung akkumulierter Proteine hin, was schließlich eine erhöhte Apoptosebereitschaft bewirkt.

15.9.2 Klinik

Das CANDLE Syndrom beginnt früh, im ersten Lebensjahr: Fieberschübe, Hautläsionen (Pannikulitis), Lipatrophie, Schwellungen an Fingern und Zehen generalisierte

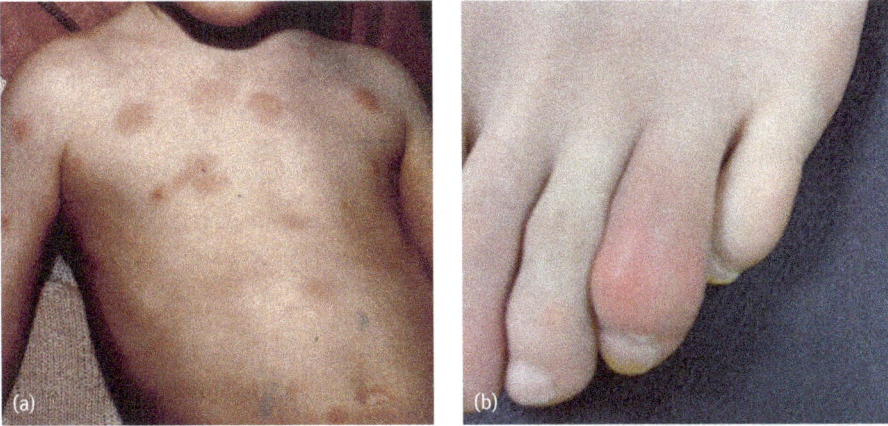

Abb. 15.4: Patient mit CANDLE. Seit dem Säuglingsalter schubweises Auftreten von Erythemen und Fieberschüben. Histologisch zeigte sich eine Pannikulitis. Abheilung mit Restitution und auch Lipatrophie. Multiple kutane Knoten (a) und Schwellung einer Zehe bei gelenknahem Infiltrat (b) (Bildquelle: G. Horneff).

Lymphadenopathie, Hepatosplenomegalie, Gedeihstörung und labormedizinischen Entzündungszeichen (Abb. 15.4).

Klinisch findet sich eine Nähe zu anderen IFN-vermittelten Erkrankungen, dem Aicardi Goutières Syndrom (AGS), der Dermatomyositis mit Lipodystrophie und der Spondyloenchondrodysplasie (SPENCD), einer Erkrankung, die durch Mangel an einer Tartrat-resistenten Form der sauren Phosphatase (TRAP) zu einer Akkumulation von phosphoryliertem Osteopontin führt. Differentialdiagnostisch sind v. a. das „*early-onset immune-dysregulatory Syndrome of neutrophilic panniculitis, Interstitial Lung Disease and Cytopenias*" durch SHAMD9L-Mutationen und die Otulinopathie zu bedenken.

15.9.3 Therapie

– Kortikosteroide sind nur begrenzt wirksam.
– Begrenzte Therapieerfahrung besteht mit Thalidomid.
– Immunsuppressiva und Biologika zur IL-1, Il-6 oder TNF-Inhibition sind nicht wirksam.
– Die Hemmung von Janus-Kinase mit z. B. Baricitinib wird derzeit in einer klinischen Studie überprüft.

15.10 Early-Onset Immune-Dysregulatory Syndrome of Neutrophilic Panniculitis, Interstitial Lung Disease and Cytopenias (SHAMD9L)

15.10.1 Ätiologie

Spezifische Frameshift-Mutationen in SAMD9L verursachen eine neuartige systemische autoinflammatorische Erkrankung mit neutrophiler Pannikulitis, fazialer Lipodystrophie, interstitieller Lungenerkrankung, (Pan)Zytopenie und variabler Veränderung der weißen Substanz im cerebralen MRT. SAMD9L kodiert ein Protein mit Bedeutung bei der Endosomenfusion. Die Deletionen (Haploinsuffizienz) von SAMD9L, auch der Verlust des Chromosoms 7 (Monosomie 7), sind assoziiert mit Myelodysplasie. Missense-Mutationen sind beim Ataxie-Panzytopenie-Syndrom beschrieben.

15.10.2 Klinik

Ab der 1. Lebenswoche bestehen generalisierte noduläre Hautausschläge, Fieber und erhöhte Entzündungsmarker (ESR und CRP). Im Verlauf entwickelt sich eine schwere interstitielle Lungenerkrankung (ILD) und durch den Mangel an Lymphozyten mit Hypogammaglobulinämie ein Immundefekt mit Infektionsgefährdung. Basalganglienverkalkungen und/oder demyelinisierende Veränderungen können im MRT entdeckt werden.

15.10.3 Therapie

– KMT bei 2 Patienten mit schwerer Lungenerkrankung und Panzytopenie erfolgreich
– Anti-TNF- und Anti-IFN-Behandlung führt zu einer partiellen Suppression von entzündlichen Krankheitserscheinungen

15.11 STING-associated vasculopathy with onset in infancy (SAVI)

15.11.1 Ätiologie

Ursächlich ist eine Gain-of-function Mutation im Gen TMEM173, das ein Protein kodiert mit der Bezeichnung STING, ein bekanntes Signalmolekül, dessen Aktivierung zur Produktion von Interferon führt [21]. Dies führte zur Überproduktion von Interferon, das eine chronische Entzündung auslöst. In der Folge werden IFN-abhängige Proteine induziert. Die Haut-Biopsie-Proben zeigten deutliche Merkmale einer Kleingefäßvaskulitis, die bei allen Patienten seit der frühen Lebensphase vorhanden war, was zu Gewebeverlust an Händen und Füßen führte.

15.11.2 Klinik

SAVI ist eine sehr seltene, aber fatale autoinflammatorische Erkrankung mit Beginn in der frühen Kindheit mit Fieber, Hauterscheinungen, Vaskulopathie, akralen Nekrosen (Abb. 15.5). Bei fünf von sechs Patienten waren Autoantikörper (ANA, ENA-Antikörper [anti-SSA, Anti–RNP] ANCA, Antiphospholipidantikörper) nachweisbar.

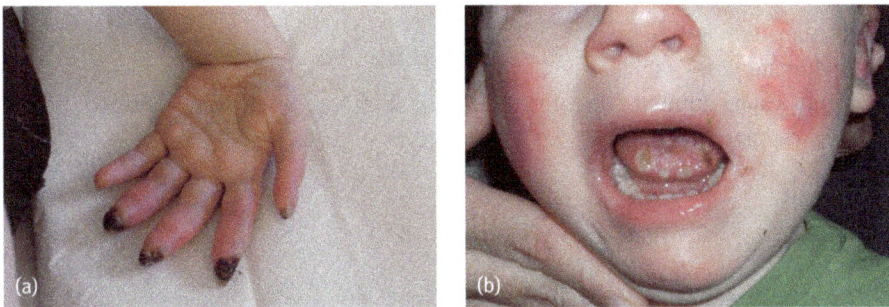

Abb. 15.5: Patient mit SAVI. Junge mit seit dem 1. Lebensjahr wiederkehrenden Fieberschüben, Erythemen an „kälteexponierten" Körperstellen (Gesicht, Ohren, Hände) und Auftreten von akralen Nekrosen (Finger, Ohren, Zunge!). Akrale Nekrosen an den Fingern (a) sowie der Zunge (b) und Infiltraten an den Wangen (Bildquelle: G. Horneff).

15.11.3 Therapie

- Weder Kortikosteroide, klassische DMARDs oder aktuelle Biologika sind hilfreich.
- Janus-Kinase-Inhibitoren Tofacitinib, Ruxolitinib und Baricitinib sind möglicherweise sinnvoll.

15.12 Spondyloenchondrodysplasia with immune dysregulation (SPENCDI)

15.12.1 Ätiologie

Ursächlich ist eine Mutation im ACP5 Gen auf Chromosom 19p13.2. Das kodierte Enzym ist eine Tartrat-resistente saure Phosphatase.

15.12.2 Klinik

Klinisch zeigen sich Kleinwuchs, Kontrakturen, Platyspondylie, metaphysäre Dysplasie. Röntgenuntersuchungen zeigen einen typischen Befund mit gestörter kartilaginärer Ossifikation. Neurologisch finden sich Muskelspastizität, Ataxie, geistige Behinderung und in der Bildgebung eine Basalganglienverkalkung. Immunologisch zeigt sich eine Immundefizienz mit Infektionen, Thrombozytopenie, hämolytische Anämie, Hypothyreose und SLE-ähnlichen Erscheinungen.

15.12.3 Therapie

– Kortikosteroide
– Immunsuppressiva
– Janus-Kinase-Inhibitoren Tofacitinib, Ruxolitinib und Baricitinib sind möglicherweise sinnvoll

15.13 Aicardi-Goutières-Syndrom 1–9

15.13.1 Ätiologie

Die genetischen Ursachen von AGS umfassen verschiedene enzymatische Aktivitäten im intrazellulären DNA- und RNA-Metabolismus. Die resultierende Anhäufung von zytosolischen Nukleotiden führt zu Zellstress und Typ I-Interferon-Produktion. Die Heraufregulierung des Interferon-Signalwegs in verschiedenen Organen ordnet die Erkrankungen in die Interferonopathien ein.

15.13.2 Klinik

In der Regel frühes Auftreten neurologischer Symptome mit Liquorpleozytose im Sinne einer sterilen lymphozytären Meningitis. Im Verlauf Auftreten von Basalganglienverkalkung, Spastizität, Parästhesien und langfristigen neurologischen und kognitiven Defekten. Nicht-ZNS-Manifestationen sind ein Chilblain-ähnlicher Hautausschlag oder Livedo reticularis, zudem Zytopenien, insbesondere variable Thrombozytopenie.

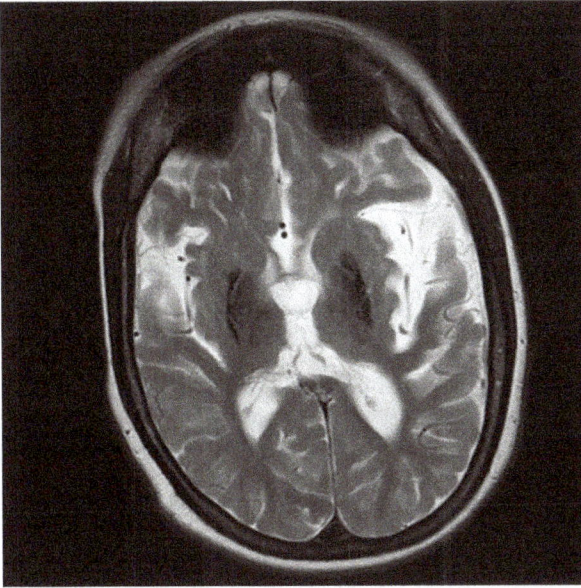

Abb. 15.6: Patient mit Aicardi-Goutière-Syndrom mit Basalganglienverkalkung, echofreie beidseitige Singalauslöschung (Bildquelle: G. Horneff).

15.13.3 Therapie

Janus-Kinase-Inhibitoren Tofacitinib, Ruxolitinib und Baricitinib sind möglicherweise sinnvoll.

15.14 Phospholipase-Cγ2-Associated Antibody Deficiency and Immune Dysregulation (PLAID) bzw. familial cold-induced autoinflammatory Syndrome-3 (FCAS-3)

15.14.1 Ätiologie

Autosomal dominante Gain-of-Function Mutation in PLCG1-Gen.

15.14.2 Klinik

Rezidivierende Fieberschübe mit kälte-induzierter Urtikaria, Erythem und Pruritus und variablen zusätzlichen immunologischen Defekten, Antikörpermangel, B-Zellen-Mangel und -Dysfunktion und ein erhöhtes Risiko für Autoimmunerkrankungen.

15.14.3 Therapie

- Kortikosteroide
- Immunsuppressiva
- Interleukin-1 Inhibitoren

15.15 NLRC4–assoziiertes Makrophagenaktivierungssyndrom

15.15.1 Ätiologie

Gain-of-Function-Mutationen im zytoplasmatischen NOD-like receptors NLR family caspase activation and recruitment domain-containing protein 4 (NLRC4) bewirken eine erhöhte Aktivität des NLRC4-Inflammasoms mit erhöhter Expression von Zytokinen der Interleukin-1-Familie.

15.15.2 Klinik

Rezidivierendes Fieber ab Säuglingsalter, Gelenkschmerzen, Arthritis, Kälte-assoziierte Urtikaria und frühe und schwere Enterocolitis mit Erbrechen, Durchfall, Duodenitis, entzündliche Infiltrate im Darmgewebe sind Kennzeichen. Bedrohlich ist das Auftreten eines Makrophagenaktivierungssyndroms (MAS).

15.15.3 Therapie

- Kortikosteroide
- IL-1 Rezeptor Antagonist (Anakinra)
- IL-18 Blockade
- Stammzelltransplantation
- Therapie des MAS (siehe Kap. 10)

15.16 Haploinsuffizienz A20 (HA20), familiäres Behcet-like Autoinflammatorisches Syndrom (AISBL)

15.16.1 Ätiologie

Ursache ist eine loss-of-function Mutation im TNFAIP3-Gen. A20 ist eine Deubiquitinase. Die Ubiquitinierung dient der posttranslationalen Proteinmodifikation. Sie ist reversibel und bedeutsam für die Regulation des Proteinabbaus. Die verminderte Expression von A20 führt zu einer beeinträchtigten Deubiquitinierung mit der Folge einer vermehrten Phosphorylierung des IKK-Komplexes und Abbau des Inhibitors von kB (IkB). Es resultiert eine Aktivierung des Nuclear factor (NF)-kB Signalwegs mit vermehrter Expression zahlreicher Zytokine, IL-1β, TNF, IL-6, IL-9, IL-17, IL-18, IFN-γ und IP-10.

15.16.2 Klinik

Klinisch bestehen rezidivierende schmerzhafte Ulzera an mindestens zwei Stellen: oral (100 %), genital (94 %) und/oder intestinal (66 %) begleitet von variablen muskuloskelettalen Symptomen oder auch einer Arthritis. Damit ähnelt das Erkrankungsbild einem Morbus Behcet. Eine Darmbeteiligung kann mit blutigen Durchfällen (56 %) einen Morbus Crohn imitieren. An der Haut finden sich Pusteln, Schuppung bei Hyperkeratose, Follikulitis, Akne, Hautabszesse. Die Augenbeteiligung ist ebenso vielfältig mit schwerer (therapierefraktärer) Uveitis anterior (19 %), retinaler Vaskulitis, chorioretinale Vernarbung und Makulafibrose. HLA-B51 ist nicht häufiger, Autoantikörper, ANA oder Anti-Cardiolipin-Antikörper finden sich bei bis zu 50 %. Immunglobuline und Komplemente sind normal.

15.16.3 Therapie

– Positive Erfahrungen mit Colchicin,
– Immunsuppressiva
– Zytokinantagonisten (anti-TNF, IL-1-Inhibitoren, cave: off label)

15.17 Autoinflammation panniculitis dermatosis syndrome (AIPDS)-Otulinopathie

15.17.1 Ätiologie

Auch beim AIPDC (Autoinflammation, Panniculitis, and Dermatosis Syndrome) ist die Ubiquitinierung betroffen, sodass eine Aktivierung des NF-κB-Signalwegs resultiert.

15.17.2 Klinik

Beginnend im Neugeborenenalter zeigen sich Fieberschübe, eine Pannikulitis, gekennzeichnet durch Hautausschläge mit schmerzhaften Knoten und eine Lipodystrophie. Auch Arthitiden, Durchfälle und pustulöse Hauterscheinung sind beschrieben.

15.17.3 Therapie

- Steroide
- Zytokinantagonisten (anti-TNF, IL-1-Inhibitoren, cave: off label)

15.18 Pyogene Arthritis, Pyoderma gangraenosum, Akne Syndrom (PAPA)

Das autosomal-dominantvererbte PAPA Syndrom manifestiert sich im späteren Kindes- und Jugendalter. Mutationen im *PSTPIP1* Gen, das mit Pyrin einen Komplex bildet und eine vermehrte IL1β Produktion induziert, wurden identifiziert. Klinisch imponieren im Kindesalter aseptische Arthritiden vor allen an Knien, Ellenbogen und Sprunggelenken [22]. Ab der Pubertät treten eine schwere Akne, im Erwachsenenalter ein Pyoderma gangraenosum hinzu.

15.18.1 Therapie

Kortikosteroide, IL-1 Antagonisten und TNF-Hemmer einsetzbar (cave: Zulassung).

15.19 Blau-Syndrom/frühkindliche Sarkoidose

Das Blau-Syndrom, eine dominant vererbte Erkrankung, wird durch aktivierende Mutationen im Nukleotid-bindenden Oligomerisierungsdomäne 2 (NOD2)-Gen, zuvor als CARD15 Gen bezeichnet, verursacht. Klinisch besteht die Trias (nicht-verkäsende) granulomatöse Dermatitis, symmetrische Polyarthritis und rezidivierende Uveitis mit Beginn in den ersten 4 Lebensjahren. Hautveränderungen sind ekzematös, ichthyosiform und lichenoid. Charakteristische Befunde sind große, synoviale Ergüsse und Zysten sowie Beugekontrakturen der Finger und Zehen (Kamptodaktylie) [23]. Das Blau-Syndrom und die frühkindliche Sarkoidose werden heute als identische Erkrankung aufgefasst. Eine isolierte Augenbeteiligung ist selten das führende Symptom, aber eine schwere Sehbehinderung erleidet nahezu die Hälfte der Patienten. Die Hautbiopsie ist wegen der geringen Invasivität die beste Diagnosesicherung. Patienten mit Blau-Syndrom weisen nicht die typischen Befunde der bilateralen hilären Adenopathie und/oder interstitiellen Fibrose der adulten-Sarkoidose auf.

15.19.1 Therapie

– Kortikosteroide
– In refraktären Fällen Anakinra oder TNF-Inhibitoren (cave: Zulassung) [24].

15.20 COPA-Syndrom

15.20.1 Ätiologie

Das COPA-Syndrom ist eine in 2015 identifizierte autosomal dominant erbliche Immundefizienz. Das mutierte Gen kodiert für die α-Untereinheit des Coatomer-Komplexes I, die für den Proteintransport vom Golgi-Komplex zurück zum endoplasmatischen Retikulum (ER) verwendet wird. Die beeinträchtigte Rückkehr von Proteinen vom Golgi zum ER führt zur erhöhten mRNA-Proteintranslation, die intrazellulär eine Stresssituation induziert.

15.20.2 Klinik

Klinisch besteht eine symmetrische Polyarthritis an Hand- MCP-, PIP-, Hüft- und Sprunggelenken mit bedeutsamer Funktionseinschränkung. Weitere Manifestationen sind eine interstitielle Lungenerkrankung. Eine renale Beteiligung tritt im späten Teenageralter mit Proteinurie und/oder verminderte Nierenfunktion hinzu. Labormedizinisch fallen chronische Inflammation, Hypergammaglobulinämie, Autoantikörper (ANA, ANCA, CCP-Antikörper, Rheumafaktoren) auf.

15.20.3 Therapie

Aufgrund der beschriebenen Aktivierung des Interferon-Typ 1-Signalweges eröffnete sich die Therapieoption mit Baricitinib, einem JAK1/2-Inhibitor mit Einfluss auf die IFN-α-Aktivierung.

15.21 Majeed-Syndrom

Beim Majeed-Syndrom liegt eine nicht-bakterielle chronisch Osteomyelitis vor. Die Diagnose basiert auf klinischen Befunden, beim Majeed-Syndrom auf der molekulargenetischen Untersuchung von LPIN2 [30]. Es wird ausführlich in Kap. 16 besprochen.

15.22 Pigmentary hypertrichosis and non-autoimmune insulin-dependent diabetes mellitus (PHID)

15.22.1 Ätiologie

Das PHID-Syndrom ist eine neue monogene autosomal rezessiv vererbte autoinflammatorische Erkrankung bedingt durch loss-of-function-Mutationen im SLC29A3-Gen, ein Mitglied einer hochkonservierten Protein-Familie, die Nukleoside, Nukleobasen und Nukleosid-Analoga transportiert [25]. So wird z. B. kein Insulin produziert und sezerniert.

15.22.2 Klinik

Klinisch bestehen pigmentierte Hypertrichosen, ein nicht-autoimmun-insulinabhängiger Diabetes mellitus, eine schwere systemische Entzündung, Sklerodermie-ähnliche Veränderungen und Kardiomyopathie. Das Serumamyloid ist massiv erhöht. Auch beim Rosai-Dorfman-Syndrom (Sinushistiozytose) sind Mutationen im SLC29A3-Gen beschrieben.

15.22.3 Therapie

Effektiv erscheint die Hemmung von Monozyten/Makrophagen mit Etoposid.

15.23 infantile Polyarteriitis nodosa/Defizienz der Adenosine Deaminase 2 (DADA2)

15.23.1 Ätiologie

Die infantile Polyarteriitis nodosa ist eine systemische, nekrotisierende Vaskulitis deren Pathogenese kürzlich mit einer autosomal-rezessiv vererbten Mutation in CECR1, dem Gen, das für Adenosindeaminase 2 (ADA2) kodiert, assoziiert wurde.

15.23.2 Klinik

In den meisten Fällen beginnt die Erkrankung im frühen Kindesalter mit intermittierendem Fieber (69 %), neurovaskulären Manifestationen, ischämischem und hämorrhagischem Schlaganfall (66 %), Livedo reticularis (84 %), Hepatosplenomegalie (60–70 %), arterieller Hypertonie (26 %), Hypogammaglobulinämie (71 %) und hämatologischen Anomalien bis zur aplastischen Anämie (66 %), peripheren Neuropathien und weiteren vaskulären Symptomen (Abb. 15.7). Histologisch zeigte sich an

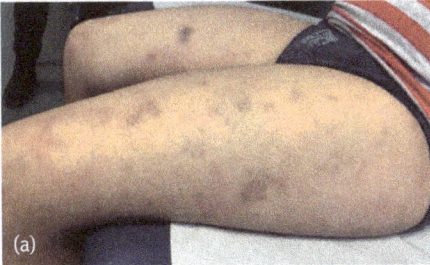

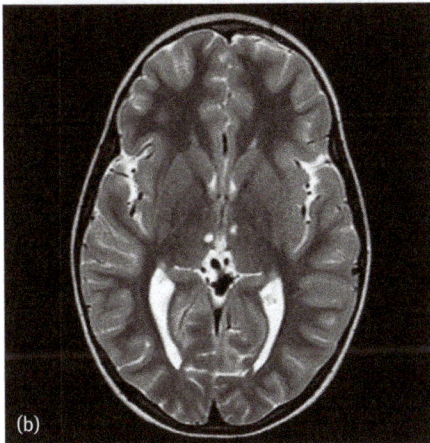

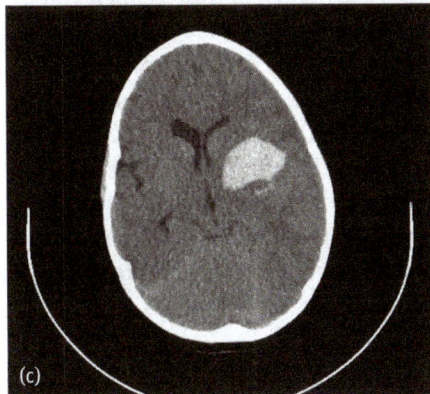

Abb. 15.7: Patient mit DADA2. Kutane Blutungen, Infiltrate und Knoten im Rahmen der Livedo (a), lakunäre Infarkte im MRT (b) und Hämorrhagie im CT (c) (Bildquelle: G. Horneff).

der Haut eine Vaskulitis. Das Auftreten von hämorrhagischen und ischämischen Insulten spricht offenbar effektiv auf eine TNF-Inhibitortherapie an.

15.23.3 Therapie

- anti-Tumor-Nekrose-Faktor-Therapie (Etanercept oder Adalimumab)
- Antikoagulation
- Alternativen sind Kortikosteroide, Sirolimus, allogene Stammzelltransplantation, Plasmagaben zur Enzymsubstitution, hochdosierte Immunglobuline (enthalten auch ADA2 in Spuren)

15.24 Nicht-hereditäre autoinflammatorische Syndrome

15.24.1 PFAPA-Syndrom

Das sporadisch auftretende PFAPA-Syndrom (Periodisches Fieber, aphthöse Stomatitis, Pharyngitis und Adenitis) ist weitaus häufiger als die insgesamt selten hereditären episodischen/periodischen Fiebersyndrome [26]. Es wurde 1987 zuerst von Marshall et al. beschrieben. Teilweise werden auch (*low penetrance*) TNFRSF1A-Genmutation wie bei TRAPS, loss-of-function Mutation im TNFAIP3-Gen wie bei HA20 oder heterozygote MEFV-Mutationen nachgewiesen [27]. Die Fieberschübe dauern 3–6 Tage und treten in sehr regelmäßigen Intervallen von 3–8 Wochen auf. Die Patienten sind zwischen den Fieberschüben erscheinungsfrei. Aphthen sind nicht obligat! (Abb. 15.8). Organschäden oder andere Komplikationen sind bisher nicht bekannt.

15.24.1.1 Diagnose
Sie basiert auf klinischen Kriterien, die das Vorhandensein eines Krankheitsbeginns vor dem Alter von 5 Jahren und mindestens einer der drei konstitutiven verbundenen Symptome (Aphthosa, zervikale Lymphadenitis, Pharyngitis) in Abwesenheit von Infektionen der oberen Atemwege oder zyklische Neutropenie erfordern. Akute-Phase-Proteine und Neutrophilie sind während der Anfälle erhöht und normalisieren vollständig zwischen den Perioden. Die Diagnose erfordert den Ausschluss anderer möglicher Ursachen für Fieber bei Kindern, wie Infektionen, Malignome, zyklische Neutropenie, Autoimmunerkrankungen und die Berücksichtigung von genetischen Fiebersyndromen. Die Prognose ist generell günstig, Spontanheilungen (z. T. erst nach Jahren) sind häufig. Neben den namensgebenden Manifestationen (siehe Diagnosekriterien) bestehen z. T. Splenomegalie, Brustschmerzen oder muskuloskeletale Manifestationen.

Tab. 15.4: Autoinflammatorische Erkrankungen mit unbekannter Genetik.

	Dauer der Attacken	Freie Intervalle	Klinik	Therapie
PFAPA	3–5 Tage	3–7 Wochen	Fieber, orale Aphthen, Pharyngitis, anguläre Lymphadenopathie,	Steroide, Colchicin, Tonsillektomie
Systemische JIA (Still-Syndrom)	täglich „spiking fever"	unklar	Fieber, (Mon/Oligo/Poly)Arthritis, Pleuritis, Peritonitis, Hepatosplenomegalie, Lymphadenopathie, makulopapulöse und urtikarielle Erytheme	Steroide, NSAR, Methotrexat bei Arthritis, Tocilizumab, Anakinra, Canakinumab
Behcet	variabel	variabel	orale und/oder genitale Aphthen, Konjunktivitis, Keratitis, Uveitis (bis Hypopyon) und Neuritis nervi optici. Arthritis, Darmbeteiligung, ZNS-Beteiligung, Sinusthrombosen, Vaskulitis	Kortikosteroide, Immunsuppressiva (Azathioprin, Ciclosporin, Chlorambucil, Cyclophosphamid), Infliximab, Thalidomid wird als mögliches Therapeutikum genannt
CRMO	variabel	kontinuierlich	Sterile Osteitis, kongenitale Dyserythropoese, palmoplantare Pustulose, Psoriasis, chronisch entzündliche Darmerkrankung	Steroide, NSAR, Methotrexat bei Arthritis, Bisphosphonate, TNF-α Hemmer, IL-1 Hemmer
SAPHO-Syndrom	variabel	kontinuierlich	chronisch Synovitis, Akne, Pustulosis, Hyperostose, Osteitis	Steroide, NSAR, Methotrexat, Bisphosphonate, TNF-α Hemmer, Interferon-α, Cochicin

CRMO: chronisch rekurrierende multifokale Osteomyelitis. PFAPA: Periodisches Fieber, aphthöse Stomatitis, Pharyngitis und Adenitis.

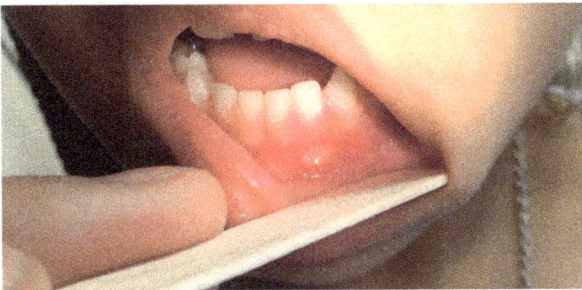

Abb. 15.8: Typische Aphthe bei einem Kleinkind mit PFAPA. 5-jähriges Kleinkind mit Fieberschüben in 4-wöchigen Abständen von 2–3 Tagen Dauer. Die Fieberschübe konnten jeweils durch die einmalige Gabe von Prednison, 1 mg/kg, abgekürzt werden und verschwanden nach 3-maliger Gabe (Bildquelle: G. Horneff).

15.24.1.2 Therapie

- Abkürzen der Fieberschübe durch Gabe von Prednisolon (1–2 mg/kg in 1–3 ED jeweils am 1. Erkrankungstag)
- bei anhaltenden Schüben sind Colchicin (0,5–1 mg/Tag, erfolgreich in randomisierter Studie) oder Cimetidin zu empfehlen
- eine Tonsillektomie war in 2 randomisierten Studien erfolgreich [28,29].

PFAPA-Diagnosekriterien:
1. periodisches Fieber, Beginn in früher Kindheit (< 5 Jahre)
2. zumindest eines der folgenden Kriterien ohne begleitenden Infekt:
   a) Stomatitis aphthosa
   b) Zervikale Lymphadenopathie
   c) Pharyngitis
3. Ausschluss einer zyklischen Neutropenie
4. asymptomatisch zwischen den Attacken
5. normales Wachstum und normale Entwicklung

15.24.2 Chronisch rekurrierende multifokale Osteomyelitis (CRMO) / Nicht-Bakterielle Osteitis

Die CRMO ist durch wiederkehrende Episoden multifokaler steriler Osteomyelitis mit und ohne Fieber gekennzeichnet (s. Kap. 16). Das Ausmaß der Knochenbeteiligung lässt sich durch (Skelettszintigrafie oder) Ganzkörper-MRT erfassen. Das Achsenskelett und die Claviculae sind besonders häufig betroffen (Kap. 16 Abb. 16.1). Es besteht eine starke Assoziation mit entzündlichen Hautveränderungen, typischerweise einer palmoplantaren Pustulosis (Kap. 16 Abb. 16.2), einer Psoriasis und chronisch entzündlicher Darmerkrankung. Der Begriff „Majeed-Syndrom" beschreibt ein sehr seltenes genetisches Syndrom mit CRMO und mit einer dyserythropoetischen, hypochromen, mikrozytären Anämie. Die Diagnose basiert auf klinischen Befunden, beim Majeed-Syndrom auf der molekulargenetischen Untersuchung von LPIN2 [30].

15.24.2.1 Therapie

- NSAR (z. B. Naproxen 10–15 mg/kg in 1–2 Gaben),
- Kortikosteroide als orale (1–2 mg/kg max. 60 mg für 5 Tage) oder intravenöse Stoßtherapie (10–20 mg/kg über 2–3 Tage)
- Bisphosphonate in refraktären Fällen (bei Achsenskelettbefall)
- IL-1 oder TNF-Antagonisten (cave: Zulassung)

15.24.3 Systemische Juvenile idiopathische Arthritis

Auch die systemisch beginnende JIA wird zu den autoinflammatorischen Erkrankungen gerechnet. Sie wird aber im Kap. 8 behandelt.

Literatur

[1]   Yalçinkaya F, Ozen S, Ozçakar ZB, et al. A new set of criteria for the diagnosis of familial Mediterranean fever in childhood. Rheumatology (Oxford). 2009;48:395–398.

[2]   Booty MG, Chae JJ, Masters SL, et al. Familial Mediterranean fever with a single MEFV mutation: where is the second hit? Arthritis Rheum. 2009;60:1851–1861.

[3]   Kallinich T, Wittkowski H, Keitzer R, Roth J, Foell D. Neutrophil-derived S100A12 as novel biomarker of inflammation in familial Mediterranean fever. Ann Rheum Dis. 2010;69:677–682.

[4]   Meinzer U, Quartier P, Alexandra JF, et al. Interleukin-1 targeting drugs in familial Mediterranean fever: a case series and a review of the literature. Semin Arthritis Rheum. 2011;41:265–271.

[5]   Houten SM, Kuis W, Duran M, et al. Mutations in MVK, encoding mevalonate kinase, cause hyperimmunoglobulinaemia D and periodic fever syndrome. Nat Genet. 1999;22:175–177.

[6]   Prietsch V, Mayatepek E, Krastel H, et al. Mevalonate kinase deficiency: enlarging the clinical and biochemical spectrum. Pediatrics. 2003;111:258–261.

[7]   van der Hilst JC, Bodar EJ, Barron KS, et al. Long-term follow-up, clinical features, and quality of life in a series of 103 patients with hyperimmunoglobulinemia D syndrome. Medicine (Baltimore). 2008;87:301–310.

[8]   Gattorno M, Martini A. Treatment of autoinflammatory syndromes. Curr Opin Pediatr. 2010;22:771–778.

[9]   Hull KM, Drewe E, Aksentijevich I, et al. The TNF receptor-associated periodic syndrome (TRAPS): emerging concepts of an autoinflammatory disorder. Medicine (Baltimore). 2002;81:349–368.

[10] Aksentijevich I, Galon J, Soares M, et al. The tumor-necrosis-factor receptor-associated periodic syndrome: new mutations in TNFRSF1A, ancestral origins, genotype-phenotype studies, and evidence for further genetic heterogeneity of periodic fevers. Am J Hum Genet. 2001;69:301–314.

[11] Pelagatti MA, Meini A, Caorsi R, et al. Long-term clinical profile of children with the low-penetrance R92Q mutation of the TNFRSF1A gene. Arthritis Rheum. 2011;63:1141–1150.

[12] Gattorno M, Pelagatti MA, Meini A, et al. Persistent efficacy of anakinra in patients with tumor necrosis factor receptor-associated periodic syndrome. Arthritis Rheum. 2008;58:1516–1520.

[13] Muckle TJ, Wells M. Urticaria, deafness, and amyloidosis: a new heredo-familial syndrome. Q J Med. 1962;31:235–248.

[14] Goldbach-Mansky R, Dailey NJ, Canna SW, et al. Neonatal-onset multisystem inflammatory disease responsive to interleukin-1beta inhibition. N Engl J Med. 2006;355:581–589.

[15] Tanaka N, Izawa K, Saito MK, et al. High incidence of NLRP3 somatic mosaicism in patients with chronic infantile neurologic, cutaneous, articular syndrome: results of an International Multicenter Collaborative Study. Arthritis Rheum. 2011;63:3625–3632.

[16] Hawkins PN, Lachmann HJ, Aganna E, McDermott MF. Spectrum of clinical features in Muckle-Wells syndrome and response to anakinra. Arthritis Rheum. 2004;50:607–612.

[17] Aksentijevich I, Masters SL, Ferguson PJ, et al. An autoinflammatory disease with deficiency of the interleukin-1-receptor antagonist. N Engl J Med. 2009;360:2426–2437.

[18] Marrakchi S, Guigue P, Renshaw BR, et al. Interleukin-36-receptor antagonist deficiency and generalized pustular psoriasis. N Engl J Med. 2011;365:620–628.

[19] Agarwal AK, Xing C, DeMartino GN, et al. PSMB8 encoding the beta5i proteasome subunit is mutated in joint contractures, muscle atrophy, microcytic anemia, and panniculitis-induced lipodystrophy syndrome. Am J Hum Genet. 2010;87: 866–872 .

[20] Liu Y, Ramot Y, Torrelo A, et al. Mutations in proteasome subunit beta type 8 cause chronic atypical neutrophilic dermatosis with lipodystrophy and elevated temperature with evidence of genetic and phenotypic heterogeneity. Arthritis Rheum. 2012;64: 895–907.

[21] Liu Y, Jesus AA, Marrero B, et al. Activated STING in a vascular and pulmonary syndrome. N Engl J Med. 2014;371:507–518.

[22] Wise CA, Gillum JD, Seidman CE, et al. Mutations in CD2BP1 disrupt binding to PTP PEST and are responsible for PAPA syndrome, an autoinflammatory disorder. Hum Mol Genet. 2002;11:961–969.

[23] Rose CD, Martin TM, Wouters CH. Blau syndrome revisited. Curr Opin Rheumatol. 2011;23:411–418.

[24] Simonini G, Xu Z, Caputo R, et al. Clinical and transcriptional response to the long-acting interleukin-1 blocker canakinumab in Blau syndrome-related uveitis. Arthritis Rheum. 2012;65:513–518.

[25] Cliffe ST, Kramer JM, Hussain K, et al. SLC29A3 gene is mutated in pigmented hypertrichosis with insulin-dependent diabetes mellitus syndrome and interacts with the insulin signaling pathway. Hum Mol Genet. 2009;18:2257–2265.

[26] Feder HM, Salazar JC. A clinical review of 105 patients with PFAPA. Acta Paediatr. 2010;99:178–184.

[27] Cochard M, Clet J, Le L, et al.. PFAPA syndrome is not a sporadic disease. Rheumatology (Oxford). 2010;49:1984–1987.

[28] Renko M, Salo E, Putto-Laurila A, et al. A randomized, controlled trial of tonsillectomy in periodic fever, aphthous stomatitis, pharyngitis, and adenitis syndrome. J Pediatr. 2007;151:289–292.

[29] Tasher D, Stein M, Dalal I, et al.. Colchicine prophylaxis for frequent periodic fever, aphthous stomatitis, pharyngitis and adenitis episodes. Acta Paediatr. 2008;97:1090–1092.

[30] Ferguson PJ, Chen S, Tayeh MK, et al. Homozygous mutations in LPIN2 are responsible for the syndrome of chronic recurrent multifocal osteomyelitis and congenital dyserythropoietic anaemia (Majeed syndrome). J Med Genet. 2005;42:551–557.

16 Nicht-bakterielle Osteomyelitis/Osteitis und verwandte Krankheitsbilder

Hermann Girschick, Henner Morbach, Christian Hedrich

16.1 Nicht-bakterielle Osteomyelitis/Osteitis

16.1.1 Hintergrund/Definitionen

Für eine Entzündung des Knochenmarks (Osteomyelitis), der Compacta und der Knochenhaut (alle zusammen als Osteitis bezeichnet) können zum einen bakteriell-infektiologische Ursachen und zum anderen autoinflammatorisch-metabolische Ursachen angenommen werden. Bereits seit mehreren Jahrzehnten wurde in den unterschiedlichen Fachgebieten über chronische Knochenentzündungen diskutiert, bei welchen der Nachweis eines bakteriellen Infektionserregers nicht gelang. Die ätiologische Unklarheit dieser Fälle von Osteomyelitis führte dazu, dass eine Vielzahl von beschreibenden Begriffen (chronisch-sklerosierende Arthroosteitis, Hyperostosis, lymphoplasmazelluläre Osteomyelitis, Brodie-Abszess, etc.) letztendlich vermutlich die gleiche Krankheitsentität beschreiben, die man heute in aller Regel als chronische nicht-bakterielle Osteomyelitis/Osteitis beschreibt (CNO) [1,2]. Auch wenn in den 1990er Jahren immer noch die Diskussion um den möglicherweise auslösenden Infektionserreger *Propionibacterium acnes* eine wichtige Rolle spielte, geht man heute davon aus, dass für die CNO eine autoinflammatorische Pathophysiologie ursächlich ist. Wegen des Fehlens allgemein anerkannter diagnostischer Kriterien und Krankheitsbiomarker ist und bleibt die CNO bis dato eine Ausschlussdiagnose.

16.1.2 Epidemiologie

Daten zur Inzidenz und Prävalenz der CNO Erkrankung sind sehr spärlich, erstere wird mit etwa 0,4 auf 100.000 Kinder und Jugendliche angegeben.

16.1.3 Pathogenese/Ätiologie

Die Ätiologie der CNO ist unbekannt. Die seltene familiäre Häufung und die Assoziation mit anderen Autoinflammationserkrankungen, z. B. der chronisch-entzündlichen Darmerkrankung, lassen eine genetische Prädisposition vermuten. Eine Dysregulation der Produktion von pro- und antiinflammatorischen Zytokinen ist von zentraler pathophysiologischer Bedeutung: Antiinflammatorische Zytokine IL-10 und IL-19 werden verringert produziert, die Interleukin-1-Produktion ist erhöht. Diese Zytokin-Dysregulation könnte zu einer Aktivierung von osteoklastären Vorläuferzellen

https://doi.org/10.1515/9783110493801-016

über das RANK- und RANK-Ligand-System und folglich inflammatorischem Knochenumbau beitragen [1–4,7].

16.1.4 Klinik

Die CNO ist eine primär entzündliche Erkrankung des Knochens, welche vorwiegend im Kindes- und Jugendalter auftritt, jedoch grundsätzlich jedes Alter betreffen kann. Typische Symptome beinhalten Knochenschmerzen, pathologische Frakturen (meist der Wirbelkörper) und seltener lokale Schwellung, Rötung und Überwärmung. Letztere Symptome sind Ausdruck einer Beteiligung des umgebenden Weichgewebes wie Muskeln, Gelenkkapseln und Gelenke. Historisch hat man das Vorliegen einer Läsion als unifokal, mehrere Läsionen als multifokal bezeichnet. Mindestens zwei Drittel (je nach Bericht bis zu 85 %) der betroffenen Patienten weisen allerdings eine multifokale Ausprägung auf. Die Erkrankung kann einen chronisch-fortlaufenden Charakter haben oder in Schüben verlaufen. Bildgebende Verfahren weisen auf einen chronischen inflammatorischen Prozess hin, der wechselnde Charakter oder das intermittierende Fehlen klinischer Symptome kann mit Phasen von stärkerer und weniger hoher entzündlicher Aktivität erklärt werden.

Von der Entzündung betroffen sind meist die Metaphysen der langen Röhrenknochen, gefolgt vom Becken, den Wirbelkörpern, den Epiphysen, dem Schultergürtel und hier vor allem der Clavicula (Abb. 16.1) und den Fußwurzelknochen [3]. Handwurzelknochen und der knöcherne Hirnschädel sind seltener betroffen. Im Gegensatz dazu kann die Mandibula isoliert oder in Kombination mit weiteren knöchernen Herden Manifestationsort einer CNO sein.

In der Erwachsenenmedizin wird eine Erkrankung mit vergleichbaren Symptomen und ähnlicher klinischer Manifestation, das SAPHO-Syndrom (Synovitis, Akne, Pustulosis, Hyperostosis und Osteitis), beschrieben. Die dermatologische Komponente scheint allerdings eine größere Rolle zu spielen als bei der pädiatrischen CNO, bei

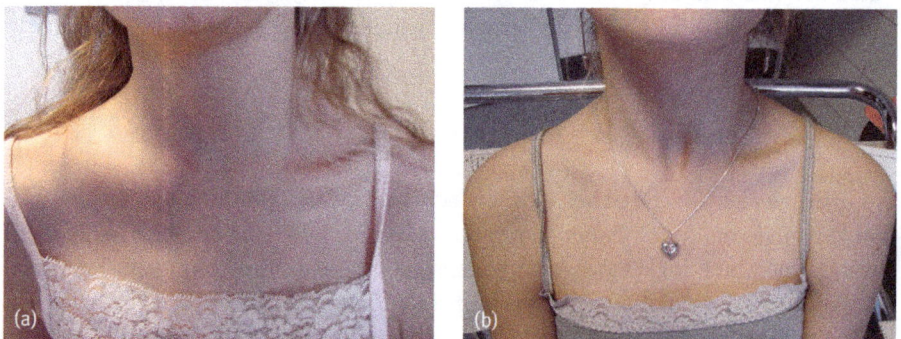

Abb. 16.1: Einseitige Schwellung der Clavicula, typischerweise medianes Drittel befallen (a), Rückbildung unter Therapie mit Naproxen (b) (Bildquelle: G. Horneff).

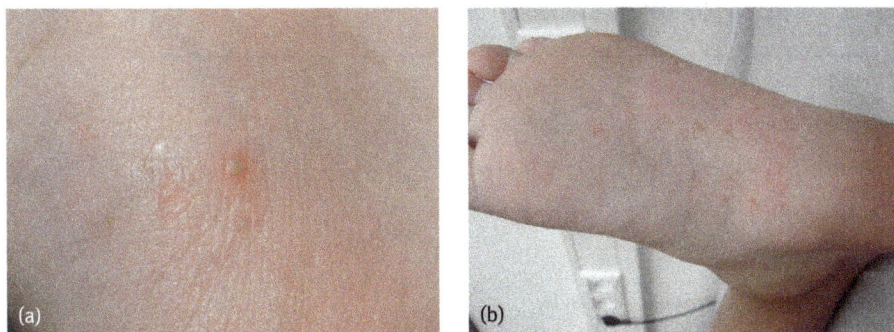

Abb. 16.2: (a) Typische Pustel; (b) Palmoplantare Effloreszenzen (Bildquelle: G. Horneff).

der pustulöse oder schuppende Hautveränderungen auf palmoplantare Regionen beschränkt sind (Abb. 16.2). Da dennoch alle einzelnen Symptome des SAPHO Syndroms, wenngleich seltener, im Kindesalter auftreten können, scheinen die CNO und das SAPHO-Syndrom prinzipiell die gleiche Erkrankung mit etwas unterschiedlicher Präsentation in den verschiedenen Altersgruppen zu sein.

In der Regel sind die Knochenläsionen aufgrund der entzündlichen Komponente schmerzhaft, gelegentlich geschwollen und durchaus auch überwärmt. Allgemeine Krankheitssymptome im Schub können in selteneren Fällen auch Fieber, Abgeschlagenheit und Schwäche sein. Im chronischen Verlauf ist es möglich, dass der Patient einzelne Läsionen nicht spürt, so dass diese nur durch Bildgebung erkennbar sind.

16.1.5 Diagnostik (Labor, Bildgebung)

Die Diagnose kann nach verschiedenen Kriterien gestellt werden (Tab. 16.1 und Tab. 16.2).

Das histologische und radiologische Bild weist Zeichen eines komplexen und teils langanhaltenden Entzündungsprozesses auf. Histologisch findet sich ein lympho-plasmazelluläres Bild. Obwohl die meisten Patienten bei Diagnosestellung bzw. Biopsieentnahme ein solches zeigen, verläuft die CNO in Stadien. Neben Plasmazellen spielen auch Granulozyten und Monozyten eine entscheidende Rolle und stellen insbesondere in der Frühphase der Knochenentzündung die dominanten zellulären Infiltrate dar. In der Spätphase finden sich häufig Skleroseareale ohne Zeichen aktiver Entzündung. Tatsächlich können in einem Individuum Areale aus allen Entzündungsstadien koexistieren. Die eigentliche Form des Knochens bleibt in der Regel intakt, destruierende Verläufe beziehen sich im Wesentlichen auf die Wirbelsäule. Deckenplatteneinbrüche und Wirbelkörperverschmälerungen sind bei Wirbelsäulenbeteiligung zu beobachten [6] (Abb. 16.3). Lange Röhrenknochen reagieren aufgrund des lange bestehenden Entzündungsprozesses mit einer Verdickung (Hyperostose).

Tab. 16.1: CNO Konsensuskriterien von 2009 [4].

Parameter			
normales Blutbild			13
symmetrische Läsionen			10
Randsklerose			10
kein Fieber			9
Herd(e) vertebral, sternal oder klavikulär			9
Radiologisch gesicherte Herde			8
CRP ≥ 1 mg/l			6
Gesamtpunktzahl			Maximal 63
Score-Wert	0–28	29–38	≥ 39
1 Läsion	Biopsie + Kultur	Biopsie + Kultur	NBO
≥ 2 Läsionen		Klinisches Monitoring	

Tab. 16.2: CNO Konsensuskriterien von 2013 [5].

Majorkriterien	Minorkriterien
radiologisch nachgewiesene osteolytisch/-sklerotische Knochenläsion	normales Blutbild und guter Allgemeinzustand
multifokale Knochenläsionen	CRP und BKS leicht bis mäßig erhöht
palmoplantare Pustulose od. Psoriasis	Beobachtungszeit länger als 6 Monate
sterile Knochenbiopsie mit Zeichen von Inflammation und/oder Fibrose, Sklerose	Hyperostose
	Verwandte I. oder II. Grades mit autoimmuner (PPP, Ps, Akne, CED) oder Autoinflammationserkrankung, oder mit CNO

Das Vorliegen von 2 Majorkriterien oder 1 Major- und 3 Minorkriterien macht die Diagnose CNO wahrscheinlich

Regionale Osteolysen, gerade in den Metaphysen, kommen vor, führen in der Regel nicht zu Frakturen.

Bildgebende Verfahren stellen eine zentrale Säule zur Diagnose der CNO dar. Die MRT Untersuchung ist der diagnostische Goldstandard. Initial stehen (vorwiegend zum Ausschluss anderer Differenzialdiagnosen) zunächst meist regionale T1 und T2 gewichtete Untersuchungen vor und nach Kontrastmittel-Applikation zur Verfügung.

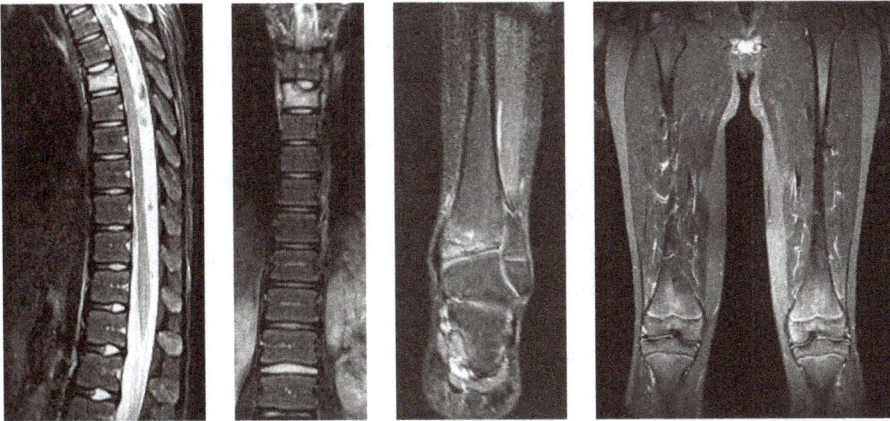

Abb. 16.3: CNO mit Wirbelköperbeteiligung. Ein 12–jähriger Junge war auswärts mit dem Verdacht einer bakteriellen Osteomyelitis an der distalen Tibia biopsiert und mehrwöchig antibiotisch therapiert worden. Fehlende Besserung führte zu Vorstellung. Eine Ganzköper MRT hatte mehrere klinisch silente, aber MRT-bezogen aktive Läsionen z. B. eines Wirbelkörpers mit Strukturdefizit gezeigt. Intravenös applizierte Bisphosphonate zusammen mit NSAR und das Tragen eines Korsetts kontrollierten die Wirbelentzündung, eine partielle Wiederaufrichtung des Wirbels bei fehlenden Zeichen einer Entzündung konnte erreicht werden. Die biopsierte Tibialäsion war im Verlauf auch nach Jahren immer wieder leicht schmerzend, auch im MRT bestand weiterhin eine lokoregionäre Inflammation der Knochen (Bildquelle: H. Girschick).

Zumindest zum Diagnosezeitpunkt sollten zudem Ganzkörper-MRT Darstellungen angefertigt werden, um klinisch inapparente („klinisch stumme") Läsionen vorwiegend der Wirbelsäule zu detektieren. Insbesondere stark T2 gewichtete Sequenzen (STIR oder TIRM; *Turbo inversion recovery magnitude*) haben sich für die Darstellung entzündeter Knochenareale bewährt und zeigen Im Verlauf und zur Untersuchung des Therapieansprechens kommen MRT Untersuchungen (STIR oder TIRM) meist ohne Gadolinium-haltige Kontrastmittel aus. Im klinischen Alltag werden alle 6–12 Monate (Ganzkörper oder bei monofokalen Verläufen auch regionale) MRT Untersuchungen zur Therapiesteuerung durchgeführt. Engmaschigere Untersuchungen scheinen vor allem initial bei Wirbelkörperbefall sinnvoll, da hier die Strukturstörung des betroffenen Wirbelkörpers in einem engeren Zeitablauf relevant sein kann.

Die Labordiagnostik ist oft nicht wegweisend, differentialdiagnostisch zum Ausschluss einer Leukämie oder in der Abgrenzung einer akut-bakteriellen Osteomyelitis wertvoll. Die meisten CNO Patienten zeigen nur leicht erhöhte Inflammationsparameter, wie Blutsenkungsgeschwindigkeit, CRP und Ferritin. Eine allgemeine Immunstimulation des adaptiven Immunsystems zeigt sich in einer teilweise vorhandenen milden IgG- und IgM-Erhöhung. Blutkulturen sind *per definitionem* negativ, ebenso wie die Kultur von Knochenproben oder einer Knochenmarkaspiration. Dennoch ist die Suche vor allem nach typischen und atypischen Mykobakterien, nach

Bartonellen und Brucellen, des Weiteren *Propionibacterium acnes* in der differentiellen Einschätzung einer durch diese Erreger ausgelösten knöchernen Entzündung sinnvoll und wichtig. Bei einem typisch multifokalen Befall ist eine histologische Sicherung des Befundes inklusive Mikrobiologie einer Knochenprobe nicht in allen Fällen erforderlich.

Bei Patienten mit CNO besteht eine Assoziation mit entzündlichen Haut- und Darmerkrankungen. Je nach Kohorte werden in bis zu 30 % der Patienten pustulöspsoriasiforme Hauterkrankungen vor allem der Hand- und Fußsohle beschrieben, welche dann als palmoplantare Pustulose diagnostiziert wird. Auch eine klassische Psoriasis, eine schwerere Akne, des Weiteren Pyoderma gangraenosum sind beschrieben worden. Letzteres weist auf eine gastrointestinale Assoziation, z. B. M. Crohn, Colitis ulcerosa und Zöliakie, hin. Andere Organmanifestationen, wie z. B. an Leber, Gefäßen oder Lunge, sind selten. Das Auftreten einer regional nahe gelegenen oder auch Läsions-unabhängigen Arthritis wird in etwa bei 25–40 % der Patienten beschrieben. Die Iliosakralfuge und die Y-Fuge der Beckenknochen sind häufige Manifestationsorte. Dieses arthritische Muster dokumentiert die Nähe der Erkrankung zur Spondylarthropathie/Enthesitis-assoziierten Arthritis. Bei Jugendlichen wird das SAPHO-Syndrom (S = Synovitis [Arthritis, Gelenkentzündung]; A = Akne [Acne conglobata, Acne fulminans]; P = Pustulosis [pustulöse Hautkrankheiten, insbesondere Acne und Psoriasis pustulosa]; H = Hyperostosis [verdichtete und vermehrte Knochenbildung]; O = Osteitis [Knochenentzündung: Osteomyelitis und Periostitis, d. h. Knochenmark- und Knochenhautentzündung]) als eine pathogenetisch und klinisch verwandte Erkrankung, oft mit schwerer Akne, besehen. Diagnosekriterien stehen auch hier zur Verfügung (Tab. 16.3).

Tab. 16.3: Diagnose des SAPHO-Syndroms.

Einschlusskriterien	Ausschlusskriterien
Knochen-/Gelenkbeteiligung im Zusammenhang mit palmoplantarer Pustulose oder Psoriasis vulgaris	infektiöse Osteitis*
Knochen-/Gelenkbeteiligung bei schwerer Akne	Tumoren des Knochens
isolierte sterile* Hyperostose/Osteitis (Erwachsene)	nicht entzündliche kondensierende Läsionen des Knochens
chronisch rezidivierende multifokale Osteomyelitis (Kinder)	
Knochen-Gelenkbefall bei chronischen Darmerkrankungen	

*Ausnahme: Wachstum von Propionibacterium acnes

16.1.6 Therapie

Kontrollierte und prospektive Daten liegen für die CNO nur für nicht-steroidale ent-zündungshemmende Medikamente (z. B. Naproxen und Ibuprofen) vor, mit einer Wirksamkeit bei ca. $^2/_3$ der Patienten innerhalb von 18 Monaten. NSAR können bei einem Großteil der Patienten als initiale Therapie eingesetzt werden und in der Regel erreicht mehr als die Hälfte der Patienten eine Remission (klinisch und bildgebend). Die vorhandene Evidenz einer intensivierten Therapie beruht auf kleinen Fallserien. Glukokortikoide, Sulfasalazin, Methotrexat, TNF Blocker und Bisphosphonate wer-den (in unterschiedlicher Häufigkeit) eingesetzt. Vergleichende Analysen der ge-nannten Medikamente liegen nicht vor. National und international wurden *Treat to target* Protokolle formuliert, um Aufschlüsse über die Wirksamkeit dieser Substanzen bei unterschiedlichen Manifestationen der CNO zu geben [6].

16.1.7 Prognose

Frakturen sind mit 10 % selten. Spontanremissionen kommen vor. Einzelne Patien-ten haben ausgeprägte Ruhe- und Belastungsschmerzen, die die Lebensqualität im Alltag sehr stark einschränken. Schmerzverstärkungssyndrome sind durchaus häufig im Rahmen einer CNO beschrieben worden. Wirbelkörperfrakturen können zu redu-zierter Körpergröße, Fehlstellungen und neurologischen Defiziten führen [6]. Zudem kann es zu Komplikationen durch die Entzündung und/oder Kompression angren-zender nicht knöcherner Strukturen kommen (Gefäßstenosen, periphere Nervenläsio-nen).

16.2 Monogenetische autoinflammatorische Knochenerkrankungen

In den letzten Jahren wurden monogenetisch vererbte Erkrankungen beschrieben, die mit steriler Knochenentzündung einhergehen. Einzelne seien hier exemplarisch herausgegriffen.

16.2.1 Majeed-Syndrom

Diese autosomal-rezessiv vererbte Erkrankung mit dem ossären Bild einer CNO/CRMO ist durch Mutationen im *LPIN2*-Gen bedingt. Bereits in den ersten Lebensjah-ren treten eine multifokale Knochenentzündung und zusätzlich eine mikrozytäre dyserythropoetische Anämie auf. Zusätzlich charakteristisch ist auch eine neutrophi-le Dermatose, welche als Sweet-Syndrom beschrieben wurde [8].

Die genaue Pathophysiologie des Majeed Syndroms ist noch unklar. Das LIPIN2 Protein zeigt Phosphatase-Aktivität und die beim Majeed Syndrom auftretende fehlerhafte Funktion scheint im Fettstoffwechsel zu einer entzündungsfördernden Reaktion über sogenannte Toll-ähnliche Rezeptoren zu führen. Eine Induktion des NLRP3-Inflammasoms mit nachfolgender Interleukin-1-Produktion wird beschrieben. Therapeutisch sind nicht-steroidale entzündungshemmende Medikamente wenig effektiv, Glukokortikoide deutlich hilfreicher. Die Blockade von Interleukin-1 ist vielversprechend [9].

16.2.2 Cherubismus

Osteolytisch-inflammatorische Läsionen an Mandibula und Maxilla führen zu diffuser Schwellung der Wangen und ggf. zu einem nach oben Rücken der Orbita. Dies hat zu dem Begriff des Cherubismus (Cherubinen = Engeln) beigetragen. Das histologische Bild beinhaltet Osteoklasten-ähnliche Riesenzellen mit mehreren Zellkernen und zeigt sich damit unterschiedlich zu dem bei der „sporadischen" CNO. Das Gewebe scheint im Verlauf in fibröses, expansiv wachsendes Gewebe umgewandelt zu werden. Cherubismus-ähnliche Riesenzell-haltige Läsionen werden beim Noonan-Syndrom und bei der Neurofibromatose beschrieben. Die genetische Störung wurde im SH3BP2-Protein im Rahmen einer autosomal-dominanten Vererbung beschrieben (SH3-Domäne-bindendes Protein 2). Dieses Adapter-Protein spielt eine Rolle in Signaltransduktionswegen, welche auch beim Noonan-Syndrom und bei der Neurofibromatose Typ 1 von Bedeutung sind. Im Verlauf kommt es zu einer kontinuierlichen Osteoklasten-Aktivierung mit pro-inflammatorischen Signalen (inkl. TNF-alpha). TNF-blockierende Medikamente könnten wirksam sein. Bisher nicht erklärbar klingt die klinische Symptomatik nach Beendigung des Zahnwechsels deutlich ab.

16.2.3 Primär hypertrophische Osteoarthropathie

Prostaglandinen kommt eine zentrale Rolle im Knochenstoffwechsel zu. Eindrücklich ist die sekundäre Hyperostose bei Säuglingen, die aufgrund von Herzfehlern mit Prostaglandin E therapiert wurden. Die primäre hypertrophische Osteoarthropathie ist eine sehr seltene Erkrankung, welche mit einer diffusen Hautverdickung (Pachydermoperiostose), Trommelschlegelfingerbildung, Hyperhidrose und Skelett- und insbesondere Beinschmerzen einhergeht. Es besteht ein komplexes Bild aus Verdickung der langen Röhrenknochen (Hyperostose) und Akroosteolyse der Endphalangen (Abb. 16.4). Ursächlich wurden Mutationen in Fermenten beschrieben, welche Prostaglandin E2 im Körper abbauen oder Prostaglandine im biochemischen Metabolismus transportieren/stabilisieren (autosomal-rezessiv vererbte Mutationen im 15-Hydroxyprostaglandindehydrogenase-Gen HPGD, respektive Prostaglandin-Transportprotein SLCO2A1) [11]. Therapeutisch werden nicht-glukokortikoidhaltige entzündungshemmende Medikamente eingesetzt [10].

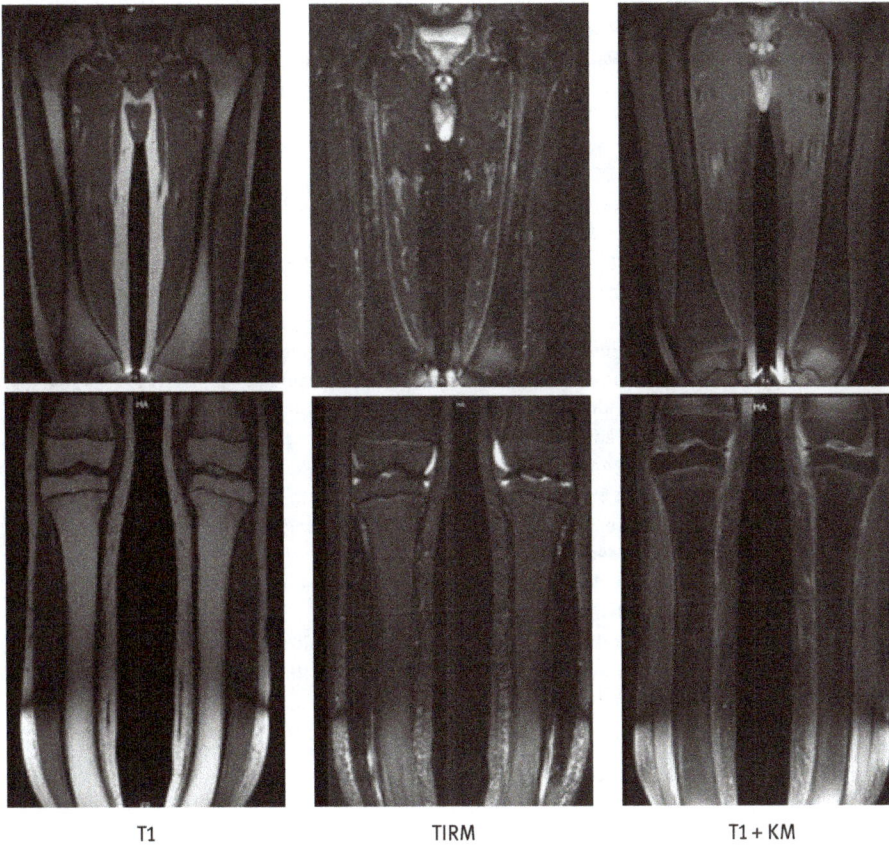

T1	TIRM	T1 + KM

Abb. 16.4: Primäre hypertrophische Osteoarthropathie/Pachydermoperiostose. Ein 17-jähriger Junge wies ein ausgeprägtes Schwitzen der Beine, diffuse Beinschmerzen und dabei auch eine homogene Verdickung der Unterschenkel auf. Eine MRT Untersuchung in Halbkörper Technik zeigte eine milde ossäre Inflammation und eine milde Periostitis in TIRM/T1 mit KM. NSAR Therapie führte zu klinischer Besserung. Klinisch bestand eine Hautverdickung, so dass die Diagnose Pachydermoperiostose klinisch gestellt und molekulardiagnostisch bestätigt wurde (Bildquelle: H. Girschick).

Literatur

[1]   Girschick HJ, Zimmer C, Klaus G, et al. Chronic recurrent multifocal osteomyelitis: what is it and how should it be treated? Nat Clin Pract Rheumatol. 2007;3(12):733–738.

[2]   Morbach H, Girschick HJ. Chronic non-bacterial osteomyelitis in childhood – a comprehensive review. Curr Rheumatol Rev. 2013;9(1):17–21.

[3]   Hedrich CM, Hofmann SR, Pablik J, Morbach H, Girschick HJ. Autoinflammatory bone disorders with special focus on chronic recurrent multifocal osteomyelitis (CRMO). Pediatr Rheumatol Online J. 2013;11(1):47.

[4]   Jansson AF, Muller TH, Gliera L, et al. Clinical score for nonbacterial osteitis in children and adults. Arthritis Rheum. 2009;60(4):1152–1159.

[5]   Jansson AF, Borte M, Hospach A, et al. Diagnostik und Therapie der nichtbakteriellen Osteitis. Monatsschrift Kinderheilkunde. 2014;162:539–545.

[6]   Hospach T, Langendoerfer M, von Kalle T, Maier J, Dannecker GE. Spinal involvement in chronic recurrent multifocal osteomyelitis (CRMO) in childhood and effect of pamidronate. Eur J Pediatr. 2010;169(9):1105–1111.

[7]   Hofmann SR, Schnabel A, Rosen-Wolff A, et al. Chronic Nonbacterial Osteomyelitis: Pathophysiological Concepts and Current Treatment Strategies. J Rheumatol. 2016;43(11):1956–1964.

[8]   Majeed HA, El-Shanti H, Al-Rimawi H, Al-Masri N. On mice and men: An autosomal recessive syndrome of chronic recurrent multifocal osteomyelitis and congenital dyserythropoietic anemia. J Pediatr. 2000;137(3):441–442.

[9]   Ferguson PJ, Chen S, Tayeh MK, et al. Homozygous mutations in LPIN2 are responsible for the syndrome of chronic recurrent multifocal osteomyelitis and congenital dyserythropoietic anaemia (Majeed syndrome). J Med Genet. 2005;42(7):551–557.

[10] Herlin T, Fiirgaard B, Bjerre M, et al. Efficacy of anti-IL-1 treatment in Majeed syndrome. Ann Rheum Dis. 2013;72(3):410–413.

[11] Bergmann C, Wobser M, Morbach H, et al. Primary hypertrophic osteoarthropathy with digital clubbing and palmoplantar hyperhidrosis caused by 15-PGHD/HPGD loss-of-function mutations. Exp Dermatol. 2011;20(6):531–533.

17 Chronische Schmerzsyndrome

Joachim Peitz

17.1 Einleitung

Muskuloskeletale Schmerzen sind einer der Hauptgründe zur Vorstellung beim pädiatrischen Rheumatologen. Immer wieder und häufiger werden hierbei Jugendliche/Kinder mit anhaltenden Schmerzen vorgestellt, ohne dass eine zu Grunde liegende Arthritis oder anderweitige Ursachen diagnostiziert werden können. Wenn bei der weiterführenden Abklärung kein Hinweis auf eine zugrundeliegende Ursache auffindbar ist, muss der Verdacht auf ein chronisches Schmerzsyndrom bzw. ein Schmerzverstärkungssyndrom (SVS) gestellt werden.

Diese können auf eine Extremität begrenzt oder generalisiert angegeben werden. Man unterscheidet zwischen dem regionalen Schmerzsyndrom (*chronic regional pain syndrome* – CRPS) und dem generalisierten Schmerzsyndrom (*chronic widespread pain* – CWP), welches oftmals mit der kindlichen Fibromyalgie gleichgesetzt wird. Schmerzsymptome haben oftmals größere Auswirkungen auf die Lebensqualität von Patienten und auch ihrer Familien als klassische rheumatisch-entzündliche Erkrankungen.

Im Kindes- und Jugendalter werden Schmerzen unabhängig von ihrer Lokalisation als chronisch definiert, wenn sie mindestens drei Monate vorhanden sind oder innerhalb dieser Zeit rezidivierend auftreten.

17.2 Regionales Schmerzsyndrom (chronic regional pain syndrome – CRPS)

17.2.1 Hintergrund/Definition

Beim CRPS werden zwei Typen unterschieden. Im Kindesalter ist der Typ 1 der bei weitem häufigere. Hierbei tritt der Schmerz nach einem oftmals geringem Trauma oder einer Fraktur, aber auch zum Beispiel nach einer vorausgegangenen Arthritis auf, ohne dass eine Verletzung der nervalen Strukturen der betroffenen Extremität vorliegt. Beim Typ 2 ist ein vorausgegangenes Trauma mit der Verletzung eines Nervens der Auslöser des CRPS.

https://doi.org/10.1515/9783110493801-017

17.2.2 Epidemiologie

Meist sind Jugendliche vom CRPS betroffen (durchschnittliches Alter 12 Jahre), selten Kinder im Grundschulalter. Mädchen sind deutlich häufiger betroffen und die unteren Extremitäten häufiger als die oberen.

17.2.3 Pathogenese/Ätiologie

Auf eine Extremität oder Region begrenzte Schmerzen werden anamnestisch oft mit einem vorausgegangenen Bagatelltrauma in Verbindung gebracht. Nicht selten erfolgte auf ärztlichen Rat eine Ruhigstellung oder gar Immobilisation der betroffenen Extremität über mehrere Tage bis Wochen. Oft bestehen diese Schmerzen seit Wochen bis Monaten oder gar bis zu Jahren. Viele Kinder mit chronischen Schmerzen haben aber keine identifizierbare Ursache. Psychosozialem Stress kommt bei Entwicklung von chronischen Schmerzsyndromen eine Bedeutung zu.

17.2.4 Klinik/Symptome

Die Extremitäten sind oft marmoriert, teils livide verfärbt, kühl, minderdurchblutet und teils ödematös geschwollen (Abb. 17.1). Die Muskulatur der betroffenen Extremität ist durch die anhaltende Schonung hypotroph und es liegt meist eine deutliche Umfangsdifferenz im Vergleich zur gesunden Seite vor. In der röntgenologischen Darstellung ist oftmals eine regionale Osteopenie zu vermuten und in der Knochendichtemessung nicht selten in der Region gar eine Osteoporose zu finden.

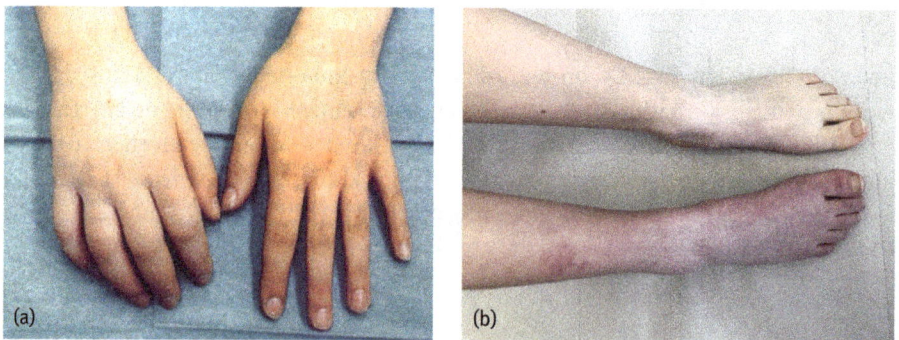

Abb. 17.1: Schwellung, livide Verfärbung der rechten Hand (a) bzw. des rechten Fußes (b) bei 2 verschiedenen Patientinnen mit einem CRPS. Die leichte Berührung wird als Schmerz empfunden, wie auch jede aktive Bewegung oder Belastung. Die betroffene Extremität ist kühler als die nicht betroffene Seite (Bildquelle: G. Horneff).

Als Ursache wird ein „pathologischer Reflexbogen" im Bereich der Gefäße diskutiert, der durch eine regional extrem verminderte Schmerzschwelle zu einer autonomen Minderdurchblutung durch Vasokonstriktion führt, die ihrerseits zu Schmerzsignalen führt, die wiederum verstärkt werden und somit zu einem circulus vitiosus führen (*amplified pain*). Dies führt zu einer pathologischen Verminderung der Schmerzschwelle und dazu, dass normalerweise nicht schmerzhafte Berührungen (die Bettdecke wird nicht ertragen) oder Prozeduren (drüber streichen mit Fingern oder sanfter Druck) als schmerzhaft empfunden werden und der Schmerz seine eigentliche Warnfunktion verliert.

Die Patienten geben auf der Schmerzskala (0–10) oftmals Werte in den höchsten Regionen (> 8) an oder die Skala wird sogar nach oben erweitert („Auf einer Skala von 0–10, wo ist da Dein Schmerz?" – Antwort: „12") und wirken dabei relativ unbeeinträchtigt. Es gibt nicht selten eine Tendenz zur Nutzung von Hilfsmitteln (Orthesen, Rollstuhl, Schienen). Familienanamnestisch gibt es meist mehr als einen „Schmerzpatienten" in der Familie. Oft sind besonders symbiotische Strukturen (oftmals Mutter und Tochter) zu beobachten [1].

Psychopathologisch finden sich häufig Ablösungsprozesse sowie nicht selten sehr hohe Eigenansprüche der Patienten bzw. meist Patientinnen. Teilleistungsschwächen und Mobbing in der Schule sowie familiäre Belastungssituationen sind zusätzlich häufig als die Situation unterhaltende Faktoren zu eruieren.

17.2.5 Diagnostik (Labor, Bildgebung)

Leitsymptome für eine chronische Schmerzstörung sind weniger die komplexen, teilweise bizarren Symptomenkonstellationen, sondern die Diskrepanz zwischen fehlenden pathologischen Untersuchungsbefunden und einem insgesamt guten Allgemeinbefinden und den als dramatisch geschilderten Schmerzen. Dabei führen die Schmerzen zu starken funktionellen Einschränkungen in Alltag und Schule trotz fehlenden oder minimalen organischen Symptomen.

Für die Diagnosestellung des CRPS sind die validierten Budapest-Kriterien verfügbar. Hier ist ein anhaltender, zum auslösenden Ereignis unverhältnismäßiger Schmerz notwendig, sowie begleitende Symptome aus den Bereichen Sensorik, Vasomotorik, Sudomotorik (d. h. v. a. Ödeme), und Motorik [2].

Budapest-Kriterien (alle 4 Hauptpunkte müssen erfüllt sein) [2]:
1. Anhaltender, übermäßiger Schmerz, welcher nicht mehr durch die Ursprungsverletzung erklärbar ist.
2. Mindestens über 1 Krankheitszeichen aus 3 der Kategorien a–d im Erkrankungsverlauf wird berichtet:
   a) Überempfindlichkeit für Schmerzreize (Hyperalgesie) bzw. für Berührung (Hyperästhesie); normalerweise nicht schmerzhafte Berührungen erzeugen Schmerzen z. B. bei sanfter Berührung (Allodynie).

b) Im Seitenvergleich (Asymmetrie) veränderte Hauttemperatur bzw. Hautfarbe (blass, bläulich, gerötet).

c) Im Seitenvergleich verändertes Schwitzen bzw. Schwellung durch vermehrt eingelagerte Gewebsflüssigkeit (Ödem).

d) Verringerung der Beweglichkeit, durch z. B. andauernde Änderung der unwillkürlichen Muskelspannung (Dystonie), unwillkürliches, rhythmisches Zittern (Tremor) bzw. Muskelschwäche (Parese). Veränderungen im Haar- bzw. Nagelwachstum.

3. Zum Zeitpunkt der ärztlichen Untersuchung muss mindestens 1 Krankheitszeichen aus 2 der Kategorien a–d vorliegen:

a) Auslösen von Schmerz bei sonst nicht schmerzhaftem Reiz durch z. B. sanftes Bestreichen der Haut (Allodynie) bzw. einer Überempfindlichkeit für z. B. maßvolle, spitze Reize, wie das Berühren mit einem Zahnstocher. Schmerz bei Druck auf Gelenke, Knochen bzw. Muskeln (Hyperästhesie bzw. -algesie).

b) Im Seitenvergleich veränderte Hauttemperatur bzw. Hautfarbe.

c) Im Seitenvergleich verändertes lokales Schwitzen bzw. Schwellung durch vermehrt eingelagerte Gewebsflüssigkeit (Ödem).

d) Verringerung der Beweglichkeit, durch z. B. andauernde Änderung der unwillkürlichen Muskelspannung (Dystonie), unwillkürliches, rhythmisches Zittern (Tremor) bzw. Muskelschwäche (Parese). Veränderungen von Haar- bzw. Nagelwachstum.

4. Eine andere Erkrankung, wie z. B. eine entzündliche Erkrankung oder Thrombose erklärt die Summe der Krankheitszeichen nicht hinreichend.

17.2.6 Differentialdiagnostik

Eine bildgebende Diagnostik (Sonografie, Röntgen, MRT) erfolgt zum Ausschluss von Differentialdiagnosen oder in Zweifelsfällen. Hierzu zählen alle entzündlich-rheumatischen Erkrankungen, Tumorerkrankungen, Traumata, Stoffwechselstörungen, Vitamin D Mangel sowie im Falle von Schwellungen Thrombosen und bei kühlen Extremitäten ein arterieller Gefäßverschluss.

Daneben sind psychiatrische Differentialdiagnosen, Angststörungen und Depression, posttraumatische Belastungsstörungen, dissoziative Störungen, selbstverletzendes Verhalten und das Münchhausen oder Münchhausen-by-Proxy-Syndrom, zu erwägen [3].

17.3 Generalisiertes Schmerzsyndrom (chronic widespread pain – CWP) /sog. juveniles Fibromyalgie Syndrom)

In der Revision der Leitlinie zum CWP von 2017 wird explizit darauf hingewiesen, dass aus verschiedenen Gründen auf Wunsch der Pädiater der Ausdruck und die Diagnose Fibromyalgie oder juveniles Fibromyalgie Syndrom möglichst gemieden werden und als diagnostischer Code nicht verwendet werden sollte [3]. Viele Studien zu dem Thema, vor allem aus dem englischsprachigen Raum, verwenden jedoch diesen Begriff.

17.3.1 Hintergrund

Bei Kindern und Jugendlichen finden sich hohe Prävalenzen bezüglich chronischer Schmerzen. Die Prävalenzraten betragen 25–46 %. Auch scheint die Prävalenz mit dem Lebensalter anzusteigen und es gibt eine Mädchenlastigkeit. Der Bewegungsapparat ist nach Kopf und Bauch mit am häufigsten genannter Schmerzort. Ein Teil der Kinder gibt jedoch auch Schmerzen an mehreren Lokalisationen an [4–7]. Ca. 3 % aller Kinder und Jugendlichen leiden an schwer beeinträchtigenden chronischen Schmerzen mit negativen Auswirkungen auf den Schulbesuch, Freizeitaktivitäten und Kontakt zu Gleichaltrigen. Auch kann der Kontakt zur Familie beeinträchtigt sein und emotionale Beeinträchtigungen wie Angst und Depressivität [5,8] sowie zusätzliche Symptome wie Schlafstörungen [9] oder Fatigue [10] können auftreten.

17.3.2 Pathogenese/Ätiologie

Die Pathogenese von chronisch anhaltenden Schmerzen wird als multifaktoriell vermutet. Eine eindeutige Pathogenese kann bisher nicht angegeben werden. Psychosoziale Faktoren wie „Abnabelungsprozesse" scheinen eine Rolle zu spielen.

17.3.3 Klinik/Symptome/Definition

Von einem CWP spricht man, wenn über den Zeitraum von mindestens 3 Monaten anhaltend oder immer wiederkehrend generalisierte Schmerzen am Bewegungsapparat auftreten, ohne, dass eine zugrundeliegende Ursache eruiert werden kann. Auch hier wird die Schmerzstärke meist im oberen Drittel der VAS oder „drüber" angegeben. Bei dem JFMS müssen die Schmerzen das alltägliche Leben beeinflussen (z. B. kein Schulbesuch möglich). Durchaus ist dies nicht immer der Fall. Der Schmerz wird meistens anhaltend angegeben und kann durch an sich nicht schmerzhafte Stimuli ausgelöst oder aggraviert werden.

17.3.4 Diagnostik (Labor, Bildgebung)

Für die Fibromyalgie wurden Diagnosekriterien formuliert (siehe Aufzählung). Diese sind jedoch für Kinder nicht validiert worden und vor allem im Bereich der Tenderpoints und deren Beurteilung ist die Aussagekraft sehr umstritten. Verschiedene Autoren zeigten, dass die Methodik bei Kindern unzureichend und nicht reproduzierbar ist und auch bei gesunden Kindern oder Kindern mit JIA die Tenderpoints falsch positive Ergebnisse erbringen können.

Diagnosekriterien für Fibromyalgie bei Kindern nach Yunus und Masi [11]:
Majorkriterien:
- generalisierte muskuloskeletale Schmerzen in mindestens 3 Bereichen über eine Dauer von mehr als 3 Monaten
- Abwesenheit einer zugrundeliegenden Ursache
- normale Laboruntersuchungen
- mindestens 5 aus 18 typischen Tenderpoints

Minorkriterien (3/10 Kriterien benötigt):
- Fatigue
- Schlafstörungen
- Kopfschmerzen
- chronische Besorgnis oder Anspannung
- Reizdarmsyndrom
- subjektive Weichteilschwellung
- Taubheitsgefühl
- Schmerzmodulation durch Bewegung
- Schmerzmodulation durch Wetterfaktoren
- Schmerzmodulation durch Angst oder Stress

Da bislang keine pathognomonischen, diagnosesichernden Einzelbefunde für das (sogenannte) JFMS zur Verfügung stehen, beruht dessen Diagnosestellung auf dem Vorliegen einer charakteristischen Symptom-/ Befundkonstellation nach Ausschluss aller anderen Erkrankungen, die eine solche Symptom-/Befundkonstellation ebenfalls aufweisen können.

17.3.5 Differentialdiagnostik

Diese richtet sich nach dem präsentierten, führenden klinischen Bild. Hierbei sind verschiedene somatische Erkrankungen aus ganz unterschiedlichen Krankheitsrichtungen zu bedenken: Oftmals werden zuerst systemisch entzündliche Erkrankungen, wie zum Beispiel die juvenile idiopathische Arthritis oder andere dem rheumatischen Formenkreis zugehörige Erkrankungen in Betracht gezogen, weswegen eine Vorstellung beim Kinderrheumatologen erfolgt. Des Weiteren müssen aber auch maligne Systemerkrankungen wie Leukämien erwogen werden. In seltenen Fällen können endokrinologisch-metabolische Erkrankungen ähnliche Symptome hervorrufen (Speichererkrankungen).

Differenzialdiagnostisch müssen vor allem jedoch nicht nur eben genannte somatische Erkrankungen, sondern viel häufiger seelische Störungen in Betracht gezogen werden. Nicht selten wird dies von den betroffenen Familien primär extrem abgelehnt. Erkrankungen wie Depression, Angststörungen, posttraumatische Belastungsstörung (PTBS) oder dissoziative Störungen mit und ohne selbstverletzendes Verhalten gehören zum differentialdiagnostischen Potpourri [12]. Zudem besteht die Möglichkeit der psychischen Erkrankung der Eltern, wie beispielsweise im Rahmen eines Münchhausen-by-proxy-Syndroms [13].

Da die oben genannten verschiedenen Bereiche differentialdiagnostisch in Betracht gezogen werden, sind von Zernikow et al. 2012 [12] in den hierzu erstellten Leitlinien folgende Abklärung empfohlen:
- Ausführliche Anamnese unter Einschluss eines für Kinder und Jugendliche validierten Schmerzfragebogens, z. B. des Deutschen Kinderschmerzfragebogens.
- Körperliche Untersuchung.
- Laborchemische Basisdiagnostik (z. B. Blutsenkungsgeschwindigkeit, Blutbild mit Differenzialblutbild, C-reaktives Protein, Kreatinkinase).
- Eine weitergehende Diagnostik (z. B. antinukleäre Antikörper, Rheumafaktor, Bildgebung, EEG, EKG, Genetik, Biopsie) ist bei klinischem Verdacht auf andere Erkrankungen als Ursache der Schmerzen durchzuführen.
- Psychologische Standarddiagnostik, z. B. Depressionsinventar für Kinder- und Jugendliche (DIKJ); Angstfragebogen für Schüler (AFS); IQ-Testung, deutsche Version des *Paediatric Pain Coping Inventory*; Lebensqualitätsfragebogen.
- Gegebenenfalls Polysomnografie

17.4 Therapie des CRPS und des CWP

Behandlungsstrategien für chronische Schmerzen bei Kindern und Jugendlichen, die durch Forschungsergebnisse unterstützt werden, umfassen:
- Patientenschulung über chronische Schmerzen
- über die Zeit zunehmend intensive aerobe körperliche Aktivität bis zu einem Ziel von 60 Minuten pro Tag
- Verbesserung der Schlafhygiene einschließlich regelmäßiger Zeiten für Zu-Bett-Gehen und Aufstehen, und Beseitigung von langen Schlafphasen am Tag
- Erlernen von Bewältigungsstrategien für chronische Schmerzen
- Psychologische Beratung, kognitive Verhaltenstherapie (CBT) und/oder andere Psychotherapie, um Angstgefühle, Niedergeschlagenheit und andere Folgen und Einflussfaktoren von Schmerz zu beherrschen

- Medikamente sind wenig effektiv bei kindlicher Fibromyalgie
- bei Kindern sind die Langzeitergebnisse besser als bei Erwachsenen

17.4.1 Medikamentöse Therapie

Therapeutisch helfen NSAR und andere Nicht-Opioid-Analgetika oft nur unzureichend oder gar nicht. Manchmal vermindern sie die Schmerzen etwas, die meisten Patienten werden damit jedoch nicht beschwerdefrei und in den meisten Fällen geben die Patienten selbst an, dass Analgetika nicht helfen würden.

Eine parenterale Schmerztherapie (Ketamininfusion über 3–5 Tage) wird bei therapierefraktären Fällen als Ultima Ratio im Erwachsenenalter empfohlen, ist aber vor allem bei Kindern nicht unumstritten. Lokale Schmerzblockaden werden sehr unterschiedlich diskutiert. Manche Autoren sehen in der damit verbundenen Prozedur eine weitere Unterstützung der negativen Situation und eine weitere Verschlechterung und Konsolidierung des CRPS [14–16]. Die persönliche Erfahrung damit ist begrenzt und eher schlecht.

In einer randomisiert kontrollierten Studie über 15 Wochen wurden 107 Jugendliche mit CWP entweder mit Pregabalin oder Placebo behandelt. Als primärer Endpunkt wurde die durchschnittliche Schmerzintensität gewählt. Hier fand sich am Therapieende kein signifikanter Unterschied zwischen den Gruppen. Allerdings fand sich auch kein signifikanter Unterschied in den Abbruchraten wegen Nebenwirkungen, so dass es ggf. einen Therapieversuch wert sein kann [17].

Weitere Medikamentenstudien mit anderen Substanzen (Milnacipran, Duloxetin) wurden wegen zu geringer Patientenzahlen oder Rekrutierungsproblemen abgebrochen.

Psychische Komorbiditäten (z. B. Depressionen) sollten im Bedarfsfall behandelt werden. Insgesamt wird jedoch dringend empfohlen eine Fixierung auf eine medikamentöse Therapie zu vermeiden [3].

17.4.2 Nicht-Medikamentöse Therapie

Als Therapie der Wahl gilt ein multimodales Programm mit intensiver Psycho-, Physio- und Ergotherapie. Als Vorreiter dieses Programms gilt Prof David D. Sherry, der in Philadelphia seit vielen Jahren Kinder mit Schmerzstörungen behandelt. In Deutschland stehen hierzu vor allem stationäre Einrichtungen zur Verfügung. Neben einer psychologischen Evaluation ist eine Schmerzedukation und die Vermittlung von Schmerzbewältigungsstrategien (z. B. Entspannungsverfahren) von psychologischer Seite wesentlich. Werden hierbei Belastungsfaktoren oder psychologische Begleiterkrankungen festgestellt, müssen diese psychotherapeutisch und gegebenenfalls auch pharmakologisch (z. B. Depressionen) angegangen werden [18].

Von physiotherapeutischer Seite kommen in vorderster Linie „desensibilisieren-de" Maßnahmen zum Einsatz. Hierbei geht es primär um den Funktionserhalt der Extremität im Rahmen des CRPS oder gar um das Wiedererlangen einer Alltagsfähigkeit im Rahmen des generalisierten SVS.

Durch die Kombination verschiedener Techniken (u. a. Spiegeltherapie, TENS, und andere) wird die betroffene Extremität stimuliert und die dort pathologisch verminderte Schmerzschwelle wieder auf ein alltagstaugliches Niveau gehoben.

Black und Kashikar-Zuc haben in Ihrer Publikation versucht die Bedeutung von körperlicher Aktivität und verschiedenen Übungen bei der JFM zu untersuchen. Ausgehend davon, dass im Funktions-MRT Beeinflussung der Schmerzareale durch körperliche Aktivität nachgewiesen werden konnten, untersuchten Sie auf verschiedenen weiteren Ebenen den Effekt von sportlichen Übungen auf die Schmerzsituation und konnten zeigen, dass die Jugendlichen, die an dem von der Gruppe durchgeführten Sportprogramm teilnahmen, eine deutliche Verbesserung in unterschiedlichen Parametern zeigten. Ihr Fazit war, dass sportliche Übungen als Bestandteil der Therapie fest integriert werden sollten, aber weitere Untersuchungen in diesem Gebiet gemacht werden müssen [19].

17.5 Prognose

Verschiedene klinikbasierte Studien, die vor 2012 durchgeführt wurden, beschrieben eine Persistenz der Symptome bei 40–60 % der Patienten im Langzeitverlauf über 3 Monate bis 7,6 Jahre (teilweise bis ins junge Erwachsenenalter) [14]. In einer aktuellen longitudinalen Studie wurden 94 Patientinnen mit JFMS nach den Yunus-Kriterien nach einer durchschnittlichen Verlaufszeit von 6 Jahren nachuntersucht. 86 % der Patienten berichteten fibromyalgieforme Beschwerden im Erwachsenenalter und 51 % erfüllten die ACR-1990-Klassifikationskriterien. Untersuchungen bei Kindern und Jugendlichen in bevölkerungsbasierten Studien zeigten einen günstigeren Verlauf [20].

Literatur

[1]   Dario AB, Kamper SJ, O'Keeffe M, et al. Family history of pain and risk of musculoskeletal pain in children and adolescents: a systematic review and meta-analysis. Pain. 2019;160(11):2430–2439.

[2]   Harden RN, Bruehl S, Perez RS, et al. Validation of proposed diagnostic criteria (the "Budapest Criteria") for Complex Regional Pain Syndrome. Pain. 2010;150:268–274.

[3]   Draheim N, Ebinger F, Schnöbel-Müller E, et al. Definition, Diagnostik und Therapie von chronischen Schmerzen in mehreren Körperregionen und des (sog.) Fibromyalgiesyndroms bei Kindern und Jugendlichen Aktualisierte Leitlinie 2017. Schmerz. 2017;31:296–307.

[4]   Du Y, Knopf H, Zhuang W, et al. Pain perceived in a national community sample of German children and adolescents. Eur J Pain. 2011;15:649–657.

[5]   Huguet A, Miro J. The severity of chronic paediatric pain: an epidemiological study. J Pain. 2008;9:226–236.

[6]   Perquin CW, Hazebroek-Kampschreur AA, Hunfeld JA, et al. Pain in children and adolescents: a common experience. Pain. 2000;87:51–58.

[7]   Roth-Isigkeit A. Zur Epidemiologie von anhaltenden und/oder wiederkehrenden Schmerzen bei Kindern. Monatsschr Kinderheilkd. 2006;154:741–754.

[8]   Palermo TM. Enhancing daily functioning with exposure and acceptance strategies: An important stride in the development of psychological therapies for pediatric chronic pain. Pain. 2009;142:189–190.

[9]   Palermo TM, Wilson AC, Lewandowski AS, Toliver-Sokol M, Murray CB. Behavioral and psychosocial factors associated with insomnia in adolescents with chronic pain. Pain. 2011;152:89–94.

[10] Gold JI, Mahrer NE, Yee J, et al. Pain, fatigue and health-related quality of life in children and adolescents with chronic pain. Clin J Pain. 2009;25:407–441.

[11] Yunus MB, Masi AT. Juvenile primary fibromyalgia syndrome. A clinical study of thirty three patients and matched normal controls. ArthritisRheum. 1985;28:138–145.

[12] Zernikow B, Gerhold K, Bürk G, et al. Definition, diagnosis and therapy of chronic widespread pain and so-called fibromyalgia syndrome in children and adolescents; Schmerz. 2012;Jun;26 (3):318–330.

[13] Cunningham NR, Tran ST, Lynch-Jordan AM, et al. Psychiatric disorders in young adults diagnosed with juvenile fibromyalgia in adolescence. JRheumatol. 2015;42(12):2427–2433.

[14] Zernikow B, Dobe M, Hirschfeld G, et al. Bitte nicht noch mehr verletzen! Plädoyer gegen eine invasive Schmerztherapie bei Kindern mit komplexem regionalem Schmerzsyndrom (CRPS) Schmerz. 2012;26:389–395.

[15] Zernikow B, Wager J, Brehmer H, Hirschfeld G, Maier C. Invasive Treatments for Complex Regional Pain Syndrome in Children and Adolescents. Anesthesiology. 2015;122:699–707.

[16] Rodriguez MJ, Fernandez-Baena M, Barroso A, Yanez JA. Invasive Management for Pediatric Complex Regional Pain Syndrome: Literature Review of Evidence. Pain Physician. 2015;18:621–630.

[17] Arnold LM, Schikler KN, Bateman L, et al. Pregabalin Adolescent Fibromyalgia Study Group: Safety and efficacy of pregabalin in adolescents with fibromyalgia: a randomized, double-blind, placebo-controlled trial and a 6-month open-label extension study. Pediatr RheumatolOnline J. 2016;14:46.

[18] Sherry DD, Brake L, Tress JL, et al. The Treatment of Juvenile Fibromyalgia with an Intensive Physical and Psychosocial Program. J Pediatr. 2015;167:731–737.

[19] Black WR, Kashikar-Zuck S. Exercise interventions for juvenile fibromyalgia: current state and recent advancements. Pain Manag. 2017;7(3):143–148.

[20] Kashikar-Zuck S, Cunningham N, Sil S, et al. Long-term outcomes of adolescents with juvenile onset fibromyalgia in early adult hood. Pediatrics. 2014;133:e592–e600.

18 Seltene Erkrankungen

Gerd Horneff

In diesem Kapitel werden weitere seltene Erkrankungen behandelt, deren Kenntnis in der kinderrheumatologischen Praxis bedeutsam ist.

18.1 Sarkoidose

18.1.1 Hintergrund/Definition

Die Sarkoidose ist gekennzeichnet durch eine multisystemische Entzündung und den histologischen Nachweis von nicht verkäsenden Granulomen. Abzugrenzen ist die infantile Sarkoidose/Blau-Syndrom als genetische autoinflammatorische Erkrankung mit Nachweis von Mutationen im NOD-Gen (s. Kap. 15). Die erworbene Sarkoidose tritt i. d. R. erst beim Jugendlichen auf.

18.1.2 Epidemiologie

Die Erkrankung ist selten. Bei Kindern bis zu 4 Jahren wurde eine Inzidenz von 0,04/ 100.000 bei Kindern im Alter von 14–15 Jahren 1,02/100.000 beschrieben [1].

18.1.3 Pathogenese/Ätiologie

Die Ätiologie der erworbenen Sarkoidose ist unbekannt. Die Granulombildung weist auf die Beteiligung von Makrophagen und T-Zellen hin. Dies korrespondiert zu HLA-Assoziationen und zu einer familiären Häufung.

18.1.4 Klinik/Symptome

Oftmals bestehen konstitutionelle Symptome wie Fieber, Malaise, Gewichtsverlust. Die früh einsetzende Form beginnt in den ersten 5 Lebensjahren und manifestiert sich eher mit Arthritis, Uveitis und Hautveränderungen als mit pulmonalen Symptomen. Die Late-Onset-Form tritt zwischen 10 und 15 Jahren auf und ähnelt der des Erwachsenenalters (Lunge).

An der Haut sind ein typisches Erythem nodosum, aber auch gelb-braune Knoten und Papeln an anderer Stelle, auch im Gesicht, typisch (Abb. 18.1). Auch Ulzerationen, hypopigmentierte Maculae, Erythrodermie, Lupus pernio und Alopezie kom-

https://doi.org/10.1515/9783110493801-018

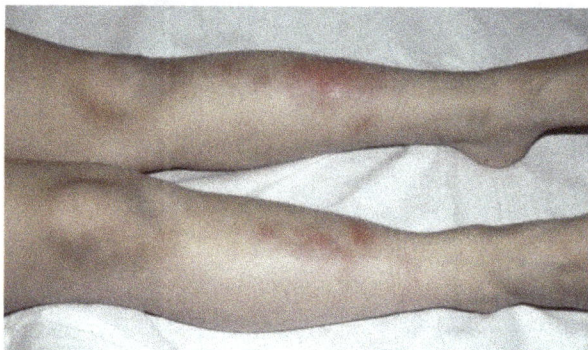

Abb. 18.1: Erythema nodosum
(Bildquelle: G. Horneff).

men vor [2]. Neben einer lokalisierten oder generalisierten Lymphadenopathie ist oftmals eine Hepatosplenomegalie auffällig. Anhaltender Husten und Dyspnoe sind hinweisend auf eine Lungenbeteiligung mit kleinknotigen Infiltraten im Röntgen oder Lungen-CT. Es besteht eine restriktive Ventilationsstörung, seltener eine obstruktive Ventilationsstörung. Typisch ist eine bihiläre Mediastinalverbreiterung aufgrund der dortigen Lymphadenopathie. Eine Nierenbeteiligung (interstitielle Nephritis, Glomerulonephritis) ist selten. Die Hyperkalzämie/Hyperkalzurie kann zur Polyurie und zur Nephrokalzinose führen.

Weitere Organe können befallen sein, Orbita (Uveitis anterior, Uveitis posterior, granulomatöse Konjunktivitis, Tränendrüsenbefall, Optikusneuritis, Keratitis), Neurosarkoidose mit Anfällen, Bewusstseinsstörung, aseptischer Meningitis mit zerebraler Inflammation (Abb. 18.2) und Nervenausfällen mit z. B. Optikusneuritis (Abb. 18.3), Arthritis (Oligo- und Polyarthritis, mit ausladenden Ergüssen), Knochenzysten.

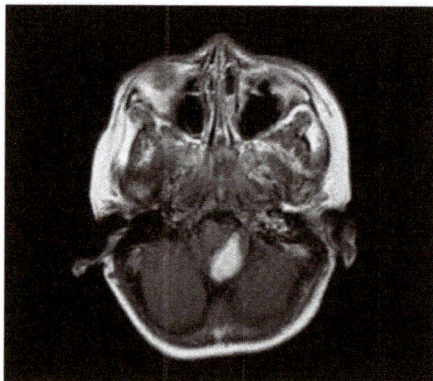

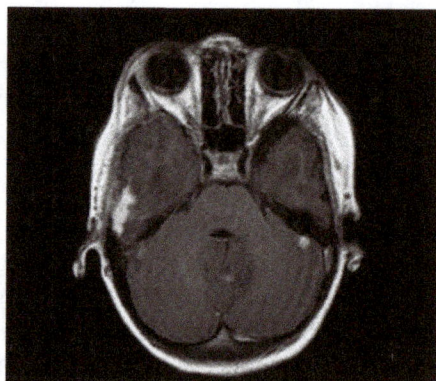

Abb. 18.2: Neurosarkoidose mit cerebralen Infiltraten (Verlaufsuntersuchung). Die 13-jährige Patientin erkrankte im 5. Lebensjahr mit Fieber, Lungenbeteiligung, Lymphknotenschwellungen, und Splenomegalie. Die Diagnose einer Sarkoidose wurde histologisch gestellt. Im Verlauf zerebrale Beteiligung mit kognitiven Störungen. Nachweis von multiplen Hyperintensitäten in Cerebrum und Hirnstamm (Bildquelle: G. Horneff).

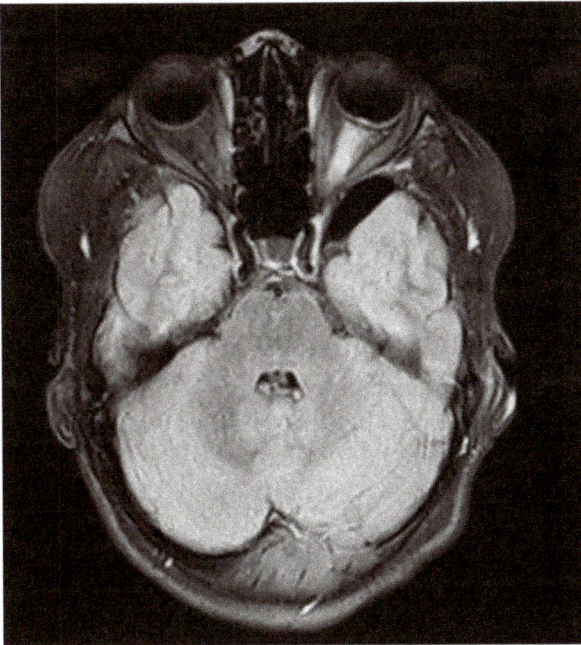

Abb. 18.3: Neurosarkoidose (Optikusbefall). Gleiche 13-jährige Patientin wie in Abb. 18.2. Im Verlauf traten eine zerebrale Beteiligung, eine Uveitis anterior und aktuell ein akuter linksseitiger Visusverlust hinzu. Kernspintomografisch zeigte sich eine erhebliche Volumenzunahme (4-fach) des linken N. opticus mit deutlicher Signalanhebung in T2, den Flair Sequenzen und Kontrastmittelanreicherung bei sonst unauffälligem radiologischem Hirnbefund (Bildquelle: G. Horneff).

18.1.5 Diagnostik (Labor, Bildgebung)

Keine Laborbefunde sind obligatorisch oder spezifisch oder können die Diagnose einer Sarkoidose hinreichend bestätigen. Eine CRP-Erhöhung und eine erhöhte Blutkörperchensenkungsgeschwindigkeit sind typisch und auch Aktivitätszeichen. Im Blutbild können Leukozytopenie, Thrombozytose und Eosinophilie bestehen. Hyperkalzurie, Hyperkalzämie, erhöhte Aktivität des Angiotensin-Converting Enzymes können vorhanden sein. Die Serum-Chitotriosidase (DD M. Gaucher) kann ggf. als Makrophagenaktivitätsmarker dienen.

Radiologisch (Röntgen oder Lungen-CT) zeigen sich kleinknotige pulmonale Infiltrate und eine bihiläre Lymphadenopathie. Der Gelenkbefall kann sonografisch, der Knochenbefall kann radiologisch und kernspintomografisch nachgewiesen werden. Ein Verdacht auf einen ZNS-Befall sollte zur MR-Tomografie führen.

Lungenfunktionstests lassen eine restriktive oder obstruktive Ventilationsstörung erkennen. Biopsien aus betroffenen Geweben (Haut, Lymphknoten, Leber, Speicheldrüse, Tränendrüse) bestätigen die Diagnose. Histologisch zeigen sich nicht-verkäsende Granulome

18.1.6 Differentialdiagnostik

Differentialdiagnostisch sind Ursachen der Lymphadenopathie, der Uveitis zu bedenken, darüber hinaus Malignome. Der histologische Nachweis von Granulomen sollte an M. Crohn, ANCA-assoziierte Vaskulitiden, Immundefekte (septische Granulomatose, ...) und Infektionen (Mykobakterien, Bartonella henselae, ...) denken lassen.

18.1.7 Therapie und Überwachung

18.1.7.1 Kausale Therapie:
Eine akute isolierte Lymphadenopathie mit minimalem Lungenbefall benötigt noch keine spezifische Therapie. In Abhängigkeit von der Krankheitslast sind Kortikosteroide [3] (z. B. Prednisolon initial 0,5–2 mg/kg mit Dosisreduktion über 2–3 Monate) indiziert und i. d. R. sehr hilfreich. Bei therapierefraktären Fälle oder Organbefall (Neurosarkoidose, Uveitis) sind Methotrexat, Azathioprin und TNF-Hemmer erfolgversprechend [4].

18.1.7.2 Adjuvante Therapie:
Eine Vitamin-D Gabe ist bei Hyperkalzämie/Hyperkalzurie kontraindiziert.

18.1.8 Prognose

Die Sarkoidose im Kindesalter hat eine günstige Prognose. Lungen-, Augen- und ZNS-Manifestationen sind limitierend.

18.2 Juveniler Morbus Behcet

18.2.1 Hintergrund/Definition

Der Morbus Behcet ist eine klinisch sehr variable Systemerkrankung mit histologisch leukozytoklastischer Vaskulitis großer und kleiner sowohl arterieller als auch venöser Gefäße. Betroffen sind vor allem Haut und Schleimhaut mit wiederkehrenden Ulzerationen, Geschwüren im Mund- und Genitalbereich sowie Augen-, Gelenk-, Haut-, Blutgefäß- und Nervensystembefall. Das Auftreten von Symptomen im Alter von unter 16 Jahren wird als juveniler Morbus Behcet bezeichnet [5].

18.2.2 Epidemiologie

Die Prävalenzrate unter Erwachsenen beträgt 100–300 Fälle/100.000 Menschen in der Türkei, 1/10.000 in Japan und 0,3/100.000 in Nordeuropa. Betroffen sind vor allem Türkei-stämmige Patienten. Die geografische Verteilung des Morbus Behcet stimmt mit der historischen „Seidenstraße" überein. Zwar ist die Verteilung gleichmäßig zwischen Frauen und Männern, die Krankheit verläuft bei Männern in der Regel schwerer. Ein Morbus Behcet ist bei Kindern selten, auch bei Hochrisikopopulationen [6]. Der Krankheitsbeginn liegt häufig im jungen Erwachsenenalter. Die diagnostischen Kriterien werden vor dem 18. Lebensjahr nur bei wenigen Patienten erfüllt.

Für die Diagnose existieren unterschiedliche Kriterien. Für Studien werden die internationalen Kriterien von 2015 herangezogen.

18.2.3 Pathogenese/Ätiologie

Die Ätiologie ist unklar. Obwohl eine Assoziation zum HLAB51, HLA-A26 besteht, wird eine autoinflammatorische Erkrankung des angeborenen Immunsystem und nicht eine klassische Autoimmunerkrankung angenommen. Umweltfaktoren scheinen als Auslöser eine Rolle zu spielen

18.2.4 Klinik/Symptome

Die Klinik kann äußert variabel sein, aufgrund der Manifestation der Vaskulitis kleiner Gefäße.

Typisch sind orale Aphthen, welche bei 70–87 % der Patienten das häufigste Erstsymptom darstellen (Abb. 18.4). Rezidivierende genitale Aphthen sind die zweithäufigste Manifestation und ihre Häufigkeit reicht von 58 bis 94 % (Abb. 18.5). Danach folgen Hautläsionen bei 5–15 % und Augenbefunden bei 5 %.

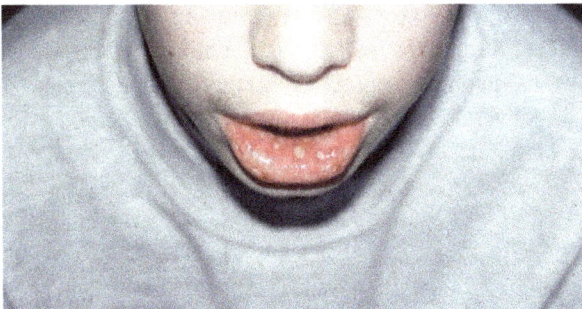

Abb. 18.4: Multiple orale Aphthen bei einem 10-jährigen Jungen mit Morbus Behcet (Bildquelle: G. Horneff).

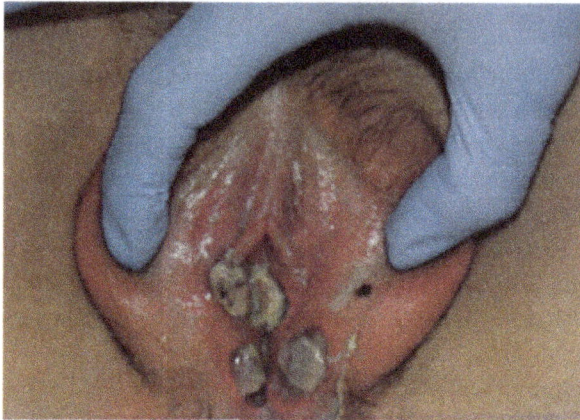

Abb. 18.5: Große rezidivierende genitale Aphthen bei einem 14-jährigen Mädchen mit Morbus Behcet (Bildquelle: G. Horneff).

Ein Erythema nodosum tritt nicht nur an typischer Stelle (untere Extremität) auf, papulopustulöse, akneiforme Hautveränderungen finden sich auch an untypischer Stelle wie dem Oberschenkel. Der Pathergietest, die Entstehung einer Pustel nach intrakutaner Injektion von Kochsalzlösung oder nur durch den Nadelstich, ist manchmal positiv. Arthritiden werden überwiegend an großen Gelenken der unteren Extremität gesehen.

Orale Aphthen sind fast immer vorhanden und bei etwa zwei Drittel der Patienten das erste Anzeichen. Die Mehrheit der Kinder entwickelt multiple Aphthen, die sich nicht von üblichen Aphthen unterscheiden. Große Geschwüre sind seltener, können aber sehr schwer zu behandeln sein.

Genitale Aphthen finden sich bei Jungen hauptsächlich skrotal, selten penil. Zudem kann es zur rezidivierenden Orchitis kommen.

Typische Hautveränderungen sind Akne-ähnliche Läsionen ab der Pubertät, ein Erythema nodosum mit roten, schmerzhaften, knotigen Läsionen, die sich normalerweise an den Unterschenkeln befinden.

An den Augen treten eine bilaterale Uveitis, häufig Panuveitis oder anteriore Uveitis mit Hypopyon, retinale Vaskulitis, retinale Okklusion, und Optikusneuritis auf. Die Prognose bezüglich einer Visusminderung ist ungünstig. Die Augenbeteiligung mit Uveitis wird als die schwerwiegendste Manifestation angesehen. Komplikationen sind posteriore Synechien, Katarakt, Glaukom, Papillenödem, Bandkeratopathie, Netzhautvaskulitis, Retinitis, Papillitis, Makulaödem und Ophthalmomalazie und letztendlich der Verlust des Sehvermögens [7]. Augenentzündungen sind in der Regel nicht granulomatös und betreffen das vordere, hintere oder beide Segmente [8].

Bei etwa 30–50 % der Kinder zeigt sich eine Arthritis, in der Regel oligoartikulär.

In seltenen Fällen treten neurologische Probleme auf, Krampfanfälle, erhöhter intrakranieller Druck mit Kopfschmerzen und psychiatrische Probleme.

An den Gefäßen sind tiefe Beinvenenthrombosen, Thrombophlebitiden und auch arterielle Vaskulitiden möglich. Eine Vaskulitis der Vasa vasorum kann zu Aneurysmen besonders pulmonal und der Aorta führen.

Neurologisch können parenchymatöse Hirnstammläsionen mit Hirnnervenausfällen, eine sterile granulomatöse Meningitis; thrombotisch vaskuläre Läsionen (Sinusvenenthrombose) und periphere Neuropathien bestehen.

Als weitere Symptome können gastrointestinale Symptome, ähnlich einem M. Crohn, auftreten. Auch eine Epididymitis kann sich manifestieren. Eine kardiale Beteiligung, Perikarditis, Myokarditis, Befall der Koronarien, Klappeninsuffizienzen, intrakardiale Thromben sind selten, ebenso eine Nierenbeteiligung.

Die Pathergie Reaktion ist eine überschießende Reaktion auf einen Nadelstich. Nach Hautpunktion mit einer sterilen Nadel am Unterarm bildet sich innerhalb von 24 bis 48 Stunden eine Papel oder eine Pustel.

18.2.5 Diagnostik (Labor, Bildgebung)

Entzündungsmarker (CRP, BSG, Anämie) sind zu erwarten. Das HLA B51 ist in der Türkei-stämmigen Bevölkerung häufiger und somit kein valider Marker für einen M. Behcet. Autoantikörper finden sich nicht. Die Bildgebung (Abdomensonografie, Gelenksonografie, Gefäßdarstellung, MRT) dient dem Nachweis der klinischen Manifestationen. Eine ophthalmologische Untersuchung ist obligat. Zur Diagnose stehen verschiedene Kriterien zur Verfügung. Gebräuchlich sind die in Tab. 18.1 und Tab 18.2 genannten.

Tab. 18.1: Internationale Kriterien für die Klassifikation als Morbus Behcet. Erforderlich sind Kriterium 1 und 2 Nebenkriterien [9].

Erforderliches Kriterium	Nebenkriterien
rezidivierende orale Ulzerationen: leichte Aphthen, schwere aphthöse oder herpetiforme Ulzerationen, beobachtet durch Arzt oder Patienten, die innerhalb von 12 Monaten mindestens 3 Mal rezidivierten	– rezidivierende genitale Ulzera: aphthöse Ulzera oder Vernarbungen, beobachtet durch Arzt oder Patienten – Augenläsion: anteriore Uveitis, posteriore Uveitis oder Zellen im Glaskörper bei Spaltlampenuntersuchung oder retinale Vaskulitis, durch Ophtalmologen beobachtet – Hautläsionen: Erythema nodosum, beobachtet durch Arzt oder Patienten, Pseudofollikulitis oder papulopustulöse Läsionen oder akneiforme Knoten, vom Arzt bei nicht mit Kortikosteroiden behandelten Patienten in der Postadoleszenz beobachtet – Nach 24–48 Stunden vom Arzt abgelesener positiver Pathergie-Test

Tab. 18.2: Internationale Kriterien für die Klassifikation als Morbus Behcet 2014: Ein Score ≥ 4 spricht für die Diagnose Morbus Behcet.

	Punkte
Läsionen am Auge (anteriore/posteriore Uveitis oder retinale Vaskulitis	2
genitale Aphthen	2
orale Aphthen	2
Hautläsionen (Erythema nodosum, Pseudofollikulitis, Hautaphthose)	1
neurologische Manifestationen (peripher und zentral)	1
vaskuläre Manifestationen (art. und/oder ven. Thrombose, Phlebitis)	1
positiver Pathergietest	1

* der Pathergietest ist optional, ein positives Ergebnis kann für den Score verwertet werden.

18.2.6 Differentialdiagnostik

Wichtig sind rezidivierende Virusinfektionen (Herpes-Viren) z. B. bei Immundefekten, auch ein M. Crohn ist abzugrenzen. Insbesondere in familiären Fällen ist an den familiären Behcet, die Haploinsuffizienz A20 (Kap. 15) zu denken.

18.2.7 Therapie

18.2.7.1 Kausale Therapie

Zugelassene Medikamente für das Kindes- und Jugendalter stehen für den M. Behcet nicht zur Verfügung, Kortikosteroide sind zur Beherrschung der akuten Manifestationen hilfreich. Orale systemische Dosierungen von 1–2 mg/kg/Tag werden bei schwerem Verlauf verabreicht. Die lokale Behandlung von Geschwüren im Mund und an den Genitalien ist sehr wichtig. Topische Kortikosteroide werden zur Behandlung der oralen Aphthen und der Uveitis eingesetzt. Colchicin wird zur Behandlung von Gelenkproblemen und des Erythema nodosum sowie zur Prophylaxe der Aphthen verwendet. Apremilast erwies sich als wirksam mit Verminderung des Auftretens von Aphthen.

Weitere Therapieoptionen sind je nach Schweregrad Colchicin, Azathioprin, TNF-Antagonisten, und Interferone.

Durchfall ist die häufigste Nebenwirkung von Colchicin. In seltenen Fällen kann dieses Medikament zu einem Abfall der weißen Blutzellen oder Thrombozyten führen. Es wurden Fälle von Azoospermie (Verringerung der Spermienzahl) berichtet, aber in den bei dieser Krankheit eingesetzten therapeutischen Dosen stellt dies kein großes Problem dar. Die Spermienzahl wird wieder normal, wenn die Dosis gesenkt oder die Behandlung abgesetzt wird.

18.2.7.2 Adjuvante Therapie:
Physiotherapie zur Erhaltung der Gelenkbeweglichkeit.

18.2.8 Prognose

Die hauptsächliche Morbidität wird von der Augenbeteiligung getragen. Kritisch sind zerebrale und Gefäßbeteiligung, Ulzera und Perforationen im Magen-Darm-Trakt. Es liegen nur unzureichende Daten über die Langzeitprognose von Patienten im Kindes- und Jugendalter vor. Bei Kindern mit Beteiligung der Augen, des Nervensystems und der Gefäße sind eine spezielle Behandlung und kontinuierliche Verlaufsbeobachtung erforderlich.

18.3 Eosinophile Fasziitis (Shulman-Syndrom)

18.3.1 Hintergrund/Definition

Bei der eosinophilen Fasziitis kommt es zu einer chronischen Entzündung der Faszien, gekennzeichnet durch eine symmetrische, schmerzhafte Entzündung, Schwellung und Induration der Haut, vor allem an Armen und Beinen.

18.3.2 Epidemiologie

Die eosinophile Fasziitis ist eine seltene Erkrankung. Zahlen für das Kindesalter stehen nicht zur Verfügung. Speziell zu Erkrankungen im Kindesalter existieren nur wenige Berichte [10].

18.3.3 Pathogenese/Ätiologie

Die Ätiologie ist unklar.

18.3.4 Klinik/Symptome

Kennzeichen ist eine symmetrische und schmerzhafte Entzündung, Schwellung und Induration der Haut (Subkutis) von Armen und Beinen. Es entwickeln sich Hautatrophien mit einer orangenhautartigen Veränderung (Abb. 18.6). Die muskuläre Kraft ist unbeeinträchtigt, Myalgien und Arthritis (sogar exsudative Polyarthritis) können auftreten, ebenso ein Karpaltunnelsyndrom. Müdigkeit und Gewichtsverlust sind

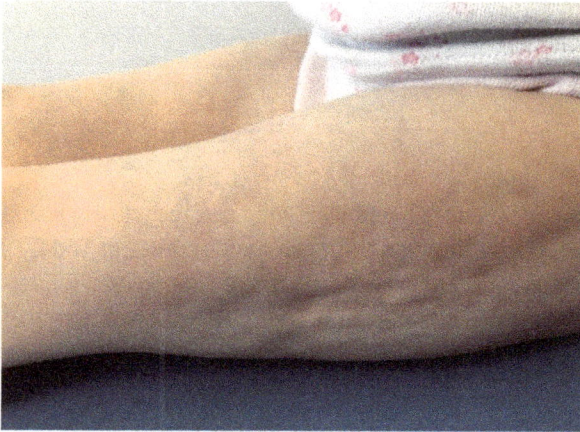

Abb. 18.6: 3-jähriges Klein-kind mit histologisch gesicher-ter Fasziitis. Initial bestand ei-ne Bluteosinophilie von 5370/µl. Das Unterhautgewebe ist stark verhärtet. Es zeigt sich eine typische „Orangenhaut" (Bildquelle: G. Horneff).

häufige Begleitbefunde, selten kommt es zu hämatologischen Manifestationen, einer aplastischen Anämie, einer Thrombozytopenie oder lymphoproliferativen Krankhei-ten.

18.3.5 Diagnostik (Labor, Bildgebung)

Zumindest initial findet sich eine ausgeprägte Eosinophilie im Blutbild, eine systemi-sche Entzündungsreaktion mit CRP-Erhöhung und Blutsenkungsbeschleunigung auf-grund einer Hypergammaglobulinämie. ANA und ANCA finden sich nicht. Sonogra-fisch finden sich subkutane Ödeme. Auch in der MRT lassen sich verdickte Faszien und Kontrastmittelanreicherung nachweisen.

Die Diagnose wird durch eine Biopsie von Haut und Muskelfaszien gesichert. Hierbei zeigt sich charakteristischerweise eine Faszienentzündung mit oder ohne Eo-sinophilie. Kriterien zur Diagnose stehen zur Verfügung (Tab. 18.3). Danach kann die MRT anstelle einer Keilbiopsie ausreichen.

Tab. 18.3: Diagnostische Kriterien für eine eosinophile Fasziitis. Die Diagnose erfordert 2 Hauptkriterien oder ein Hauptkriterium und zwei Nebenkriterien sowie den Ausschluss einer Sklerodermie.

---

1. Hauptkriterien

- Symmetrische oder asymmetrische, diffuse (d. h. an den Extremitäten, am Rumpf und am Bauch) oder lokalisierte (d. h. an den Extremitäten) Schwellung, Verhärtung und Verdickung der Haut und des subkutanen Gewebes
- Faszienverdickung mit Ansammlung von Lymphozyten und Makrophagen mit oder ohne Eosinophile

2. Minorkriterien

- Periphere Eosinophilie > $0,5 \times 10^9$/L
- Hypergammaglobulinämie > 15 g/L
- Muskelschwäche und/oder erhöhte Muskelenzyme
- „Rillenzeichen" und/oder Peau d 'orange-Haut
- T2-gewichtete MRT mit hyperintenser Faszie

3. Ausschlusskriterium

- Diagnose einer Sklerodermie

18.3.6 Differentialdiagnostik

Klinisch können E. nodosum und Pannikulitis vermutet werden, zu Beginn der Erkrankung kann aufgrund ähnlicher Symptomatik die Differenzierung zu Sklerodermie, Eosinophilie-Myalgie-Syndrom oder Pseudosklerodermie schwierig sein.

18.3.7 Therapie und Überwachung

18.3.7.1 Kausale Therapie
Therapeutisch werden v. a. Kortikosteroide, initial in höherer Dosis eingesetzt. Steroidsparend werden Immunsuppressiva eingesetzt (z. B. Hydroxychloroquin, Methotrexat, Azathioprin, Mycophenolatmofetil, Cyclosporin). In therapierefraktären Fällen werden auch Biologika (TNF-Hemmer) versucht. Kontrollierte Studien stehen nicht zur Verfügung. In einer Fallserie von 19 pädiatrischen Patienten war bei Therapieverzögerung das Ansprechen verzögert und häufiger entwickelte sich eine Fibrose [11].

18.3.7.2 Adjuvante Therapie:
Physiotherapie zur Erhaltung der Gelenkbeweglichkeit.

18.3.8 Prognose

Auf Gelenkkontrakturen ist zu achten. Bei Erwachsenen sind maligne hämatologische Anomalien und monoklonale Gammopathie beschrieben.

18.4 Pigmentierte villonoduläre Synovitis

18.4.1 Hintergrund/Definition

Die pigmentierte villonoduläre Synovialitis (PVNS) ist eine seltene Erkrankung der Synovialis von Gelenken, Bursa und Sehnenscheiden.

18.4.2 Epidemiologie

Die Inzidenz wird mit 1,8/1 Mio. Einwohner angegeben. Kinder erkranken noch seltener [12].

18.4.3 Pathogenese/Ätiologie

Die Ätiologie ist unklar. Es zeigt sich eine lokalisierte synoviale Hyperplasie mit Hämosiderinablagerung. Neben einer chronisch-entzündlichen Genese wird auch ein (benigner) neoplastischer Ursprung diskutiert (tenosynovialer Riesenzelltumor). Beschrieben wurden Translokationen, die zur Überexpression des Wachstumsfaktors CSF1 führen, die oft durch eine für dieses Sarkom typische t (1;2) Translokation ausgelöst wird. Dabei werden Teile des ersten und zweiten Chromosoms derart ausgetauscht, dass das Gen für CSF1 im Abschnitt 1p13 des ersten Chromosoms mit einem Gen des Kollagens Typ VI (COL6A3) im Abschnitt 2q35 des zweiten Chromosoms verbunden wird.

18.4.4 Klinik/Symptome

Klinisch besteht eine chronische Arthritis. Oftmals (ca. 80 %) ist monartikulär das Kniegelenk betroffen, seltener Hüfte, Sprunggelenk oder Ellenbogen. Der Befall anderer oder mehrerer Gelenke und auch der Tenosynovialis bzw. von Bursen ist beschrieben [13].

18.4.5 Diagnostik (Labor, Bildgebung)

Autoantiköper oder eine HLA-Assoziation bestehen nicht. Das Gelenkpunktat ist ohne vorangehendes Trauma üblicherweise blutig bis schokoladenfarbig. Die Diagnose wird histologisch verifiziert mit Nachweis eines tenosynovialen Riesenzelltumors bestehend aus kleineren mononukleären histiozytären Zellen und mehrkernigen Riesenzellen mit Ablagerungen von Hämosiderin. In der Magnetresonanztomografie zeigen sich typische Eisenablagerungen. Niedrige Signale sowohl in T1- wie in T2-gewichteten Sequenzen sind charakteristisch für den paramagnetischen Effekt von Hämosiderin. Weitere Befunde sind Gelenkerguss und in der STIR entzündlich bedingte Hypervaskularisation. Konventionelle Röntgenuntersuchungen (gelenknahe Osteoporose, Erosionen) und die CT sind unspezifisch.

18.4.6 Differentialdiagnostik

Zu bedenken sind andere Malignome wie Rhabdomyosarkom, synoviales Sarkom oder Epitheloidzellsarkoma, posttraumatische Gelenkblutungen und auch die hämophile Arthropathie.

18.4.7 Therapie und Überwachung

18.4.7.1 Kausale Therapie
Durchgeführt werden offene und endoskopische Synovektomie mit dem Ziel der vollständigen Entfernung der Gelenkschleimhaut [14]. Rezidive werden häufig beobachtet (18–46 %). Alternativen sind möglicherweise eine Therapie mit dem Tyrosinkinase-Inhibitor Imatinib zur Blockade der Expression der CSF1-Rezeptoren oder Bevacizumab, ein Antikörper gegen den *Vascular Endothelial Growth Factor*. Auch TNF-Inhibitoren wurden eingesetzt [15–17].

18.4.7.2 Adjuvante Therapie:
Intraartikuläre Steroidinjektionen und nichtsteroidale Antirheumatika sind symptomatisch wirksam.

18.4.8 Prognose

Prognostisch die Unterteilung in die diffuse und die lokalisiert-noduläre Manifestation, oft am Kniegelenk relevant. Trotz radikaler Therapie sind Rezidive offenbar häufig. In einigen Fällen waren Resektionen und ein Gelenkersatz erforderlich.

18.5 Rezidivierende Polychondritis

18.5.1 Hintergrund/Definition

Die rezidivierende Polychondritis (RP) ist durch wiederkehrende Entzündungen von Knorpelstrukturen und proteoglykanreichen Organen gekennzeichnet.

18.5.2 Epidemiologie

Die Inzidenz wird auf etwa zwei pro Million geschätzt, mit Auftreten am häufigsten im Alter zwischen 40 und 60 Jahren [18].

18.5.3 Pathogenese/Ätiologie

Die rezidivierende Polychondritis führt zu einer fortschreitenden Degeneration der Knorpelstruktur und des Bindegewebes, was zu schwerwiegenden Komplikationen wie z. B. einer Atemwegsverlegung führen kann. Trauma, Sonnenlichtexposition und Umweltauslöser werden diskutiert. Eine Assoziation mit einem Myelodysplastischen Syndrom oder mit Autoimmunerkrankungen, wie Systemischem Lupus erythematodes, Sjögren-Syndrom, systemischer Sklerose, rheumatoider Arthritis, juveniler idiopathischer Arthritis, Spondylitis ankylosans, Psoriasis-Arthritis und Vaskulitis, kennzeichnet die rezidivierende Polychondritis als Autoimmunerkrankung. Assoziationen zu HLA-DR4 und HLA-DR6 sind beschrieben. Antikörper gegen Kollagen Typ II, IX und XI wurden nachgewiesen, aber weder Anti-Kollagen-Typ-II- noch Anti-Matrilin-1-Antikörper weisen eine für diagnostische Zwecke bedeutsame Sensitivität und Spezifität auf [19]. Auch Tumornekrosefaktor alpha, Interferon-γ, Interleukin-8 und das Makrophagen-Entzündungsprotein scheinen bedeutsam [20].

18.5.4 Klinik/Symptome

Betroffen sind in erster Linie die Knorpel von Ohr, Nase, Kehlkopf, Tracheobronchialbaum und Rippen. Weitere Manifestationen des Entzündungsprozesses betreffen Bindegewebskomponenten des Herzens, großer Gefäße (insbesondere Aorta), Augen, Innenohr, Haut, Gelenke, Nieren und andere Organe. Die aurikuläre Chondritis stellt die häufigste klinische Manifestation dar (Abb. 18.7). Daneben kann ein Befall des Nasenknorpels (nasale Chondritis) mit Schwellung und Druckschmerz an der Nasenbasis bestehen.

Klinische Manifestationen variieren von isolierter Ohrmuschel-Chondritis bis zu lebensbedrohlichen systemischen Merkmalen wie Taubheit, Sehverlust, Aorten- und

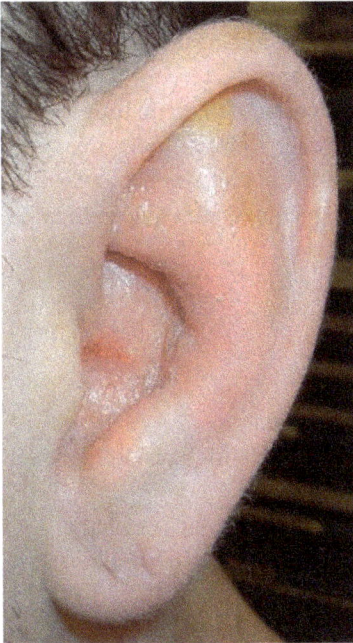

Abb. 18.7: Aurikuläre Chondritis mit roter, schmerzhaft geschwollener Ohrmuschel (Bildquelle: G. Horneff).

anderen Aneurysmen großer Gefäße, Herzrhythmusstörungen, Herzinsuffizienz oder Niereninsuffizienz. Die rot geschwollene Ohrmuschel ist das bekannteste Symptom, während andere klinische Manifestationen nicht so typisch sind. Der Krankheitsverlauf besteht aus rezidivierenden akuten und schmerzhaften Entzündungen in verschiedenen Organen, gefolgt von asymptomatischen Perioden mit stumm ablaufenden Entzündungsprozessen. Die Atemwegschondritis des Kehlkopfs und der Luftröhre kann mit trockenem Husten, Dyspnoe, Heiserkeit und einem inspiratorischen Stridor auffallen. Begleitende Manifestationen sind Arthritis und Augenbeteiligungen wie Episkleritis und Skleritis.

18.5.5 Diagnostik (Labor, Bildgebung)

Die rezidivierende Polychondritis stellt eine diagnostische Herausforderung dar, da sie selten auftritt, sehr unterschiedliche klinische Manifestationen aufweist und keine validierten Kriterien verfügbar sind. Ein spezifischer Labortest ist nicht verfügbar. Kollagen-spezifische Autoantikörper sind nicht valide. Eine unspezifische systemische Entzündung kann bestehen, ebenso eine Eosinophilie. Die Assoziation zu anderen rheumatologischen Erkrankungen erfordert die Bestimmung von Rheumafaktoren, anti-neutrophilen cytoplasmatischen Antikörpern (ANCA), antinukleären Antikörpern (ANA) und Antiphospholipidantikörpern.

Bildgebend sind je nach Klinik dynamische exspiratorische Computertomografie (CT), Magnetresonanztomografie (MRT), die Positronenemissionstomografie (PET) und die Echokardiografie sowie Lungenfunktionstests sinnvoll [21].

Für die Diagnose erforderlich ist eine histologisch bestätigte Entzündung in zwei von drei Knorpeln (Ohr-, nasaler oder laryngotrachealer Knorpel) oder die nachgewiesene Entzündung in einem der oben genannten Knorpelgewebe sowie zwei weitere untergeordnete Kriterien wie Hörverlust, Augenentzündung, Vestibulardefekt, seronegative Arthritis.

Modifizierte McAdam-Kriterien für relapsing Polychondritis 1979 [22]:
1. ≥ 3 der folgenden Kriterien
   – Bilaterale Chondritis der Ohrmuscheln
   – Nasale Chondritis
   – nichterosive, seronegative entzündliche Polyarthritis
   – Entzündung der Augen (Konjunktivitis, Keratitis, Skleritis/Episkleritis, Uveitis)
   – Chondritis der Atemwege (Knorpel des Larynx und/oder der Trachea)
   – Cochleare und/oder vestibuläre Dysfunktion (neurosensorischer Hörverlust, Tinnitus, Schwindel)
2. ≥ 1 der obigen klinischen Kriterien plus histologische Bestätigung
3. ≥ 2 separate anatomische Lokalisationen mit Chondritis plus Ansprechen auf Steroide und/oder Dapson

18.5.6 Therapie und Überwachung

18.5.6.1 Kausale Therapie:
Bei lokalisierter Entzündung sind Colchicin oder Dapson angewendet worden [6,7,32] und auch niedrig dosierte Glukokortikoide einsetzbar. Bei potenziell schweren Manifestationen (schwere Larynx- oder Tracheobronchialchondritis, sensorineuraler Schwerhörigkeit oder systemischer Vaskulitis) werden hochdosierte Methylprednisolon-Boli (15 mg/kg/Tag) in Kombination mit Immunsuppressiva angewendet, zu denen Methotrexat, Azathioprin und Cyclosporin zählen. Cyclophosphamid kann bei systemischer Vaskulitis erforderlich sein [23].

In therapierefraktären Fällen ist der Einsatz von Biologika (sämtlich off label) gerechtfertigt, Anakinra, Tocilizumab, Etanercept, Adalimumab und Certolizumab [21].

18.5.6.2 Adjuvante Therapie:
Bei Stenosen der Atemwege kann ein chirurgisches Management, bei Malazie/Trachealkollaps auch ein Stent erforderlich sein. Bei sensorineuralem Hörverlust können Cochleaimplantate eingesetzt werden, die Deformität der Sattelnase kann ebenso korrigiert werden.

18.5.7 Prognose

Das 10-Jahres-Gesamtüberleben in Erwachsenenkohorten von (75–88 %) entspricht dem der Allgemeinbevölkerung. Spezifische Organbeteiligungen, wie der Atemwege, Vaskulitis, begleitende MDS und Infektionen sind Hauptodesursachen. Behinderungen, Sehstörungen, Hörverlust und Herz-Lungen-Erkrankungen schränken die Prognose ebenso ein.

18.6 Hämophile Arthropathie

18.6.1 Hintergrund/Definition

Die Hämophilie-Arthropathie (HA) ist eine der wichtigsten klinischen Komplikationen der Hämophilie A wie auch der Hämophilie B (Faktor IX-Mangel). 92 % aller Blutungsepisoden bei schwerer Hämophilie betreffen die großen Gelenke, insbesondere Knie-, Sprung- und Ellbogengelenke sind zu 80 % betroffen [24].

18.6.2 Epidemiologie

Die Hämophilie A (Faktor VIII Mangel) ist die häufigste X-chromosomale Blutungsstörung mit einer Häufigkeit von etwa 1:5–10.000 männliche Geburten, die Hämophilie B ist wesentlich seltener (1:25.000). Auch andere, autosomal rezessiv vererbte Gerinnungsstörungen (Von Willebrand-Syndrom, Faktor VII-Mangel) können mit einer Arthropathie einhergehen.

18.6.3 Pathogenese/Ätiologie

Bei der Hämophilen Arthropathie handelt es sich um ein multifaktorielles Geschehen. Auslöser ist die Gelenkblutung mit Druckschäden, Einwanderung von Makrophagen, lokaler Fibrinolyse mit erhöhter Produktion von Plasmin und knorpelabbauenden Proteasen sowie Eisen- und Hämosiderin-Ablagerungen. Es kommt zu einer Proliferation der Synovialzellen mit synovialer Hypertrophie und Zottenbildung. Die Neo-Angiogenese wird durch eine synoviale Hypoxie verursacht mit Wachstum der Synovia, Entzündung und reduziertem Blutfluss bei erhöhtem intraartikulären Druck. Hochregulierung von Hypoxie-induzierbarem Faktor-1a (HIF-1a) im Synovium und Freisetzung pro-angiogener Mediatoren, vaskulärer endothelialer Wachstumsfaktor (VEGF), Stromazellen-abgeleiteter Faktor-1 (SDF-1) und Matrix-Metalloprotease-9 (MMP-9) sind beteiligt. Eisen akkumuliert als Hämosiderinablagerung im Synovialgewebe und ist mit proinflammatorischen Zytokinen für die Synovialzellproliferation (via Hochregulation von mdm2, p53-Tumor- Suppressor-bindendes Protein) verantwortlich [25].

Der weitere Prozess wird teilweise durch eine hypertrophe Synovitis, teilweise durch eine Knorpelschädigung getragen. Das Synovium zeigt Merkmale einer entzündlichen Gelenkerkrankung mit Zellinfiltration, Neoangiogenese, Eisenablagerung, biochemischen Veränderungen (Enzymaktivierung-Protease) und Zytokinexpression (IL-1, IL-6, TNF alpha) [26].

Die Synovitis bei Hämophilie ist selbsterhaltend durch rezidivierende Blutungen. Eisenablagerungen und durch Eisen induzierte Knorpelzellapoptose sind außerdem bedeutsam für eine Gelenkschädigung auch ohne Synovitis. Der Knorpel kann Merkmale wie bei degenerativer Gelenkerkrankung (Arthrose), morphologische Veränderungen und biochemische Veränderungen (verminderte Proteoglykansynthese, verminderter Glykosaminoglykangehalt) zeigen. Die Arthropathie führt zu Knorpelzerstörung und knöchernen Erosionen (Abb. 18.8–18.10).

Die Anzahl der stattgefundenen Blutungen ist bedeutsam für den Ausprägungsgrad der Hämophilen Arthropathie, die sich oft erst mit zunehmendem Alter, jenseits der 2. Lebensdekade, manifestiert.

18.6.4 Klinik/Symptome

Unbehandelt treten bei Hämophiliepatienten früh Gelenkblutungen auf, bei schwerer Hämophilie A erfolgt die erste Blutung im Durchschnittsalter von 17 Monaten [27]. Die Hämophile Arthropathie wird verursacht durch größere und kleinere Gelenkblutungen und kann auch ohne eine vorherige erkennbare Blutung auftreten. Es zeigt sich eine starke Korrelation zwischen Anzahl von Blutungsereignisses und Beginn und Schwere der HA. Als „Target Joints" werden Gelenke bezeichnet mit wiederholten Blutungen aufgrund dortiger leichterer Verletzbarkeit der entzündlich proliferierten Synovialis [28]. Im Vergleich zu rheumatischen Erkrankungen ist die Entzündung nicht systemisch.

18.6.5 Diagnostik (Labor, Bildgebung)

Labormedizinisch finden sich neben der Gerinnungsstörung keine obligaten Veränderungen, keine Autoantikörper, keine akute Phase-Reaktion. Die HA ist der Sonografie (Synovitis, Knorpelverlust), der konventionellen Röntgenuntersuchung und der MRT-Diagnostik zugänglich (Abb. 18.8). Nachweisbar sind die Synovitis und Osteitis und auch Ergussbildung und Eisenablagerungen (Abb. 18.9).

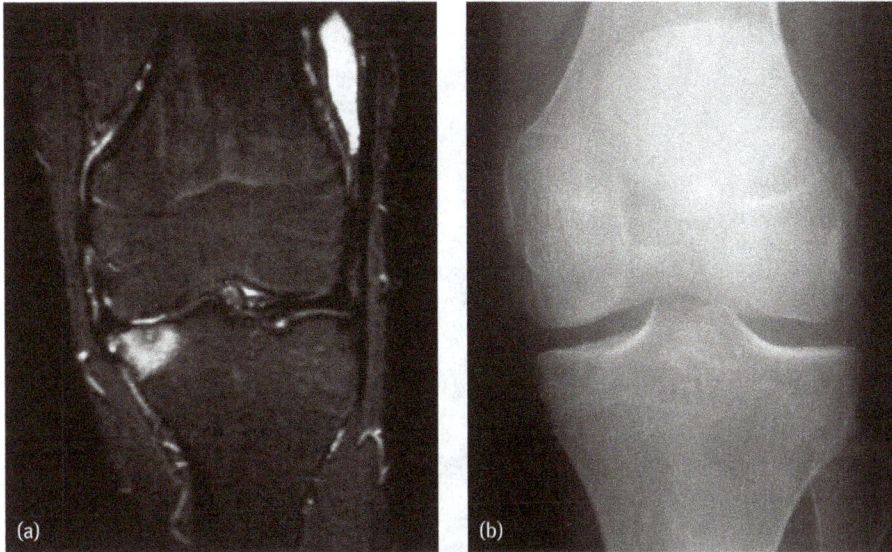

Abb. 18.8: Hämophile Arthropathie mit subchondraler Zystenbildung, in der MRT (a) durch das Ödem, in der konventionellen Röntgendiagnostik (b) durch die Aufhellung erkennbar (Bildquelle: S. Horneff).

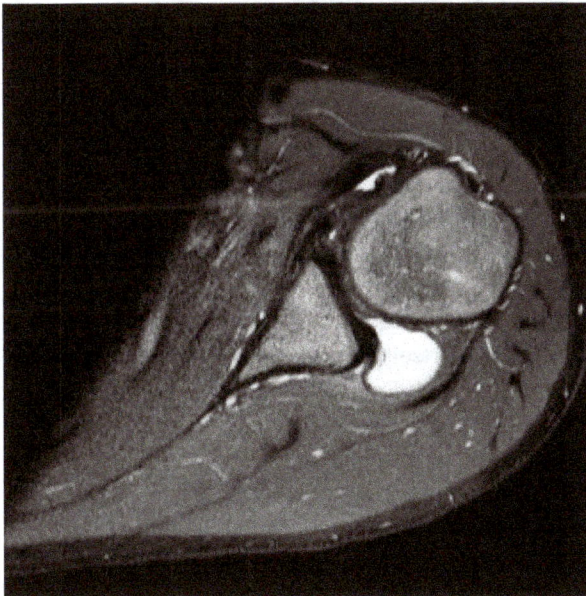

Abb. 18.9: Hämosiderinablagerungen, Ergussbildung und Synovitis bei Hämophiler Arthropathie nach Blutung in das Schultergelenk (Bildquelle: S. Horneff).

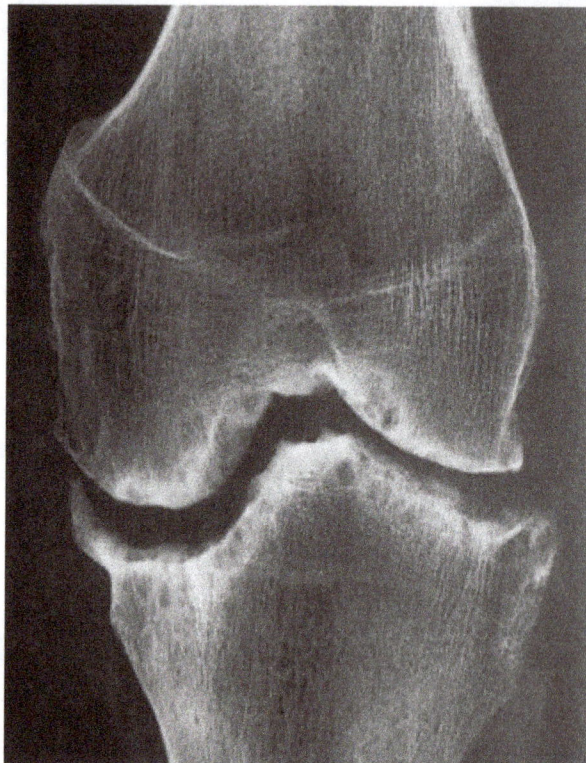

Abb. 18.10: Osteoarthropathie mit Zystenbildung bei einem jungen Mann mit Hämophiler Arthropathie (Bildquelle: S. Horneff).

18.6.6 Therapie und Überwachung

18.6.6.1 Kausale Therapie:

Die frühe (primäre) Prophylaxe von Gelenkblutung durch die Substitution von Gerinnungsfaktoren verhindert die Hämophile Arthropathie. Die sekundäre Prophylaxe verhindert erneute Blutungen in „target-joints" und hat auch einen günstigen Einfluss auf die bereits manifeste Hämophile Arthropathie. Neben plasmatischen und rekombinanten Präparaten stehen halbwertzeitverlängerte Fusionsproteine, PEGylierte Faktoren und für die Hämophile A auch Emicizumab, ein bi-spezifischer Antikörper, der die Funktion von Faktor VIII überbrückt, zur Verfügung.

Die Therapie der hämophilen Arthropathie erfolgt symptomatisch (NSAR). Erfahrungen bestehen auch in der intraartikulären Steroidapplikation sowie mittels Zytokinblockade mit Anakinra oder TNF-Inhibitoren [29]. Auch eine Radiosynoviorthese wird durchgeführt.

18.6.6.2 Adjuvante Therapie:

Gewichtsreduktion, Muskelaufbau und Gelenkfunktions-erhaltende Physiotherapie sind unbedingt zu empfehlen.

18.6.7 Prognose

Die Prognose ist oftmals ungünstig wegen des Knorpelverlustes, Usuren, Erosionen und der Gelenkdestruktion (Abb. 18.10). Bei fortgeschrittener Arthropathie erfolgen Versteifung oder auch der endoprothetische Gelenkersatz.

18.7 Erythromelalgie

18.7.1 Hintergrund/Definition

Mit der deskriptiven Bezeichnung *Erythromelalgie* wurde erstmalig 1878 ein Krankheitsbild mit starken brennenden Schmerzen an Händen und Fußsohlen beschrieben. Erythromelalgie betrifft alle Altersgruppen einschließlich Kinder und ist bei Frauen etwa dreimal so häufig wie bei Männern.

18.7.2 Epidemiologie

Die Erkrankung ist selten, kann jedes Lebensalter und beide Geschlechter betreffen. Die Inzidenzrate der Erythromelalgie liegt zwischen 0,36 und 1,1 pro 100.000. Bei familiärem Auftreten wurde über einen autosomal dominanten Vererbungsmodus spekuliert. Patienten durchlaufen oft eine Odyssee, bis eine eindeutige Diagnose gestellt wird.

18.7.3 Pathogenese/Ätiologie

Die Ätiologie und die Pathogenese der Erkrankung blieben bislang unklar. Primäre Erythromelalgie wird als genetisch bedingte neuropathische Störung angesehen, die SCN9A, SCN10A und SCN11A betrifft, die für die neuronalen Natriumkanäle NaV1.7, NaV1.8 und NaV1.9 kodieren [30]. Sekundärformen können mit myeloproliferativen Störungen, Bindegewebserkrankungen, Malignomen, Infektionen und Vergiftungen assoziiert sein. Das Auftreten im Rahmen von Thrombozytosen, als thrombozytämische Erythromelalgie, legt eine pathogenetisch relevante Interaktion zwischen Endothel und Thrombozyten nahe, die über von aktivierten Thrombozyten freigesetzte Entzündungsmediatoren vermittelt wird. Beschrieben wurden sowohl fibromuskuläre Intimaproliferation als auch okklusive Thrombosen. Daneben wird pathogenetisch eine Gefäßdysregulation diskutiert, die über eine Shuntbildung zu einem schmerzhaften „steel"-Effekt führt. Die Erythromelalgie wird oft von einer arteriellen Hypertonie begleitet, die ebenfalls auf eine Gefäßdysregulation hinweist.

18.7.4 Klinik/Symptome

Starke, brennende Schmerzen an Händen und Fußsohlen dominieren, die mit einer Rötung, Schwellung und Überwärmung, aber auch Juckreiz einhergehen. Aufgrund der deutlichen Zunahme der Perfusion kann es zu einer Schwellung der betroffenen Hautpartien oder Extremitäten kommen. Episoden werden häufig durch Triggerfaktoren wie erhöhte Umgebungstemperatur, Exposition gegenüber Fußbodenheizung oder körperliche Aktivität ausgelöst. Die Episoden dauern Minuten bis Stunden und zeigen manchmal ein circadianes Muster [31]. Interessanterweise werden die Schmerzen durch Anheben der Extremitäten gelindert, ebenso durch Kühlung, wozu Patienten Kühlpacks, Ventilatoren, Eiswasser oder den Kühlschrank nutzen. Die übermäßige Abkühlung kann zu Erfrierungen oder anderen Erkältungsverletzungen, Mazerationen und sekundären Infektionen führen. Der Patient ist in der Regel schwer betroffen und aufgrund der Schmerzen immobilisiert. Selten sind Hals, Ohren, Wangen oder Skrotum betroffen.

Diagnose der Erythromelalgie:
- brennende palmare und plantare Schmerzen, Rötung und Überwärmung
- bilateral-symmetrisches Auftreten
- Verstärkung durch Wärme oder körperliche Aktivität
- Besserung durch Kälte, Ruhe, Hochlagerung
- kein Ansprechen auf Analgetika

18.7.5 Diagnostik (Labor, Bildgebung)

Bei der primären Erythromelalgie finden sich weder Entzündungszeichen, antinukleäre Antikörper, Kryoglobuline, Kälteagglutinine, Gerinnungsstörungen oder Thrombophiliezeichen.

Eine elektrophysiologische Untersuchung (Nervenleitgeschwindigkeit) schließt eine Polyneuropathie großer Fasern aus oder stellt sie fest. Die Ergebnisse sind uneinheitlich. Auch eine Polyneuropathie kleiner Fasern kann vorliegen und eine Verringerung der Fasern einer Hautbiospie zugänglich sein.

Bei frühem Auftreten, familiärer Häufung und Verdacht auf eine primäre Erythromelalgie soll eine genetische Analyse (SCN9A, SCN10A und SCN11A) erfolgen. Die Erythromelalgie kann im Rahmen einer Systemerkrankung auftreten und wird dann als sekundäre Form von der idiopathischen primären Form abgegrenzt.

Differentialdiagnostik bei sekundärer Erythromelalgie:
- Thrombozytose – Polycythaemia vera
- Systemischer Lupus erythematodes
- rheumatoide Arthritis
- Kryoglobulinämie
- Thrombangiitis obliterans
- Diabetes mellitus
- Nebenwirkung von vasoaktiven Substanzen
- Gicht
- Arteriosklerose

18.7.6 Differentialdiagnostik

Differentialdiagnostisch sind Pernionen, Raynaud-Syndrom, die Sympathikus-Reflexdystrophie, Zellulitis, Polyneuropathien, Neuritiden, Endangiitis obliterans zu erwägen. Auch ein Morbus Fabry, der α-Galaktosidase-Mangel, sollte ausgeschlossen werden, da schon früh im Krankheitsverlauf Schmerzen durch körperliche Aktivität oder rasche Wärmeexposition ausgelöst werden können, noch ehe die charakteristischen Angiokeratome auftreten. Bei vermuteter sekundärer Erythromelalgie sind auslösende Erkrankungen (myeloproliferative Erkrankungen, Malignome), Medikamente (Bromocriptin, Calciumkanalblocker und topisches Isopropanol), Pilz-/Quecksilbervergiftung zu prüfen.

Weitere Differenzialdiagnosen sind Raynaud-Phänomen, Erfrierungen, Vaskulitis, Cellulitis, Erysipel, Dermatitis, Osteomyelitis, komplexes regionales Schmerzsyndrom, systemischer Lupus erythematodes, periphere Neuropathie, arterielle oder venöse Insuffizienz.

18.7.7 Therapie und Überwachung

18.7.7.1 Kausale Therapie

Eine Verbesserung der Symptome kann häufig durch einen multimodalen Ansatz erreicht werden, der nicht-pharmakologische und pharmakologische Strategien umfasst. Therapeutisch sind Analgetika ohne wesentlichen Nutzen. Lokale oder Leitungsanästhesien sind symptomatisch. Kontrollierte Doppelblind-Pilotstudien wurden mit sehr wenigen Patienten mit intravenös verabreichtem Prostanoid (Iloprost) oder einem oral anwendbaren Prostanoid Misoprostol durchgeführt [32,33]. Eine weitere Alternative ist die intravenöse Behandlung mit Natriumnitroprussid. Gerade diese Form der antihypertensiven Behandlung könnte über die Bereitstellung von NO zu einer Relaxierung der Gefäßmuskulatur führen und somit gezielt in die Pathogenese eingreifen.

Gabapentin und Pregabalin können neuropathische Schmerzsyndrome lindern. Natriumkanalblocker wie Lidocain oder Mexiletin reduzieren die Übererregbarkeit bei einigen Nav9A-Mutanten.

Bei sekundären Formen ist eine entsprechende Behandlung der Grunderkrankung durchzuführen. Eine schmerzlindernde Kühlung ist vorsichtig zu betreiben, da an den Extremitäten erhebliche Kälteschäden, Mazerationen, Ulzerationen, Infektionen und Gangrän, zu befürchten sind.

18.7.8 Prognose

Die Prognose zumindest der kindlichen primären Erythromelalgie ist günstig, der sekundären Form von der Grunderkrankung abhängig.

18.8 Morbus Fabry

18.8.1 Hintergrund/Definition

Der Morbus Fabry ist eine X-chromosomal vererbte lysosomale Speichererkrankung, verursacht durch eine beeinträchtigte Funktion der Ceramidtrihexosidase α-Galaktosidase A.

18.8.2 Epidemiologie

Häufigkeitsdaten schwanken sehr, zwischen 1:3000 und 1:100.000. Durch den variablen Verlauf wird die Diagnose wahrscheinlich zu selten und zu spät gestellt. An der vollen Ausprägung sind nur Jungen/Männer betroffen, Überträgerinnen können variable Krankheitszeichen aufweisen [34].

18.8.3 Pathogenese/Ätiologie

Der Enzymdefekt führt zu Ablagerungen von Ceramiden im Endothel

18.8.4 Klinik/Symptome

Die Beschwerden können sehr variabel sein, der Krankheitsverlauf ist schwer vorhersagbar. Zahlreiche Organe, Haut, Augen, Magen-Darm-Trakt, Nieren, Herz und Nervensystem können betroffen sein. Ab dem Schulalter treten durch Nervendegeneration anfallsartig akrale Schmerzen und Dysästhesien (Kribbeln) auf, begleitet von erhöhter Körpertemperatur bei beeinträchtigtem Schwitzen (Hypohidrose oder Anhidrose). Da durch Überhitzung Schmerzkrisen ausgelöst werden können, werden Hitze (Sonnenbad) und körperliche Anstrengung vermieden. Auch phasenhafte Bauchschmerzen, Übelkeit, Erbrechen und Diarrhoe sind typisch. An der Haut entwickeln sich Angiokeratome (klein, rot bis blau-schwarz, flach oder leicht erhaben), insbesondere im Badehosenbereich und am Bauchnabel. An den Augen entwickelt sich eine typische und pathognomonische Hornhauttrübung (Cornea verticillata), wie sie sich sonst nur bei langfristiger Therapie mit Antimalarika findet. Organveränderungen an Herz und Niere (zunächst Proteinurie, später Niereninsuffizienz) entwickeln sich im 3–4. Lebensjahrzehnt.

18.8.5 Diagnostik (Labor, Bildgebung)

Die Diagnose kann durch die verminderte Enzymaktivität α-Galaktosidase A (Trockenblutkarte) im Blut oder durch genetische Untersuchung des GLA-Gens gestellt werden, ein Überträgerstatus ist genetisch bestimmbar.

18.8.6 Therapie und Überwachung

18.8.6.1 Kausale Therapie

Eine Enzymersatztherapie mit Agalsidase alfa (0,2 mg/Kg alle 2 Wochen) oder Agalsidase beta (1,0 mg/Kg alle 2 Wochen) steht zur Verfügung und soll von spezialisierten Stoffwechselzentren initiiert und überwacht werden [35].

18.8.6.2 Adjuvante Therapie

Neuropathische Schmerzen sind mit Carbamazepin, Phenytoin and Gabapentin oder Pregabalin zu behandeln [36].

18.8.7 Prognose

Die Prognose ist durch Herz-Kreislauf-Krankheiten und vorzeitige Arteriosklerose an Hirnarterien und Hirnvenen sowie durch eine Nephropathie bestimmt.

18.9 Morbus Farber

18.9.1 Hintergrund/Definition

Die Farber-Erkrankung ist eine seltene autosomal-rezessiv vererbte lysosomale Speicherkrankheit. Mutationen im Gen ASAH1 betreffen eine Hydrolase, die Ceramid durch Abspaltung einer Fettsäure zu Sphingosin umbaut.

18.9.2 Epidemiologie

Die Erkrankung ist sehr selten. Aufgrund des Erbgangs ist eine Häufung bei Konsanguinität zu erwarten.

18.9.3 Pathogenese/Ätiologie

Der Mangel des lysosomalen Enzyms saure Ceramidase führt zu Entzündungsreaktion, mutmaßlich weil Ceramid ein pro-inflammatorisches und pro-apoptotisches Sphingolipid ist [37]. Sphingolipid Ceramid nimmt eine wichtige Rolle als Second Messenger in einer Reihe von Signaltransduktionswegen ein.

18.9.4 Klinik/Symptome

Die Trias multiple Gelenkkontrakturen, Heiserkeit und Knötchen sind wegweisend (Abb. 18.11). Die Patienten zeigen eine schmerzhafte Polyarthritis großer und kleiner Gelenke, aus denen sich Gelenkkontrakturen (Kamptodaktylie) entwickeln. Die Hei-

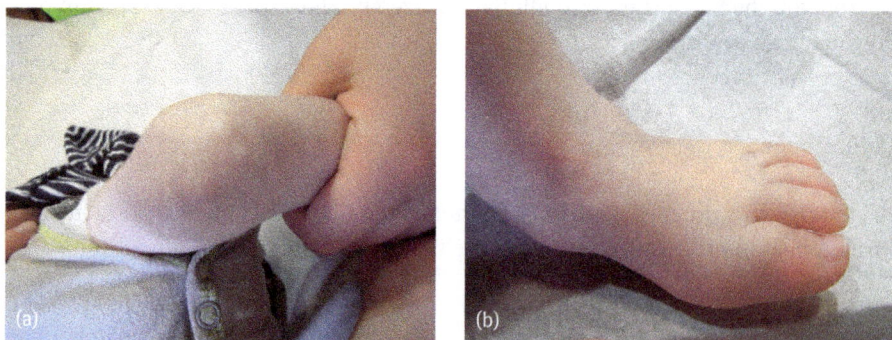

Abb. 18.11: Multiple subkutane Knoten von 0,5–1 cm Durchmesser über der Patella (a) und am Sprunggelenk (b) bei einem 5 Monate alten Säugling mit homozygoter Mutation im ASAH1-Gen. Es bestanden schmerzhafte Gelenkschwellungen mit Kontrakturen (Bildquelle: G. Horneff).

serkeit ist durch Anomalien des Kehlkopfs bzw. eine Laryngomalazie bedingt. Periartikuläre, subkutan gelegene Knötchen sind typisch. Ihr Durchmesser kann von 1 bis 50 mm betragen. Das systemische Krankheitsbild zeigt sich durch rezidivierendes Fieber, Hepatosplenomegalie, interstitielle Lungenerkrankung, Minderwuchs und eine neurologische Beteiligung (Entwicklungsverzögerung, Hydrozephalus, retinale Cherry-Red-Spots).

18.9.5 Diagnostik (Labor, Bildgebung)

Die Diagnose wird durch Nachweis der Mutation im ASAH1-Gen gestellt. Die Enzymaktivität ist im Ausland bestimmbar.

18.9.6 Therapie und Überwachung

18.9.6.1 Kausale Therapie
Aktuell kann kurativ nur eine Knochenmark-/Stammzelltransplantation erwogen werden [38]. Eine Enzymersatztherapie ist in der Entwicklung [39].

18.9.6.2 Adjuvante Therapie
Zur Kontrolle der Gelenkentzündung und der Fieberschübe werden Kortikosteroide, Interleukin-1-(Anakinra) und Interleukin-6-Antagonisten (Tocilizumab) versucht. NSAR dienen der Behandlung der Gelenkschmerzen, Physiotherapie ist aufgrund der Gelenkkontrakturen notwendig [40].

18.9.7 Prognose

Phänotyp und Verlauf sind sehr variabel. Bei schwerem Verlauf kann die Lebenserwartung einige Monate betragen, bei leichtem Verlauf aufgrund einer Restaktivität erfolgte die Diagnosestellung auch erst im jungen Erwachsenenalter.

18.10 Pachydermatosis/Pachydermodaktylie

18.10.1 Hintergrund/Definition

Die Pachydermodaktylie ist eine seltene digitale Fibromatose, die durch eine schmerzlose Schwellung der Haut über den proximalen Interphalangealgelenke gekennzeichnet ist. Dieses nicht-entzündliche Krankheitsbild muss gekannt und gegenüber Arthritiden abgegrenzt werden, um eine unnötige medikamentöse Therapie zu vermeiden.

18.10.2 Epidemiologie

Die Erkrankung ist selten. Daten zur Epidemiologie sind nicht verfügbar. Männliche Jugendliche sind überwiegend betroffen.

18.10.3 Pathogenese/Ätiologie

Die Ätiologie der Pachydermodaktylie ist unbekannt, auslösend werden repetitive mechanische Affektionen diskutiert. Eine histopathologische Untersuchung ergab eine epidermale Hyperplasie mit Hyperkeratose und/oder Akanthose, Hautkollagenanstieg, Fibroblastenproliferation und Mucinablagerung [41].

18.10.4 Klinik/Symptome

Typische, schmerzfreie Schwellung der ‚Haut über den proximalen Interphalangealgelenke der Finger, insbesondere 2–4, ohne Erguss oder Erythem. Oftmals ist das Maximum der Schwellung nicht im Gelenkbereich (Abb. 18.12).

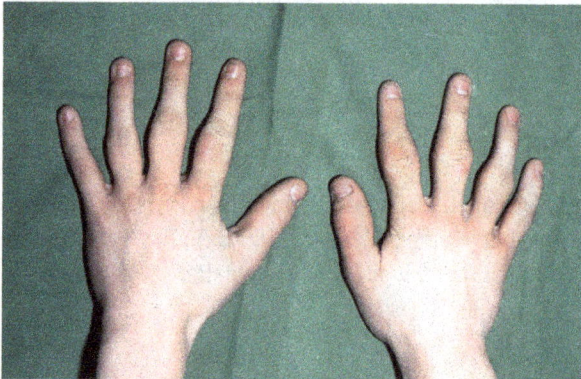

Abb. 18.12: Typische Präsentation eigener Patienten mit „periartikulärer" Verdickung der Haut, die eine Arthritis simuliert. Eine Bewegungseinschränkung oder Schmerzen bestehen nicht (Bildquelle: G. Horneff).

18.10.5 Diagnostik (Labor, Bildgebung)

Nur in Zweifelsfällen ist eine Bildgebung (Sonografie zum Ausschluss von Erguss oder Synovitis), Röntgen zum Ausschluss einer knöchernen Manifestation (z. B. pseudorheumatoide Dysplasie) erforderlich. Zwar bestehen histologisch typische Befunde (Hyperkeratose und Akanthose der Epidermis, grobe Kollagenbündel mit Vermehrung der Fibroblasten in der Dermis und Mucinablagerungen), doch ist bei Kenntnis des Krankheitsbildes eine Biopsie vermeidbar.

18.10.6 Therapie und Überwachung

Eine medikamentöse Therapie ist nicht erforderlich. Die Eliminierung der mechanischen Stimulation durch Ergotherapie hat sich als hilfreich erwiesen [40].

18.10.7 Prognose

Schäden sind nicht bekannt.

Literatur

[1] Hoffmann AL, Milman N, Byg KE. Childhood sarcoidosis in Denmark 1979–1994: incidence, clinical features and laboratory results at presentation in 48 children. Acta Paediatr. 2004;93(1):30–36.

[2] Yanardag H, Pamuk ON, Karayel T. Cutaneous involvement in sarcoidosis: analysis of the features in 170 patients. Respir Med. 2003;97(8):978–982.

[3] Du Bois RM. Corticosteroids in sarcoidosis: Friend or foe? Eur Respir J. 1994;7:1203–1209.

[4] Simonini G, Taddio A, Cattalini M, et al. Superior efficacy of Adalimumab in treating childhood refractory chronic uveitis when used as first biologic modifier drug: Adalimumab as starting anti-TNF-α therapy in childhood chronic uveitis. Pediatr Rheumatol Online J. 201315;11:16. doi: 10.1186/1546-0096-11-16. eCollection 2013.

[5] Vaiopoulos AG, Kanakis MA, Kapsimali V, et al. Juvenile Adamantiades-Behçet Disease. Dermatology. 2016;232(2):129–136. doi: 10.1159/000442667

[6] Treudler R, Orfanos CE, Zouboulis CC: Twenty eight cases of juvenile-onset Adamantiades-Behçet's disease in Germany. Dermatology. 1999;199:15–19.

[7] Kesen MR, Goldstein DA, Tessler HH. Uveitis associated with pediatric Behçet disease in the American Midwest. Am J Ophthalmol. 2008;146:819–827.

[8] Tugal-Tutkun I, Havrlikova K, Power WJ, Foster CS. Change in patterns in uveitis of childhood. Ophthalmology. 1996;103:375–383.

[9] International Study Group for Behcet's Disease. Criteria for diagnosis of Behcet's disease. Lancet. 1990;335(8697):1078–1080.

[10] Papa R, Nozza P, Granata C, et al. Juvenile eosinophilic fasciitis: three case reports with review of the literature. Clin Exp Rheumatol. 2016;34(3):527–530. Epub 2016 May 30

[11] Farrington ML, Haas JE, Nazar-Stewart V, Mellins ED. Eosinophilic fasciitis in children frequently progresses toscleroderma-like cutaneous fibrosis. J Rheumatol. 1993;20(1):128–132.

[12] Karami M, Soleimani M, Shiari R. Pigmented villonodular synovitis in pediatric population: review of literature and a case report. Pediatr Rheumatol Online J. 2018;16(1):6. doi: 10.1186/s12969-018-0222

[13] Caruso CA, Leddy TP. Posttraumatic Pigmented Villonodular Synovitis of the Elbow After Occult Fracture: A Literature Review. J Am Acad Orthop Surg Glob Res Rev. 2017;1(3):e018. doi: 10.5435/JAAOSGlobal-D-17-0001

[14] Chang JS, Higgins JP, Kosy JD, Theodoropoulos J. Systematic Arthroscopic Treatment of Diffuse Pigmented Villonodular Synovitis in the Knee. Arthrosc Tech. 2017;6(5):e1547–e1551. doi: 10.1016/j.eats.2017.06.029

[15] Daoud J, Aouad D, Hassan Y, El Rassi G. Localized pigmented villonodular synovitis of the posterior knee compartment with popliteal vessel compression: a case report of arthroscopic resection using only anterior knee portals. Case Rep Orthop. 2018:7532358

[16] Duan Y, Qian J, Chen K, Zhang Z. Necessity of adjuvant postoperative radiotherapy for diff use pigmented villonodular synovitis of the knee: a case report and literature review. Medicine (Baltimore). 2018;97:e9637.

[17] Brahmi M, Vinceneux A, Cassier PA. Current systemic treatment options for tenosynovial giant cell tumor/pigmented villonodular synovitis: targeting the CSF1/CSF1R axis. Curr Treat Options in Oncol. 2016;17(2):10.

[18] Horváth A, Páll N, Molnár K, et al. A nationwide study of the epidemiology of relapsing polychondritis. Clin Epidemiol. 2016;8:211–230.

[19] Foidart JM, Abe S, Martin GR, et al. Antibodies to type II collagen in relapsing polychondritis. N Engl J Med. 1978;299:1203–1207.

[20] Tabler T, Piette JC, Chevalier X, Marini-Portugal A, Kraus VB. Serum cytokine profiles in relapsing polychondritis suggest monocyte/macrophage activation. Arthritis Rheum. 2004;50:3663–3667.

[21] KemtaLekpa F, Kraus VB, Chevalier X. Biologics in relapsing polychondritis: a literature review. Semin Arthritis Rheum. 2012;41:712–719.

[22] McAdam LP, O'Hanlan MA, Bluestone R, Pearson CM. Relapsing polychondritis: prospective study of 23 patients and a review of the literature. Medicine (Baltimore) 1976;55:193–215.

[23] Stewart KA, Mazenic DJ. Pulse intravenous cyclophosphamide for kidney disease in relapsing polychondritis. J Rheumatol. 1992;19:498–500.

[24] Pergantou H, Matsinos G, Papadopoulos A, Platokouki H, Aronis S. Comparative study of validity of clinical, X-ray and magnetic resonance imaging scores in evaluation and management of haemophilic arthropathy in children. Haemophilia. 2006;12(3):241–247.

[25] van Vulpen LFD, Mastbergen SC, Lafeber FPJG, Schutgens REG. Differential effects of bleeds on the development of arthropathy – basic and applied issues. Haemophilia. 2017;23(4):521–527.

[26] Roosendaal G, van Rinsum AC, Vianen ME, et al. Haemophilic arthropathy resembles degenerative rather than inflammatory joint disease. Histopathology. 1999;34:144–153.

[27] Pollmann H, Richter H, Ringkamp H, Jürgens H. When are children diagnosed as having severe haemophilia and when do they start to bleed? A 10-year single-centre PUP study. Eur J Pediatr. 1999;158 Suppl 3:166-170.

[28] Fischer K, van Hout BA, van der Bom JG, Grobbee DE, van den Berg HM. Association between joint bleeds and Pettersson scores in severe haemophilia. Acta Radiol. 2002;43(5):528–532.

[29] Melchiorre D, Morfini M, Linari S, et al. Anti-TNF-α therapy prevents the recurrence of joint bleeding in haemophilia and arthritis. Rheumatology (Oxford). 2014;53:576–578.

[30] Klein-Weigel PF, Volz TS, Richter JG. Erythromelalgia. Vasa. 2018;47(2):91–97. doi: 10.1024/0301-1526/a000675. Epub 2018 Jan 4

[31] Tang Z, Chen Z, Tang B, Jiang H. Primary erythromelalgia: a review. Orphanet J Rare Dis. 2015;10:127. doi: 10.1186/s13023-015-0347-1

[32] Kalgaard OM, Mørk C & Kvernebo K. Prostacyclin reduces symptoms and sympathetic dysfunction in erythromelalgia in a double-blind randomized pilot study. Acta Derm Venereol. 2003;83:442–444.

[33] Mørk C, Salerud EG & Asker CL, et al. The prostaglandin E1 analog misoprostol reduces symptoms and microvascular arteriovenous shunting in erythromelalgia – a double-blind, crossover, placebo-compared study. J Invest Dermatol. 2004;122:587–593.

[34] Germain DP. Fabry disease. Orphanet J Rare Dis. 2010;5:30. doi: 10.1186/1750-1172-5-30

[35] Germain DP, Elliott PM, Falissard B, et al. The effect of enzyme replacement therapy on clinical outcomes in male patients with Fabry disease: A systematic literature review by a European panel of experts. Mol Genet Metab Rep. 2019;19:100454. doi: 10.1016/j.ymgmr.2019.100454

[36] Schuller Y, Linthorst GE, Hollak CE, Van Schaik IN, Biegstraaten M. Pain management strategies for neuropathic pain in Fabry disease–a systematic review. BMC Neurol. 2016;16:25. doi: 10.1186/s12883-016-0549-8

[37] Sands M. Farber disease: understanding a fatal childhood disorder and dissecting ceramide biology. EMBO Mol Med. 2013;5:799–801.

[38] Ehlert K, Frosch M, Fehse N, et al. Farber disease: clinical presentation, pathogenesis and a new approach to treatment. Pediatr Rheumatol Online J. 2007;5:15.

[39] He X, Dworski S, Zhu C, et al. Enzyme replacement therapy for Farber disease: Proof-of-concept studies in cells and mice. BBA Clin. 2017;7:85–96. doi: 10.1016/j.bbacli.2017.02.001. eCollection 2017 Jun.

[40] Mitchell J, Solyom A, Makay B, et al. Farber disease: implications of anti-inflammatory treatment. Mol Gen Metab. 2016;117:S81-S82.

[41] Allos T, Oppl B, Kovács L, Zwerina J. Pachydermodactyly: a review. Curr Rheumatol Rep. 2014;16:442. doi: 10.1007/s11926-014-0442-7.

19 Rheumatische Beschwerden bei Stoffwechselstörungen

Hermann Girschick, Christine Hofmann, Henner Morbach

19.1 Bindegewebsschwäche

19.1.1 Vormerkung

Eine mehr oder weniger ausgeprägte Schwäche des „Bindegewebes" findet sich bei einer Vielzahl von strukturellen Erkrankungen der Haut, Unterhaut, Sehnen, Gelenkskapselerkrankungen, auch bei Osteogenesis imperfecta und Hypophosphatasie, Erkrankungen, die im Wesentlichen den „Knochen" betreffen. Der klinische Schweregrad einer Bindegewebsschwäche wird dem Rheumatologen relevant erscheinen, insbesondere, wenn das Kind mit chronisch oder wiederkehrendem muskuloskelettalem Schmerz vorgestellt wird.

19.1.2 Benigne Hypermobilität

Etwa 10–15 % aller gesunden Kinder weisen überbewegliche Gelenke auf mit Schmerzen und Subluxationen/Luxationen. Der typische muskuloskelettale Schmerz bezieht sich meist auf die unteren Extremitäten und tritt vor allem nach körperlicher und sportlicher Aktivität auf.

Charakteristika des Hypermobilitätsyndroms:
- Gelenkschmerzen abends oder nachts
- Abhängigkeit von Belastung
- Häufigkeit 12–20 % aller Kinder

Die Kinder sind häufig rasch ermüdbar, haben Schreibprobleme und weisen häufig ein Knacken der Gelenke auf. Letzteres wird oft im Rahmen eines Vermeidungsverhaltens sogar gehäuft herbeigeführt. Ungünstiger Weise führen die Schmerzen am Bewegungsapparat zu einer zunehmenden Reduktion sportlicher Aktivitäten, was eine Schwächung des muskuloskelettalen Apparates verstärkt. Therapeutisch erfolgen Physiotherapie, Muskelkräftigung, stützende Bandagen, Tape-Verbände. Zusätzlich können nicht-steroidale entzündungshemmende Medikamente eingesetzt werden. Überlappungen hin zur Fibromyalgie und Schmerzverstärkungssyndrom werden beschrieben [1]. Da betroffene Mädchen häufig besondere Fähigkeiten in der Bewegung, z. B. bei Ballett oder Gymnastik, aufweisen, ist die multiprofessionelle Begleitung dieser sportlichen Tätigkeit sinnvoll. In der Spezialambulanz wird man Messsysteme für die Überbeweglichkeit einsetzen, neben dem Bewegungsumfang der Gelenke auch den sogenannten Beighton-Score (Abb. 19.1 und 19.2). Laborparameter

https://doi.org/10.1515/9783110493801-019

Page header

Tab. 19.1: Beighton Score zur Diagnose der Hypermobilität [1].

	Punkte
Handflächen können bei gestreckten Knien auf den Boden aufgelegt werden	1
Überstreckbarkeit der Ellbogen um ≥ 10°, jeweils rechts und links	je Seite 1
Daumen berührt den Unterarm	je Seite 1
Überstreckung des Grundgelenkes des kleinen Fingers auf 90°	je Seite 1
Überstreckbarkeit der Kniegelenke um ≥ 10	je Seite 1

Bewertung: 0–2 Punkte = nicht hypermobil; 3–4 Punkte = moderat hypermobil; ≥ 5 Punkte = generalisierte Hypermobilität

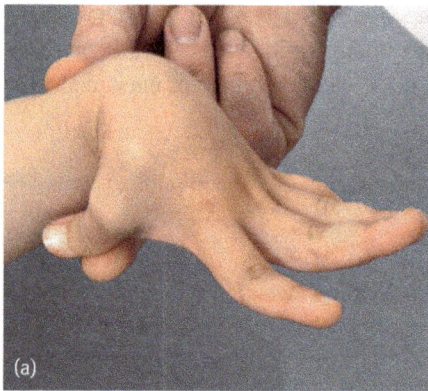

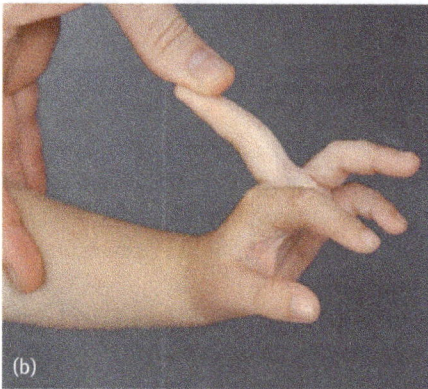

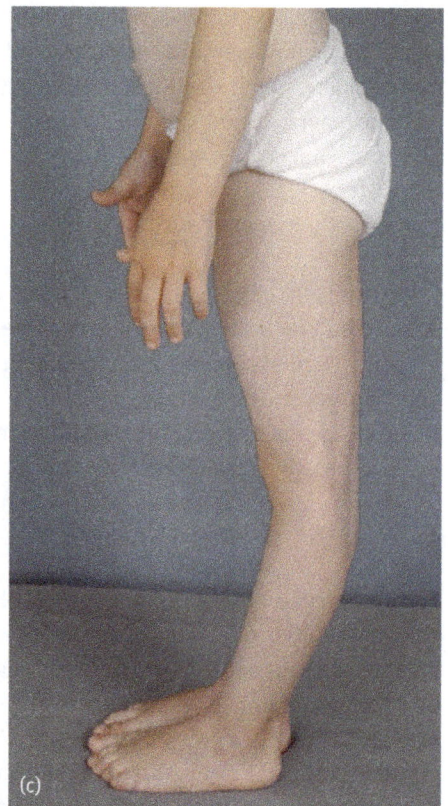

Abb. 19.1: Gelenkhypermobilität. Ein 4 ½ -jähriges Mädchen wies einen „quälenden" Husten v. a. nachts seit dem 2. Lebensjahr auf. Er waren mehrfach stationäre Aufenthalte wegen rezidivierender Pneumonien 11/07, 5/08, 10/08 erforderlich, dabei wurden eine Mittellappenatelektase rechts, Dystelektasen und eine Bronchomalazie beschrieben. Klinisch fand sich eine ausgeprägte Bindegewebsschwäche. Prüfung der Überbeweglichkeit mit dem Beighton Score, jeweils 1 Punkt darin ergebend. (a) Überbeweglichkeit der Finger 2–5; (b) Opposition des Daumens zum Unterarm (c) Überbeweglichkeit der Knie und Senkfüße beidseits (Bildquelle: H. Girschick).

sind in der Regel nicht hilfreich, Entzündungsparameter sollten nicht erhöht sein. Sonografisch kann eine Vermehrung von Gelenkflüssigkeit bestehen, allen voran im Bereich der Hüften, der Knie und der Ellbogen. Hier kann die Abgrenzung zu milden Verlaufsvarianten einer kindlichen Oligoarthritis oder auch Polyarthritis schwierig sein. Im Rahmen der Bindegewebsschwäche sind Auffälligkeiten des Augenlinsen-Halteapparates, ein insuffizienter Herzklappenschluss und auch z. B. Bauchwand-hernien möglich. Nicht selten besteht eine familiäre Häufung.

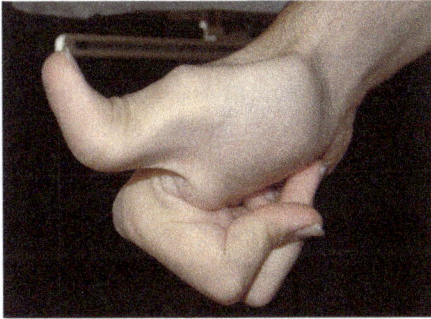

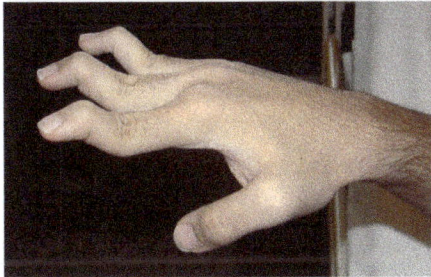

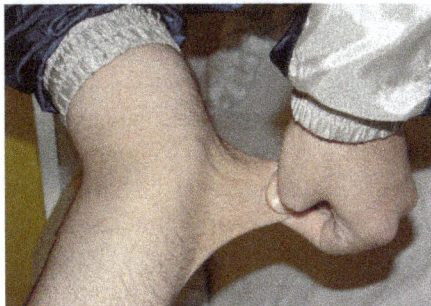

Abb. 19.2: Ehlers Danlos-Syndrom bei einem jugendlichen Patienten. Erkennbar sind Luxationen der Gelenke und die Hautdehnbarkeit (Bildquelle: G. Horneff).

19.1.3 Ehlers-Danlos-Syndrom

19.1.3.1 Pathogenese/Ätiologie

Das Ehlers-Danlos-Syndrom entspricht einer heterogenen Gruppe vererbbarer Störungen im Bindegewebsaufbau [2]. Es handelt sich um monogenetische Erkrankungen mit einer Multisystemausprägung und variabler klinischer Manifestation [3,4]. Betroffen ist strukturell meist der Kollagen-Aufbau. Kollagen-Eiweiße stellen die Hauptkomponente der extrazellulären Matrixproteine (Kollagen 1, 2, 3, 5, 11). Sie formen fibrilläre Strukturen, welche zum Strukturaufbau und zur „Stärke" der extrazellulären Matrix beitragen. Wie bei der Osteogenesis imperfecta beschrieben, bestehen Kollagene aus einer dreifachen fibrillären Struktur, welche untereinander vernetzt sind. Die intrazelluläre Synthese von Vorläufer-(Prokollagen-) Molekülen ist gefolgt von einer intensiven Modifikation durch Hydroxylierung und Glykosylierung, bis hin zu einer Wegnahme der jeweils am Ende positionierten Propeptide. Die Kollagen-Moleküle formen diese Fibrillen spontan, welche dann durch kovalente Verbindungen stabilisiert werden.

In der Villefranche-Klassifikation werden 6 Untergruppen beschrieben, welche mittlerweile durch molekulargenetische Erkenntnisse um 3 weitere Subgruppen ergänzt wurden: Klassisches EDS (Kollagen 5 A1/A2), hypermobile Form (Tenascin), vaskuläre Form (Kollagen 3 A1), kyphoskoliotische Form (Lysyl-Hydroxylase S1/ PLOD1 Gen-Procollagen-Lysin, 2-Oxolutarate-5-dioxygenase), arthrochalastische Form (Kollagen 1 A1/A2), Dermatosparaxis Pro-Kollagen N-Proteinase (ADAMTS2)) [3,5,6].

19.1.3.2 Klinik

Die erhöhte Biegbarkeit und „Bruch"neigung des Bindegewebes resultiert in einer Weichheit und Überdehnbarkeit der Haut, die sich auch samtartig anfühlt. Die Haut ist fragil, Risse sowohl der gesamten Haut als auch subkutan treten nach minimalem Trauma häufig auf. Distendierte Hautstreifen und verbreiterte „dünne" Narbenbildung sind charakteristisch. Die Gelenküberbeweglichkeit kann mit dem Beighton-Score beschrieben werden [1]. Die Überbeweglichkeit kann durch wiederholte, teilweise oder vollständige Gelenkluxationen, Zerrungen und Sehnenreizungen kompliziert werden. In diesem Zusammenhang wird auch eine Muskelhypotonie mit entsprechender Antriebsarmut beschrieben. Eine erhöhte Blutungsneigung sowohl in die Haut als auch z. B. beim Zähneputzen kann bestehen. Auf Nabel- und Leistenhernien ist zu achten.

Die Symptome des klassischen Ehlers Danlos, Hautdehnbarkeit, atrophische Hautvernarbungen, Gelenküberbeweglichkeit, erhöhter Blutungsneigung, werden bei Sonderformen erweitert. So zeigt der „vaskuläre" Typ (Kollagen 3 A1-Mutation) eine besondere Gefäßfragilität vor allem der Aorta mit der Neigung zur Dissektion, Ruptur und Aneurysma. Zusätzlich kommt es hier zur Fragilität des Darmes. Besondere Blutungsneigung im Anschluss an eine Geburt ist ebenso zu bedenken. Bei der „hypermobilen" Variante ist u. a. neben der Gelenkproblematik mit Gelenkschmerzen und Überbeweglichkeit auch an deutliche autonome Dysfunktionen, z. B. mit Tachykardie, Kreislaufschwäche, Bewusstseinsstörungen, zu denken. Bei der „kyphoskoliotischen" Variante findet sich neben der Gelenküberbeweglichkeit, einer allgemeinen motorischen Hypotonie und Entwicklungsverzögerung eine früh beginnende progressive Kyphoskoliose. Auch Störungen an der Sklera, Augeninnendruck-Erhöhungen, Gefäßrupturen sind beschrieben worden. Eine Abgrenzung zu einer primär neuromuskulären Erkrankung kann im klinischen Alltag schwierig sein.

19.1.3.3 Diagnostik
Die klinische Untersuchung dokumentiert die Überbeweglichkeit (Beighton-Score) (Abb. 19.1) zusätzlich sind Ultraschalluntersuchungen der Gefäße und muskuloskelettale Kraftanalysen, und Gerinnungsanalysen erforderlich. Die Hautbiopsie kann die abnormale Zusammensetzung der Kollagenfibrillen darstellen. Da eine Vielzahl von verschiedenen Genen im Strukturaufbau des Bindegewebes betroffen sein kann, kann im Rahmen einer genetischen Beratung eine Vorselektion aufgrund der klinischen Einschätzung von besonderer Bedeutung sein. Die Erkrankung kann mittlerweile durch molekulargenetische Diagnostik in der Regel eindeutig zugeordnet werden. Zu bedenken ist, dass mit der Diagnosestellung Bewältigungsstrategien des Patienten besser auf den Weg gebracht werden können, und dass die weitere Betreuung ärztlicherseits klarer fokussiert werden kann.

19.1.3.4 Therapie
Aufgrund der Vielzahl der Symptome ist eine interdisziplinäre Betreuung durch ein in der muskuloskelettalen und vaskulären Medizin erfahrenes Team von großer Bedeutung. Erforderlich sind psychosoziale Betreuung, Beratung zu genetischer Diagnostik, Familienplanung, Berufsfindung, Versicherungsfragen etc. Physiotherapeutische Maßnahmen dienen der Stärkung der muskulären Balance, die Stabilisation von Gelenkstrukturen durch z. B. Bandagen und Schienen und die chirurgisch-informierte Vorgehensweise bei Verletzungen (besonders feine Nahttechniken und Blutungsstillungsmaßnahmen).

19.1.4 Marfan-Syndrom

19.1.4.1 Hintergrund/Definitionen
Das Marfan-Syndrom wird durch heterozygote Mutationen im FBN1-Gen verursacht, welches für das extrazelluläre Matrixprotein Fibrillin-1 codiert. Verschiedene Kriterien, sogenannten Berlin-Kriterien, Ghent-Kriterien von 1996 und deren Revision von 2010 (Ghent-2) sind verfügbar. In der letzten Klassifikation werden Relevanz der Fi-

brillin-Mutationen, aortale Dilatation und die Augenlinsenektopie berücksichtigt [7–10].

19.1.4.2 Epidemiologie
Die Prävalenz der Erkrankung wird zwischen 1:5000 bis 1:10.000 angegeben [7,10].

19.1.4.3 Pathogenese
Fibrillin-1-Monomere aggregieren zu einem extrazellulären Komplex, welcher auch „Mikrofibrillen" genannt wird. Diese konzentrieren sich am Rand von elastischen Fasern im Rahmen der Embryogenese. Fibrillin ist entscheidend für die Erhaltung dieser elastischen Fasern. Eine strukturelle Homologie zwischen Fibrillin und dem Gewebsfaktor TGF-β (*transforming growth factor-β*) haben zu der Hypothese geführt, dass auch Fibrillin in dem Gewebeerhalt eine Rolle zu spielen vermag. Die Blockade von TGF-β durch Antikörper zeigte im Tiermodell positive Effekte. Da auch Angiotensin-2-Rezeptorblocker (z. B. Losartan) die TGF-β-Signalkaskade hemmt, erklärt sich, dass auch ein Teil der Marfan-Syndrom-Patienten von einer ACE-Hemmung profitieren kann. Patienten mit einer dominant-negativen Mutation und Einbau eines defekten Eiweißes in normaler Menge haben allerdings davon nicht profitiert. Es gibt Hinweise, dass auch Doxycyclin eine TGF-β-Blockade erzeugt [7,11].

19.1.4.4 Klinik und Diagnostik
Im Rahmen der Ghent-Klassifikation wird deutlich mehr Gewicht auf die aortale Wurzeldilatation und die Augenlinsenektopie gelegt. Sind beide Symptome mit einer Dilatation der Aortenwurzel vorhanden, dann kann die Diagnose Marfan-Syndrom gestellt werden. Dies gilt auch bei Vorhandensein einer Mutation im Fibrillin-Gen oder bei Vorhandensein von systemischen klinischen Zeichen. Darunter zählen Überdehnbarkeit der Gelenke, eine Thoraxdeformität, ein Pneumothorax, Auffälligkeiten in der Hüft-Anatomie, eine Skoliose, faziale Auffälligkeiten, Hautstriae, Myopie und ein Mitralklappenprolaps. Abzugrenzen in seltenen Fällen sind das familiäre thorakale Aortenaneurysma und Dissektionssyndrom, Fehlanlagen der Aortenklappe, z. B. eine bikuspide Klappe mit aufsteigender Aortendilatation, des Weiteren das Loeys-Dietz-Syndrom und die vaskuläre Variante des Ehlers-Danlos-Syndroms. Zur Abgrenzung kann die Mutationsanalyse im Fibrillin-Gen erfolgen [12].

Für den Kinderrheumatologen spielen in vorderster Linie die Bindegewebsschwäche, die Überdehnbarkeit, Senk-/Spreizfuß und Thoraxdysplasie eine Rolle. In der klinischen Abklärung erfolgt eine kardiovaskuläre Diagnostik inklusive Echokardiografie zur präzisen Einschätzung der Weite der aufsteigenden Aorta, Klappenschwächen sowohl im Bereich der Aorta als auch der Mitralis [13]. Die Wahrscheinlichkeit einer Aortendissektion steigt ab dem 15. Lebensjahr.

Isolierte Manifestationen im Bereich des knöchernen Skeletts sind eine generelle Knochendichteminderung des gesamten Körpers und insbesondere der kaudalen Wirbelsäule [14]. Eine erhöhte signifikante Frakturrate scheint jedoch nicht zu bestehen. Von Interesse ist, dass ein kleiner Teil der Patienten eine Kraniosynostose aufweisen kann. Im Rahmen der augenärztlichen Kontrolluntersuchungen wird man nicht nur auf Linsenektopie, sondern auch auf Stauungspapillen in diesem Zusammenhang achten. Die reguläre Untersuchung zur Diagnosefindung Marfan-Syndrom sollte je nach klinischer Ausprägung Folgendes umfassen: Röntgen-Aufnahme der Wirbelsäule im Hinblick auf Skoliose und Wirbelkörpergleiten, des Weiteren Röntgen-Beckenaufnahme zur Darstellung der Beckenanatomie, eine Kernspintomografie der kaudalen Wirbelsäule mit Darstellung einer möglichen duralen Verdickung, welche im Verlauf der Erkrankung bei bis zu 90 % der Patienten gefunden wird. Die ausführliche augenärztliche Untersuchung sollte inklusive Spaltlampen-Untersuchung zur Darstellung der Linsenektopie erfolgen. Von besonderer Bedeutung ist die kardiale Evaluation mit Darstellung der Herzklappen, der Aortenwurzel und -bogens. Auch wenn die thorakale Aorta der Ort der Dilatation und Ektasie ist, scheint die Darstellung der abdominellen Aorta mit einem Ultraschall des Abdomens zusätzlich sinnvoll.

19.1.4.5 Differentialdiagnostik

Differentialdiagnostisch kann die Homocystinurie mit Analyse der plasmatischen Aminosäuren abgegrenzt werden. Auch eine Abgrenzung zur chromosomalen Erkrankung des Klinefelter-Syndroms erscheint sinnvoll. In diesem Zusammenhang ist auch an ein familiäres klinisches Screening zu denken.

19.1.4.6 Therapie

Die Betreuung erfordert ausgesprochen interdisziplinäre Konzepte. Die derzeitige Standardtherapie sind Physiotherapie, Muskelaufbau und medikamentös schmerztherapeutische Konzepte. Auch ist die interdisziplinäre Begleitung bei deutlicher Brustdeformität oder sehr starkem Körperlängenwachstum von Bedeutung. Im Hinblick auf die Sportempfehlungen sollten Kampfsportarten und Gewichtheben und isometrische Übungen vermieden werden. Bestimmte Übungen mit begrenztem Aktivitätslevel sind jedoch gewünscht (siehe www.marfan.org für weitere Details). Eine begleitende genetische Beratung im Hinblick auf Diagnostik und Familienplanung ist wünschenswert. Es erscheint sinnvoll, o. g. Screening-Maßnahmen jährlich standardisiert durchzuführen, um insbesondere die aortale Gefäßchirurgie frühzeitig zu planen. Hier wird in der Literatur der Grenzwert von 4,5 cm für den Aortenwurzeldurchmesser angegeben [7]. Sollte in der Familie bereits die Geschichte einer Aortendissektion oder eines raschen Aortenwachstums bestehen, dann kann eine noch frühzeitigere Operation erwogen werden.

19.2 Knochenstoffwechselerkrankungen

19.2.1 Osteoporose – juvenile idiopathische Osteoporose

19.2.1.1 Hintergrund/Definitionen

Die juvenile idiopathische Osteoporose tritt sporadisch im Kleinkindes- und Jugendalter ohne familiäre Häufung auf. Die Erkrankung ist eine Ausschlussdiagnose, per Definition geht man davon aus, dass keine messbaren Ursachen, allen voran genetische Ursachen im Knochen- und Vitaminstoffwechsel vorhanden sind. Im jugendlichen Alter tritt häufig eine spontane Remission auf.

19.2.1.2 Klinik

Kinder äußern typischerweise Knochenschmerzen, Frakturen der langen Röhrenknochen und vor allem auch der Wirbelsäule treten nach geringem Trauma auf (Abb. 19.3).

19.2.1.3 Diagnostik (Labor, Bildgebung)

Knochenstoffwechseluntersuchungen (Alkalische Phosphatase, Ca, Phosphat, Parathormon, 25-[OH] Vitamin D3) sind unauffällig: Definitive Störungen der Vitamin-D-Konzentration, Vitamin-D-Wirkung, der Wirkung von Calcitonin oder Parathormon werden bei der juvenilen idiopathischen Osteoporose nicht gesehen. Im Rahmen der noch unbekannten Ätiologie finden sich lediglich sekundäre Zeichen einer Hyperkalziurie und gegebenenfalls eine reduzierte gastrointestinale Kalziumaufnahme.

Diagnostisch zeigen konventionelle Röntgenbilder Frakturen in den submetaphysären Regionen der großen Gelenke der unteren Extremitäten. Eine generelle Untermineralisierung, insbesondere im Bereich der gesamten Wirbelsäule besteht. Daraus kann sich eine ausgeprägte Kyphoskoliose im Rahmen von Kompressionsfrakturen entwickeln (Abb. 19.3). Mittels Histomorphometrie des Knochens und quantitativer Computertomografie kann eine gestörte trabekuläre Knochenarchitektur festgestellt werden [15]. Kollagen-strukturelle Feinanalysen aus Knochenbiopsien ergaben Hinweise für eine erhöhte Kollagen-Reifung im Vergleich zu altersgleichen gesunden Kindern [16]. Bei einzelnen Betroffenen wurde auch die erhöhte Ausscheidung von Knochenresorptionsmarkern, Pyridinoline und Desoxypyridinoline beschrieben [17]. Bei einer betroffenen jungen Frau wurde eine Erhöhung von Parathormon im Rahmen einer Schwangerschaft berichtet [17].

19.2.1.4 Differentialdiagnostik

Sekundären Formen der Osteoporose, endokrine Störungen (Cushing-Syndrom, Steroid-Nebenwirkung, Diabetes mellitus, Schilddrüsenüberfunktion, gonadale Fehlanlage), gastrointestinale Erkrankungen (Gallengangsatresie, Glykogenspeicherkrankheit, Hepatitiden, Malabsorptionen), angeborene Stoffwechselerkrankungen

(Homocystinurie) und weitere schwere generelle Erkrankungen (Anorexia nervosa, Leukämien, zyanotisches Herzvitium, schwere intensivpflichtige Erkrankungen) sind zu bedenken. Von besonderer Bedeutung ist die Differentialdiagnose der juvenilen idiopathischen Osteoporose mit einer milden Osteogenesis imperfecta. Bei letzterer würde man blaue Skleren und eine auffällige Zahnentwicklung (Dentinogenesis imperfecta), eine Gelenküberbeweglichkeit und eine Fraktur der langen Röhrenknochen, vor allem im Schaftbereich erwarten. Im klinischen Alltag wird man allerdings die quantitative und/oder qualitative Kollagen-Aufbaustörung im Rahmen einer Osteogenesis imperfecta untersuchen, weil diese Symptome an Augen und Zähnen auch milde sein können und/oder klinisch nicht eindrücklich erscheinen.

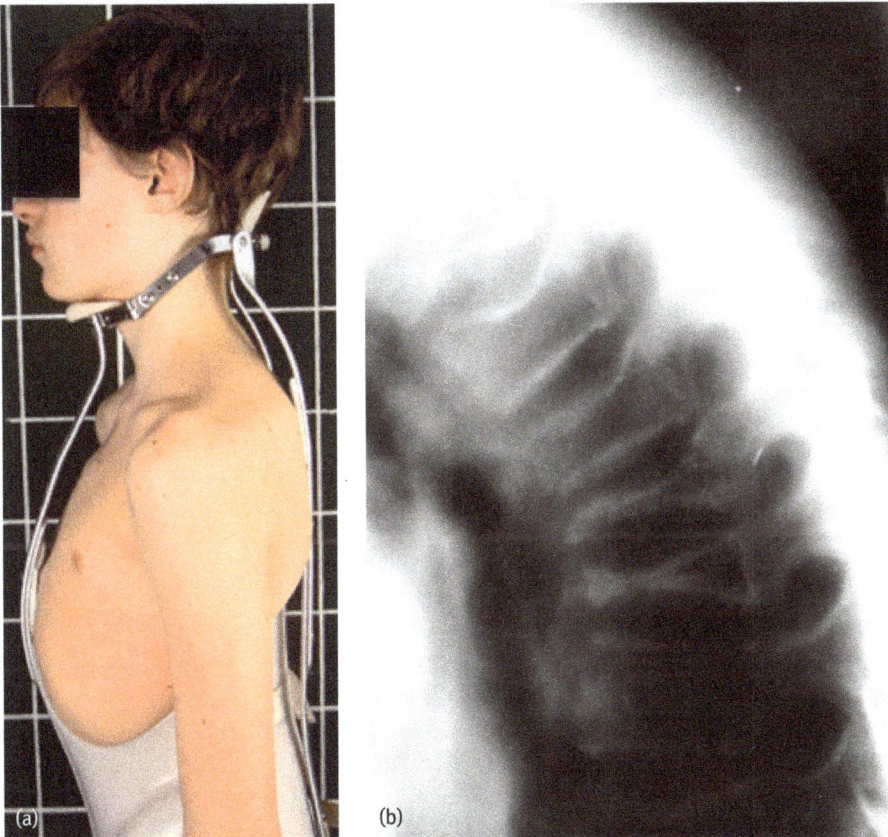

Abb. 19.3: Juvenile idiopathische Osteoporose. Ein 12-jähriger Junge wies eine zunehmende Kyphoskoliose auf. Radiologisch fand sich eine diffuse Osteoporose des Achsenskeletts (b). Eine Ursache konnte nicht gefunden werden. Symptomatisches Tragen eines Korsetts schien hilfreich (a). Klinisch fand sich eine auch eine mittelgradige Bindegewebsschwäche. Nach der Pubertät kam es zu einer spontanen klinischen und radiologischen Remission (Bildquelle: H. Girschick).

19.2.1.5 Therapie und Prognose

Da in der Regel im Rahmen der Pubertät eine Remission eintritt, ist die Hauptstrategie, die Wirbelsäule vor Deformitäten zu schützen. Bewährt haben sich gewichtsentlastende Maßnahmen, Gehhilfen, Korsetts und Physiotherapie. Bisphosphonate werden als effektiv angesehen [18,19]. Calcitonin scheint nicht effektiv. Geschlechtshormone sollten in der Therapie aufgrund eines vorzeitigen Epiphysenschlusses vermieden werden.

19.2.2 Vitamin-D-Mangel-Rachitis

19.2.2.1 Hintergrund/Definitionen

Die Rachitis bezeichnet eine gestörte Mineralisation und Desorganisation der Wachstumsfugen mit nachfolgender Osteomalazie, d. h. eine mangelnde Mineralisation von Spongiosa und Compacta. Es werden prinzipiell zwei verschiedene Formen unterschieden, die kalzipenische Form, welche bei vorwiegendem Kalzium-Mangel als Folge einer reduzierten 1,25-Hydroxy-Vitamin-D3-Sekretion oder seiner Wirkung, selten auch durch reduzierte Kalziumzufuhr entsteht und die phosphopenische Form, welcher ein vorwiegender Phosphat-Mangel als Folge einer reduzierten Phosphatrückresorption im proximalen Nierentubulus, selten auch durch eine reduzierte Phosphatzufuhr (z. B. beim Frühgeborenen) resultiert.

19.2.2.2 Epidemiologie

Das Prädilektionsalter ist auch heute noch aufgrund der hohen Wachstumsrate des Skeletts das erste bis zweite Lebensjahr. Seltener tritt eine Rachitis auch in der Pubertät auf. Heutzutage sind in Mitteleuropa vor allem Säuglinge mit eingeschränkter Vitamin-D-Prophylaxe und eben reduzierter Sonneneinstrahlung betroffen. Zusätzlich ist vor allem bei vegetarisch ernährten Kindern nach Symptomen einer Rachitis zu fahnden. Immigranten, vor allem aus asiatischen Ländern, sind ebenso häufiger betroffen, da ihre Nahrung traditionell relativ Vitamin-D-arm ist [20].

19.2.2.3 Pathogenese/Ätiologie

Bei der Vitamin-D-Mangelrachitis können eine eingeschränkte physiologische Vitamin-D-Bildung durch herabgesetzte Sonneneinstrahlung, des Weiteren eine zu geringe Vitamin-D-Zufuhr mit der Nahrung, ggf. im Rahmen einer unzureichenden oder fehlenden Vitamin-D-Prophylaxe ursächlich sein.

19.2.2.4 Klinik

In historischen Darstellungen weisen die Kinder einen watschelnden Gang, eine breite mächtige Stirn, eine allgemeine Muskelschwäche, Perlschnur-artige Fingerverdickungen, teilweise grotesk anmutende Beindeformitäten auf. Typisch sind Genua valga oder vara, auch eine Frakturneigung. Im Rahmen des Kalzium-Mangels sind eine Tetanie oder auch Anfallsleiden möglich. Bei langfristigem Bestehen der Rachitis können ein Kleinwuchs, eine psychomotorische Entwicklungsverzögerung, Zahnschmelzdefekte, eine Infektanfälligkeit und eine Anämie auftreten.

19.2.2.5 Diagnostik (Labor, Bildgebung)
Diagnostisch können eine erhöhte alkalische Phosphatase-Aktivität, ein niedrig-normaler Serumkalzium-Spiegel, ein erhöhter Knochenumsatz (Hydroxyprolin- und Kollagenspaltprodukte im Urin erhöht), erniedrigte Vitamin-D-Metabolite, des Weiteren eine Hypokalziurie und auch eine Hypophosphatämie für eine Vitamin-D-Mangel-Rachitis typisch sein. Gerade die alkalische Phosphatase ist für den Rheumatologen hilfreich in der differentialdiagnostischen Abgrenzung von Erkrankungen mit erhöhtem Knochenumsatz (Rachitis, Frakturen) zu solchen mit erniedrigtem Knochenumsatz/-aufbau (z. B. Hypophosphatasie, schwere inflammatorische oder konsumierende Erkrankungen).

19.2.2.6 Therapie und Überwachung
Die Prophylaxe der Vitamin-D-Mangel-Rachitis besteht in der Gabe von 500 I. E. Vitamin D3 täglich für die Dauer der ersten 2 Lebensjahre als Tablettenkonfektion. Wird die Diagnose einer Vitamin-D-Mangel-Rachitis gestellt, erhalten Säuglinge z. B. 2.000 I. E. Vitamin D3 pro Tag und Kleinkinder 3000–6000 IE Vitamin D3 und eine ausreichende Kalziumzufuhr (0,5–1 g pro Tag) über mehrere Wochen, und weiterführend eine Prophylaxe, z. B. für ein Jahr. Bei veganer oder vegetarischer Ernährung ist auch eine dauerhafte Substitution erforderlich [21,22].

19.2.3 Osteogenesis imperfecta

19.2.3.1 Hintergrund/Definitionen
Die beschreibende Diagnose einer nicht perfekten Knochenbildung/-entwicklung, Osteogenesis imperfecta (OI), ist eine Sammeldiagnose für verschiedenen Erkrankungen des „Bindegewebes", welche durch eine Frakturneigung charakterisiert sind. Eine erste Beschreibung der OI wird dem Jahr 1788 zugewiesen.

19.2.3.2 Epidemiologie
Die häufigste Osteogenesis-Variante ist der Typ I in Europa. Sie wird mit einer Prävalenz von 1 auf 25.000 Neugeborene angegeben.

19.2.3.3 Klinik und Klassifikation

Die klinische Klassifizierung der Osteogenesis erfolgte seit 1979 (nach Sillence) mit 6 Untergruppen aufgrund klinischer und radiologischer Charakteristika. Weitere 10 Gruppen wurden aufgrund von Mutationen oder Vererbungswegen 2010 hinzugefügt. Derzeit werden im Wesentlichen 5 klinische Gruppen unterschieden mit allerdings unterschiedlichen Gendefekten in den Gruppen.

Untergruppen:
- Typ I: nicht deformierende OI mit blauen Skleren
- Typ II: perinatal tödlich verlaufende OI
- Typ III: progressiv deformierender Typ
- Typ IV: variabler OI-Typ mit normalen Skleren
- Typ V: OI mit kalzifizierenden interossären Membranen

Der klinische Vorteil der Klassifikationen aus 1979 und 2010 ist die Einschätzung nach einem Schweregrad in die Gruppen mild (OI Typ I), letal (OI Typ II), schwer deformierend (OI Typ III) und leicht deformierend (OI Typ IV) [23].

19.2.3.4 Pathogenese

Entscheidend für die meisten Varianten der OI ist die Störung der Kollagen-Typ1-Biosynthese. Dieses Kollagen besteht aus zwei alpha-1- und einer alpha-2-Kette, welche im endoplasmatischen Retikulum miteinander verdreht werden. Daraus entsteht das Prokollagen 1 mit dem Aufbau einer dreifachen Helix. Mehrere Proteine modifizieren diese Triple-Helix posttranslational. Darin einbezogene Eiweiße sind Cyclophilin B, Osterix und eine Vielzahl von weiteren Fermenten [24]. Das Prokollagen 1 wird dann im Golgi-Apparat weiterverarbeitet: nach Entfernung der Propeptide durch das *bone morphogenetic protein* 1 (BMP 1) entsteht der Kollagen-Typ 1, welcher dann in die extrazelluläre Matrix ausgeschleust wird und einer Verlinkung der verschiedenen Fibrillen untereinander unterzogen wird. Viele dieser Kollagen-Typ-1-Fibrillen formen dann die Kollagen-Faser, welche die entscheidende, nicht mineralische Grundsubstanz des Knochens darstellt.

19.2.3.5 Klinik

Auch bei den milderen OI-Varianten I und IV steht als klinisches Symptom die Knochenfraktur im Vordergrund (Abb. 19.4). Durch neuere Knochendichte-Untersuchungen, bis hin zur peripheren quantitativen Computertomografie wird letztendlich eine reduzierte Knochendichte bei allen Patienten beschrieben [25]. Die Fragilität des Knochens beruht zum einen auf dem defekten Bindegewebsstrukturgerüst und zum anderen auf einer sekundären durch Osteoporose bedingten Brüchigkeit. Letztere entwickelt sich in der Mehrzahl der OI-Patienten. Biochemische Marker des erhöhten Knochenumsatzes /Osteoklastenmarker zeigen die erhöhte Knochenresorption im Vergleich zur ebenso etwas erhöhten Knochenformierung. Der Netto-Effekt ist letztendlich aber ein mineralischer Knochenverlust, oft verstärkt durch Immobilität zum Beispiel nach Frakturen. Zusätzliche klinische Symptome sind blaue Skleren, frühzeitiger Hörverlust, Dentinogenesis imperfecta/Zahnaufbaustörung, Gelenküberbeweglichkeit, Kleinwuchs und letztendlich eine variabel ausgeprägte Skelettdeformität. Die Deformierungen beziehen sich vor allem auf sekundäre Verbiegungen, z. B. der langen Röhrenknochen oder verschiedene Varianten von Skoliose. Im Rahmen der Bindegewebsschwäche werden Herzklappenschluss-Störungen und Erweiterung des Aortenbogens beschrieben.

Die klinische Erkennung der besonders deformierenden oder perinatal letalen Varianten wird im klinischen Alltag nicht schwerfallen. Allerdings ist die klinische Erkennung bei einer begrenzten Knochenbrüchigkeit und z. B. fehlenden blauen Skleren (OI Typ IV) durchaus klinisch komplex. Auch wenn etwas bläulich verfärbte Skleren beim Typ IV zum Zeitpunkt der Geburt möglich sind, kann diese im Verlauf des Säuglings- und Kleinkindesalters verschwinden. Die meisten Patienten aus der Gruppe IV zeigen einen autosomal-dominanten Vererbungstyp, so dass in der Familie eine Frakturneigung besteht [24]. Es liegen aber auch rezessive Varianten vor, die sich gegebenenfalls anamnestisch nicht fassen lassen [24]. Der Schweregrad innerhalb von Familien variiert. Auf dem konventionellen Röntgenbild mag eine Schaftfraktur eines langen Röhrenknochens das einzige strukturelle Symptom darstellen. Diffizilere Knochendichtemessungen, welche eine Reduktion der Knochenmasse, sowohl im Bereich der Korticalis als auch in der Spongiosa zeigen, können für die weitere Einschätzung hilfreich sein. Beim Typ IV reduziert sich die Knochenbrüchigkeit im jugendlichen Alter, was die Erkennbarkeit zu dem Zeitpunkt erschwert.

Tritt eine Dentinogenesis imperfecta zusätzlich auf, dann ist die Bruchneigung des Knochens in der Regel höher. Diese Patienten haben oft bereits schon Frakturen bei der Geburt. Die Gelenkhypermobilität kann ein klinisches Zeichen sein, sollte die Knochenbruchneigung nicht im Vordergrund stehen (Abb. 19.4).

19.2.3.6 Diagnostik (Labor, Bildgebung)

Standard-, Serum- und Übersichtswerte wie Kalzium, Phosphat, Parathormon und auch Vitamin D sind in der Regel nicht verändert. Lediglich die alkalische Phosphatase zeigt sich erhöht im Rahmen der erhöhten Knochenneubildung. Ein Vitamin-D-Mangel lässt sich in der Regel durch die Bestimmung der monohydroxylierten Form (25-Hydroxyvitamin D3) und das grenzwertig erniedrigte Kalzium und die deutliche Parathormon-Erhöhung unterscheiden. Die verschiedenen Varianten des Phosphatdiabetes sind durch die erniedrigte Phosphatkonzentration im Serum bei gleichzeitiger alkalischer Phosphatase-Erhöhung charakterisiert.

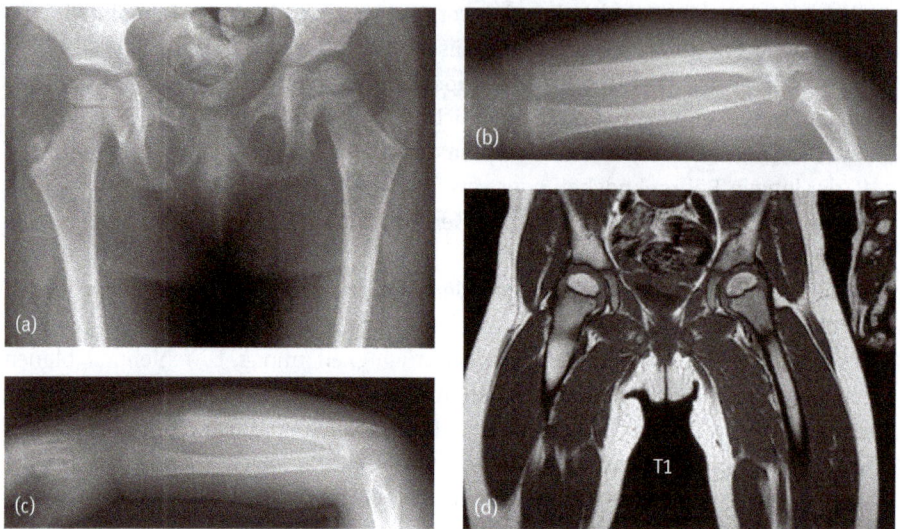

Abb. 19.4: Milde Variante einer Osteogenesis imperfecta Typ I. Ein 3-jähriges kleinwüchsiges Mädchen (KL 2 cm < 3. Pz; KG 3. Pz) wurde mit einer mittlerweile zweiten Fraktur am Schenkelhals zur Abklärung einer Kindesmisshandlung vorgestellt (a). Im Vorfeld war bereits eine Unterarmfraktur nach inadäquatem Trauma aufgetreten (b, c). Beim Vater bestand auch eine Frakturneigung. Im Verlauf konnte eine Osteogenesis imperfecta Typ I molekulargenetisch definiert werden. Die Bildgebung zeigt die Unterarmfraktur und die Kallusbildung während der Gipsversorgung (c). Die konventionelle Beckenübersicht zeigt eine mediale Sklerosierung am Schenkelhals links (a), die T1-gewichtete MRT Aufnahme die bereits „durchgebaute" Oberschenkelquerfraktur (d) (Bildquelle: H. Girschick).

19.2.3.7 Therapie

Therapieziele sind Verbesserung des Wohlbefindens des Patienten und die Frakturhäufigkeit zu senken. Damit stehen im Vordergrund die Muskelkraftstärkung und die Erhöhung der generellen körperlichen Aktivität. Dies kann durch Reduktion der Knochenschmerzen im Rahmen von Mikrofrakturen erreicht werden. Bisphosphonate stehen daher in der Therapie der OI im Vordergrund. Gerade die vertebrale Knochenmasse lässt sich dadurch erhöhen [26]. Bei schweren Verlaufsformen wird man im Kindes- und Jugendalter eine intravenöse Applikation anstreben. In den letzten 10 Jahren hat sich der Einsatz von Neridronat im Vergleich zu dem bis dahin sehr häufig verwendeten Pamidronat deutlich verstärkt [27]. Neben der Erhöhung der Knochenmasse und Knochendichte kommt es zu einer Abnahme der Knochenschmerzen und erfreulicherweise auch Abnahme der Frakturen. Neuerdings werden auch Studien mit dem Ziel Osteoklasten gezielt durch eine Blockades des RANK/RANKLigand Systems (*Receptor Activator of* NF-κB Ligand) zu hemmen, erfolgreich durchgeführt. Chirurgische Therapie-Strategien mit Einbringen von intraossären Marknägeln haben sich bei der Osteogenesis imperfecta bewährt. Sie werden auch bei anderen Osteoporose-/Knochendysplasieformen eingesetzt, wie z. B. der Hypophosphatasie. Von entscheidender Bedeutung ist die Kräftigung der Muskulatur durch Physiotherapie und moderne Muskelaufbauverfahren, wie z. B. Vibrationsplatten.

19.2.4 Hypophosphatasie

19.2.4.1 Pathogenese/Ätiologie

1948 beschrieb John Rathbun aus Toronto eine schwere „Entwicklungsstörung" eines Neugeborenen mit Krampfanfällen, einer schweren Rachitis und Gewichtsverlust. Bereits damals wurde eine starke Reduktion der gewebeunspezifischen alkalischen Phosphatase (TNSALP – *tissue-non-specific alkaline phosphatase*) beschrieben. Bei der TNSALP handelt es sich um ein ubiquitäres Enzym, welches bei der Mineralisierung von Knochen und Zähnen eine entscheidende Rolle spielt. Es ist in der Lage Diphosphate (z. B. Pyrophosphat zu spalten), welche im Energiestoffwechsel anfallen. Das dann daraus gewonnene Monophosphat kann mit Kalzium zu Hydroxylapatit verbunden werden und somit in die Knochengrundsubstanz eingelagert werden. Generell induziert eine verminderte alkalische Phosphatase-Aktivität eine insuffiziente Knochenmineralisierung, die auch die Zähne und den Zahnhalteapparat betrifft. Ein erhöhtes Karies-Risiko besteht. Die alkalische Phosphatase hat allerdings auch eine wichtige Rolle in der Dephosphorilierung von z. B. Vitamin B6. Da das Enzym membranständig auf der Außenseite von Nervenzellen positioniert ist, steuert die alkalische Phosphatase somit den Durchtritt von Vitamin B6 über die lipophile Zellmembran. Nach Wegnahme des Phosphatmoleküls von der phosphatierten Form des Vitamins ist ein Einschleusen in die Zelle möglich. Die Neigung zu Krampfanfällen bei der Hypophosphatasie (HPP) wird durch eine solche Störung der intrazellulären Vitamin-B6-Bereitstellung zumindest teilweise erklärt.

Das Gen der gewebeunspezifischen alkalischen Phosphatase (ALPL) ist auf dem Chromosom 1 positioniert. Bislang wurden bereits mehr als 300 verschiedene Genmutationen beschrieben. In der Regel folgt die Erkrankung einem autosomal-rezessiven Erbgang. Die meisten Patienten sind gemischt heterozygot und weisen somit Mutationen von Vater und Mutter auf. Da die biochemische Funktionsweise des Fermentes als Dimer funktioniert, können Mutationen im Bereich der gemeinsamen Bindungsstelle dazu führen, dass bereits eine Mutation eine Funktionsstörung auslöst. Dies entspricht formal somit einem autosomal dominanten Erbgang bei einer dominant-negativen Mutation. Heterozygote Überträger einer Mutation sind im klinischen Alltag oft gesund. Allerdings gewinnt man bei genauer Analyse den Eindruck, dass in besonderen Stress-Situationen, z. B. bei fortgeschrittenem Alter oder während der Schwangerschaft ein höheres Risiko an Osteoporose, Knochenfrakturen oder Parodontose auch für Überträger der HPP auftreten kann [28].

19.2.4.2 Klinik

Je nach Schwere der Erkrankung werden im klinischen Alltag 5 Subgruppen der Erkrankung unterschieden, welche in der Regel mit der Schwere der Störung der enzymatischen Phosphatase korrelieren:

- perinatale Form
- infantile Form
- kindliche Form
- adulte Form
- Odonto-Hypophosphatasie

Diese Einteilung nach klinischen Ausprägungsmustern ist jedoch klinisch als artefiziell anzusehen. Je früher die Symptome auftreten, desto schwerer wird das Krankheitsbild verlaufen. Für den Rheumatologen wird vor allem die kindliche Form differentialdiagnostisch von Bedeutung sein. Zwar fallen diese Kinder im ersten und zweiten Lebensjahr bereits mit Kleinwuchs und Gedeihstörung auf. Klinische Zeichen einer Rachitis und einer motorischen Entwicklungsverzögerung können bestehen. Auffällig ist ein watschelartiges Gangbild mit Muskelschwäche. Letztere gründet sich zum Teil auf das Vorhandensein von chronischen Schmerzen im Bereich der unteren Extremitäten (Abb. 19.5). Oft wird hier die Diagnose Wachstumsschmerz oder Rachitis gestellt. Im klinischen Alltag hinweisend kann ein vorzeitiger Milchzahnverlust

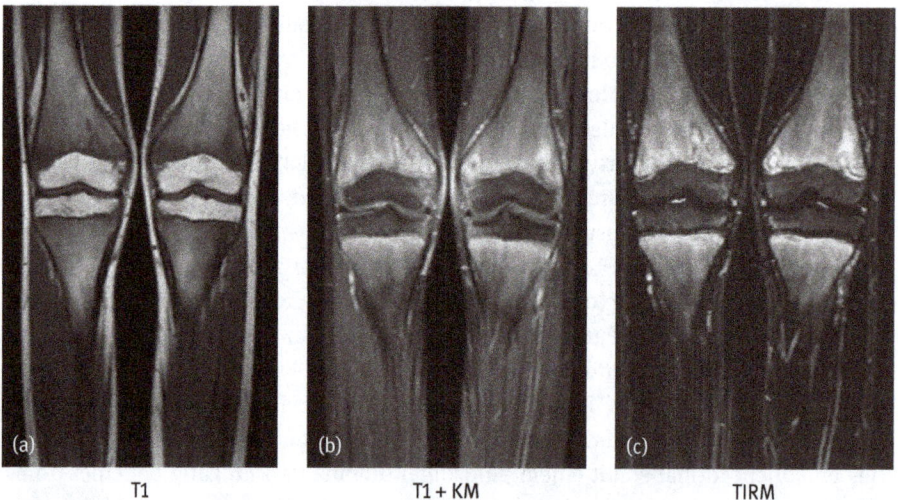

Abb. 19.5: Kindliche Form einer Hypophosphatasie. Ein 9-jähriger Junge klagte immer wieder über Beschwerden in den Beinen, vor allem nach Belastung. Bei ihm war eine Hypophosphatasie seit dem frühen Säuglingsalter aufgrund einer Kraniosynostose und einer Gedeihstörung diagnostiziert worden. X-Beine und eine Hypotonie der Beine zusammen mit einem watschelartig-auffälligem Gangbild bestanden. Klinisch fand sich eine moderate Bindegewebsschwäche. Eine MRT Untersuchung in Halbkörper TIRM-Technik (Ausschnitt) zeigte eine ossäre Inflammation und eine milde Gonarthritis beidseits (a,b,c). NSAID Therapie führte zu klinischer Beschwerdefreiheit (Bildquelle: H. Girschick).

bereits 1 bis 2 Jahre nach der ersten Zahnung sein. Teilweise weisen die Zähne beim Ausfall eine noch intakte Wurzel auf, Karies besteht. Neben diesen muskuloskeletalen Auffälligkeiten finden sich oft auch chronischer Bauchschmerz, Ess- und Schluckstörungen, Appetitlosigkeit und Übelkeit. Auf Schädelnahtsynostosen ist zu achten. Die schwereren perinatalen und infantilen Varianten werden in der Regel durch den Kinderarzt bereits klinisch früh einschätzbar und die Diagnose stellbar sein [28].

19.2.4.3 Diagnostik (Labor und Bildgebung)

Die Erniedrigung der alkalischen Phosphatase im Serum unter die alters- und geschlechtsspezifischen Normwerte ist das entscheidende diagnostische Kriterium. Die elektrophoretische Bestimmung des Knochenisoenzyms der alkalischen Phosphatase spielt in der Kinderheilkunde eine begrenzte Rolle, weil die Präzision dieser Methode begrenzt erscheint. Vielmehr kann zusätzlich zu der Bestimmung der gesamten alkalischen Phosphatase-Aktivität im Serum die Fermentaktivität der gewebeunspezifischen alkalischen Phosphatase in Leukozyten in Speziallaboren untersucht werden. Erfreulicherweise liegen nun seit kurzer Zeit präzise alters- und geschlechtsspezifische Normwerte auch für den unteren Grenzbereich der alkalischen Phosphatase vor, was seit jeher ein Defizit war und die Einschätzung dieses Laborwertes sehr erschwerte. Diese unteren Normwerte sollten in jeder Laborbestimmung auch dementsprechend ausgewiesen werden [29].

Eine genetische Analyse des TNSALP-Gens kann die klinischen und laborchemischen Befunde unterstützen. Eine genetische Beratung der Familie ist vor einer entsprechenden Analyse erforderlich. Als zusätzliche Hilfestellung kann eine Beratung auch im Rahmen der Selbsthilfe-Organisation Hypophosphatasie e. V. hilfreich sein (http://www.hypophosphatasie.net, http://www.hpp-ev.de).

Konventionell-radiologisch kann man bei der kindlichen Hypophosphatasie metaphysäre Auftreibungen und Mineralisationsirregularitäten (metaphysäre Auflösungszonen), Verbiegungen der langen Röhrenknochen, Kraniosynostosen und im Einzelfall auch Frakturen dokumentieren. Die konventionelle Röntgenaufnahme des Thorax zeigt ggf. eine Thoraxdysplasie. Die Kernspintomografie des Kopfes und auch die Ganzkörper-Kernspintomografie haben sich in der Einschätzung der Hypophosphatasie-Patienten sehr bewährt. Zum einen kann die Kraniostenose mit einer Enge des kraniozervikalen Überganges (Chiari-I-Malformation), Liquorzirkulationsstörungen und Spaltbildungen im Rückenmark (Syringomyelie) dargestellt werden [36]. Inflammatorische Veränderungen am Knochen sind die Domäne der Ganzkörper-Kernspintomografie in Fett-Sättigungstechnik (TIRM, STIR Darstellung) (Abb. 19.5). Hier kann im Einzelfall das klinische Bild einer chronisch nicht-bakteriellen Osteomyelitis imponieren. Wirbelsäulenstrukturauffälligkeiten mit Wirbelkörperfrakturen, Skoliose sind ebenso die Domäne der MRT-Untersuchung [30].

19.2.4.4 Differentialdiagnostik

Leichte bis durchaus auch schwere alkalische Phosphatase-Erniedrigungen finden sich differentialdiagnostisch bei anderen Mangelzuständen, wie z. B. einem schweren Zinkmangel, einer Hypothyreose, einer Anämie, einer Anorexie oder auch in der Schwangerschaft. Jede schwere Erkrankung kann mit einer Erniedrigung der AP einhergehen. Die eingeschränkte Enzymaktivität führt letztendlich zu einer Substratakkumulation insbesondere von phosphatiertem Vitamin B6 (Pyridoxalphosphat), Pyrophosphat (PPi), sowie Phosphoethanolamin, einer Aminosäure. Vor allem das phosphorylierte Vitamin B6 gilt als sensitiver Marker und ist in der Regel ausreichend für die biochemische Erhärtung des Verdachtes einer Hypophosphatasie. Zu berücksichtigen ist, dass viele Vitamin-B6-Assays nicht zwischen Pyridoxal und Pyridoxalphosphat differenzieren. Die Einnahme von Vitamin-B6-haltigen Multivitaminpräparaten kann die Aussagekraft dieser Bestimmung einschränken.

19.2.4.5 Therapie

Bei der kindlichen HPP stehen entzündungshemmende Maßnahmen bei Bein- und Gelenksschmerzen mit dem Einsatz von nicht-steroidalen Antiphlogistika (NSAID) im Vordergrund [31]. Seit wenigen Jahren steht nun auch eine Enzym-Ersatztherapie für die Knochenmanifestation der Hypophosphatasie mit Manifestation im Kindesalter zur Verfügung. Es liegen erste Studien- und klinische Erfahrungen im Rahmen der Orphan-Drug-Zulassung vor, welche auch bei der kindlichen Form eine deutliche Verbesserung der motorischen Fähigkeiten zeigten. Die Mineralisation der Knochen bessert sich, bleibt aber weit entfernt von einer Normalisierung [32]. Ektope Kalzifikationen, welche bei der Hypophosphatasie von der Niere, dem Knorpel und der Dura, bekannt sind, und kardiovaskuläre Arteriosklerose sind mögliche Risiken. Eine langfristige Begleitung der Patienten in Registern erscheint daher dringend erforderlich, um mögliche Langzeitnebenwirkungen zu identifizieren. Inwieweit positive Effekte dieser Enzym-Ersatztherapie auf die entzündliche Knochenpathologie, auf zerebrale Anfälle, auf die Ernährungsschwierigkeiten und gastrointestinale Manifestationen bis hin zum Zahnausfall bestehen, ist im Rahmen der Zulassungsstudien nicht geprüft worden. Einen positiv-therapeutischen Effekt auf die Kraniosynostosen scheint es zumindest nicht zu geben. Die Vielzahl der klinischen Symptome erfordert ein multimodales, multidisziplinäres Management mit einer Vielzahl von Fachdisziplinen (Pädiater, Neurochirurg, Orthopäde, Zahnarzt, Radiologe, Physiotherapie, Ernährungsberatung).

19.3 Zystische Fibrose/Mukoviszidose

Bei Patienten mit zystischer Fibrose wurden erstmals 1979 von Ansel und Newman 5 Kinder mit immer wieder auftretenden Episoden von Gelenksentzündungen beschrieben [33] (Abb. 19.6). Zwei verschiedene Arten von zystischer Fibrose (CF)-Arthritis wurden beschrieben, die CF-bezogene Arthropathie und die hypertrophische pulmonale Osteoarthropathie. Erstere wird mit einer Prävalenz von bis zu 8,5 % bei Patienten mit Mukoviszidose beschrieben [34,35]. Meist sind es Jugendliche, welche das klinische Bild von immer wiederkehrenden Episoden von Gelenkschmerz, Schwellung, Schmerzhaftigkeit und Bewegungseinschränkung aufweisen. Das klinische Bild entspricht dem einer reaktiven Arthritis. Die Beschwerden klingen unter Zuhilfenahme entzündungshemmender Therapie meist dann innerhalb von wenigen Tagen und Wochen ab. Meist sind die größeren Gelenke der unteren Extremität betroffen. Laborchemisch findet sich meist keine wesentliche Inflammation. Bei besonders repetitiven Verläufen mag die Bestimmung z. B. von HLAB27 als Risikofaktor für reaktive Arthritiden sinnvoll sein. Therapeutisch sind nicht steroidale Antiphlogistika einsetzbar. Auch der Einsatz kurzzeitiger oraler Glukokortikoide oder auch intraartikulärer Steroide können sinnvoll sein. Eine systematische Cochrane-Analyse hat ergeben, dass keine randomisiert-kontrollierten Studien zur Therapie der CF-Arthropathie existieren [34].

Die pulmonale hypertrophische Osteoarthropathie definiert eine periostale Proliferation entlang der langen Knochen, zusammen mit der Bildung von Trommelschlegelfingern. Sie scheint mit der Schwere der Lungenerkrankung assoziiert und

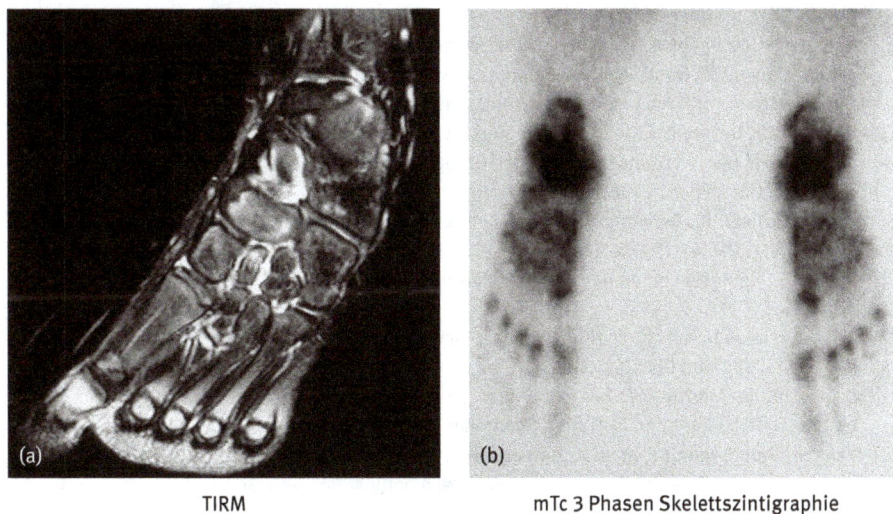

TIRM   mTc 3 Phasen Skelettszintigraphie

Abb. 19.6: Reaktive Arthritis bei Mukoviszidose. Ein 12-jähriger Junge mit bekannter Mukoviszidose klagte immer wieder über Beschwerden in den Beinen, vor allem nach Belastung. Aktuell Laufverweigerung wegen Fußschmerzen beidseits, kein Infekt im Vorfeld. Klinisch fand sich eine bilaterale Oligoarthritis der Sprunggelenke und eine Enthesitis des Fußrückens. Leukozyten waren normal, ebenso BSG 23 mm/h, CRP 0 mg/dl, IgG 1268 mg/dl. Konventionell radiologisch war der Fuß unauffällig, eine MRT Untersuchung zeigte eine geringe ossäre Inflammation des Fußes und eine milde Arthritis in allen Sprunggelenken und Mittelfußgelenken beidseits (a). In der Technetium 3 Phasenskelettszintigrafie zeigt sich eine diffuse ossäre Aktivierung des Stoffwechsels der Mittelfußknochen (b). NSAID Therapie führte zu klinischer Beschwerdefreiheit (Bildquelle: H. Girschick).

tritt im Vergleich zur Arthropathie später auf. Die Ursachen der hypertrophen Osteo-arthropathie sind nicht präzise bekannt. Allerdings muss man davon ausgehen, dass subklinisch reduzierte Sauerstoffversorgung, zusammen mit der Stimulation des *tissue derived growth factor*-Systems eine Rolle für diese Osteoarthropathie spielen. Klinisch gibt es hier im Ansatz ähnliche Symptome wie bei der Camurati-Engelman-Syndrom bezogenen periostalen Hyperostose [36]. Schmerz- und entzündungshem-mende Medikamente werden zur Therapie der hypertrophischen Osteoarthropathie eingesetzt [34].

Literatur

[1]   Cattalini M, Khubchandani R, Cimaz R. When flexibility is not necessarily a virtue: a review of hypermobility syndromes and chronic or recurrent musculoskeletal pain in children. Pediatr Rheumatol Online J. 2015;13(1):40.

[2]   Gedalia A, Brewer EJ, Jr. Joint hypermobility in pediatric practice–a review. J Rheumatol. 1993;20 (2):371–374.

[3]   Sobey G. Ehlers-Danlos syndrome: how to diagnose and when to perform genetic tests. Arch Dis Child. 2015;100(1):57–61.

[4]   De Paepe A, Malfait F. The Ehlers-Danlos syndrome, a disorder with many faces. Clin Genet. 2012;82(1):1–11.

[5]   Mayer K, Kennerknecht I, Steinmann B. Clinical utility gene card for: Ehlers-Danlos syndrome types I-VII. Eur J Hum Genet. 2010;18(9).

[6]   Beighton P, De Paepe A, Steinmann B, Tsipouras P, Wenstrup RJ. Ehlers-Danlos syndromes: revi-sed nosology, Villefranche, 1997. Ehlers-Danlos National Foundation (USA) and Ehlers-Danlos Support Group (UK). Am J Med Genet. 1998;77(1):31–37.

[7]   Pearson GD, Devereux R, Loeys B, et al. Report of the National Heart, Lung, and Blood Institute and National Marfan Foundation Working Group on research in Marfan syndrome and related disorders. Circulation. 2008;118(7):785–791.

[8]   Loeys BL, Dietz HC, Braverman AC, et al. The revised Ghent nosology for the Marfan syndrome. J Med Genet. 2010;47(7):476–485.

[9]   Iams HD. Diagnosis and management of Marfan syndrome. Curr Sports Med Rep. 2010;9(2):93–98.

[10] Groth KA, Hove H, Kyhl K, et al. Prevalence, incidence, and age at diagnosis in Marfan Syndro-me. Orphanet J Rare Dis. 2015;10:153.

[11] Franken R, den Hartog AW, Radonic T, et al. Beneficial Outcome of Losartan Therapy Depends on Type of FBN1 Mutation in Marfan Syndrome. Circ Cardiovasc Genet. 2015;8(2):383–388.

[12] Yang JH, Han H, Jang SY, et al. A comparison of the Ghent and revised Ghent nosologies for the diagnosis of Marfan syndrome in an adult Korean population. Am J Med Genet A. 2012;158 A (5):989–995.

[13] Faivre L, Masurel-Paulet A, Collod-Beroud G, et al. Clinical and molecular study of 320 children with Marfan syndrome and related type I fibrillinopathies in a series of 1009 probands with pa-thogenic FBN1 mutations. Pediatrics. 2009;123(1):391–398.

[14] Grover M, Brunetti-Pierri N, Belmont J, et al. Assessment of bone mineral status in children with Marfan syndrome. Am J Med Genet A. 2012;158 A(9):2221–2224.

[15] Bacchetta J, Wesseling-Perry K, Gilsanz V, et al. Idiopathic juvenile osteoporosis: a cross-sectio-nal single-centre experience with bone histomorphometry and quantitative computed tomogra-phy. Pediatr Rheumatol Online J. 2013;11:6.

[16] Garcia I, Chiodo V, Ma Y, Boskey A. Evidence of altered matrix composition in iliac crest biopsies from patients with idiopathic juvenile osteoporosis. Connect Tissue Res. 2016;57(1):28–37.

[17] Black AJ, Reid R, Reid DM, MacDonald AG, Fraser WD. Effect of pregnancy on bone mineral density and biochemical markers of bone turnover in a patient with juvenile idiopathic osteoporosis. J Bone Miner Res. 2003;18(1):167–171.

[18] Melchior R, Zabel B, Spranger J, Schumacher R. Effective parenteral clodronate treatment of a child with severe juvenile idiopathic osteoporosis. Eur J Pediatr. 2005;164(1):22–27.

[19] Krassas GE. Idiopathic juvenile osteoporosis. Ann N Y Acad Sci. 2000;900:409–412.

[20] Hogler W, Munns CF. Rickets and osteomalacia: a call for action to protect immigrants and ethnic risk groups. Lancet Glob Health. 2016;4(4):e229-230.

[21] Uday S, Hogler W. Nutritional Rickets and Osteomalacia in the Twenty-first Century: Revised Concepts, Public Health, and Prevention Strategies. Curr Osteoporos Rep. 2017;15(4):293–302.

[22] Munns CF, Shaw N, Kiely M, et al. Global Consensus Recommendations on Prevention and Management of Nutritional Rickets. J Clin Endocrinol Metab. 2016;101(2):394–415.

[23] Sillence DO, Rimoin DL. Classification of osteogenesis imperfect. Lancet. 1978;1(8072):1041–1042.

[24] Van Dijk FS, Sillence DO. Osteogenesis imperfecta: clinical diagnosis, nomenclature and severity assessment. Am J Med Genet A. 2014;164 A(6):1470–1481.

[25] Folkestad L, Hald JD, Hansen S, et al. Bone geometry, density, and microarchitecture in the distal radius and tibia in adults with osteogenesis imperfecta type I assessed by high-resolution pQCT. J Bone Miner Res. 2012;27(6):1405–1412.

[26] Rauch F, Glorieux FH. Treatment of children with osteogenesis imperfecta. Curr Osteoporos Rep. 2006;4(4):159–164.

[27] Idolazzi L, Fassio A, Viapiana O, et al. Treatment with neridronate in children and adolescents with osteogenesis imperfecta: Data from open-label, not controlled, three-year Italian study. Bone. 2017;103:144–149.

[28] Whyte MP. Hypophosphatasia – aetiology, nosology, pathogenesis, diagnosis and treatment. Nat Rev Endocrinol. 2016;12(4):233–246.

[29] Colantonio DA, Kyriakopoulou L, Chan MK, et al. Closing the gaps in pediatric laboratory reference intervals: a CALIPER database of 40 biochemical markers in a healthy and multiethnic population of children. Clin Chem. 2012;58(5):854–868.

[30] Beck C, Morbach H, Wirth C, Beer M, Girschick HJ. Whole-body MRI in the childhood form of hypophosphatasia. Rheumatol Int. 2011;31(10):1315–1320.

[31] Girschick HJ, Schneider P, Haubitz I, et al. Effective NSAID treatment indicates that hyperprostaglandinism is affecting the clinical severity of childhood hypophosphatasia. Orphanet J Rare Dis. 2006;1:24.

[32] Hofmann C, Jakob F, Seefried L, et al. Recombinant Enzyme Replacement Therapy in Hypophosphatasia. Subcell Biochem. 2015;76:323–341.

[33] Newman AJ, Ansell BM. Episodic arthritis in children with cystic fibrosis. J Pediatr. 1979;94 (4):594–596.

[34] Thornton J, Rangaraj S. Anti-inflammatory drugs and analgesics for managing symptoms in people with cystic fibrosis-related arthritis. Cochrane Database Syst Rev. 2016(1):CD006838.

[35] Botton E, Saraux A, Laselve H, Jousse S, Le Goff P. Musculoskeletal manifestations in cystic fibrosis. Joint Bone Spine. 2003;70(5):327–335.

[36] Morbach H, Hedrich CM, Beer M, Girschick HJ. Autoinflammatory bone disorders. Clin Immunol. 2013;147(3):185–196.

20 Onkologische Differentialdiagnosen rheumatischer Erkrankungen

Isa Feddersen

20.1 Einleitung

Schmerzen im Bereich des Bewegungsapparates sind im kinderärztlichen Alltag keine Seltenheit. Bei der Abklärung einer pädiatrisch-rheumatologischen Ursache sollte differentialdiagnostisch immer auch an eine onkologische Erkrankung als Ursache von muskuloskelettalen Schmerzen gedacht werden. Eine Verzögerung der Diagnosestellung oder der Beginn einer Steroidtherapie kann die Prognose einer malignen Grunderkrankung deutlich verschlechtern. Insgesamt ist der Anteil von Krebserkrankungen bei dem Beschwerdebild eher selten (< 1 %), bestimmte Begleitsymptome sollten jedoch zu einer erweiterten Diagnostik zum Ausschluss einer solchen Ursache führen. Bei Knochen- und Gelenkschmerzen, insbesondere bei zusätzlichem Auftreten von Fieber, Abgeschlagenheit und Blutbildveränderungen, ist immer ein Ausschluss einer akuten Leukämie erforderlich, auch wenn die klassischen Blutbildveränderungen nur sehr diskret in Erscheinung treten können. Aber auch andere Malignome wie Knochentumore, metastasierte Neuroblastome, gelenknahe Weichteilsarkome und die Langerhans-Zell-Histiozytose sollten in die differentialdiagnostischen Überlegungen mit einbezogen werden. Nach Registerdaten (ONCOREUM) hatten von 1273 pädiatrischen Malignompatienten 25 % vor Diagnosestellung muskoloskelettale Beschwerden, bei 16 % bestanden Gelenkbeschwerden, bei 8 % klinisch eine Arthritis. Diese bestanden bei 51/59 (86 %) der Patienten mit Knochentumoren, 188/581 (32 %) bei Leukämie, 16/35 (30 %) bei Langerhans-Zell-Histiozytose, 21/108 (19 %) bei Neuroblastom, 21/196 (11 %) bei Lymphompatienten und 5/100 (5 %) bei Hirntumorpatienten. Für die Differentialdiagnose nützliche klinische Merkmale sind in Tab. 20.1 dargestellt. Besondere Aufmerksamkeit bezüglich maligner Erkrankungen soll bei monoartikulären Beschwerden, starken Schmerzen, bei spezifischen Gelenken wie Hüfte und Schulter, beim männlichen Geschlecht, bei systemischen Symptomen bestehen. Diese Hinweise können bei der frühen Diagnose pädiatrischer Tumoren helfen.

Wegweisende Befunde sind in Tab. 20.2. zusammengefasst.

https://doi.org/10.1515/9783110493801-020

Tab. 20.1: Gemeinsamkeiten und unterschiedliche Häufigkeiten klinischer Parameter zur Differenzierung zwischen JIA und onkologischen Erkrankungen nach Civino et al. 2019.

	Malignome	JIA	p
männliches Geschlecht	54 %	28 %	< 0,0001
Symptomdauer, Median	32 Tage	71 Tage	< 0,0001
Anzahl schmerzhafter Gelenke, Median	1,7	3,3	< 0,0001
> 4 Gelenke betroffen	6 %	24 %	< 0,0001
Schwellung der Gelenke	28 %	95 %	< 0,0001
Knochenschmerzen	33 %	1 %	< 0,0001
Rückenschmerzen	14 %	7 %	0,011
nächtliche Schmerzen	9 %	3 %	0,003
Morgensteifigkeit	5 %	42 %	< 0,0001
Gehunwilligkeit	31 %	12 %	< 0,0001
systemische Symptome	65 %	14 %	< 0,0001

Tab. 20.2: Onkologische Differentialdiagnosen zu rheumatologischen Erkrankungen und richtungsweisende Befunde.

Differentialdiagnose	richtungsweisende Befunde
Akute Leukämie	Zytopenie, LDH-Erhöhung, nächtliche Schmerzen
Lymphome	Lymphknotenschwellung, Zytopenie, LDH-Erhöhung
Knochentumore	typische radiologische Veränderungen, Weichteilschwellung
Langerhans-Zell-Histiozytose	radiologische Veränderungen, Histologie z. A. einer CRMO erforderlich
Neuroblastom	Neuronenspezifische Enolase, Homovanillinmandelsäure, Vanillinmandelsäure erhöht
Hämophagozytische Lymphohistiozytose	Ferritin > 10000 µg/l, Panzytopenie, Erhöhung sCD25, Hypertriglyceridämie, Hypofibrinogenämie

20.2 Akute lymphoblastische Leukämie

Fallbeispiel: Die 3-jährige Lara stellt sich wiederholt kinderärztlich mit rezidivierenden nächtlichen Beinschmerzen vor. Insgesamt zeigt sich das Kind in einem guten klinischen Allgemeinzustand, es treten keine vermehrten Infekte auf, auch liegt keine Blutungsneigung vor. Der Gelenkstatus zeigt einen unauffälligen Befund. Bei zunehmender Beschwerdesymptomatik erfolgt eine Labordiagnostik mit Darstellung ei-

nes auffälligen Blutbildes im Sinne einer milden Panzytopenie und einer leicht erhöhten Laktatdehydrogenase (LDH). Nach Einweisung in die Kinderklinik zeigt sich
in der Knochenmarkspunktion eine Blastenvermehrung von 80 %, die zur Diagnose
einer akuten lymphoblastischen Leukämie führt.

20.2.1 Epidemiologie

Die akute lymphoblastische Leukämie ist die häufigste maligne Erkrankung im Kindesalter mit einem Anteil von 30 %. Die Inzidenz von 3,3 pro 100.000 Kinder < 15 Jahre ist 5mal höher als bei der akuten myeloischen Leukämie mit 0,7 pro
100.000. Bei der Altersverteilung findet sich ein Häufigkeitsgipfel zwischen dem 2.–
5. Lebensjahr.

20.2.2 Klinik

Durch die Proliferation der leukämischen Blasten im Knochenmark kommt es zum
Auftreten von Symptomen wie Müdigkeit, Blässe, Temperaturerhöhung, Knochenschmerzen und Blutungsneigung. Die Symptome können innerhalb einiger Tage entstehen, sich aber auch über einige Wochen bis manchmal Monate entwickeln. Knochenschmerzen treten initial bei 50 % der Patienten auf, gelegentlich kommt es auch
zu Schwellungen und Gelenkergüssen. Ursächlich hierfür sind leukämische Infiltrationen in Knochen mit so genannten Aufhellungsbändern und Periost, z. T. auch mit
Periostabhebungen. Bei Vorliegen einer exsudativen Arthritis ist eine Fehldiagnose
naheliegend. Einige Kriterien können zur Abgrenzung der Beschwerdesymptomatik
herangezogen werden. So ist die alterstypische Alltagsaktivität durch sehr starke
Schmerzen bei der akuten Leukämie häufig deutlich eingeschränkt, während die Beweglichkeit der Gelenke eher nicht betroffen ist. Die Schmerzen haben meist ein
nächtliches Maximum, während es bei rheumatischen Erkrankungen zu Morgensteifigkeit und Funktionseinschränkungen kommt. Die Knochenschmerzen sind eher diffus und können die Lokalisation wechseln. Weitere Begleitsymptome bei der akuten
Leukämie können Lymphadenopathie, Hepatosplenomegalie und Kopfschmerzen
sein.

20.2.3 Diagnostik

Eine Blutbilduntersuchung mit mikroskopischer Differenzierung sollte bei allen Kindern mit anhaltenden muskuloskelettalen Beschwerden durchgeführt werden, um
Blasten im Blut zu erkennen. Ein rein maschinell durchgeführtes Differentialblutbild
ist nicht ausreichend. Jedoch zeigt sich gerade in den ersten Wochen nach Auftreten

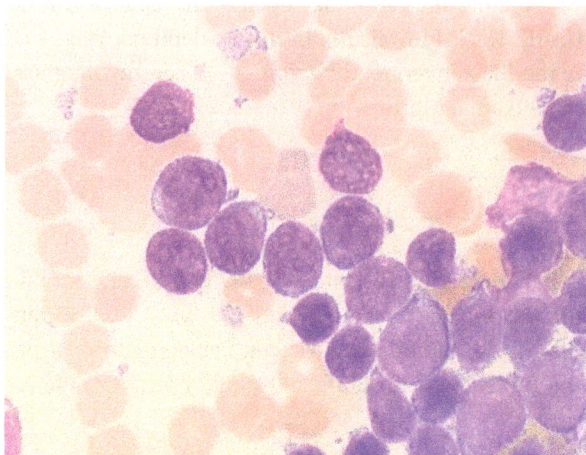

Abb. 20.1: Knochenmarkausstrich mit leukämischer Blastenpopulation bei akuter lymphoblastischer Leukämie (ALL) (Bildquelle: Isa Feddersen).

der Beschwerdesymptomatik nicht bei allen Patienten mit Leukämie ein auffälliges Blutbild. Manchmal treten nur milde Veränderungen mit einer leichten Leukopenie und Thrombopenie auf. Bei chronisch-entzündlichen Erkrankungen findet sich eher eine Thrombozytose. Auch eine Erhöhung der LDH sowie der Harnsäure kann auf eine Leukämie hinweisen. Sensitiver sind jedoch niedrig-normale Thrombozyten, Leukozyten < 4 Gpt/l und nächtliche Schmerzen. Prinzipiell sollte bei differentialdiagnostischen Überlegungen zum Ausschluss einer akuten Leukämie immer eine Knochenmarkspunktion erfolgen. Das Knochenmark wird in der Regel in einer Kurznarkose durch Punktion der Spina iliaca anterior oder posterior gewonnen. In den Ausstrichen des Knochenmarks kann unter dem Mikroskop morphologisch und zytochemisch das Vorliegen einer akuten Leukämie untersucht werden (s. Abb. 20.1). Die weitere Differenzierung erfolgt mittels Durchflusszytometrie (FACS) und molekulargenetischen Untersuchungen. In der Bildgebung zeigen sich leukämiebedingte Infiltrationen bei bis zu 50 %. In konventionellen Röntgenaufnahmen sind Osteolysen und ggf. pathologische Frakturen zu sehen, in der MRT-Untersuchung können leukämische Infiltrationen im Knochenmark sensitiv dargestellt werden.

20.2.4 Therapie

Die Therapie der akuten lymphoblastischen Leukämie erfolgt risikoadaptiert nach Therapieoptimierungsstudien der Gesellschaft für pädiatrische Onkologie und Hämatologie (GPOH) an spezialisierten kinderonkologischen Zentren. In den letzten Jahrzehnten konnte die 5-Jahres-Überlebensrate der ALL auf ca. 80 % gesteigert werden. Grundlage hierfür ist die Behandlung mit einer Polychemotherapie über mehrere Monate mit einer Induktionstherapie, einer Konsolidierung und einer Reinduktion.

20.3 Maligne Knochentumore

Fallbespiel: Ein 15-jähriges Mädchen stellt sich in der kinderrheumatologischen Sprechstunde bei rezidivierenden Rückenschmerzen und Schmerzen im Bereich eines Iliosakralgelenkes vor. Beim Vater der Patientin besteht ein M. Bechterew und die Patientin selbst ist HLA B27 positiv. In der auswärtigen Blutuntersuchung zeigen sich eine leichte Leukozytose, eine Anämie und eine Erhöhung von CRP und BSG. In der klinischen Untersuchung fallen ein lokaler Klopfschmerz über der Wirbelsäule sowie eine schmerzhafte Bewegungseinschränkung der rechten Hüfte auf. Ein Röntgenbild des Beckens zeigt eine Osteolyse in der rechten Beckenschaufel, in der darauffolgenden MRT-Untersuchung werden die Verdachtsdiagnose eines Ewing-Sarkoms gestellt und multiple Metastasen in der Wirbelsäule gesehen. Durch Biopsie gelang die Bestätigung der Diagnose Ewing-Sarkom (siehe Abb. 20.2).

20.3.1 Ewing-Sarkom

20.3.1.1 Epidemiologie

Das Ewing-Sarkom ist der zweithäufigste maligne Knochentumor im Kindesalter. Die jährliche Inzidenz liegt bei 3 Neuerkrankungen pro 1 Mio. Kinder < 15 Jahre. 80 % der Tumore treten vor dem 20. Lebensjahr auf, das Durchschnittsalter bei Diagnosestellung ist 15 Jahre. Die Tumore der Ewing-Familie haben vermutlich eine gemeinsame neuroektodermale Histiogenese. Morphologisch sieht man kleine, runde, blaue Zellen, in der Genetik zeigt sich zu 95 % eine Translokation des EWS-Gens auf Chromosom 22q12.

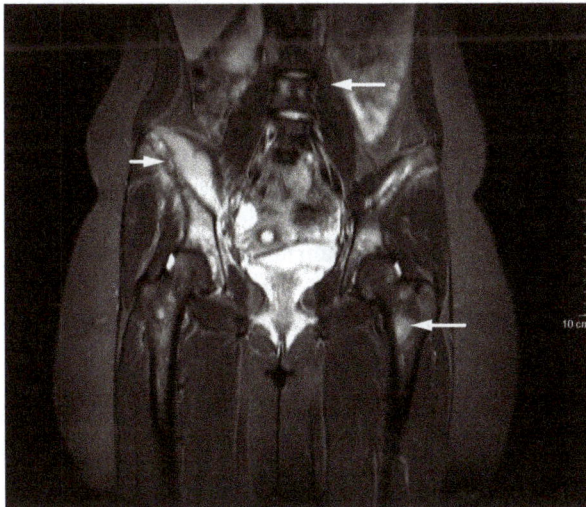

Abb. 20.2: MRT T2-stir-cor, Ewing-Sarkom rechtes Becken und Darstellung multipler Knochenmetastasen in Wirbelsäule und Femur beidseits (Bildquelle: Isa Feddersen).

20.3.1.2 Klinik

Die häufigsten Symptome sind Schmerzen, Schwellung, ein palpabler Tumor, aber auch unspezifische Symptome wie Fieber (20 %), Abgeschlagenheit und Müdigkeit. Eine Anämie sowie erhöhte Entzündungsparameter können hinzutreten. Die häufigste Lokalisation ist das Becken, insbesondere das Os ilium, gefolgt von den langen Röhrenknochen, hier im Bereich der Diaphysen im Gegensatz zum Osteosarkom, bei dem hauptsächlich die Metaphyse betroffen ist. Auch Rippen, Scapula und Wirbelsäule können betroffen sein. Eine Metastasierung kann initial bis zu 25 % vorhanden sein, am häufigsten in der Lunge oder in anderen Knochen bzw. im Knochenmark.

Bei der Abklärung vor allem entzündlicher Rückenschmerzen oder einer Sakroiliitis, aber auch bei lokalisierten Knochenschmerzen sollte der Kinderrheumatologe immer auch an einen malignen Knochentumor denken. Meistens besteht bei lokalisierten Knochentumoren ein lokaler, belastungsabhängiger Schmerz, sowie ggf. auch eine Rötung oder Schwellung. Auch pathologische Frakturen können zur Diagnosestellung führen.

20.3.1.3 Diagnostik

Neben der körperlichen Untersuchung steht die Bildgebung bei der initialen Diagnostik im Vordergrund. Spezifische Laborparameter gibt es nicht, bei fortgeschrittenen Erkrankungen können die LDH sowie Entzündungsparameter erhöht sein, ebenso kann es tumorbedingt zu einer Leukozytose und Anämie kommen. Bei der Bildgebung sollte zunächst ein konventionelles Röntgenbild in 2 Ebenen durchgeführt werden, hier kann man Osteolysen und ggf. Weichteilveränderungen erkennen. Zur weiteren Einordnung der Tumoridentität und der Ausdehnung erfolgt die Schnittbilduntersuchung mittels MRT und ggf. CT. Die Darstellung von Metastasen ist durch eine Positronenemissionstomografie (PET) möglich. Zur Diagnosesicherung muss Tumormaterial durch eine Biopsie gewonnen werden, auch für die Gewinnung von frischem Tumormaterial für eine molekulare Diagnostik.

20.3.1.4 Therapie

Die Therapie erfolgt stadienadaptiert durch eine komplexe multimodale Behandlung im Rahmen einer internationalen Therapieoptimierungsstudie. Durch dieses Therapieprinzip konnte der Therapieerfolg in den letzten Jahrzehnten von initial 10 % 5-Jahres-Überlebensrate auf ca. 60 % gesteigert werden. Voraussetzung ist die enge Zusammenarbeit verschiedener Disziplinen bestehend aus Kinderonkologen, Radiologen, Operateuren und Strahlentherapeuten.

20.3.2 Osteosarkom

20.3.2.1 Klinik

Das Osteosarkom ist der häufigste maligne Knochentumor. Er tritt oft während des Wachstumsschubes im 2. Lebensjahrzehnt auf. Es ist bei Jugendlichen die dritthäufigste Neoplasie. Die Lokalisation ist hauptsächlich in den Metaphysen der langen Röhrenknochen, hier insbesondere im distalen Femur und in der proximalen Tibia, gefolgt von Humerus und proximalem Femur. Initial findet man bei ca. 15 % Metastasen, vor allem in der Lunge. Die häufigsten Symptome sind lokale Schmerzen, Schwellung und Funktionseinschränkung in den benachbarten Gelenken, z. B. am Kniegelenk. Nur selten kommt es zu Allgemeinsymptomen wie Fieber und Abgeschlagenheit. Auch in der Laboruntersuchung finden sich in den allermeisten Fällen keine Auffälligkeiten. Die Beschwerden bestehen zum Diagnosezeitpunkt manchmal über mehrere Wochen.

20.3.2.2 Diagnostik und Therapie

Wie beim Ewing-Sarkom erfolgt die Diagnose über Bildgebung und Biopsie. Auch die Therapie des Osteosarkoms wird durch eine interdisziplinäre Zusammenarbeit mit einem multimodalen Behandlungskonzept im Rahmen einer internationalen Therapieoptimierungsstudie durchgeführt. Einer initialen Chemotherapie folgen Operation und eine adjuvante Chemotherapie entsprechend dem vorherigen Therapieansprechen.

Durch Therapieoptimierung konnte die Heilungsrate auf etwa 70 % gesteigert werden. Jedoch ist sie deutlich besser bei gutem histologischem Ansprechen auf die präoperative Chemotherapie. Prognostisch ungünstig sind initiale Metastasen und rumpfnahe Lokalisationen.

20.3.3 Neuroblastom

Fallbeispiel: Ein 3-jähriges Mädchen stellt sich mit rezidivierenden Beinschmerzen in der kinderrheumatologischen Sprechstunde vor. Die Mutter berichtet, dass das Mädchen schon seit einigen Monaten über Beinschmerzen klage, in den letzten Wochen auch Rücken- und Bauchschmerzen dazugekommen. Des Weiteren habe sie subfebrile Temperaturen und sei sehr müde. Bei der klinischen Untersuchung zeigt sich ein unauffälliger Gelenkstatus, jedoch fällt bei der Palpation des Abdomens eine tastbare Raumforderung im Oberbauch auf. Im Ultraschall wird der Verdacht auf ein Neuroblastom gestellt. Die Laboruntersuchungen zeigen Anämie, erhöhte Entzündungsparameter sowie positive Tumormarker Homovanillin- und Vanillinmandelsäure und Neuronenspezifische Enolase. In der MRT finden sich neben dem abdominellen Tumor auch ossäre Metastasen in den Beinen und in der Wirbelsäule, die die

Schmerzen im Bewegungsapparat hervorgerufen haben. Nach Tumorbiopsie und Bestätigung der Diagnose wird sofort nach GPOH-Therapieoptimierungsstudie mit der
Chemotherapie begonnen (s. Abb. 20.3 und 20.4).

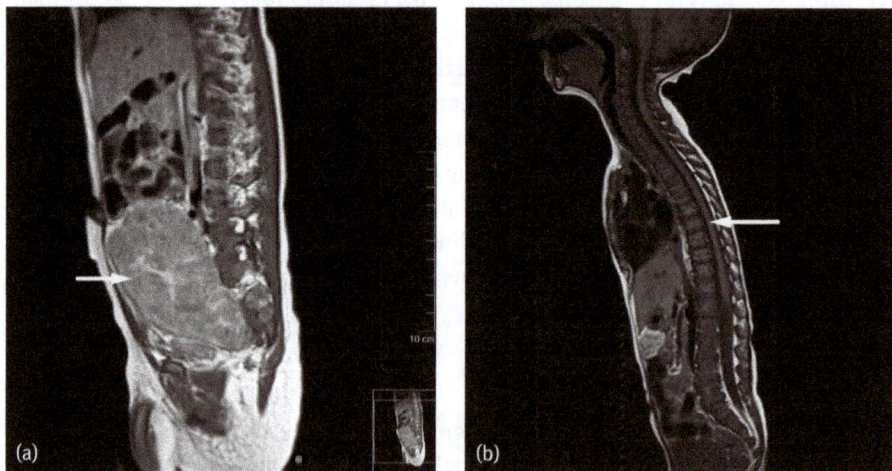

Abb. 20.3: (a) MRT T1-tse-sag mit KM, großes Neuroblastom mit Einbruch in den Spinalkanal.
(b) MRT T1-tse-cor mit Kontrastmittel, Darstellung multipler Knochen(mark)metastasen in der Wirbelsäule bei Neuroblastom (Bildquelle: Isa Feddersen).

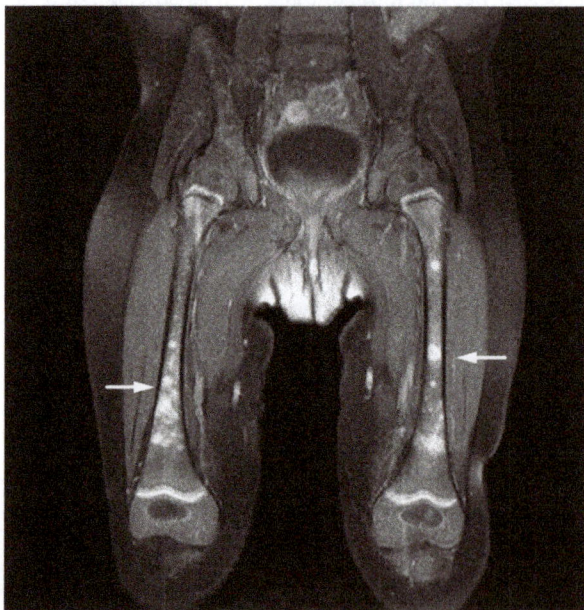

Abb. 20.4: MRT T1-tse-cor,
multiple Knochenmetastasen
bei einer Patientin mit Neuroblastom Stadium 4 (Bildquelle:
Isa Feddersen).

20.3.3.1 Epidemiologie

Beim Neuroblastom handelt es sich um einen malignen embryonalen Tumor, ausgehend vom primitiven Sympathikusgewebe (Nebennierenmark, Ganglienzellen). Es umfasst etwa 8 % aller Neoplasien im Kindesalter. Die Inzidenz beträgt 1,1 Erkrankungen auf 100.000 Kinder < 15 Jahre. Das Neuroblastom ist der häufigste extrakranielle solide Tumor. Im ersten Lebensjahr werden bis zu 40 % der Tumore diagnostiziert, 90 % treten bis zum 6. Lebensjahr auf. Die Hälfte der Patienten ist schon bei Diagnosestellung metastasiert.

20.3.3.2 Klinik

Über 50 % der Tumore sind im Abdomen lokalisiert, daher sind abdominelle Schmerzen, Appetitlosigkeit, aber auch Durchfälle häufig. Bei Metastasierung kommt es aber auch häufig zu Schmerzen in Knochen und Gelenken, die Kinder wollen nicht mehr laufen und möchten getragen werden. Allgemeinsymptome wie Blässe, Fieber, Müdigkeit und Gewichtsverlust können dazukommen. Durch retrobulbäre Infiltration kann ein Brillenhämatom ein- oder beidseitig als typisches Zeichen für ein metastasiertes Neuroblastom auftreten. Bei Wachstum in den Spinalkanal kann eine Querschnittssymptomatik beobachtet werden („Sanduhrtumor"). Die Produktion von Tumormarkern Homovanillin- und Vanillinmandelsäure (HVS, VMS) kann eine Hypertonie und Durchfälle auslösen. Durch isolierte Symptome, verursacht durch Knochenmetastasen, kann es zu falschen rheumatologischen Diagnosen kommen.

20.3.3.3 Diagnostik

Neben der Bildgebung mit Sonografie und MRT stehen beim Neuroblastom tumorspezifische Methoden zur Verfügung. Über 80 % der Tumore produzieren die Tumormarker Homovanillin- und Vanillinmandelsäure, die im Urin und im Serum nachgewiesen werden können. Auch die Neuronenspezifische Enolase (NSE) ist in den meisten Fällen erhöht. Etwa 85 % aller Neuroblastome zeigen in einer MIBG-Szintigrafie einen positiven Befund. Eine Biopsie ist auch bei primär inoperablen Tumoren erforderlich, zum einen, um die Diagnose histologisch zu sichern, aber insbesondere zur Bestimmung biologischer Prognoseparameter. So sind MYCN-Amplifikation und eine 1p-Deletion mit einer schlechten Prognose assoziiert.

20.3.3.4 Therapie

Die Therapie erfolgt risikoadaptiert nach Stadium und biologischen Risikofaktoren nach dem GPOH-Therapieprotokoll. Bei Kindern < 18 Monate kann es beim Neuroblastom zu einer spontanen Regression oder Ausreifung auch ohne Therapie kommen.

20.3.3.5 Prognose

Aufgrund des unterschiedlichen biologischen Verhaltens von Neuroblastomen ist die Prognose abhängig von mehreren Faktoren. Günstig ist ein Alter < 18 Monate und ein niedriges initiales Stadium. Eine schlechtere Prognose besteht bei älteren Patienten mit disseminiertem Befall und MYCN-Amplifikation. Bei Niedrigrisikopatienten werden Überlebensraten über 90 % erreicht, Patienten im Hochrisikoarm haben jedoch nur Überlebensraten von < 50 %. Neue Therapieoptionen wie Antikörper-Therapie und Tumorvakzinierung werden für diese Patienten in Studien geprüft.

20.3.4 Langerhans-Zell-Histiozytose (LCH)

Fallbeispiel: Die 4-jährige Jasmin stellt sich mit rezidivierenden Beinschmerzen und Schmerzen in der Wirbelsäule vor. Eine durchgeführte Labordiagnostik zeigt keine auffälligen Befunde. Die klinische Untersuchung ist unauffällig, es liegen keine Schwellungen oder Bewegungseinschränkungen der Gelenke vor. In der MRT-Untersuchung von Beinen und Wirbelsäule werden unklare Herde in den Knochen der Beine und in der Wirbelsäule mit Einbruch in den Spinalkanal beschrieben. In der darauffolgenden Biopsie kann histologisch die Diagnose einer Langerhans-Zell-Histiozytose gestellt werden (siehe Abb. 20.5 und 20.6).

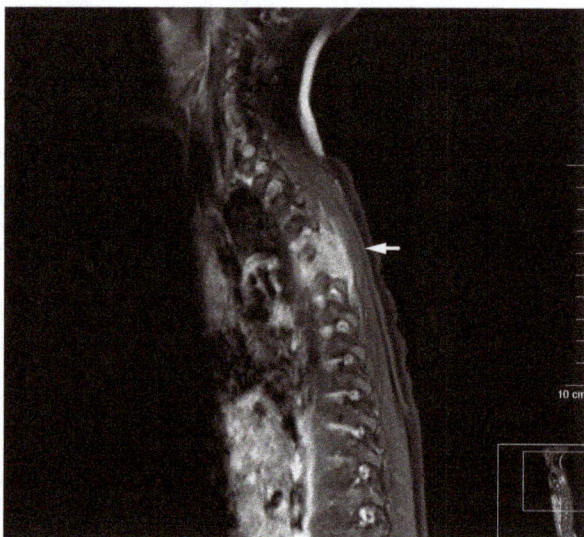

Abb. 20.5: MRT T1-tse-sag mit KM, Manifestation einer LCH in Höhe BWK4-6 mit Ausdehnung in Rückenweichteile und intraspinal (Bildquelle: Isa Feddersen).

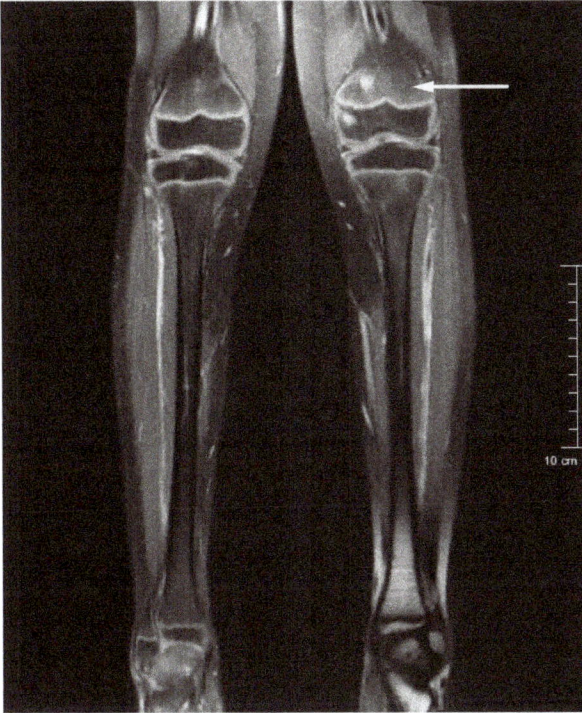

Abb. 20.6: MRT t1-TSE-cor mit KM, LCH mit Herden in der distalen Femurepiphyse links (Bildquelle: Isa Feddersen).

20.3.4.1 Pathogenese und Epidemiologie

Bei der LCH kommt es zu einer klonalen und zytokinvermittelten Proliferation von qualitativ abnormen Histiozyten. Die Erkrankung geht einher mit einer granulomatösen Infiltration histiozytärer Zellen vom Langerhans-Zell-Phänotyp in verschiedene Organe und Gewebe. Pathogenetisch wird eine Störung der immunregulatorischen Funktion angenommen mit einer gestörten Kommunikation zwischen Effektorzelle und den antigenpräsentierenden Langerhans-Zellen. Trotz Nachweises eines klonalen Ursprungs gibt es keinen sicheren Hinweis für Malignität. Die Erkrankung kommt in jedem Alter vor mit einem Häufigkeitsgipfel zwischen dem 1.–4. Lebensjahr. Die jährliche Inzidenz beträgt 0,2–1 pro 100.000 Kinder < 15 Jahre. Bei Kindern unter 2 Jahren kann es zu einer akuten, lebensbedrohlichen Form mit Multiorganbefall und Organfunktionsstörungen bei ca. 20 % kommen.

20.3.4.2 Klinik

Die häufigste Lokalisation ist das Skelett mit 80 %, hier v. a. die Schädelkalotte (eosinophiles Granulom), gefolgt von Wirbelsäule, langen Röhrenknochen und Becken. Dadurch kommt es zu Schmerzen im Bewegungsapparat und ggf. auch zu lokalen Schwellungen. Durch diese Beschwerdesymptomatik ist auch eine rheumatische Verdachtsdiagnose naheliegend. Insgesamt muss zwischen einem lokalisierten Befall von nur einem Organsystem und einer disseminierten Beteiligung unterschieden werden. Die Proliferation der LCH-Zellen kann in verschiedenen Organen stattfinden. Ein Hautbefall kommt bei bis zu 30 % der Patienten vor. Bei Leber und Milzbeteiligung kann es zu Funktionseinschränkungen dieser Organsysteme kommen. Auch die Lymphknoten oder das Knochenmark können befallen sein. Bei 20 % der Kinder werden ein Diabetes insipidus und ein Wachstumshormonmangel beschrieben, bedingt durch einen Befall der Hypophyse.

20.3.4.3 Diagnostik und Therapie

Im konventionellen Röntgenbild erkennt man ausgestanzte, scharfrandig begrenzte Läsionen, Ultraschall und MRT sollten je nach Organbefall durchgeführt werden. Die Veränderungen in der MRT können denen einer CRMO (Chronisch rekurrierende multifokale Osteomyelitis) sehr ähneln. Zur Diagnosesicherung muss immer eine histologische Untersuchung erfolgen. In der Immunhistochemie zeigt sich ein Nachweis von CD1a-Antigen. Isolierte Knochenherde können bei der initialen Operation ausgeräumt werden und benötigen im Verlauf meistens keine weitere Therapie.

Die Prognose ist abhängig vom Befallsmuster, dem Therapieansprechen und dem Alter. Ungünstig sind ein Alter < 2 Jahre, speziell < 6 Monate, ein Krankheitsprogress nach 12-wöchiger Therapie und eine Funktionseinschränkung von Leber, Lunge und Knochenmark.

Außer den beschriebenen Differentialdiagnosen sind auch Hodgkin- und Non-Hodgkin-Lymphome in weitere differentialdiagnostische Überlegungen mit einzubeziehen. Neben Lymphknotenschwellungen und rezidivierendem Fieber können auch Panzytopenie und Knochenschmerzen durch Knochenmarkinfiltrationen auftreten.

Bei rezidivierendem Fieber, gerade auch bei kleineren Kindern, muss neben den autoinflammatorischen Ursachen wie systemischer juveniler idiopathischer Arthritis (Morbus Still) oder den periodischen Fiebersyndromen auch an eine primäre Hämophagozytische Lymphohistiozytose (HLH) gedacht werden. Hier kommt es durch Hämophagozytose zu einer Erniedrigung einzelner Zellreihen, ggf. auch zu einer Panzytopenie, während rheumatologische Grunderkrankungen eher eine Thrombozytose zeigen. Ein stark erhöhtes Ferritin sowie eine Erhöhung des löslichen Interleukin-2-Rezeptors (sCD25) können helfen, die Diagnose zu stellen. Bei der primären HLH beweisen genetische Veränderungen die Diagnose. In der Knochenmarkpunktion wird die Hämophagozytose der Zellen erkennbar. Bei differentialdiagnostischen Überlegungen sollte Material zur Mitbeurteilung und für genetische Untersuchungen an die zuständige HLH-Studiengruppe der GPOH nach Hamburg und Freiburg verschickt werden.

20.4 Fazit

Werden Patienten mit nicht eindeutigen muskuloskelettalen Beschwerden zur kinderrheumatologischen Abklärung vorgestellt sollte differentialdiagnostisch immer auch an eine hämatologisch-onkologische Erkrankung gedacht werden. Insbesondere vor steroidhaltiger Therapie und der Gabe von MTX ist eine Ausschlussdiagnostik erforderlich, um durch eine Verzögerung der notwendigen Therapie nicht die Heilungschancen der Patienten zu verschlechtern

Literatur

Ambros P, Ambros I, Strehl S, et al. Regression and progression in neuroblastoma. Does genetics predict tumor behavior? Eur J Cancer. 1995;31:510–515.

Ambros I, Zellner A, Roald B, et al. Role of ploidy, chromosome 1p and Schwann cells in the maturation of neuroblastoma. N Engl J Med. 1996;334:1505–1511.

Arndt CA, Christ WM. Common musculoskeletal tumors of childhood and adolescence. N Engl J Med. 1999;341:342–352.

Bacci G, Ferrari S, Mercuri M, et al. Multimodal therapy for the treatment of nonmetastatic Ewing sarcoma of pelvis. J Pediatr Hematol Oncol. 2003;25:118–124.

Berthold F, Hero B, Kremens B, et al. Long-term results and risk profiles of patients in five consecutive trials (1979–1997) with stage 4 neuroblastoma over 1 year of age. Cancer Letters. 2003;197:11–17.

Bielack S, Kempf-Bielack B, Winkler K. Osteosarcoma: relationship of response to preoperative chemotherapy and type of surgery to local recurrence. J Clin Oncol. 1996;14:683–684.

Bielack S. Leukämien und maligne Knochentumore. In: Wagner, Dannecker (Hrsg): Pädiatrische Rheumatologie, Spinger-Verlag (2014).

Civino A, Alighieri G, Rondelli R, et al. Clinical Factors Distinguishing Between Pediatric Tumors with Arthritis at Onset and JIA: Preliminary Analysis of the ONCOREUM Study [abstract]. Arthritis Rheumatol. 2019;71(suppl 10).

Gadner H, Grois N. Histiozytosen. In: Gadner, Gaedicke, Niemeyer, Ritter (Hrsg): Pädiatrische Hämatologie und Onkologie, Springer-Verlag, 2006.

Janka-Schraub G, Schneider M. Hämophagozytische Lymphohistiozytose. In: Gadner, Gaedicke, Niemeyer, Ritter (Hrsg): Pädiatrische Hämatologie und Onkologie, Springer-Verlag, 2006.

Jürgens H, Paulussen M, Zoubek A. Ewing-Tumore. In: Gadner, Gaedicke, Niemeyer, Ritter (Hrsg): Pädiatrische Hämatologie und Onkologie, Springer-Verlag, 2006.

Ladenstein R, Berthold F, Ambros I, Ambros P. Neuroblastome. In: Gadner, Gaedicke, Niemeyer, Ritter (Hrsg): Pädiatrische Hämatologie und Onkologie, Springer-Verlag, 2006.

LCH-III Study Committee, LCH-III Treatment Protocol of Third International Study for Langerhans Cell Histiocytosis. 2001.

Murray M, Tang T, Ryder C, Mabin D, Nicholson J. Childhood leukaemia masquerading as juvenile idiopathic arthritis. BMJ. 2004;329:959–961.

Müller H, Horwitz A, Kühl J. Skelettbeschwerden als Leitsymptom der akuten lymphatischen Leukämie im Kindesalter. Monatsschr Kinderheilkd. 1999;147:116–121.

Ostrov B, Goldsmith D, Athreya B. Differentiation of systemic juvenile rheumatoid arthritis from acute leukaemia near the onset of disease. J Pediatr. 1993;122: 595–598.

Paulussen M, Fröhlich B, Jürgens H. Ewing Tumor: incidence, prognosis and treatment options. Paediatr Drugs. 2001;3:899–913.

Schrappe M, Harbott J, Riehm. Akute lymphoblatische Leukämien. In: Gadner, Gaedicke, Niemeyer, Ritter (Hrsg): Pädiatrische Hämatologie und Onkologie, Springer-Verlag , 2006.

Schmidt ML, Lukens JN, Seeger RC et al. Biologic factors determine prognosis in infants with stage IV neuroblastoma: A prospective Children´s Cancer Group study. J Clin Oncol 2000, 18: 1260–1268

Tallen G, Bielack S, Henze G, et al. S2 Leitlinie: Algorithmus zur differenzialdiagnostischen Abklärung eines onkologischen Leitsymptoms: Muskuloskelettale Schmerzen bei Kindern und Jugendlichen. 2013, AWMF online. https://www.awmf.org/leitlinien/detail/ll/025-032.html [letzter Zugriff: 18.04.2020].

Titgemeyer C, Grois N, Minkov M et al. Pattern and course of single-system Langerhans cell histiocytosis. Med Pediatr Oncol. 2001;37:1–7.

Zoubek A, Windhager R, Bielack, S: Osteosarkome. In: Gadner, Gaedicke, Niemeyer, Ritter (Hrsg): Pädiatrische Hämatologie und Onkologie, Springer-Verlag, 2006.

21 Leitlinien und Empfehlungen in der Kinderrheumatologie (national, international)

Kirsten Minden

21.1 Nationale Leitlinien und Empfehlungen

Für die Diagnostik und Therapie rheumatischer Erkrankungen im Kindesalter werden regelmäßig nationale Leitlinien nach einer definierten Methodik (S1, S2 oder S3-Leitlinien) entwickelt, um die Entscheidungsfindung von Ärzten und Patienten für eine angemessene Versorgung zu unterstützen (s. https://www.awmf.org/leitlinien).

- S2k-LL Therapie der Juvenilen Idiopathischen Arthritis, aktualisiert 11/2019
- S2k-LL Diagnostik und antientzündliche Therapie der Uveitis bei juveniler idiopathischer Arthritis, aktualisiert 01/2018, erstellt gemeinsam mit Deutscher Ophthalmologischer Gesellschaft (DOG) und Berufsverband der Augenärzte Deutschlands (BVA)
- S2k-LL Therapie der Psoriasis bei Kindern und Jugendlichen, aktualisiert 01/2019
- S2k-LL Diagnostik auf Vorliegen eines primären Immundefektes (PID), aktualisiert 10/2017
- S2k Leitlinie Diagnostik und Therapie der zirkumskripten Sklerodermie, aktualisiert 07/2014

Empfehlungen vermitteln umfassende Informationen und Anregungen, Ratschläge oder Hinweise sowie konsentierte Lösungsstrategien zu ausgewählten Fragestellungen.

Die *ProKind-Initiative* der GKJR hat Empfehlungen für die Klassifikation, Überwachung und Behandlung der häufigsten entzündlich-rheumatischen Erkrankungen bei Kindern und Jugendlichen erstellt. In einem strukturierten Prozess wurden für jede Erkrankung drei bis vier Behandlungspfade für die ersten 12 Behandlungsmonate konsentiert. Diese spiegeln nicht nur die vorhandene Evidenz (wie die Leitlinien), sondern vor allem die aktuelle Versorgungspraxis wider. Die vorgeschlagenen Handlungs- und Therapieprotokolle dienen bei begrenzter Evidenz über die beste Behandlungsmethode der Harmonisierung und langfristig der Optimierung der Therapie rheumakranker Kinder.

Folgende Grundprinzipien sind in allen Protokollen berücksichtigt:
- eine möglichst frühzeitige Diagnosestellung und Zuweisung der Patienten an Ärzte und Ärztinnen mit Kompetenz und Erfahrung in der Behandlung als Voraussetzung für eine erfolgreiche Therapie,
- eine rasche und effektive Entzündungsbehandlung nach dem *treat-to-target*-Prinzip mit Erreichen einer inaktiven Erkrankung innerhalb der ersten 12 Behandlungsmonate,

https://doi.org/10.1515/9783110493801-021

Methotrexat 10–20 mg/m² KOF/Woche

nach Diagnosestellung; optional
NSAR
i.a. Steroide in einzelne Gelenke (≤ 4),
Prednisolon ≤ 0,2 mg/kg/Tag

- Methotrexat + Biologikum (ADA/ETA/TOC)
- Biologikum (Monotherapie) (ADA/ETA/TOC)
- Steroidpulstherapie 10–30 mg/kg oder Prednisolon ≥ 0,5 mg/kg/die
- + i.a. Steroide in alle aktiven Gelenke (≥ 5 Gelenke)

Monat 3: optional
NSAR
i.a. Steroide in einzelne Gelenke (≤ 4),
Prednisolon ≤ 0,2 mg/kg/Tag

- ggf. Wechsel Methotrexat + 2. Biologikum (ABA/ADA/ETA/TOC)
- ggf. Wechsel 2. Biologikum (Monotherapie) (ADA/ETA/TOC)
- Steroidpulstherapie 10–30 mg/kg oder Prednisolon ≥ 0,5 mg/kg/die
- + i.a. Steroide in alle aktiven Gelenke

Monat 6: optional
NSAR
i.a. Steroide in einzelne Gelenke (≤ 4),
Prednisolon ≤ 0,2 mg/kg/Tag

- ggf. Wechsel Methotrexat + 2. Biologikum (ABA/ADA/ETA/TOC)
- ggf. Wechsel 3. Biologikum (Monotherapie) (ADA/ETA/TOC)
- Methotrexat + Biologikum (ADA/ETA/TOC)
- Methotrexat + Biologikum (ADA/ETA/TOC)

Monat 9: optional
NSAR
i.a. Steroide in einzelne Gelenke (≤ 4),
Prednisolon ≤ 0,2 mg/kg/Tag

- ggf. Methotrexat + 3. Biologikum (ABA/ADA/ETA/TOC)
- ggf. Wechsel Methotrexat + 2. Biologikum (ABA/ADA/ETA/TOC)
- ggf. Wechsel Methotrexat + 2. Biologikum (ABA/ADA/ETA/TOC)

Monat 12: optional
NSAR
i.a. Steroide in einzelne Gelenke (≤ 4),
Prednisolon ≤ 0,2 mg/kg/Tag

Therapieziel erreicht?
JADAS-Remission/JADAS MDA/keine systemischen Steroide?

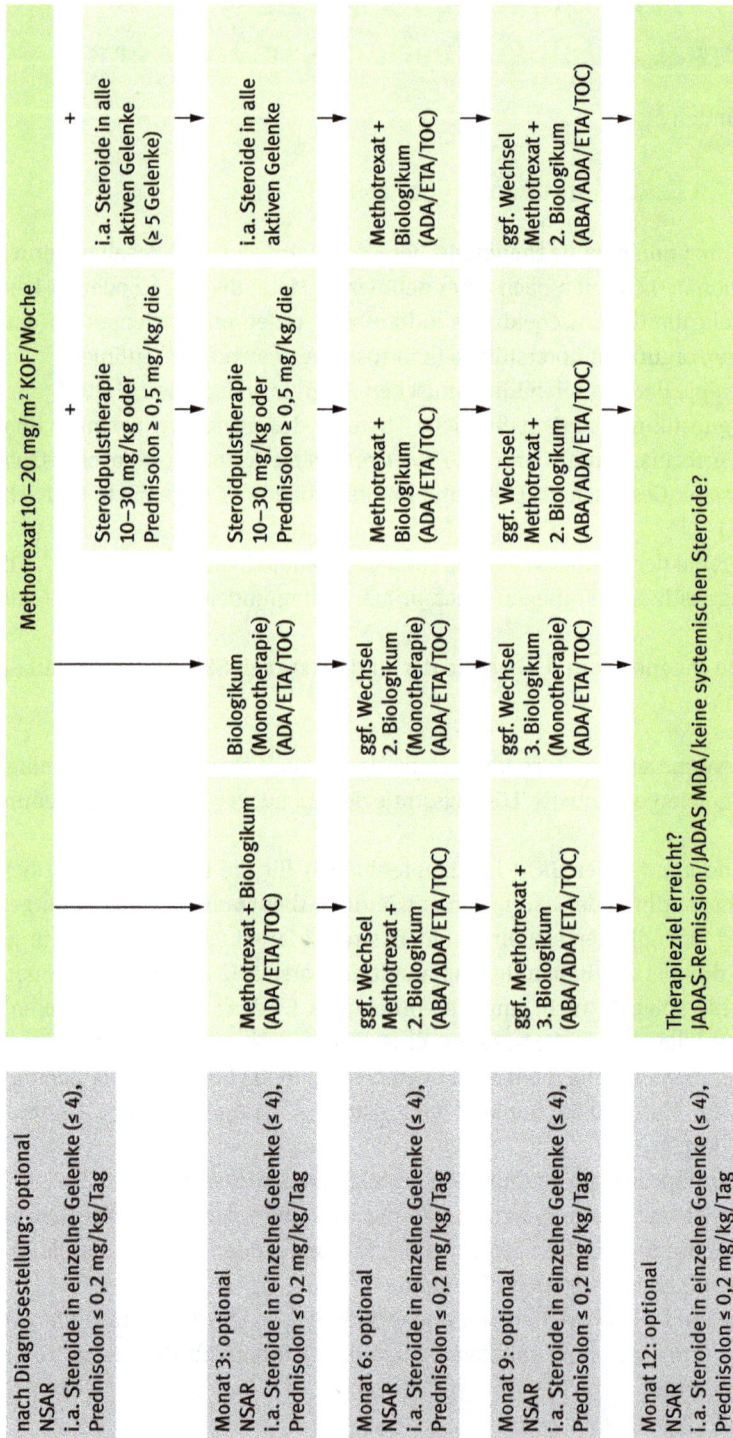

Abb. 21.1: Verschiedene Therapieprotokolle für die polyartikuläre JIA (modifiziert nach Horneff et al. 2017).

– eine entsprechende Schmerzbekämpfung, Vermeidung von körperlicher Behinderung und Gewährleistung einer weitgehend störungsfreien somatischen und psychosozialen Entwicklung sowie möglichst optimalen Lebensqualität der Kinder und Jugendlichen.

ProKind-Handlungsempfehlungen liegen u. a. für folgende Erkrankungen vor:
– Polyartikuläre Form der JIA (s. Abb. 21.1)
– Systemischer Beginn der JIA (s. Abb. 21.2)
– Enthesitis-assoziierte Arthritis (s. Abb. 21.3)
– Chronische nicht-bakteriell-bedingte Osteitis (CNO) (s. Abb. 21.4)

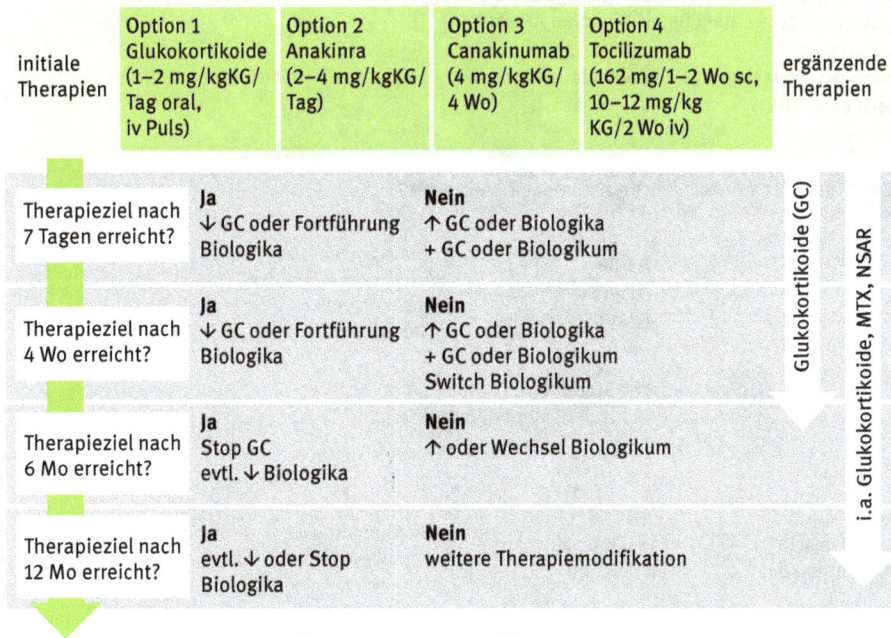

initiale Therapien	Option 1 Glukokortikoide (1–2 mg/kgKG/ Tag oral, iv Puls)	Option 2 Anakinra (2–4 mg/kgKG/ Tag)	Option 3 Canakinumab (4 mg/kgKG/ 4 Wo)	Option 4 Tocilizumab (162 mg/1–2 Wo sc, 10–12 mg/kg KG/2 Wo iv)	ergänzende Therapien
Therapieziel nach 7 Tagen erreicht?	**Ja** ↓ GC oder Fortführung Biologika		**Nein** ↑ GC oder Biologika + GC oder Biologikum		Glukokortikoide (GC)
Therapieziel nach 4 Wo erreicht?	**Ja** ↓ GC oder Fortführung Biologika		**Nein** ↑ GC oder Biologika + GC oder Biologikum Switch Biologikum		Glukokortikoide, MTX, NSAR
Therapieziel nach 6 Mo erreicht?	**Ja** Stop GC evtl. ↓ Biologika		**Nein** ↑ oder Wechsel Biologikum		i. a. Glukokortikoide
Therapieziel nach 12 Mo erreicht?	**Ja** evtl. ↓ oder Stop Biologika		**Nein** weitere Therapiemodifikation		

Abb. 21.2: Verschiedene Therapiepfade für die systemische JIA (modifiziert nach Hinze et al. 2018).

Physiotherapie + NSAR[1] + ggf. IAGC[2] + ggf. syst. Steroide[3]

Reevaluation 4 bis max. 8 Wochen, spätestens 12 Wochen Therapiemodifikation in Betracht ziehen

| TNFi[4] | SASP | ⟷ | MTX |

Reevaluation 3 Monate, ggf. Therapiemodifikation

| 2. TNFi | TNFi | TNFi |

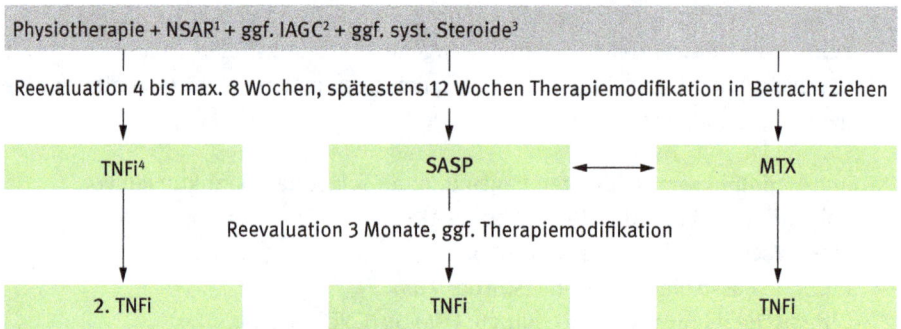

[1]NSAR: mindestens 2 in hoher Dosierung, Fortführung im Verlauf möglich
[2]optional bei isolierter Sakroiliitis, peripherer Arthritis oder Enthesitis, ggf. repetitiv
[3]bei ausgeprägter Symptomatik (heftige Schmerzen, periphere Arthritis, Uveitis) optional
[4]bevorzugt bei axialem Befall mit hoher Aktivität

Abb. 21.3: Verschiedene Therapiepfade für die Enthesitis-assoziierte Arthritis (modifiziert nach Hospach et al. 2018).

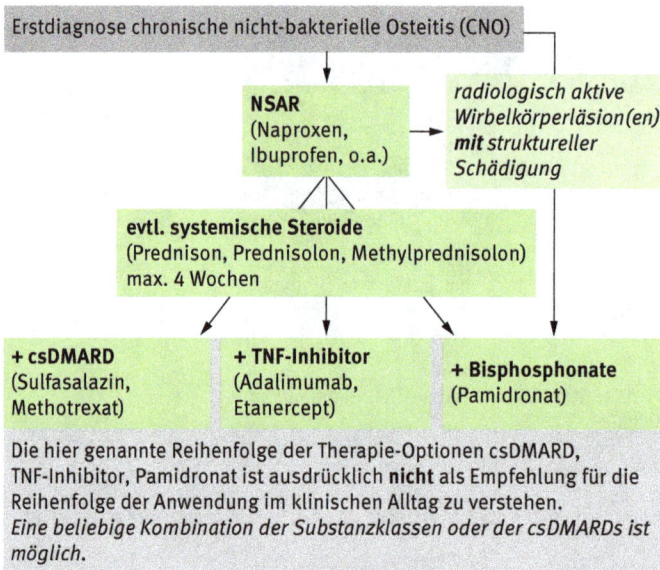

Erstdiagnose chronische nicht-bakterielle Osteitis (CNO)

NSAR
(Naproxen, Ibuprofen, o.a.)

radiologisch aktive Wirbelkörperläsion(en) **mit** *struktureller Schädigung*

evtl. systemische Steroide
(Prednison, Prednisolon, Methylprednisolon)
max. 4 Wochen

+ csDMARD
(Sulfasalazin, Methotrexat)

+ TNF-Inhibitor
(Adalimumab, Etanercept)

+ Bisphosphonate
(Pamidronat)

Die hier genannte Reihenfolge der Therapie-Optionen csDMARD, TNF-Inhibitor, Pamidronat ist ausdrücklich **nicht** als Empfehlung für die Reihenfolge der Anwendung im klinischen Alltag zu verstehen.
Eine beliebige Kombination der Substanzklassen oder der csDMARDs ist möglich.

Abb. 21.4: Verschiedene Therapieprotokolle für die CNO (modifiziert nach Schwarz et al. 2018).

Weiterführende Literatur

Horneff G, et al. Protocols on classification, monitoring and therapy in children's rheumatology (PRO-KIND): results of the working group Polyarticular juvenile idiopathic arthritis. Pediatr Rheumatol Online J. 2017;15(1):78.

Hinze CH, et al. PRO-KIND SJIA project collaborators. Practice and consensus-based strategies in diagnosing and managing systemic juvenile idiopathic arthritis in Germany. Pediatr Rheumatol Online J. 2018;16(1):7.

Hospach A, et al. Protokolle zur Klassifikation, Überwachung und Therapie in der Kinderrheumatologie (PRO-KIND): Enthesitis-assoziierte Arthritis. Ergebnisse der Arbeitsgruppe Enthesitis-assoziierte Arthritis in der GKJR-Kommission PRO-KIND. Arthritis und Rheuma. 2018;38(2):132–140.

Schwarz T, et al. Protokolle zur Klassifikation, Überwachung und Therapie in der Kinderrheumatologie (PRO-KIND): Chronisch nicht-bakterielle Osteomyelitis (CNO). Ergebnisse der Arbeitsgruppe Chronisch nicht-bakterielle Osteomyelitis in der GKJR Kommission PRO-KIND. Arthritis und Rheuma. 2018; 38(4):282–288.

21.2 Internationale Empfehlungen

Im Rahmen der von der Europäischen Union geförderten *SHARE-Initiative* (*Single Hub and Access point for paediatric Rheumatology in Europe*) wurden europäische Empfehlungen zur Versorgung (*best practice*) von Kindern und Jugendlichen mit JIA, Uveitis, JDM, jSLE, Antiphospholipidsyndrom, juvenilen Vaskulitiden, lokalisierter und systemischer Sklerodermie und autoinflammatorischen Erkrankungen entwickelt. Die Initiative zielt auf die Optimierung der Versorgung und Perspektiven von pädiatrischen Rheumapatienten in ganz Europa. Nach einer systematischen Literaturrecherche wurden durch ein Kernteam Empfehlungen erarbeitet, die dann in einer Webbefragung und zwei face-to-face-Meetings konsentiert wurden. Nur bei mindestens 80 % Konsens wurden die Empfehlungen aufgenommen.

Krankheitsübergreifende Prinzipien sind:

- Kinder mit rheumatischen Erkrankungen sollen durch einen pädiatrischen Rheumatologen versorgt werden;
- Vorgaben zur Überweisung von Kindern mit rheumatischen Erkrankungen an pädiatrische Rheumatologen sind essenziell, um eine unverzügliche, frühe Diagnose und Therapie zu befördern;
- Kinder mit rheumatischen Erkrankungen sollen durch pädiatrischen Rheumatologen und ein multidisziplinäres Team (mindestens bestehend aus: auf juvenile rheumatische Erkrankungen spezialisierte Krankenschwester, Physiotherapeut, Ergotherapeut, Psychologe und/oder Sozialarbeiter) betreut werden;
- Patienten mit juvenilen rheumatischen Erkrankungen und deren Eltern sollen bei der Gewinnung von altersangepassten Informationen zur Erkrankung und Therapie unterstützt werden;
- bei Kindern mit rheumatischen Erkrankungen soll die Krankheitsaktivität regelmäßig und standardisiert mit etablierten Instrumenten bewertet und erfasst wer-

den, sodass die Wirksamkeit der Behandlung bei jeder Visite beurteilt werden kann;

- bei Kindern mit rheumatischen Erkrankungen sollen Folgeschäden (*damage*) anhand krankheitsspezifischer Instrumente mindestens jährlich beurteilt werden;
- Kinder mit rheumatischen Erkrankungen sollen Zugang zu den von der EMA zugelassenen DMARDs (einschließlich Biologika) haben, wenn diese indiziert sind;
- pädiatrische Rheumatologen sollen die Verschreibung von DMARDs und die Anwendung von Off-Label-Medikamenten steuern;
- Kinder, die mit neuen DMARDs behandelt werden, sollen in Biologikaregister eingeschlossen werden;
- ein koordiniertes Transitionsprogramm, das pädiatrische und internistische Rheumatologen einschließt, ist essenziell, um die Versorgungskontinuität und Therapieadhärenz bei jungen Rheumatikern sicher zu stellen und das Langzeit-Outcome zu optimieren.

Weiterführende Literatur

Bellutti Enders F, et al. Consensus-based recommendations for the management of juvenile dermatomyositis. Ann Rheum Dis. 2017;76:329–340.

Constantin T, et al. Consensus-based recommendations for the management of uveitis associated with juvenile idiopathic arthritis: the SHARE initiative. Ann Rheum Dis. 2018;77:1107–1117.

de Graeff N, et al. European consensus-based recommendations for the diagnosis and treatment of Kawasaki disease – the SHARE initiative. Rheumatology (Oxford). 2019;58:672–682.

de Graeff N, et al. European consensus-based recommendations for the diagnosis and treatment of rare paediatric vasculitides – the SHARE initiative. Rheumatology (Oxford). 2019;58:656–671.

Giancane G et al. Evidence-based recommendations for genetic diagnosis of familial Mediterranean fever. Ann Rheum Dis. 2015;74:635–641.

Groot N, et al. European evidence-based recommendations for the diagnosis and treatment of childhood-onset lupus nephritis: the SHARE initiative. Ann Rheum Dis. 2017;76:1965–1973.

Groot N, et al. European evidence-based recommendations for diagnosis and treatment of childhood-onset systemic lupus erythematosus: the SHARE initiative. Ann Rheum Dis. 2017;76:1788–1796.

Groot N, et al. European evidence-based recommendations for diagnosis and treatment of paediatric antiphospholipid syndrome: the SHARE initiative. Ann Rheum Dis. 2017;76:1637–1641.

Ozen S, et al. European consensus-based recommendations for diagnosis and treatment of immunoglobulin A vasculitis-the SHARE initiative. Rheumatology (Oxford). 2019;58:1607–1616.

ter Haar NM, et al. Recommendations for the management of autoinflammatory diseases. Ann Rheum Dis. 2015;74:1636–1644.

Wulffraat NM, Vastert B; SHARE consortium. Time to share. Pediatr Rheumatol Online J. 2013;11:5.

Zulian F, et al. Consensus-based recommendations for the management of juvenile localised scleroderma. Ann Rheum Dis. 2019;78:1019–1024.

21.2.1 Internationale rheumatologische Fachgesellschaften

Von internationalen rheumatologischen Fachgesellschaften, der EULAR (*European League Against Rheumatism*, www.eular.org), dem ACR (*American College of Rheumatology*, www.rheumatology.org), der PReS (*Pediatric Rheumatology European Society*, www.pres.eu) sowie der kinderrheumatologischen internationalen Studienorganisation PRINTO (*Paediatric Rheumatology INternational Trials Organisation*, https://www.printo.it) wurden ebenfalls konsentierte Empfehlungen herausgegeben. Diese betreffen u. a.

– Grundsätze zur Versorgung rheumakranker Jugendlicher und junger Erwachsener (Transition)
– Grundsätze in der Anwendung bildgebender Techniken
– die Behandlung von Patienten mit definierten rheumatischen Erkrankungen
– Impfungen bei rheumakranken Kindern und Jugendlichen
– Klassifikationskriterien
– Kriterien zur Beurteilung von Therapieansprechen und Outcomes

Weiterführende Literatur

Colebatch-Bourn AN, et al. EULAR-PReS points to consider for the use of imaging in the diagnosis and management of juvenile idiopathic arthritis in clinical practice. Ann Rheum Dis. 2015;74:1946–1957.

Foster HE, et al. EULAR/PReS standards and recommendations for the transitional care of young people with juvenile-onset rheumatic diseases. Ann Rheum Dis. 2017;76:639–646.

Heijstek MW, et al. EULAR. EULAR recommendations for vaccination in paediatric patients with rheumatic diseases. Ann Rheum Dis. 2011;70:1704–1712.

Lundberg IE, et al. International Myositis Classification Criteria Project consortium, The Euromyositis register and The Juvenile Dermatomyositis Cohort Biomarker Study and Repository (JDRG) (UK and Ireland). 2017 European League Against Rheumatism/American College of Rheumatology classification criteria for adult and juvenile idiopathic inflammatory myopathies and their major subgroups. Ann Rheum Dis. 2017;76:1955–1964.

Ozen S, et al. Paediatric Rheumatology International Trials Organisation (PRINTO). EULAR/PRINTO/PRES criteria for Henoch-Schönlein purpura, childhood polyarteritis nodosa, childhood Wegener granulomatosis and childhood Takayasu arteritis: Ankara 2008. Part II: Final classification criteria. Ann Rheum Dis. 2010;69:798–806.

Ravelli A, et al. Paediatric Rheumatology International Trials Organisation; Childhood Arthritis and Rheumatology Research Alliance; Pediatric Rheumatology Collaborative Study Group; Histiocyte Society. 2016 Classification Criteria for Macrophage Activation Syndrome Complicating Systemic Juvenile Idiopathic Arthritis: A European League Against Rheumatism/American College of Rheumatology/ Paediatric Rheumatology International Trials Organisation Collaborative Initiative. Ann Rheum Dis. 2016;75:481–489.

21.2.2 Therapieempfehlungen American College of Rheumatology (ACR)

Das ACR veröffentlicht regelmäßig Therapieempfehlungen für die verschiedenen Formen der JIA.

Tab. 21.1: Empfehlungen aus dem Jahr 2019 zur Behandlung von Kindern und Jugendlichen mit aktiver polyartikulärer JIA.

Empfehlungen	Evidenzgrad
NSAR – Empfehlung für NSAR als Begleittherapie.	sehr niedrig
DMARDs – Empfehlung für Methotrexat vor Leflunomid oder Sulfasalazin.	moderat (Leflunomid), sehr niedrig (Sulfasalazin)
– Empfehlung für Methotrexat subkutan vor oral.	sehr niedrig
Glukokortikoide – Empfehlung für Glukokortikoide intraartikulär als Begleittherapie.	sehr niedrig
– Starke Empfehlung für Triamcinolonhexacetonid gegenüber Triamcinolonacetonid für intraartikuläre Glukokortikoidinjektionen.	moderat
– Empfehlung für eine orale Glukokortikoid-Brückentherapie von kurzer Dauer (< 3 Monate) während der Einleitung oder Eskalation der Therapie bei Patienten mit hoher oder mäßiger Krankheitsaktivität. Diese kann vor allem bei eingeschränkter Mobilität und/oder signifikanten Symptomen von Nutzen sein.	sehr niedrig
– Keine Empfehlung für eine orale Glukokortikoid-Brückentherapie von kurzer Dauer (< 3 Monate) bei Patienten mit geringer Krankheitsaktivität.	sehr niedrig
– Starke Empfehlung *gegen* eine langandauernde niedrig dosierte Glukokortikoidtherapie unabhängig von Risikofaktoren oder Krankheitsaktivität.	sehr niedrig
Biologische DMARDs* – Empfehlung für eine biologische Therapie (Etanercept, Adalimumab, Golimumab, Abatacept oder Tocilizumab) in Kombination mit einem konventionellen DMARD gegenüber einer biologischen Monotherapie.	sehr niedrig (Etanercept, Golimumab); niedrig (Abatacept, Tocilizumab); moderat (Adalimumab)
– Starke Empfehlung für eine Kombinationstherapie mit einem konventionellen DMARD für Infliximab.	gering
Physikalische Therapie und Ergotherapie – Empfehlung für den Einsatz von Physiotherapie und/oder Ergotherapie bei Kindern und Jugendlichen, die funktionelle Einschränkungen oder hierfür ein Risiko haben.	niedrig (Physiotherapie); sehr niedrig (Ergotherapie)

* Eine adäquate Therapiedauer mit Methotrexat wurde mit 3 Monaten angenommen. Sollte nach 6–8 Wochen kein oder nur ein minimales Ansprechen beobachtet werden, kann ein Wechsel oder eine zusätzliche Therapie sinnvoll sein kann.

Tab. 21.2: Empfehlungen aus dem Jahr 2019 zur Behandlung von Kindern und Jugendlichen mit JIA und aktiver Enthesitis.

Empfehlungen für	Evidenzgrad
NSAR	
Starke Empfehlung für den Einsatz von NSAR.	sehr niedrig
DMARDs	
Empfehlung für den Einsatz eines TNF-Inhibitors* vor Methotrexat oder Sulfasalazin bei Kindern und Jugendlichen mit aktiver Enthesitis trotz NSAR-Behandlung.	niedrig
Glukokortikoide	
Empfehlung für eine orale Glukokortikoid-Brückentherapie von kurzer Dauer (< 3 Monate) während der Einleitung oder Eskalation der Therapie. Diese kann vor allem bei hoher Krankheitsaktivität, eingeschränkter Mobilität und/oder signifikanten Symptomen von Nutzen sein.	sehr niedrig
Physiotherapie	
Empfehlung für den Einsatz von Physiotherapie bei Kindern und Jugendlichen mit Enthesitis, die Funktionseinschränkungen oder hierfür ein Risiko haben.	sehr niedrig

*TNF-Inhibitoren = Tumor-Nekrose-Faktor-Inhibitor (Etanercept, Adalimumab, Infliximab, Golimumab).

Tab. 21.3: Empfehlungen aus dem Jahr 2019 zur Behandlung von Kindern und Jugendlichen mit JIA und aktiver Sakroiliitis.

Empfehlungen für	Evidenzgrad
NSAR	
– Starke Empfehlung für den Einsatz von NSAR.	sehr niedrig
DMARDs	
– Empfehlung für den Einsatz eines TNF-Inhibitors vor der Fortführung einer NSAR-Monotherapie bei Kindern und Jugendlichen mit aktiver Sakroiliitis trotz NSAR-Behandlung.	niedrig
– Empfehlung für den Einsatz von Sulfasalazin bei Patienten, die Kontraindikationen für TNF-Inhibitoren haben oder bei denen mehr als ein TNF-Inhibitor fehlgeschlagen ist.	niedrig
– Starke Empfehlung gegen eine Methotrexat-Monotherapie.	sehr niedrig
Glukokortikoide	
– Empfehlung für eine orale Glukokortikoid-Brückentherapie von kurzer Dauer (< 3 Monate) während der Einleitung oder Eskalation der Therapie. Diese kann vor allem bei hoher Krankheitsaktivität, eingeschränkter Mobilität und/oder signifikanten Symptomen von Nutzen sein.	sehr niedrig
– Empfehlung für eine intraartikuläre Glukokortikoid-Injektion in die Iliosakralgelenke als Begleittherapie.	sehr niedrig
Physiotherapie	
– Empfehlung für den Einsatz von Physiotherapie bei Kindern und Jugendlichen mit Sakroiliitis, die Funktionseinschränkungen oder hierfür ein Risiko haben.	sehr niedrig

Weiterführende Literatur

Angeles-Han ST, et al. 2019 American College of Rheumatology/Arthritis Foundation Guideline for the Screening, Monitoring, and Treatment of Juvenile Idiopathic Arthritis-Associated Uveitis. Arthritis Rheumatol. 2019;71:864–877.

Ringold S, et al. 2019 American College of Rheumatology/Arthritis Foundation Guideline for the Treatment of Juvenile Idiopathic Arthritis: Therapeutic Approaches for Non-Systemic Polyarthritis, Sacroiliitis, and Enthesitis. Arthritis Rheumatol. 2019;71:846–863.

Ringold S, et al. American Collge of Rheumatology. 2013 update of the 2011 American College of Rheumatology recommendations for the treatment of juvenile idiopathic arthritis: recommendations for the medical therapy of children with systemic juvenile idiopathic arthritis and tuberculosis screening among children receiving biologic medications. Arthritis Rheum. 2013;65:2499–2512.

21.2.3 Therapieempfehlungen Childhood Arthritis and Rheumatology Research Alliance (CARRA)

Analog zur ProKind-Initiative in Deutschland wurden auch von der nordamerikanischen CARRA (*Childhood Arthritis and Rheumatology Research Alliance*) ab dem Jahr 2012 Behandlungsprotokolle für ausgewählte kinderrheumatologische Erkrankungen konsentiert, um vergleichende Effektivitätsanalysen zu ermöglichen.

Weiterführende Literatur

Angeles-Han ST, et al. Juvenile Idiopathic Arthritis Disease-Specific and Uveitis Subcommittee of the Childhood Arthritis Rheumatology and Research Alliance. Childhood Arthritis and Rheumatology Research Alliance Consensus Treatment Plans for Juvenile Idiopathic Arthritis-Associated and Idiopathic Chronic Anterior Uveitis. Arthritis Care Res (Hoboken). 2019;71:482–491.

DeWitt EM, et al. Juvenile Idiopathic Arthritis Disease-specific Research Committee of Childhood Arthritis Rheumatology and Research Alliance. Consensus treatment plans for new-onset systemic juvenile idiopathic arthritis. Arthritis Care Res (Hoboken). 2012;64:1001–1010.

Huber AM, et al. Consensus treatments for moderate juvenile dermatomyositis: beyond the first two months. Results of the second Childhood Arthritis and Rheumatology Research Alliance consensus conference. Arthritis Care Res (Hoboken). 2012;64:546–553.

Kim S, et al. Childhood Arthritis and Rheumatology Research Alliance consensus clinical treatment plans for juvenile dermatomyositis with skin predominant disease. Pediatr Rheumatol Online J. 2017;15 (1):1.

Li SC, et al. Childhood Arthritis and Rheumatology Research Alliance (CARRA) Localized Scleroderma Workgroup. Development of consensus treatment plans for juvenile localized scleroderma: a roadmap toward comparative effectiveness studies in juvenile localized scleroderma. Arthritis Care Res (Hoboken). 2012;64:1175–1185.

Mina R, et al. Carra SLE Subcommittee. Consensus treatment plans for induction therapy of newly diagnosed proliferative lupus nephritis in juvenile systemic lupus erythematosus. Arthritis Care Res (Hoboken). 2012;64:375–383.

Ringold S, et al. The Childhood Arthritis and Rheumatology Research Alliance Consensus Treatment Plans: Toward Comparative Effectiveness in the Pediatric Rheumatic Diseases. Arthritis Rheumatol. 2018;70:669–678.

Ringold S, et al. Juvenile Idiopathic Arthritis Research Committee of the Childhood Arthritis and Rheumatology Research Alliance. Childhood Arthritis and Rheumatology Research Alliance consensus treatment plans for new-onset polyarticular juvenile idiopathic arthritis. Arthritis Care Res (Hoboken). 2014 Jul;66:1063–1072.

Stichwortverzeichnis

www.ingramcontent.com/pod-product-compliance
Lightning Source LLC
Chambersburg PA
CBHW081500190326
41458CB00015B/5293